Theresa L. Crenshaw
Die Alchemie von Liebe und Lust

Theresa L. Crenshaw

Die Alchemie von Liebe und Lust

Hormone steuern unser Liebesleben

Aus dem Amerikanischen
von Barbara Schaden

Limes

Die Originalausgabe erschien 1996 unter dem Titel
The Alchemy of Love and Lust
bei G. P. Putnam's Sons, New York.

Die Deutsche Bibliothek – CIP-Einheitsaufnahme

Crenshaw, Theresa L.:
Die Alchemie von Liebe und Lust : Hormone steuern unser
Liebesleben / Theresa L. Crenshaw. Aus dem Amerikan. von
Barbara Schaden. – München : Limes, 1997
Einheitssacht.: The alchemy of love and lust <dt.>
ISBN 3-8090-3007-4

1 2 3 4   99 98 97
© 1996 by Crenshaw Writing Company Inc.
© 1997 für die deutsche Ausgabe
Limes Verlag GmbH, München
Satz: Wilhelm Röck, Weinsberg
Druck und Bindung: Wiener Verlag, Himberg
ISBN 3-8090-3007-4

Zu Ehren von
Ulrika Ehrenborg und
Brant Crenshaw

INHALT

DANKSAGUNG

Viele Geister und Gemüter haben die wechselvolle Geschichte dieses Buches beeinflußt. Dank der Linda Chester Agentur fand ich den perfekten Partner in meinem Verlag Putnam und meiner Lektorin Laura Yorke, mit der nicht nur die Zusammenarbeit angenehm war, sondern die mich auch zwang, über meine ursprünglichen Absichten weit hinauszugehen. Das Ziel, das wir schließlich gemeinsam erreichten, erwies sich als weitaus interessanter, als vorauszusehen war. Sie drängte mich, zu spekulieren und mir Fragen zu stellen, die ich für unbeantwortbar gehalten hatte, und damit taten sich neue Zusammenhänge auf, und es ergaben sich Antworten.

Meinen besonderen Dank möchte ich Linda Chester aussprechen, meiner Agentin, deren Begeisterung für dieses Buch, deren Ermutigung und unentwegte Unterstützung mir halfen, auch die schwierigsten Herausforderungen zu meistern. Ihre kompetenten Komplizinnen bei diesem Unterfangen, Laurie Fox und Billie Fitzpatrick, standen mir mit ihrer Zeit, ihren Anregungen und ihrer Hilfe stets zur Verfügung.

Was ist über Caron Golden zu sagen? Daß ihr methodisches Denken, ihre Logik und Systematik mir halfen, mein Material klar und wohlgeordnet zu präsentieren. Ohne ihren Zuspruch und ihren Humor hätte ich gewiß nicht gewagt, die fiktiven Einschübe oder gewagten Skizzen, die irgendwie in frühen Morgenstunden ihren Weg in das Manuskript fanden, in die Endfassung aufzunehmen. Sie arbeitete intensiv mit mir, um Termine einzuhalten, und schlug sich tapfer bei der Entzifferung meiner Handschrift.

Beth Deahl, eine erfahrene Bibliothekarin, deren Beitrag zu

diesem Buch zahlreiche Gebiete umfaßt, ließ sich nicht aus der Ruhe bringen, wenn bei der mühsamen Suche nach Forschungsliteratur der Computer wieder einmal streikte.

Tim Swezey war der gute Geist, der sich um unsere Computer kümmerte und im Handumdrehen zur Stelle war, wann immer wir ihn brauchten; unsere Arbeit profitierte sehr von seinem Wissen über Software-Programme und die Erstellung von Graphiken und Diagrammen.

Helen Kaplan, Freundin, Mentorin und Schutzengel, war mir in jeder Hinsicht eine außerordentlich wertvolle Unterstützung.

Dankbar bin ich auch Joe und Terry Graedon für ihre Begeisterung, ihre Hilfe, Ratschläge und ihr gutes Vorbild; zu Dank verpflichtet bin ich ferner Jim und Brandy Price, Joe und Gloria Shurman, Annharriet Buck, David Gellar und Bonnie Gorman, die unermüdlich die vielfältigen Entwürfe lasen, und vielen anderen, die mir bei der Bearbeitung und Verbesserung des Materials halfen. Spezieller Dank gebührt Dr. James Goldberg, meinem Mitautor bei dem Buch *Sexual Pharmacology*, der das Manuskript mit kritischem Blick prüfte, um sicherzustellen, daß ich mir nicht zu viele Freiheiten nahm.

Allison Booth sorgte für den reibungslosen Ablauf meines übrigen Lebens, sie verschaffte mir den nötigen Seelenfrieden, damit ich schreiben konnte, und organisierte wieder einmal die Ablieferung eines Manuskripts.

Für Ulrika Ehrenborg, meine Mutter, und Brant Crenshaw, meinen Sohn, die wie immer an meiner Seite standen, finde ich keine Worte.

Mein Dank gilt auch John und Terry Gregoricus, Alan Zelon, Brian Sebeckis, John Mainelli, Bob Morey, Lenny Thompson, Roger Crenshaw, Lorraine Day, Ingrid Rimland, Doak Davison und Tony und Suzanne Story, aus Gründen, die sie selbst gut kennen; Ahimee Cazares und Peggy Benning, die in wesentlichen Bereichen für Ordnung und Logik sorgten; Chuck Hammond, der mir Musik brachte; und schließlich Jeffrey Dean Mumma und Harry Butter, die sich um meine Gesundheit kümmerten.

William Masters und Virginia Johnson, die beide Mut und wissenschaftliche Integrität verkörpern, bin ich noch heute dankbar für die Unterweisung, die Erkenntnisse und Anleitungen, die sie mir in frühen Jahren angedeihen ließen.

Ich danke auch Sally McCartin für spezielle Werbemaßnahmen, und im voraus danke ich Diane Glynn und Marilyn Duckworth für die bevorstehende große Werbekampagne. Cathy Fox, Jill Sansone und Dan Harvey vom Putnam-Verlag haben auf ihren jeweiligen Gebieten, Nebenrechte, Lizenzen und Marketing, Hervorragendes geleistet, ebenso wie Joanna Pulcini von der Linda Chester Agentur, die gegen Ende in das Projekt einstieg, und David Groff, der fähige Assistent meiner Lektorin.

Am meisten Dank schulde ich den Männern und Frauen, um die ich mir Gedanken mache, die mit allem allein zurechtkommen müssen, angefangen mit der Frage, wem sie Glauben schenken sollen.

Meinen Patienten, deren Hormonen ich meine Kenntnisse weitgehend verdanke. Und dem einen Mann, der meinen eigenen Hormonen einiges beigebracht hat.

EINLEITUNG

Es ist eine schreckliche Vorstellung, aber offensichtlich kann mangelndes Wissen über Hormone eine Ehe zerstören:

In den ersten beiden Jahren ihrer Ehe hatten Janet und Richard ein leidenschaftliches Liebesleben, ja, es wurde mit der Zeit sogar immer besser – das Gegenteil dessen, was Richard aufgrund der vergrämten Erzählungen seiner weniger glücklich verheirateten Kumpel angenommen hatte. Dann wurde Janet schwanger. Beide waren überglücklich, aber für Janet war die Schwangerschaft eine schwierige Zeit, meist fühlte sie sich zu elend, um an Sex überhaupt zu denken, geschweige denn, im Bett irgendeine Begeisterung an den Tag zu legen. Richard war während der gesamten Schwangerschaft mitfühlend und geduldig, er wußte ja, daß der Zustand vorübergehend war. Aber die Geburt des Kindes änderte nichts, im Gegenteil, es wurde alles noch schlimmer. Janet hatte nicht das geringste Interesse an Sex und betrieb erheblichen Aufwand, um ihn zu vermeiden.

Richard schob das Problem zuerst auf Erschöpfung und die Angst vor der ungewohnten Mutterschaft. Auch das, nahm er an, würde irgendwann vorbeigehen. Es ging nicht vorbei. Die Situation brachte auch Janet aus der Fassung. Sie liebte ihren Mann und war bis zum Beginn ihrer Schwangerschaft leidenschaftlich gern mit ihm zusammengewesen. Sie fand, Richard müsse eben Geduld haben, bis sie wieder sie selbst sei. Sie wünschte, er wäre verständnisvoller und würde nicht so sehr darauf beharren. Gleichzeitig ging Janet vollständig in ihrer Mutterschaft auf und merkte nicht, wie vernachlässigt Richard sich fühlte.

13

Nach drei Monaten war Richard derart eifersüchtig auf das Baby, daß er es nicht einmal ertrug, seine Frau stillen zu sehen. Er wollte selbst an ihrer Brust sein und gab dem Kind die Schuld am Scheitern ihres Liebeslebens. Er entfremdete sich zusehends, kritisierte Janet häufig und zog sich immer mehr zurück. Janet nahm ihm sein Verhalten übel und warf ihm Gleichgültigkeit gegenüber ihren Gefühlen vor. Sorgen machte ihr auch seine Haltung gegenüber dem Baby. Die Eifersucht eines erwachsenen Mannes auf sein eigenes Kind hielt sie für dumm und unreif – eigentlich infantil. In kürzester Zeit schlug die Spannung in offene Feindseligkeit um, immer wieder gerieten sie in heftigen und lautstarken Streit. In diesem Stadium war Sex schon längst kein Thema mehr: inzwischen sprachen sie von Scheidung.

Sie unternahmen jedoch einen letzten Versuch und wandten sich an eine Eheberatung. Die Therapeutin meinte, die Geburt des Kindes habe bisher unterdrückte Beziehungskonflikte aufbrechen lassen. Mit den besten Absichten ging sie Richards Eifersucht auf das Kind und Janets Vorbehalten gegen Sex auf den Grund. Die Beratung verbesserte zwar die Kommunikationsfähigkeit der beiden, doch auf Janets Libido hatte sie keinerlei Auswirkung. An diesem Punkt gab die Beraterin auf und überwies das Paar an mich.

Es dauerte keine fünf Minuten, um das Problem zu diagnostizieren. Keine tiefsitzenden oder fatalen Störungen waren am Werk, sie brauchten keine Psychotherapie. Die Ursache all der Mißhelligkeiten war rein biologisch: das Stillen!

Eine stillende Mutter erzeugt ungewöhnlich große Mengen an Prolaktin, einem Hormon, das hauptsächlich für die Milchproduktion zuständig ist. Prolaktin entsteht in der Hypophyse und regt das Wachstum des Brustgewebes und die Milchproduktion an. Das Saugen des Babys erhöht den Prolaktinwert um das Zehnfache, nach dem Stillen sinkt die Konzentration für die nächsten zwei bis drei Stunden auf den ursprünglichen Wert. Bei Frauen, die ihr Kind regelmäßig stillen, verändert sich der Prolaktinspiegel – und das sexuelle Verlangen verringert sich erheblich.

Es ist wahrscheinlich eine weise Einrichtung der Natur, daß junge Mütter erst wieder ein Kind empfangen, wenn das vorhergehende abgestillt ist. Was könnte eine Mutter besser vor einer erneuten Schwangerschaft schützen als eine verringerte Libido oder, falls das noch nicht ausreicht, auch die Unterbindung des Eisprungs? Tatsächlich sehen manche Frauen im Stillen eine verläßliche Form der Empfängnisverhütung. Narrensicher ist sie gewiß nicht, vermutlich nicht besser als die Knaus-Ogino-Methode, auf jeden Fall aber setzt sie die Wahrscheinlichkeit einer Schwangerschaft herab. Allerdings sind sich die Frauen, die auf die empfängnisverhütende Wirkung von Prolaktin schwören, nicht darüber im klaren, daß gleichzeitig ihr Verlangen nachläßt. Das Verhältnis zwischen Libido und Prolaktin hängt von der Dosierung ab: je öfter eine Mutter stillt, desto mehr Prolaktin erzeugt sie und desto weniger ist sie an Sex interessiert.

Dasselbe Prolaktin, das sich auf das Liebesleben stillender Mütter auswirkt, setzt auch bei Männern, die unter prolaktinerzeugenden Tumoren der Hypophyse leiden, den Sexualtrieb herab, unter Umständen bis zum völligen Verlust sowohl der Libido als auch der Erektionsfähigkeit, und zwar so lange, bis der Prolaktinspiegel im Blut wieder den normalen Stand erreicht hat.

Der Frauenarzt hatte Janet nicht auf den Zusammenhang zwischen Stillen und Geschlechtstrieb hingewiesen, und die Psychotherapeutin wußte nicht einmal, daß überhaupt ein Zusammenhang besteht. Wieviel Leid und Elend hätten sich vermeiden lassen, wenn jemand die Millers darüber aufgeklärt hätte, was wirklich vor sich geht.

Glücklicherweise wurden sie rechtzeitig behandelt. Nachdem ich mich noch einmal mit ihrer Geschichte befaßt hatte, ließ ich Blutproben entnehmen und analysieren, um exakt zu zeigen, wie das Stillen des Kindes den Prolaktinspiegel in Janets Blut beeinflußte. Nachdem Janet und Richard eingesehen hatten, daß die negative Auswirkung auf ihr Liebesleben unvermeidlich, vorhersehbar und *zeitlich beschränkt* war, kam ihre Beziehung allmählich wieder ins Lot. Ihre Gefühle von Schuld, Wut und Unzulänglichkeit, ihre gegenseitigen Anklagen – all diese Giftstoffe lösten sich nun auf. Statt sich als ein gestörtes Paar anzusehen, irgendwelchen finsteren Mächten des Unterbewußtseins ausgeliefert, standen sie jetzt wieder zueinander, waren ein Team, das sich gemeinsam mit einem kontrollierbaren biologisch-medizinischen Problem auseinandersetzte.

Meine nächste gute Nachricht für die Millers war, daß es nicht nötig war, auf das Stillen zu verzichten, um Abhilfe zu schaffen. Prolaktin reduziert zwar das sexuelle Verlangen, nicht aber die sinnliche Genußfähigkeit. Ich sagte Janet, ihre Libido sei zwar infolge chemischer Prozesse derzeit außer Kraft gesetzt, doch könne sie gleichwohl Sex genießen, falls sie bereit sei, sich so lange an neue Spielregeln zu halten, bis der Chemiehaushalt ihres Körpers wieder im Gleichgewicht sei. Sie brauche sich nur auf ihren Mann einzulassen, um wieder Freude zu empfinden. Ich riet ihr nicht, lediglich Richards Bedürfnisse zu befriedigen; das hatte sie ohnehin schon versucht, aus Schuldgefühl und Pflichtbewußtsein, was den Groll auf beiden Seiten nur verstärkt hatte. Statt dessen müsse sie ihre innere Haltung der Situation anpassen. Nachdem sie wisse, daß sie sich nicht auf ihre Lust verlassen könne, solle sie sich mit dem Gedanken anfreunden, eine Zeitlang aus anderen Gründen Sex zu haben: Nach wie vor machte es ihr Freude, im Arm gehalten und berührt zu werden. Sie liebte ihren Mann und mochte die körperliche Nähe zu ihm. Statt darauf zu warten, bis die Lust sie überkäme, sagte ich ihr, könne sie freiwillig regelmäßig mit ihm schlafen, nur um ihm nah zu sein. Wenn sie sich ihm mit der richtigen Einstellung näherte, werde sie entdecken, daß sie die Liebe genauso wie früher genießen könne, auch wenn sie nicht von sich aus das Verlangen danach spüre. Denn glücklicherweise beeinträchtigt Prolaktin offensichtlich nicht die Orgasmusfähigkeit der stillenden Mutter.

Janet ging mit Liebe und Zuneigung auf Richard zu. Er nahm sie auf wie ein Verdurstender. Sie kamen einander wieder nahe, die Kämpfe hörten auf, und sie konnten Sex von neuem als prickelnd empfinden. Hätte man ihnen diese wesentlichen Informationen noch länger vorenthalten, so hätten ihre Probleme zweifellos auch über das Abstillen hinaus noch weiter bestanden. Soviel emotionaler Schaden wäre angerichtet worden, daß die Wiederherstellung des normalen Hormongleichgewichts nicht ausgereicht hätte, um dem kalten Krieg zwischen ihnen ein Ende zu machen.

Wer ist der Chef?

Der Fall der Millers ist nur eines aus einer erschreckend langen Reihe von Beispielen dafür, wie Schwankungen im Hormonhaushalt unsere Beziehungen beeinflussen. Hormone sind Diktatoren; ihre Aufgabe besteht darin, anderen Substanzen, einschließlich sich selbst, mitzuteilen, wie sie sich zu verhalten haben. Manche von ihnen sind brutale Burschen, die sich verheerend auf unsere Stimmungen und unser Verhalten auswirken. Aber diese molekularen Schurken können nur so lange ungehemmt agieren, wie sie nicht erkannt, respektiert und durchschaut werden.

Eine kleine strategische Information zur rechten Zeit ist in der Lage, Individuen oder Paaren katastrophale Erfahrungen zu ersparen. Manchmal, wie im Fall von Prolaktin bei der stillenden Mutter, verhindert allein das Wissen um die Fakten ein ungeheures Problem, befrachtet mit Mißverständnissen. Ein bißchen gesunder Menschenverstand und sorgfältige Planung tun das Übrige. Bei anderen Hormonen hingegen, von denen manche ein sehr komplexes Wirkungsspektrum aufweisen, sind wir immer noch nicht in der Lage, sämtliche Funktionen zu erkennen und anhand entsprechender Techniken zu regulieren. In manchen Fällen genügt eine bloße Veränderung der Umgebung. In anderen Fällen hingegen kann eine medikamentöse Behandlung oder Hormonersatztherapie erforderlich sein. Unabhängig von der jeweiligen Situation gibt es Dutzende von Hormonen und verwandten Substanzen, die wir dringend besser kennenlernen sollten: zu unserem eigenen Schutz – und nicht zuletzt zu unserem Vergnügen.

Wie die Millers kamen Tausende von Patienten zu mir, verwirrt und voller Selbstzweifel, nur um zu erfahren, daß sie nichtsahnend einer hormonellen Tyrannei anheimgefallen waren. Ausgestattet mit diesem Wissen, lernten sie, den Schaden zu begrenzen und die Biochemie fortan zu ihrem Vorteil zu nutzen.

Geschlechtsmythen

Mein Interesse an Hormonen und Sexualität ergab sich aus meiner Arbeit. Ich hatte mit acht Jahren beschlossen, Ärztin zu werden, doch als ich bereits die Hälfte meines Studiums hinter mir hatte, wußte ich noch immer nicht, auf welches Fachgebiet ich mich spezialisieren sollte. Zwischen Physikum und klinischen Semestern hatte ich die Chance, einen Postgraduiertenlehrgang der California Medical Association in Pebble Beach zu besuchen. Unter den Hauptvortragenden waren die berühmten Sexualforscher Masters und Johnson. Die menschliche Sexualität stand nicht auf meinem Lehrplan, auch die meisten anderen medizinischen Fakultäten im Land boten keine Vorlesungen über dieses Thema an. Ich war fasziniert von ihren Forschungen und wunderte mich, weshalb dieses wichtige Gebiet, das, wie mir schien, alle Aspekte der modernen Medizin berührte, derart vernachlässigt wurde. Deshalb beschloß ich, mich näher damit zu beschäftigen, gleichgültig, für welches Fachgebiet ich mich letztlich entscheiden würde. Mit der Zeit fesselte mich das Thema immer mehr, und schließlich wandte ich ihm meine gesamte Aufmerksamkeit zu.

In meiner Praxis, die Sexualtherapie, Sexualmedizin und Beziehungsberatung umfaßt, begann ich mich für die sexuellen Nebenwirkungen der gängigsten Medikamente zu interessieren und hatte Gelegenheit, bestimmte Arzneimittel auf ihre positiven sexuellen Nebenwirkungen hin zu untersuchen. Nachdem zahlreiche Substanzen den Hormonhaushalt beeinflussen, rückte dieser bald in den Mittelpunkt meiner Forschung. Je mehr ich erfuhr, desto mehr war ich überzeugt, welche tiefgreifende Wirkung jedes einzelne Hormon auf unser Gehirn, unser Verhalten und unseren Partner ausübt. Und ich war entsetzt, wie wenig dieses Gebiet bislang erforscht worden war.

Tatsächlich beschäftigte sich in den sechziger Jahren, als ich Studentin war, kaum jemand ernsthaft mit dem Gedanken, biochemische Veränderungen im Körper könnten das Verhalten und die Gefühle eines Menschen beinflussen. Statt dessen lehrte man uns zum Beispiel, die Stimmungsumschwünge, die während der Wechseljahre und bei prämenstruellen Spannungen (wie man das Phänomen damals nannte) auftreten, seien neurotische Tendenzen und wurzelten in frühkindlichen Prägungen.

Wie vielen anderen Frauen kam mir diese Sichtweise völlig falsch vor. Regelmäßig einmal im Monat hatte ich schreckliche Krämpfe und wurde deprimiert und launisch. Was mit mir los war, wurde mir oft erst klar, wenn ich im Kalender nachsah. Abends ging ich in völlig normaler Stimmung zu Bett, und am nächsten Morgen fühlte ich mich wie ein aufgeblasener Fisch, und die Ursache meines emotionalen Tiefs war eindeutig ein hormoneller Wirbelsturm, nicht eine traumatische Kindheit. Als zukünftige Ärztin erschien mir die vorherrschende Meinung nicht nur absurd, sondern auch äußerst abträglich. Millionen von Frauen, die sich bester geistiger Gesundheit erfreuten, wurden nicht etwa wegen ihrer echten – und unangenehmen – körperlichen Beschwerden behandelt, sondern als Neurotikerinnen abgetan. Ich beschloß, diesen Frauen zu helfen, damit sie der Ärzteschaft bewußter entgegentreten und sich wehren konnten, wenn ihnen eine Diagnose aufgedrängt wurde, die ihrem eigenen Instinkt und ihrer Erfahrung widersprach.

Meine erste Aufgabe bestand darin, mit dem Mythos aufzuräumen, dem zufolge das prämenstruelle Syndrom (PMS), wie man es heute nennt, nichts anderes als ein seelisches Leiden sei. Ich machte mich daran, eine angemessene Methode zur Untersuchung von PMS zu finden: zunächst wollte ich erkunden, ob sich auch bei nichtmenschlichen Primaten vor dem Östrus (der Brunst; ihrer Form von Menstruation) das Verhalten änderte. Wie das Glück so spielt, lehrte einer der wenigen Männer, die mein Interesse an diesem Thema teilten, an meiner Fakultät und verschaffte mir ein Forschungsstipendium. Einen Sommer lang verbrachte ich in Zoos und Primatenforschungszentren und fragte, ob bei weiblichen Primaten unmittelbar vor dem Östrus irgendwelche auffälligen körperlichen Umstellungen oder Veränderungen im Verhalten aufträten.

Zu meiner Überraschung konnten die Forscher, mit denen ich sprach, mir nur sehr wenig sagen. Meine Fragen schienen sie eher zu erheitern (was war schon anderes zu erwarten, wenn man Frauen Medizin studieren läßt!). Aber die Zoowärter, die täglich mit den Tieren zu tun hatten und sie so gut kannten wie Eltern ihre Kinder, konnten über das prämenstruelle Verhalten von Affen viel berichten. Die Geschichte, die ein Tierpfleger mir erzählte, sagt alles: »Ich weiß, wann sie brünstig wird, auch ohne im Kalender nachzusehen oder ihr tägliches Gewicht zu prüfen«, sagte er stolz über eine Rhesusäffin. »Normalerweise ist sie zahm, kooperativ und zärtlich – wirklich sehr umgänglich. Aber kurz bevor der Östrus beginnt, zankt sie mit ihrem Partner, schimpft ihr Junges und bricht überhaupt ständig einen Streit vom Zaun. Ihr Junges duckt sich verschreckt, ihr Partner geht auf Distanz und ich ebenfalls. Einmal riß sie sich von mir los, verwüstete das Labor und tat mir das hier an.« Er zeigte mir seine rechte Hand: der Mittelfinger war abgebissen. »An allen anderen Tagen im Monat ist sie sanft wie ein Kätzchen«, fügte er hinzu.

Die Schlußfolgerung lag auf der Hand: Entweder leiden Rhesusäffinnen unter Penisneid und Kastrationsangst (man bedenke den abgebissenen Finger – daraus ließe sich ein Fall konstruieren!), oder aber die dramatischen Veränderungen gehen auf hormonelle Ursachen zurück. Angesichts dieses so offensichtlichen Verhaltens bei Primaten, unseren nächsten Verwandten, schien es vernünftig anzunehmen, daß auch unsere menstruellen Stimmungsumschwünge den Launen unserer Chemie unterliegen.

Und wie steht es mit den Männern, dem Geschlecht, das sich so lange in dem Ruhm gesonnt hat, logisch, leidenschaftslos und gefestigt zu sein – allenfalls mit einer einzigen möglichen Ausnahme, nämlich dem sexuellen Urteilsvermögen? Manches weist darauf hin, daß das Gegenteil der Fall ist. Der Umgang mit Aggression zum Beispiel ist durchaus ein Problem für Männer; Kriege zu entfesseln ist ihnen ein leichtes, und wie die Statistik zeigt, sind unsere Gefängnisse überfüllt mit männlichen Gewaltverbrechern. Aus biochemischer Sicht läßt sich das leicht erklären: Aggression ist häufig eine Nebenwirkung von Testosteron, einem Geschlechtshormon, das bei Männern normalerweise in viel höherer Konzentration vorhanden ist als bei Frauen.

Diese und andere Hinweise legen den Verdacht nahe, daß Hormone und verwandte Moleküle den Männern nicht minder übel mitspielen als den Frauen. Wir haben uns nur noch nicht gründlich genug mit dem Thema befaßt, um es vollkommen zu verstehen. Zum Beispiel begannen die Forscher erst in den letzten Jahren, sich ernsthaft mit der »Viropause« – wie man das Klimakterium virile, die männlichen Wechseljahre, zu nennen pflegt – zu beschäftigen, um herauszufinden, ob das Phänomen ein psychologisches Syndrom ist, oder ob biochemische Faktoren dabei eine Rolle spielen. Möglicherweise werden die Ergebnisse dieser Untersuchungen unsere Auffassung vom Verhalten des Mannes in der Lebensmitte völlig umkehren und uns einen Abgrund an chemischer Komplexität offenbaren, über die wir heute allenfalls Vermutungen anstellen können.

*

Während ich mich immer eingehender mit dem Einfluß der Hormone auf Stimmung und Verhalten befaßte, wuchs zwangsläufig auch mein Interesse an den Unterschieden zwischen Mann und Frau. Das Thema ging mich persönlich an, während ich Medizin studierte. Als Frau in einem männlich dominierten Beruf in der Anfangszeit des Feminismus war mir klar, daß ich hart arbeiten mußte, um mich zu behaupten. Damals war ich überzeugt, daß beide Geschlechter im Grunde gleich und die Unterschiede lediglich auf Erziehung und soziale Umstände zurückzuführen seien. Also setzte ich alles daran, wie ein Mann zu gehen, zu reden, zu denken und meine Weiblichkeit zu leugnen. Ich benutzte kein Make-up und trug Hornbrillen, praktische Schuhe und BHs, die meine Brust plattdrückten. Aber gleichgültig, wie ich mich abmühte und was ich mir einredete, staunte ich doch immer wieder, wie sehr ich mich von meinen männlichen Kollegen unterschied.

Schließlich gab ich auf und überließ mich meiner natürlichen Biologie und Psychologie. Ich sagte mir, ich sei zwar ein miserabler Mann, aber als Frau hätte ich echtes Talent. Ich begann, Männer und Frauen objektiver zu beobachten, und registrierte voller Bewunderung ihre unterschiedlichen und besonderen Eigenschaften. Diese Unterschiede ließen sich eindeutig nicht ausschließlich auf kulturelle Faktoren schieben.

Die Hormone, die dem einen Menschen Brüste wachsen lassen, dem anderen hingegen eine dichte Behaarung, die dem einen weiche Kurven verleihen und dem anderen stählerne Muskeln – dieselben chemischen Substanzen müssen zwangsläufig auch die jeweils verschiedene Art und Weise beeinflussen, in der Männer und Frauen denken, sich verhalten und die Welt wahrnehmen – geistig, seelisch und körperlich.

Doch erst als ich selbst ein Kind hatte, wurden mir die Unterschiede zwischen den Geschlechtern mit aller Macht bewußt. Bis dahin hatte ich gedacht, Erziehung triumphiere immer über die Natur. Ich war fest entschlossen, einen Neuen Mann großzuziehen – mit Puppen, neutralen Spielsachen, ohne Pistolen. Gut, mein Sohn spielte mit Puppen – aber er benutzte sie als Waffen. Am Tag seiner Geburt begann meine formelle Unterweisung im anderen Geschlecht, mit meinem Sohn als Lehrer.

Zu meiner Bestürzung teilte die wissenschaftliche Gemeinde keineswegs meine Wißbegierde im Hinblick auf Hormone und Geschlechtsunterschiede. Ich war immer wieder verblüfft, wie wenig man über diese Themen wußte und wie gering das Interesse daran war.

Anfang der sechziger Jahre kamen dann die ersten Psychopharmaka in Gebrauch. Antidepressiva, Neuroleptika, Lithium und andere psychotrope Substanzen erwiesen sich als derart wirkungsvoll bei der Behandlung bestimmter psychiatrischer Erkrankungen, daß das Argument, biochemische Vorgänge seien ohne Einfluß auf Gefühle und Verhalten, zunehmend hinfällig wurde. Angesichts bahnbrechender Entdeckungen, wie etwa des Zusammenhangs zwischen der Genetik und bestimmten Geisteskrankheiten, verstärkte sich der Trend in den siebziger und achtziger Jahren. Heute gelten beispielsweise Schizophrenie, Zwangsneurosen und bestimmte Formen von Depression weitgehend als klinische Phänomene und werden entsprechend behandelt.

Während die Psychiatrie die chemischen Ursachen verschiedener emotionaler Störungen entdeckte, analysierten Laborforscher die Vielzahl der Substanzen, die in unserem Körper zirkulieren. Seit meiner Studienzeit, als nur relativ wenig Hormone bekannt waren, wurden zahlreiche weitere identifiziert, außerdem Dutzende engverwandter Substanzen wie Peptide und Neurotransmitter. Wir wissen, daß die Beziehungen zwischen all diesen chemischen Stoffen eine erhebliche Rolle spielen. Tatsächlich ist die Interaktion zwischen hormonähnlichen Substanzen derart komplex, daß es oft unmöglich ist, die Wirkung eines einzelnen Stoffes zu isolieren.

Schon die Definition des Hormons hat sich gewandelt, seitdem die meisten von uns im Biologieunterricht davon gehört haben. Früher definierten wir Hormone als Substanzen, die mehr oder weniger nur eine einzige Funktion haben, von bestimmten Drüsen produziert werden und über das Blut ihre jeweiligen Zielorte erreichen. Dann entdeckten wir, daß Hormone nicht nur in den endokrinen Drüsen, sondern auch an verschiedenen anderen Stellen des Körpers erzeugt werden, für eine Vielzahl von Aufgaben zuständig sind und ein breites Funktionsspektrum aufweisen. Heute definiert ein Biologe ein Hormon in diesen allgemeinen Begriffen: »Ein Wirkstoff, der von einer Zelle erzeugt wird, auf irgendeinem Weg zu einer anderen Zelle gelangt und deren Stoffwechsel beeinflußt.«

Die Entdeckung in den achtziger Jahren, daß Nervenzellen spezifische Rezeptoren für chemische Substanzen wie zum Beispiel Endorphine besitzen, löste eine Flut weiterer Forschungen aus. Wir fanden bald heraus, daß die weitgefächerten Nervenleitungen zum Gehirn von Hormonen überflutet sind, von denen manche aus anderen Organen stammen und manche im Gehirn selbst erzeugt werden. Das bedeutet zum Beispiel, daß die jeweilige Wirkung von Testosteron, Östrogen und anderen Geschlechtshormonen nicht auf den Fortpflanzungsapparat beschränkt ist, wie man früher meinte, sondern daß die Hormone direkt auf unsere Steuerzentrale, das Gehirn, einwirken können.

Tatsächlich spielen Hormone eine derart komplexe Rolle bei allen Vorgängen des Nervensystems, daß manche Forscher das Gehirn heute nicht mehr mit einer Maschine oder einem Computer gleichsetzen, sondern als eine *Drüse* ansehen. Das ist eine radikale Abkehr von früheren Vorstellungen, vergleichbar mit der Erkenntnis, daß die Erde sich um die Sonne dreht. Es zeigt sich immer deutlicher, daß unsere Steuerzentrale nicht einfach ein Ort ist, sondern ein *Prozeß*, eine ständige Wechselwirkung zwischen dem Gehirn, unseren Hormonen, unserer Biochemie und der Umwelt. Angesichts eines solchen Modells stellt sich nun die Frage: Wie sollten diese Wirkstoffe unser Denken und Verhalten und unsere Stimmungen *nicht* beeinflussen?

Die überwältigende Beweislast der vergangenen zwei Jahrzehnte hat meine frühere Überzeugung vom Einfluß der Biochemie auf unser Leben und unsere Partnerwahl bestätigt. Unser »Balzverhalten«, die Sehnsüchte und Begierden, die uns antreiben und uns frustrieren, die Bindungen, die wir eingehen, die Liebe, die wir geben und empfangen, die Herzen, die wir brechen, die Unterschiede, die uns entzücken und uns in Wut versetzen, das Geheimnis der Anziehung, die »geschlechtliche Chemie«, die Qualen und Wonnen der Sexualität – all dies und noch mehr steht unter dem Einfluß der sich ständig verändernden chemikalischen Mixtur in unserem Körper, die ich als »Sexsuppe« bezeichne. *Die Alchemie von Liebe und Lust* ist die Quintessenz dreißigjähriger Forschung und Analyse auf den Gebieten der Hormone, der Sexualität und der Unterschiede zwischen den Geschlechtern.

Geschlechtercodes

In meiner Studienzeit schätzte ich an Masters und Johnson vor allem, welchen Wert sie Beziehungen beimaßen und wie deutlich sie sich der subjektiven Voreingenommenheit zwischen den Geschlechtern bewußt waren. Die Arbeit in meiner eigenen Praxis ließ mich jedoch immer klarer erkennen, daß Männer und Frauen sich in verschiedenen Codes ausdrücken und auf verschiedenen Frequenzen miteinander kommunizieren, was die Verständigung zumindest erschwert, im schlimmsten Fall sogar katastrophal werden läßt. In einem Buch mit dem Titel *Bedside Manners*, das vor zehn Jahren entstand, beschrieb ich die verschiedenen geschlechtsspezifischen Kommunikationsmuster und führte die Unterschiede auf gegensätzliche Hormone und die erst kurz zuvor bewerteten anatomischen und histologischen Abweichungen zwischen dem männlichen und dem weiblichen Gehirn zurück. Seither sind zahlreiche Bestseller erschienen, die sich über die geschlechtsspezifischen Ausdrucksformen verbreiten; alle behaupten zwar, wir seien grundsätzlich verschieden, leiten jedoch die geschlechtsbedingten Unterschiede von sozialen und psychologischen Faktoren her und bieten darüber hinaus keine befriedigenden Erklärungen oder Lösungsmodelle an.

Dieses Buch begnügt sich nicht damit, geschlechtsbedingte Unterschiede lediglich zu beschreiben oder hervorzuheben; es erschüttert unsere tiefverwurzelte Überzeugung, Männer und Frauen seien biologisch identisch, und vermittelt uns eine physiologische – und damit logische – Grundlage für ein besseres Verständnis unseres bisweilen unlogischen Verhaltens. Mehr noch, es zeigt uns eine Methode, uns mit unseren Unterschieden auseinanderzusetzen, damit wir uns den Provokationen durch streunende Hormone schon im Augenblick ihres Auftretens stellen können.

Sie werden eine dynamische Truppe von Akteuren kennenlernen. Manche, wie Testosteron und Östrogen, sind Ihnen schon einigermaßen vertraut. Sie werden jedoch faszinierende neue Seiten an ihnen entdecken, von denen Sie nichts geahnt haben, und sie am Ende dieses Buches in völlig anderem Licht sehen. Von anderen haben Sie vermutlich noch nie gehört, obwohl sie in Ihrem Körper existieren und schon vor Ihrer Geburt einen tiefgreifenden Einfluß auf Ihr Leben ausübten. Ich empfehle Ihnen, sich unvoreingenommen auf die Begegnung mit ihnen einzulassen, sie so gut wie möglich kennenzulernen, sie als das zu schätzen, was sie sind, und sie als Verbündete bei Ihrem Streben nach Liebe, Gesundheit und Glück zu akzeptieren.

Die Alchemie von Liebe und Lust stellt zunächst die Schlüsselhormone vor, die unser Liebesleben steuern, gefolgt von einem Rundgang durch die Zyklen und Höhepunkte der jeweiligen sexuellen Stadien und Übergänge unseres Lebens. Der Rolle jedes einzelnen Hormons sind eigene Kapitel gewidmet.

Während der gesamten Lektüre werden Sie zwei vorherrschende Themen finden: einerseits die lebenslangen Unterschiede zwischen Männern und Frauen in biologischer, sexueller und emotionaler Hinsicht und andererseits die Identifizierung und Beschreibung der Hormone, auf deren Einfluß die unterschiedlichen Charakteristika zurückzuführen sind. Der vielleicht wichtigste Aspekt dieses Buches ist die Erkenntnis, daß dieselben Unterschiede, die das Interesse am anderen Geschlecht und die gegenseitige Anziehung bewirken, auch die Ursache der meisten Konflikte zwischen Männern und Frauen sind – aber daß alles davon abhängt, wie man mit diesen Unterschieden umgeht.

Die Informationen und Empfehlungen, die Sie hier finden, werden Ihnen helfen, den uralten Geschlechterkampf, die traditionellen Verhaltensmuster zu überwinden, die mächtig genug sind, Beziehungen zu zerstören. Sie werden lernen, die Seinsweise des jeweils anderen richtig einzuschätzen und zu würdigen. Dieses Buch bietet Ihnen konkrete und praktische

Vorschläge, wie Sie die biochemischen Kräfte zu Ihrem größtmöglichen Vorteil beeinflussen können, um den Spieß umzudrehen und fortan nicht länger ein Spielball Ihrer Hormone zu sein.

In gewissem Sinn ist dieses Buch ein Reiseführer zu spannenden Orten in Ihrem eigenen Körper, von deren Existenz Sie nichts ahnten. Es listet sie auf, hilft Ihnen, sich darin zurechtzufinden, die Landschaft zu verstehen und richtig zu beurteilen, und weist Sie auf besondere Schätze und Möglichkeiten hin, die Ihr Leben und vor allem Ihre Partnerschaft bereichern können.

Eines sollte von Anfang an klargestellt werden: Dieses Buch behauptet nicht, alles ließe sich auf biologische Begriffe reduzieren oder durch die Biologie erklären. Mit der Betonung des biochemischen Aspekts will ich keineswegs die Bedeutung geistiger und seelischer Kräfte schmälern. Romantiker brauchen nicht zu befürchten, die Wissenschaft schicke sich an, das Wunder und das Geheimnis der Liebe aufzuheben und durch eine Reihe von Gleichungen oder Diagrammen voller unaussprechlicher Wörter zu ersetzen.

Hier wird keine Romantik zerstört, im Gegenteil: die Fakten, die Sie in diesem Buch finden, können Ihnen helfen, sie wiederzuentdecken, neu anzufachen und am Leben zu erhalten. Sie verleihen Ihnen Macht: indem Sie Einsicht in die grundlegenden biologischen Unterschiede zwischen Männern und Frauen gewinnen, werden Sie lernen, diese Unterschiede als wechselseitige Ergänzung zu sehen und einzusetzen, so umfassend und nachhaltig, wie sie andernfalls entzweien könnten.

Die moderne Hormonforschung kam erst in den vierziger Jahren in Schwung, doch schon seit Jahrhunderten zerrieben Hexer und Heiler und aufstrebende Sexualtherapeuten Tierhoden und verordneten sie als Aphrodisiaka. In dem Versuch, Liebe und Lust zu beeinflussen, griff man auf Hexerei, Zau-

28

bermittel, Wodu und allerlei volkstümliche Bräuche zurück. Aber wie bei der Kräuterheilkunde und anderen Arzneien der Volksmedizin wurden manche primitiven Heilmittel von gestern zum Fundament moderner Therapie – so, wie die heutige Wissenschaft in vielen Fällen zur Alchemie von morgen wird.

Die Alchemisten des Mittelalters widmeten sich der Suche nach einer Substanz, die in der Lage sein sollte, Metall in Gold zu verwandeln und darüber hinaus alle Krankheiten zu heilen und das Leben des Menschen zu verlängern. Bei allem Mystizismus, der die Alchemie jahrhundertelang umgab, befaßte sie sich doch nicht nur mit den Geheimnissen der Materie, sondern wollte auch den Menschen mit dem Universum in Einklang bringen. Heute verfügen wir immerhin über den Grundstock an Wissen, um ebendies zu versuchen – nicht billiges Metall in Gold zu verwandeln, sondern die dynamische Beziehung zwischen unseren Hormonen und unserer Umgebung, also die Alchemie von Lust und Liebe, zu erkennen und sogar auf sie einzuwirken.

Meine jahrelange Arbeit auf diesem Gebiet führte zur Veröffentlichung von *Sexual Pharmacology*, eines mit vielen Fußnoten versehenen Fachbuchs, das ich zusammen mit Dr. James Goldberg verfaßte. *Die Alchemie von Liebe und Lust* beruht auf dieser Arbeit, gab mir aber die Möglichkeit, die interessantesten Überlegungen und Schlußfolgerungen für ein breites Publikum zu formulieren. Indem ich mir ein paar Freiheiten nahm und über mögliche künftige Entdeckungen auf der Grundlage unseres heutigen Wissens spekulierte, entstand ein erstaunliches Bild, das ein ganz anderes, neues Licht auf unsere Partnerwahl und unser Paarungsverhalten wirft, als wir bislang wahrhaben wollen.

Die Alchemie von Liebe und Lust stellt die neuesten Erkenntnisse über die Biologie und Psychologie von Beziehungen vor, gewürzt mit einer gesunden Dosis Spekulation darüber, was wir in der Zukunft vielleicht entdecken werden, während wir immer mehr Daten gewinnen. Solange wir nur über die Ergebnisse aus der Forschung an Primaten verfügen, lassen sich keine definitiven Schlüsse auf das Verhalten von Menschen ziehen. Häufig sind solche Untersuchungen jedoch unser einziger Ansatz. In manchen Fällen habe ich deshalb Erkenntnisse aus der Tierforschung auf menschliches Verhalten erweitert: einfach, um zum Nachdenken anzuregen.

Wie es sich trifft, wurden menschliche Hormone vorwiegend an Frauen untersucht. Die Endokrinologie ist eines der wenigen wissenschaftlichen Forschungsgebiete, in dem Frauen nicht nur ihren Platz haben, sondern sogar den Löwenanteil der Aufmerksamkeit erhalten, insbesondere, wenn es um Fortpflanzung und Empfängnisverhütung geht, oder, wie in jüngster Zeit, um den Einfluß von Östrogen und anderen Hormonen auf Brustkrebs. Aus diesen Gründen – nämlich dem glücklichen Umstand einer Fülle von Daten und der Bedeutung des Themas – befaßt sich ein großer Teil dieses Buches mit dem Hormon Östrogen.

Eine persönliche Anmerkung: Während ich dieses Buch schrieb, wurde bei meiner Mutter Brustkrebs festgestellt; sie mußte sich einer beidseitigen Brustamputation unterziehen, gefolgt von einer Chemotherapie und einer anschließenden Mammarekonstruktion. Ein Jahr später entdeckte ich in meiner eigenen Brust einen Knoten, der sich als bösartig erwies. Ich entschied mich ebenfalls zu einer beidseitigen Mastektomie, brauchte aber glücklicherweise keine Chemotherapie. Aufgrund objektiver statistischer Daten betrachteten mich die Ärzte mit über neunzigprozentiger Wahrscheinlichkeit als geheilt.

Ich mußte mich nun entscheiden, meine Hormonersatztherapie weiterzuführen oder abzubrechen. Zu dem Zweck las ich noch einmal meine eigenen Ratschläge, nun aus einem anderen Blickwinkel, zum einen, um zu sehen, ob sie mir etwas nutzten, zum anderen, um zu überprüfen, ob ich jetzt, da ich persönlich betroffen war, mit meinen früheren Ansichten noch übereinstimmte. Das Thema Östrogen behandle ich daher mit größter Sorgfalt: Sie können sich auf eine durchdachte, provokante und natürlich auch kontroverse Diskussion freuen, die Ihnen helfen will, Ihre eigene Entscheidung über eine Östrogenersatztherapie sowohl im Hinblick auf Ihre allgemeine Gesundheit wie auch hinsichtlich des Krebsrisikos zu treffen.

Denken Sie nicht, *Die Alchemie von Liebe und Lust* wende sich ausschließlich an Frauen. Nahezu sämtliche Fakten sind auch für jeden Mann von Belang, der Frauen mag, liebt oder mit ihnen zusammenarbeitet. Die Fülle an Material in diesem Buch vermittelt Männern nicht nur tiefe Einblicke in das Denken und Fühlen von Frauen, sondern auch brauchbare Anleitungen, mit weitverbreiteten Problemen fertig zu werden, die so häufig zu Streit und Zwietracht zwischen Männern und Frauen führen.

Sie werden aber auch verblüffendes neues Material über Männer und ihre Launen finden, das ihre Gefühle und ihr Verhalten mit Hormonschwankungen – sowohl bei ihnen selbst als auch bei anderen – in Verbindung bringt. Männern stehen nicht viele Wege zur Verfügung, um etwas über sich selbst zu erfahren. Mit Sicherheit teilen sie sich nicht sehr gern mit. Die Aufdeckung des Wechselspiels zwischen Hormonen und ihren Gefühlen wird Aktionen und Reaktionen erhellen, die Männer sonst meist undurchsichtig und verwirrend finden.

Neuland

In der Humanforschung stehen wir vor bahnbrechenden Entdeckungen. Zwar stehen wir noch ziemlich am Anfang, doch unsere Erkenntnisse in den letzten Jahren versprechen einen Wandel unserer Selbstwahrnehmung und unserer Lebensweise. Mittlerweile ist bekannt, daß das Hormongemisch, das zu jedem Zeitpunkt in Ihrem Körper zirkuliert, zumindest teilweise darüber entscheidet, wie Sie auf einen neuen Reiz oder eine alte Liebe ansprechen, wie sexy Sie sich fühlen, wie Sie emotional reagieren, falls Sie geneigt sind, eine Bindung einzugehen, und sehr viel mehr. Wenn Sie sich dann verlieben, wenn Sie das Objekt Ihres Begehrens berühren oder auch nur an die Person denken, steigen bestimmte Hormone an, während andere sich verringern, und diese neue Zusammensetzung beeinflußt wiederum Ihr Denken, Fühlen und Handeln.

Manche werden sich beunruhigt fragen, ob solche Entdeckkungen wohl in eine Schöne Neue Welt münden werden, in der wir unsere elementarsten und zartesten Gefühle mit Hilfe von Pillen steuern. Sie fürchten, wir könnten Liebe, Freude, Romantik, Sex und Ekstase auf einen Chemiegrundkurs reduzieren und vergessen, was Menschsein wirklich bedeutet. Ich vertrete die gegenteilige Ansicht. Solange wir über unsere Hormone nicht Bescheid wissen, sind sie subversive Tyrannen, die über eine ungeheure destruktive Macht verfügen. Sobald wir aber ihre Aktivitäten erkennen und verstehen, können wir diese Kräfte auch genießen und/oder zu unserem Vorteil einsetzen.

Während der Lektüre dieses Buchs werden Sie Dutzende von Beispielen finden, die Ihnen das verborgene Wirken unserer Hormone vor Augen führen. Zweifellos werden Sie Szenen aus Ihrem eigenen Leben wiedererkennen. Was bedeutet das? Nun, zum einen: Hormone verhalten sich immer gleich, egal ob wir Amerikaner oder Chinesen, orthodoxe Juden oder Baptisten sind, während Modelle, die menschliches Verhalten aufgrund von Umwelt und Kultur zu erklären versuchen, sehr weit ausholen müssen. Hormone wissen nicht, was Ihre Mutter Ihnen eingeschärft hat; sie folgen lediglich ihren eigenen chemischen Weisungen.

Dieses Buch wird Sie vielleicht ein wenig aufrütteln oder sogar provozieren; die Vorstellung, daß unseren intimsten

Problemen chemische Ursachen zugrunde liegen, von deren Existenz wir nicht einmal etwas ahnten, und daß Moleküle imstande sind, unsere Gedanken, ja selbst unsere Partner zu manipulieren, ist gewiß nicht angenehm. Auf der anderen Seite aber ist sie befreiend – die Möglichkeit, daß eine beharrliche Blockade durchaus durch einen »Hormonstau« verursacht sein könnte, versetzt Sie in die Lage, eine Bestandsaufnahme zu machen und sich zu überlegen, wie Sie umgekehrt Ihre Hormone manipulieren können.

Die Alchemie von Liebe und Lust liefert die wissenschaftliche Grundlage für die uralte Diskussion über die Chemie zwischen den Geschlechtern. In diesem Sinne macht dieses Buch Sie zu einem besseren, kenntnisreicheren Alchemisten, und damit sind Sie nicht mehr der ahnungslose Sklave Ihrer Hormone, sondern bestimmen fortan selbst.

1
SEXUELLE ZYKLEN UND HÖHEPUNKTE

Oh, diese Lust! Das köstliche Wunder seines heißen, feuchten Mundes, der sacht über die Spitze ihrer Brust streicht, sich über die emporgerichtete Warze schließt und daran saugt wie ein Baby. Sie spürte zwischen ihren Schenkeln eine Woge der Erregung aufwallen, dort, wo sein Schenkel sich wieder niedergelassen hatte. Als er sie küßte und an ihr saugte und knabberte, wölbte sie ihren Rücken, preßte ihre Brüste an ihn mit ungestümer Hingabe, umklammerte seinen Kopf mit beiden Händen in seinem Haar und rieb sich an diesem wundervollen Schenkel. [...]

Dann ließ eine seiner Hände vom Spiel mit ihren Brüsten ab und strich über ihren Bauch, ein Finger grub sich spielerisch in ihren Nabel, die Hand glitt tiefer hinab und schwebte über dem weichen Dreieck aus Haar, das sich so schmerzhaft nach seiner Berührung sehnte.

Als er immer noch zögerte, hoben sich ihre Hüften in instinktivem Flehen ihm entgegen und verlangten nach seiner Berührung mit einer wortlosen Geste, so alt wie die allererste Frau. (Karen Robards, Night Magic)

Halten Sie kurz inne. Rühren diese Worte Sie an, provozieren Sie, reißen Sie hin? Registrieren Sie irgendwelche subtilen körperlichen Veränderungen? Einen schnelleren Puls, ein paar tiefere Atemzüge? Ein unwillkürliches Seufzen? Die Verleger von Liebesromanen machen Milliardenumsätze, indem sie die Hormone ihrer Leser in Wallung bringen.

35

Romantische Erregung, gleich welchen Ursprungs, verursacht eine körperliche Reaktion. Sie erröten, es wird Ihnen warm, Ihr Herz schlägt schneller, Ihr Bewußtseinszustand ändert sich, wenn auch kaum merklich. Wenn eine erotische Szene Sie erregt oder eine Liebesgeschichte Sie dahinschmelzen läßt, wenn Ihr Magen Purzelbäume schlägt, sobald eine gewisse Person sich Ihnen nähert, dann tobt in Ihrem Körper ein chemischer Krieg.

Die Armee, die über Sie herfällt und alle Ihre Regungen bestimmt, besteht aus Hormonen und anderen chemischen Substanzen, die in Ihrem Blutkreislauf stationiert wurden: dort patrouillieren jetzt sämtliche Truppen und erweitern ihr Territorium.

Suzette erlebte diesen chemischen Angriff vor ein paar Jahren – als sie ihren späteren Mann Stacy kennenlernte. Sein Blick, seine Berührung, selbst sein Geruch zogen sie langsam und beharrlich zu ihm hin. Als sie immer vertrauter miteinander wurden, erkannte Suzette, daß Stacy der Mann war, den sie heiraten wollte. Es war keine logische Entscheidung. Es war eher eine Art körperlicher Instinkt, eine Sehnsucht nach diesem Mann, die sie nicht in Worte fassen konnte.

Aber genauso, wie unsere Hormone uns zusammenbringen und zu Liebe, Ehe und gemeinsamen Kindern führen können, verleiten sie uns mitunter auch zu wilden Verrücktheiten.

Wer hätte noch nie eine schlechte sexuelle Wahl getroffen, sich auf die untypischste, vielleicht absonderlichste Weise verhalten, sich zum Narren gemacht wegen jemandem, der die ganze Sache nicht wert war? Haben Sie nicht irgendwann einmal Dinge getan, die Sie selbst Ihrem besten Freund nicht verraten würden? Ein Verhalten an den Tag gelegt, an das Sie nicht gern erinnert werden wollen: ein Anruf, den Sie sich streng untersagt hatten, eine Affäre, der Sie nicht widerstehen konnten, eine Nacht mit einem völlig Fremden, unsinnige Eifersucht, heimliche Verfolgungen? Die normalsten Menschen benehmen sich manchmal völlig anomal. Und später denken Sie sich, das waren doch nicht Sie selbst, jedenfalls nicht die Person, für die Sie sich hielten.

Ein Blick, und sie war verloren. Aus heiterem Himmel durchbohrten sie seine türkisblauen Augen. Sie lehnte sich hilfesuchend an die Wand, fürchtete, ihr Gleichgewicht zu verlieren, und war sich nicht bewußt, daß sie es schon verloren hatte. Der Atem stockte ihr.

Stacy stand am anderen Ende des Raums und unterhielt sich mit einem Freund über Fußball. Suzette hielt sich für eine glückliche Ehefrau, sie empfand tiefe Liebe für ihren Mann. Seit sie ein Paar geworden waren, wäre ihr nicht im Traum eingefallen, sich auf eine Affäre einzulassen, nie war sie in Versuchung geraten. Doch plötzlich überfiel sie ein Verlangen, wie sie es nie zuvor erlebt hatte – nach einem völlig Fremden! Kurz zuvor hatte sie zufällig gehört, wie dieser Mann der Gastgeberin erklärt hatte, seine Frau sei zu Hause und erhole sich von irgendeiner Krankheit. Zu dem Zeitpunkt hatte sie kaum von ihm Notiz genommen, aber jetzt hielt sein Blick sie gefesselt, und sie nahm nicht mehr wahr, was rings um sie geschah. Er bahnte sich seinen Weg zu ihr, vorbei an ihren Freunden, die in Gruppen zusammenstanden, an ihren Gläsern nippten und Kanapees verzehrten. Er ließ seine Augen nicht von ihrem Gesicht. Als er endlich bei ihr war – alles schien wie in Zeitlupe vor sich zu gehen –, kam er ihr so nahe, daß sie nichts anderes mehr sah. Ohne zu denken, nahm sie ihn bei der Hand, drehte sich um, und er folgte ihr. Sie ging voraus, zielstrebig und doch eigentlich gegen ihren Willen. Sie fragte sich: Was tust du? Wer ist dieser Mensch? Hör auf. Das ist verrückt. Aber die Diskussion war verloren, ehe sie überhaupt begonnen hatte.

Sie gingen einen Pfad entlang, der sich durch die Dunkelheit schlängelte; an einem großen Baum nahe am Wasser blieben sie stehen. An die rauhe Rinde gestützt, übernahmen ihre Körper das Kommando. In einer einzigen, raschen Bewegung schoben sie ganz ohne Mühe ihre Kleider beiseite, und er drang in sie ein.

Sie konnte kaum glauben, was geschah. Ein Teil ihrer selbst stand neben ihr wie ein nüchterner Forscher, der zwei Exemplare einer sonderbaren Gattung bei einer leidenschaftlichen Kopulation beobachtet. Ihr übriges Wesen aber war völlig in Anspruch genommen, paßte sich seinem Tempo an, raste ihm voraus. Er war langsam und bedächtig, genoß jede Bewegung. Dann heftig und gnadenlos, seiner eigenen Ungeduld ausgeliefert. Sie entsprachen sich in ihrer Leidenschaft, und ihr Rhythmus folgte einem universellen Takt.

Leicht aus der Fassung geraten, kehrten sie zur Party zurück, nachdem sie sich flüchtig in Ordnung gebracht hatten, und hofften inständig, daß niemand ihre Abwesenheit bemerkt habe. Kein Wort wurde gesprochen. Kein Herz gebrochen. Suzette konnte nicht begreifen, was über sie gekommen war. Bis heute ist sie mit Stacy verheiratet, den sie sehr liebt. Und was ist mit diesem leidenschaftlichen Fremden? Sie hat nicht einmal seinen Namen erfahren.

Ab und zu werden Männer und Frauen, die normalerweise durchaus vernünftig und besonnen sind, aus dem Hinterhalt von derart starken Mächten überfallen, daß sie Trieben nachgeben, die sie bei sich nicht vermutet hätten, denen zu unterliegen sie niemals von sich geglaubt hätten. Würden Sie, berauscht von geheimnisvollen Mächten, sich Ihrer Chemie unterwerfen? Sie nicht? Seien Sie sich da nicht so sicher. Genauso wie Alkohol beeinträchtigt auch sexuelle Erregung Ihre Urteilsfähigkeit. Tatsächlich kann eine Mischung aus beidem Ihren gesunden Verstand außer Kraft setzen. Sollten Sie zu den wenigen Auserwählten gehören, die derlei übermächtigen Erlebnissen bisher entgangen sind, so haben Sie gewiß Geschichten über einen Freund oder Bekannten gehört, der von einem hormonellen Überraschungsangriff mitgerissen wurde und sich in ein Wesen verwandelte, das weder Sie noch er selbst wiedererkannten.

Eins steht fest: Wenn Sie sich verlieben oder jemanden begehren, so ist das keineswegs ein bloß emotionales Ereignis. Ihre unterschiedlichen Hormone, jedes mit einzigartigen Eigenschaften, gehen mit Ihnen ins Bett. Hier findet gewissermaßen eine kollektive Entscheidung statt, bei der jede chemische Substanz ihre Stimme abgibt, und es könnte sein, daß Sie schlicht überstimmt werden.

Die Liebesbrigade

Lassen Sie mich Ihnen einige Mitglieder dieses Bataillons vorstellen – die Hormone und anderen Substanzen, die durch unsere Arterien und Venen fließen, unser Gehirn überschwemmen und unterdessen unsere romantischen und sexuellen Gefühle manipulieren.

DHEA (Dehydroepiandrosteron): Ob männlich oder weiblich, DHEA ist von allen Hormonen dasjenige, das in Ihrem Körper in der höchsten Konzentration vorhanden ist. Es kommandiert uns ohne jede Hemmung herum. Ich nenne es die Mutter aller Hormone, denn es ist die Vorstufe der meisten anderen Geschlechtshormone, die durch Einwirkung verschiedener Enzyme auf das DHEA-Molekül erzeugt werden. In gewisser Weise teilt DHEA Ihnen mit, wann Sie zum Sex bereit sind und wann nicht. Falls Ergebnisse aus Tierstudien auch für uns gelten, so ist DHEA an Ihrem Geschlechtstrieb beteiligt, Ihren Orgasmen, Ihrem Sex-Appeal. Orale Empfängnisverhütungsmittel senken den DHEA-Spiegel, was Sie zu der Frage veranlassen könnte, wie und warum sie eigentlich wirken.

Pheromone: Pheromone sind Derivate aus DHEA. Sie sind Lockstoffe, sexuelle Signale, die über den Geruch von einem Individuum zum anderen weitergeleitet werden. Bei Tieren steuern Pheromone die Balz und die Paarung, eine bewußte Wahl findet nicht statt. Beim Menschen beeinflußt dieses Hormon durch seine unterschwellige Wirkung auf das sexuelles Geruchsempfinden möglicherweise die Wahl des Partners.

DHEA spielt eine speziell mütterliche Rolle: durch die Kombination aus Geruch (DHEA) und Berührung (Oxytozin – darüber gleich mehr) ist ein Baby nach der Geburt mit seiner Mutter verbunden. Der positive Zusammenhang zwischen DHEA und Geschlechtstrieb der Frau wurde 1984 in einem Forschungsbericht der Crenshaw-Klinik dargestellt. Ein erhöhter DHEA-Spiegel wurde mit verstärktem sexuellem Verlangen in Verbindung gebracht.

Oxytozin: Oxytozin ist ein wunderbares Molekül, das unser Leben durch Berührung beeinflußt. Es ist der entscheidende Wirkstoff, der in einer Paarbeziehung die Bindung herstellt – betrachten Sie es als hormonellen Superkleber. Wenn jemand Ihre Hand hält, erhöht sich der Oxytozinspiegel. Wenn dieser Jemand nun ein Mensch ist, an dem Ihnen viel liegt, genügt der Gedanke an ihn oder sie, um den Oxytozinspiegel im Blut ansteigen zu lassen. Und die tatsächliche Berührung treibt ihn noch weiter in die Höhe. Oxytozin festigt die Bindung an die Menschen, die wir lieben, oder vielleicht auch umgekehrt: es veranlaßt uns, diejenigen, an die es uns bindet, zu lieben – Partner, Familie, Freunde, Babys. Es spielt eine große Rolle bei elterlichem Verhalten, bewirkt die Kontraktionen des Uterus bei Geburt und Orgasmus, vermindert Streß und, was besonders wichtig ist, hält uns miteinander »in Kontakt«. Merkwürdigerweise läßt es uns auch vergeßlich werden und verringert unsere Fähigkeit, vernünftig zu denken.

PEA (Phenyläthylamin): Besser bekannt als »Liebesmolekül«, ist PEA der Romantiker in Ihnen. Wenn Sie auf Wolken schweben, laut singen und euphorisch verliebt sind, dann ist wahrscheinlich PEA am Werk. PEA ist eine natürlich vorkommende amphetaminähnliche Substanz, die Ihnen das Gefühl vermittelt, Sie befänden sich in einem anderen Bewußtseinszustand. Es ist in Schokolade, im Blut von Verliebten und in Diätgetränken enthalten. Seine Ähnlichkeit mit Appetitzüglern erklärt vielleicht, weshalb manche keinen Hunger mehr verspüren, wenn sie verliebt sind. Als besondere Zugabe steigt es während des Orgasmus sprunghaft an.

Manche genießen den PEA-Rausch derart, daß sie Liebesjunkies werden – süchtig nach dem Hochgefühl. Ein niedriger PEA-Spiegel oder ein jähes Absinken der Konzentration könnte eine Erklärung für Liebeskummer sein. Eine besondere Form von Depression, verursacht durch Schwankungen des PEA-Spiegels im Blut, läßt sich durch PEA-regulierende Antidepressiva beheben.

Östrogen: Östrogen ist die Marilyn Monroe in Ihnen. Es ist verantwortlich für eine gewisse Weichheit, sowohl körperlich als auch seelisch. Es verstärkt die Anziehungskraft auf Männer. Östrogen bewirkt das Wachstum der Brüste und stattet die Frau mit den grundlegenden körperlichen Merkmalen des Sex-Appeals aus. Der Geruch und der Geruchssinn einer Frau stehen unter dem Einfluß von Östrogen. Wenn Östrogen am Werk ist, nimmt eine Frau Sie in die Arme und sehnt sich nach Penetration. Es steuert *ihre* Empfänglichkeit und läßt sie nachgiebig gegenüber dem Mann werden, der, unter dem Einfluß von Testosteron stehend, nicht anders kann als ihr nachzustellen.

Testosteron: Testosteron ist der junge Marlon Brando – erotisch, sinnlich, verführerisch, dunkel mit gefährlichem Unterton. Testosteron ist für unseren *aggressiven* Geschlechtstrieb verantwortlich, der uns zwingt, Sex zu suchen, die Initiative zu ergreifen, zu beherrschen. Es stimuliert das Verlangen auch unmittelbar, vielleicht weil es den Dopamin-Spiegel erhöht – einen Neurotransmitter, der das sexuelle Verlangen steigert.

Interessanterweise scheint Testosteron mehr Einfluß auf den Geschlechtstrieb als auf die sexuelle Potenz oder Häufigkeit des Geschlechtsverkehrs auszuüben.

Testosteron ist auch unser »Kriegshormon«: es löst Angriffslust, Konkurrenzgefühle und sogar Gewalt aus. Es macht reizbar und risikobereit. Ohne Testosteron markiert kein Wolf sein Revier, noch greift er Eindringlinge an. Mit Testosteron kämpft er um sein Gebiet, bemächtigt sich seiner Partnerinnen und will allein sein und in die Nacht heulen.

Als starkes Aphrodisiakum für beide Geschlechter fördert Testosteron das Verlangen nach Geschlechtsverkehr und Orgasmus. Testosteron ist in sich widersprüchlich: auch wenn Sie voll sinnlicher Begierde sind, werden Sie unter Umständen rücksichtslos oder reizbar und unattraktiv für das andere Geschlecht. Auf jeden Fall bewirkt es, daß Sie einerseits nach Sex verlangen, andererseits aber allein sein oder sexuelle Situationen vollkommen unter Kontrolle haben wollen — deshalb fördert es besonders die Masturbation oder Abenteuer für eine Nacht (was trotz Anwesenheit eines anderen Menschen der Einsamkeit am nächsten kommt).

Das Motto von Testosteron: Bitte keine gefühlsmäßigen Verwicklungen. Gerechterweise muß man jedoch sagen, daß es einen unwiderstehlichen sexuellen Drang auslöst, der jede Beziehung ablehnt, es sei denn, sie stellt eine Eroberung oder einen Machtzuwachs dar. Frauen, die erheblich weniger Testosteron als Männer haben, sind empfänglicher für emotionale Nähe und weniger abgeneigt, sich auf Bindungen einzulassen.

Testosteron wirkt außerdem als Antidepressivum, läßt uns (vor allem Männer) aber auch zornig und reizbar werden, zumal wenn es jäh in die Höhe schnellt.

Serotonin: Serotonin ist der Schizophrene in Ihnen — ein janusköpfiger Freund, der Sie sexuell zurückhaltend oder aber sexuell aggressiv und wahllos werden läßt, je nachdem, ob die

Konzentration im Blut hoch oder niedrig ist. Ein hoher Serotoninspiegel kühlt Ihren sexuellen Elan ab; ein niedriges Niveau erhöht das Verlangen. Serotonin ist ein Neurotransmitter, denn es ist auch an der Weiterleitung von Signalen zwischen Nervenenden im Gehirn beteiligt.

Bei hoher Konzentration zeigt Serotonin seine empfindsame Seite und ist friedlich. Die Wirkung mancher Antidepressiva beruht darauf, daß sie den Serotoninspiegel in die Höhe treiben. (Sie hemmen freilich auch das sexuelle Verlangen und verzögern den Orgasmus – so effizient, daß sie schon erfolgreich zur Behandlung vorzeitiger Ejakulation eingesetzt worden sind.)

Ein erhöhter Serotoninspiegel schränkt offensichtlich Aggressionen gegen andere und sich selbst ein. Bei Tieren bewirkt ein hoher Serotoninspiegel Sorgfalt bei der Auswahl der Partner – aus derselben Rasse, nach grundsätzlich heterosexuellem Muster. Ist der Serotoninspiegel jedoch niedrig, kann die Wirkung makaber sein. Unter Umständen wählen Sie Ihre Partner aufs Geratewohl, werden gewalttätig, aggressiv und gemein. Bei Tieren führt ein niedriger Serotoninspiegel nicht nur zu Wahllosigkeit gegenüber den Partnern und deren Geschlecht, sondern auch zu triebhaftem Verhalten und dem Drang nach unmittelbarer Befriedigung. Tatsächlich sind Tiere, deren Serotoninspiegel medikamentös gesenkt wurde, bereit, Gruppensex zu veranstalten, rasend und gewalttätig, unterschiedslos ihr eigenes oder das andere Geschlecht zu besteigen, häufig ihre Partner zu verletzen und bisweilen auch zu töten.

Beim Menschen fördert ein niedriger Serotoninspiegel nicht nur die Libido, sondern auch den aggressiven Geschlechtstrieb. Frauen gelangen schneller zum Orgasmus, Männer ejakulieren geradezu mit Lichtgeschwindigkeit. Wenn man bedenkt, wie enorm Schwankungen des Serotoninspiegels sich bei Tieren auswirken, könnte Serotonin auch bei der Wahl unserer Geschlechtspartner und vielleicht bei der sexuellen Orientierung eine Rolle spielen.

Serotonin verringert sich durch Fasten; möglicherweise hat es einen Anteil an dem Gefühl, sexy zu sein, das Sie empfinden, wenn Ihr körperliches Erscheinungsbild sich verbessert.

Dopamin: Dopamin ist das personifizierte Verlangen – nicht nur nach Sex, sondern nach Lust schlechthin. Es ist der bekannteste lustfördernde Neurotransmitter, zuständig für alle Arten von Befriedigung. Ohne eine ausreichende Dopaminkonzentration sind wir lustlos, empfinden weder Freude noch Vorfreude, keine Begeisterung, keine Erregung, keinen Überschwang. Dopamin ist der gemeinsame Nenner der meisten, wenn nicht aller Süchte, von der Kokain- bis zur Alkoholabhängigkeit. Vielleicht ist es das, was uns nach einander süchtig macht. Nachdem seine Hauptaufgabe in der Steigerung der Vorfreude liegt, verstärkt es in der Regel unseren Sexualtrieb. Es intensiviert unser Erleben während des Geschlechtsverkehrs und verstärkt den Wunsch nach Wiederholung. Was vor allem wichtig ist: Dopamin treibt uns an, im wörtlichen wie im übertragenen Sinn. Wenn wir etwas wünschen, ist es Dopamin, das uns aufstehen und zur Tat schreiten läßt – aus dem Haus oder ins Bett –, damit wir uns den Wunsch auch erfüllen, statt nur dazusitzen und darüber nachzugrübeln.

Progesteron: Progesteron ist ein natürlicher »Triebtöter«. Es läßt Ihr sexuelles Verlangen erlöschen, in erster Linie, indem es – bei beiden Geschlechtern – Testosteron reduziert. Gestagen, die synthetische Version von Progesteron (Provera), ist ein derart potenter »Sexkiller«, daß Kinderschänder und andere Sexualverbrecher damit auf chemischem Weg kastriert wurden. Gestagen, synthetisches Progesteron, ist auch der Hauptbestandteil der Norplant-Depotinjektion und vieler anderer Kontrazeptiva. (Bedenken Sie die Folgen für die Libido einer Frau: es hat sich gezeigt, daß Progesteron auf eine Weise empfängnisverhütend wirkt, wie ursprünglich nicht vorgesehen war, nämlich durch Beendigung des sexuellen Interesses.)

Überdies verringert Progesteron bei Tieren positive sexuelle Geruchsstoffe (Pheromone) und kann sogar dazu führen, daß eine Frau für den männlichen Geruchssinn abstoßend wirkt – was natürlich die Wahrscheinlichkeit einer reizvollen Begegnung am Samstagabend stark herabsetzt.

Progesteron ist ein paradoxes Hormon. Es kann Frauen reizbar und aggressiv machen – reizbar gegenüber Männern und aggressiv bei der Verteidigung ihrer Kinder. In dieser Hinsicht wirkt es ähnlich wie Testosteron. Es richtet seine Kraft gegen einen Ehemann oder Partner genauso wie gegen unbekannte Eindringlinge.

Im Tierreich greifen Männchen oft ihre Jungen an und fressen sie mitunter auch auf. Der mütterliche Reflex – der weitgehend progesteronbedingt ist – schützt den Nachwuchs vor allen Gefahren. Doch Progesteron läßt Weibchen nicht nur aggressiv werden, es stimmt sie auch fürsorglich, insbesondere gegenüber ihren Nachkommen. Man weiß, daß es leicht sedative und anästhesierende Eigenschaften besitzt, also eine beruhigende Wirkung ausübt. Diese anscheinend widersprüchlichen Wirkungen lassen sich vielleicht eines Tages erklären, wenn es gelingt, mehrere verschiedene Erscheinungsformen von Progesteron zu identifizieren, deren jede vielleicht spezielle Eigenschaften hat.

Prolaktin: Prolaktin ist ein sanftes Hormon, das die Milchproduktion in Gang setzt. Wenn der Prolaktinspiegel ansteigt, wie normalerweise während der Schwangerschaft und beim Stillen, nimmt der Geschlechtstrieb ab. Wenn es bei Männern zu einer abnorm hohen Prolaktinkonzentration kommt, verlieren sie ihren Sexualtrieb und werden impotent. Senkt sich der Prolaktinspiegel wieder auf die normale Höhe, kehren auch sexuelle Energie und Bereitschaft zurück. Dopamin hemmt Prolaktin und steigert dementsprechend das sexuelle Verlangen auf indirekte Weise. Östrogen erhöht die Prolaktinausschüttung nach und nach und vermindert damit den aggressiven Geschlechtstrieb, so daß das rezeptive Verlangen zur primären Kraft der Frau wird.

Es überrascht mich immer wieder, daß Ärzte so selten den Einfluß von Schwangerschaft und Stillzeit auf den Geschlechtstrieb erklären, auch heute noch. Im Februar 1995 veröffentlichte das einflußreiche *Journal of the American Medical Association* eine scheinbar umfassende Studie unter dem Titel »Bewertung des Wissens, der Einstellungen und Erfahrung amerikanischer Ärzte über das Stillen«. Nicht eine Frage, nicht ein Kommentar betraf den Zusammenhang mit dem Geschlechtstrieb junger Mütter. Eine australische Studie kam zu dem Schluß, der Sexualtrieb kehre mit dem Ende der Stillzeit wieder zurück, stellte aber keine Verbindung zu Prolaktin her – dabei ist diese Wechselbeziehung bestens bekannt.

Unabhängig vom Stillen erhöht sich die Prolaktinausschüttung infolge bestimmter endokriner Störungen, durch prolaktinerzeugende Gehirntumore und nervöse Magenbeschwerden (vor allem Übelkeit und Brechreiz). Bei Männern wie bei Frauen steigt der Prolaktinspiegel durch Körpertraining (!), bei seelischem und operationsbedingtem Streß (was teilweise erklärt, weshalb der Sexualtrieb bei Streß häufig erlahmt), durch Stimulation der Brustwarzen und Schlaf. Amenorrhö (Ausbleiben der Monatsblutung) wird ebenfalls mit einer hohen Prolaktinkonzentration in Verbindung gebracht.

Vasopressin: Vasopressin wird auch das »Monogamiemolekül« genannt und verdient diesen Namen tatsächlich. Es arbeitet eng mit Testosteron zusammen, reguliert das sexuelle Verhalten des Mannes, indem es Extreme verhindert, ihn nicht »zu scharf« werden läßt. Ausgeglichenheit, Ordentlichkeit, vielleicht auch eine gewisse Trägheit sind Begriffe, die das Wesen dieses Hormons ziemlich treffend beschreiben.

Vasopressin übt einen »mäßigenden« Einfluß aus. Beim Menschen spielt es eine Rolle beim Temperaturausgleich, bei Tieren steuert oder beeinflußt es den Winterschlaf und bewirkt eine Art Wärmeregulierung beim Sex. Es verhindert extreme Temperamentsausbrüche und könnte in gewisser Weise sogar für Gelassenheit verantwortlich sein. Gleichermaßen dämpft es möglicherweise die Intensität bestimmter Gefühle und engt damit unser emotionales Spektrum ein wenig ein.

Vasopressin lenkt unsere Aufmerksamkeit vom Abstrakten zum Konkreten, von Vergangenheit und Zukunft auf die Gegenwart, verbessert offenbar das Gedächtnis, die Erkenntnisfähigkeit und die Konzentration. Folglich vermag es in der Regel die Bewußtheit und Lust während der Liebe zu erhöhen.

Das sind die Hauptakteure dieser Aufführung mit Starbesetzung. Kapitel für Kapitel werden Sie noch viele weitere spannende Einzelheiten über jeden von ihnen erfahren. Ferner wirkt aber noch eine Hilfstruppe mit, bestehend aus über dreißig bekannten Charakteren, wie etwa LH-RH und dem Wachstumshormon, die in irgendeiner Weise die Sexualität beeinflussen und denen wir noch des öfteren begegnen werden. Jede einzelne dieser Substanzen hat ihre eigene, ausgeprägte Persönlichkeit, doch wenn sie zusammenwirken, geschieht das Wunder, und es entstehen die Zyklen und Höhepunkte, die uns mal ablenken und mal in Anspruch nehmen.

Lebenszyklen

Wie die Rotation der Erde, wie Ebbe und Flut steigen und fallen viele der Hormone in unserem Körper in zyklischem Rhythmus. Je nach der Substanz und dem Mechanismus, der ihre Freisetzung auslöst, kann ein Zyklus wenige Minuten, einen Tag, eine Woche, einen Monat, eine Jahreszeit, ein Jahr oder ein ganzes Leben dauern. Innerhalb dieser Zyklen treten wiederum Zyklen auf. Beim Mann schwankt beispielsweise der Testosteronspiegel alle fünfzehn bis zwanzig Minuten und folgt darüber hinaus täglichen, jahreszeitlichen und jährlichen

Rhythmen. Bedenken Sie, was diese Berg-und-Tal-Fahrt mit der Stimmung eines Mannes anrichtet – und folglich auch mit seinem Verhalten:

Alan hat sich für den Tag eine Menge vorgenommen – rund ums Haus ist einiges zu erledigen, und deshalb möchte er in Ruhe gelassen werden, um ungestört seine Arbeit zu tun – aber diese Ruhe ist bedroht, solange die Familie zu Hause ist. Er ist kurz angebunden, auf seine Arbeit konzentriert und nicht zu Scherzen aufgelegt. Seine Frau Laura freut sich auf einen erholsamen Tag zu Hause, sie will lesen und mit den Kindern spielen. Sie ist in besonders liebevoller Stimmung und schlendert zur Garage, um ihrem Mann einen Besuch abzustatten. Alan fährt sie an. Sie fragt, was mit ihm los sei. Er sagt: »Nichts, aber laß mich in Frieden, damit ich fertig werde.« Sie antwortet: »Du hast doch sicher heute ein bißchen Zeit für uns, es ist so schön draußen, und die Kinder sehen dich so gut wie nie.« Er verliert die Nerven und brüllt sie an: Nie habe er Zeit für sich selbst. Schließlich erledige er die ganze Arbeit der Familie zuliebe, und sie ließen ihn niemals in Ruhe.

Laura beschließt, die Schlange sich selbst zu überlassen, aber nun liegt eine spürbare Kälte in der Luft. Er beendet seine Arbeit und kommt in sehr viel besserer Stimmung zum Abendessen ins Haus, nur um festzustellen, daß seine Familie ohne ihn ins Kino gegangen ist.

Hätte Laura über Testosteronzyklen Bescheid gewußt, hätte sie den Miesepeter fünfzehn oder zwanzig Minuten allein gelassen, ihn dann zwischen zwei Schüben erwischt, ein vernünftigeres Gespräch mit ihm geführt und sich nicht den Tag und die gute Laune verderben lassen. Glücklicherweise war ihr Östrogenspiegel zu dem Zeitpunkt hoch, und sie ging mit der Situation gar nicht schlecht um. (Stellen Sie sich vor, sie wäre in der prämenstruellen Phase gewesen.) Und hätte Alan seine hormonellen Wallungen durchschaut, hätte er seiner Frau sagen können: »Ich bin schlecht drauf, laß mich einen Moment in Ruhe.«

Offensichtlich ist der Testosteronspiegel nahezu endlosen Einflüssen ausgesetzt: Jahreszeiten, der Umgebung, Konkurrenzkämpfen, dem Militärdienst, Streß, dem Anblick gewaltiger Brüste – um nur einige zu nennen. Die morgendlichen Spitzenwerte, täglichen Schwankungen und saisonalen Zyklen treiben die Männer um. Bedenken Sie, was es für das Temperament eines Mannes bedeutet, wenn den ganzen Tag hindurch der Testosteronspiegel von einem Augenblick zum nächsten jäh in die Höhe schnellt. Männer, die es so dringend nötig haben, sich als Herren der Lage zu fühlen, haben sich in Wahrheit sehr viel weniger im Griff, als ihnen klar ist. Unvermittelte Zornesausbrüche sind daher kein Wunder.

Hormone wie Testosteron machen ihre Macht und ihren Einfluß auf verschiedene Weise geltend. Erstens müssen Sie von jedem Hormon überhaupt genügend besitzen, zweitens muß eine ausreichende Menge davon in freier Form, als aktive Moleküle, im Blut zirkulieren. Nicht die gesamte Hormonmenge kann an Trägermoleküle gebunden sein; die Geschwindigkeit, mit der Ihr Hormonspiegel im Blut sich verändert, ist mitunter ebenso wichtig oder sogar noch wichtiger als das Ausmaß der Veränderung. Zum Beispiel wirken sich die raschen, viertelstündlichen Testosteronschübe beim Mann emotional und körperlich stärker aus als die größeren, aber allmählich vonstatten gehenden Hormonschwankungen während des Menstruationszyklus.

Auch andere chemische Substanzen werden in Schüben ausgeschüttet und in Abständen in den Blutkreislauf entlassen, die von unserer biologischen Uhr, von seelischen Erlebnissen und äußeren Einflüssen abhängen. Manche, wie Oxytozin, folgen überhaupt keinen regelmäßigen Mustern, sondern steigen und fallen je nach den Bedürfnissen des Körpers, der Umgebung und Berührungen aller Art, so wie ein Schwall warmer Luft als Reaktion auf die Rückkoppelung zu einem Thermostat in die Höhe steigt.

DHEA, unser wichtigstes Paarbindungshormon, folgt täglichen Zyklen. Es ist ein äußerst flüchtiges Hormon mit unvorhersehbaren Höhen und Tiefen, die eine Reaktion nicht nur auf die Umgebung sind, sondern auch auf Gefühle. Tatsächlich kann DHEA zu bestimmten Zeiten auf das Hundertfache ansteigen. Bei Streß fällt es drastisch ab, was einer der Gründe ist, weshalb der Sexualtrieb bei akutem oder chronischem Streß nachläßt und Männer ihre Erektion verlieren, sobald sie sich um ihre Leistung Sorgen machen. Hingegen ist sein Zwillingsbruder DHEAS (Dehydroepiandrosteronsulfat) im Tagesverlauf durchweg stabil. Dieses beständige Muster ist bei Hormonen ungewöhnlich, was DHEAS sicherlich zu einem leichten Studienobjekt macht. Nachdem DHEA und DHEAS bezüglich des Stoffwechsels identisch sind (mit Ausnahme des Stabilitätsfaktors), werde ich der Einfachheit halber beide als »DHEA« bezeichnen.

Sowohl bei Männern wie bei Frauen folgt DHEA einem Zyklus, der das ganze Leben umfaßt. Von allen unseren Hormonen ist es das einzige, das im frühen Leben einen Spitzenwert erreicht und anschließend erheblich abnimmt. Am höchsten ist es in den Jahren der größten körperlichen Leistungsfähigkeit – vom Teenageralter bis Ende zwanzig –, wobei es unmittelbar vor der Pubertät rasch ansteigt und zwischen fünfundzwanzig und dreißig in die Höhe schnellt. Es ist das einzige Hormon, das in diesem Jahrzehnt seinen Höchstwert erreicht und von dem Zeitpunkt an beständig abnimmt, bis es im Alter von sechzig einen Tiefstand erreicht – weniger als fünf Prozent des Spitzenwerts im frühen Erwachsenenalter – und ab siebzig Jahren häufig überhaupt nicht mehr nachweisbar ist. Das deutliche Absinken des DHEA-Spiegels bei Männern über vierzig steht in scharfem Kontrast zu Testosteron, das erst jenseits der Sechzig signifikant abnimmt.

Ironischerweise gilt DHEA als das Hormon, das den weiblichen Sexualtrieb aufrechterhält, denn der DHEA-Spiegel sinkt nicht jäh während der Menopause. Das mag auf den ersten Blick widersprüchlich erscheinen, bedeutet aber, daß

DHEA – eben weil es nicht so abrupt abnimmt wie die Östrogene – bei Frauen offensichtlich einen Teil des Schocks infolge der hormonellen Umstellung aufzufangen vermag. Dennoch nimmt es mit zunehmendem Alter stetig ab und erklärt möglicherweise manche der wechseljahrbedingten Veränderungen bei Männern ebenso wie bei Frauen. Das Absinken des DHEA-Spiegels ist bei Frauen nur nicht so umwälzend und ausgeprägt wie der besser erforschte Östrogenschwund.

Anders als DHEA, das sich bei beiden Geschlechtern weitgehend gleich verhält, sind die Muster, Rhythmen und Konzentrationen anderer hormoneller Substanzen bei Männern und Frauen extrem unterschiedlich. In den meisten Fällen variieren die hormonellen Muster auch mit dem Alter. Die Unterschiede zwischen männlichem und weiblichem Verhalten, die wir in der Regel auf unsere Erziehung zurückzuführen pflegen, sind in Wahrheit biologisch tief verwurzelt. Man kann sogar sagen, daß diese hormonellen Abweichungen die Geschlechtsunterschiede *definieren*. Die sich daraus ergebenden Eigenschaften sind nicht prinzipiell richtig oder falsch – mag sein, daß sie nicht politisch korrekt sind. Ich bin der Ansicht, daß die geschlechtsbedingten Unterschiede zwischen uns sich nicht nur die Waage halten, sondern eine größere gegenseitige Abhängigkeit zwischen Männern und Frauen schaffen, als wir wahrhaben wollen.

Um die Sache noch komplizierter zu machen, reagieren Hormone auch auf andere Hormone. Das An- und Abschwellen des einen Hormons beeinflußt häufig die Ausschüttung anderer Hormone. Und all diese Zyklen sind bis zu einem gewissen Grad auch dem Einfluß der Umgebung ausgesetzt – von dem, was wir essen und trinken, über seelischen Streß bis zu der Gesellschaft, in der wir uns aufhalten, und unseren Spielen. Vasopressin erhöht sich bei Streß, Testosteron sinkt. Eine Untersuchung ergab, daß bei Männern, die eine Zeitlang als Gruppe zusammenleben, der durchschnittliche Testosteronspiegel abnimmt. Ich möchte wetten, daß Testosteron steil absackt, wenn die Aktienkurse fallen, aber bei Streit (Wortgefechten) ansteigt.

Das bekannteste und meistgefürchtete hormonelle Muster ist natürlich der Menstruationszyklus der Frau. Tatsächlich werden Tag für Tag Körper und Geist einer Frau von einer anderen Mischung überschwemmt, und dieses Gebräu verändert sowohl ihr Verhalten wie auch ihre Wahrnehmung der Umwelt: achtundzwanzig verschiedene Schattierungen ein und derselben Frau. Während die relative Menge der wichtigsten Hormone im Körper sich täglich und meist allmählich ändert, finden in manchen Fällen abrupte Schwankungen statt. Die Veränderungen zwischen den jeweiligen Phasen des weiblichen Zyklus sind immer dynamisch: Östrogen, Testosteron, Progesteron und andere Substanzen kommen und gehen wie die Tänzer in einem Ballett.

Die körperlichen Anzeichen und Stimmungsumschwünge dieses Hormontanzes sind uns allen wohlbekannt, bemerkenswerterweise jedoch entgehen uns häufig die subtileren Auswirkungen. Den meisten von uns ist klar, daß viele Frauen vor ihrer Menstruation reizbar sind, aber kaum jemand weiß, daß zu diesem Zeitpunkt mehr Beziehungskonflikte auftreten als an allen anderen Tagen des Monats und die Wahrscheinlichkeit eines Streits, der zu einer Trennung oder Scheidung führt, dann am größten ist. Es liegen keine Untersuchungen vor, die diese Aussage zweifelsfrei bestätigen, aber der gesunde Menschenverstand sagt Ihnen, daß diese Zeit des Monats die potentiell gefährlichsten Tage für eine Beziehung sind.

Bestärkt Sie das nicht in dem Entschluß, Ihr Schicksal nicht von Hormonen diktieren zu lassen? Hätten Sie nicht mehr Macht, wenn Sie ein heikles Thema ein oder zwei Wochen aufschieben, bis Ihre Chemie Ihnen wieder günstiger gesinnt ist?

*

Abgesehen von den feststehenden monatlichen Zyklen hat eine Frau nach der Pubertät praktisch drei Leben; das erste liegt zwischen Pubertät und Menopause und dauert dreißig bis vierzig Jahre; das zweite und das dritte hängen davon ab, wie sie mit der Menopause umgeht, einem Zustand, der sogar noch länger dauern kann als ihre erste Phase – vierzig bis fünfzig Jahre, vielleicht die Hälfte ihres Lebens. Frauen erleben diese Zeit auf zweierlei Weise und extrem unterschiedlich, je nachdem, ob sie sich einer Hormonersatztherapie unterziehen oder nicht. Manche tun beides: ein paar Jahre Hormonersatztherapie und dann nichts mehr oder umgekehrt.

Relativ viele Frauen werden durch chirurgische Maßnahmen, durch eine Hysterektomie (Entfernung der Gebärmutter) oder eine Ovarektomie (Entfernung der Eierstöcke), oder aber auf chemischem Weg, durch eine Chemotherapie, in eine vorzeitige Menopause gedrängt. (Mit diesen Themen werden wir uns in späteren Kapiteln eingehend befassen.)

Während die Zyklen der Frau – der Menstruationszyklus und die Menopause – am besten bekannt sind, beginnen wir die männlichen Zyklen erst allmählich zu verstehen: die Testosteronschwankungen – sozusagen eine stündliche Form von PMS – und die sogenannte Viropause, die männliche Version der Menopause. Heute leben Männer nur zwei Leben – das erste liegt, wie bei der Frau, zwischen Pubertät und Viropause, das zweite nach der Viropause. In Zukunft könnte die Wissenschaft auch den Männern eine dritte Option eröffnen: die hormonelle Behandlung der Viropause (mit vielen Vor- und manchen Nachteilen – ein weiteres Beispiel für die Fähigkeiten moderner Alchemisten) mit dem Ziel, die Qualität des Lebens zu verlängern und die Virilität zu erhalten.

Im Zusammenhang mit diesen unseren Zyklen – den Fluktuationen von einem Augenblick zum anderen ebenso wie den großen Bögen, die ein ganzes Leben überspannen – gelangen wir zu unseren sexuellen Höhepunkten.

Sexuelle Höhepunkte

Zusätzlich zu unseren verschiedenen hormonellen Zyklen erleben wir im Tages-, Monats- und Jahresverlauf sexuelle Höhepunkte. Das sind die Zeiten, in denen unser sexuelles Interesse, unsere Empfänglichkeit oder Bereitschaft ihren Spitzenwert erreichen. Bis vor sehr kurzer Zeit wußten die Forscher nichts von irgendwelchen Unterschieden bei sexuellen Höhepunkten des Menschen oder ihrem Zusammenhang mit Hormonen. Mittlerweile wurden sehr viele Variationen identifiziert, und es werden noch weitere entdeckt werden.

Der Orgasmus ist ein solcher Höhepunkt, den manche öfter erleben als andere. Bei jedem Orgasmus treten nach den Veränderungen in unserer Chemie, die ihn herbeigeführt haben, als Reaktion auf ihn neuerliche Veränderungen ein. Verfügen wir über das nötige Wissen oder die erforderlichen Daten, um wirklich jede molekulare Bewegung feststellen zu können? Nein. Wir können jedoch künftige Reize voraussehen:

Während des Vorspiels, der Erregung und des Orgasmus steigt der Oxytozinspiegel an. Im Gehirn und möglicherweise auch an anderen strategischen Stellen des Körpers nimmt DHEA zu. PEA wird ausgeschüttet und läßt Sie sowohl angespannt wie auch irgendwie weich und leicht werden. Testosteron steigt manchmal an, manchmal nicht. Welche anderen chemischen Substanzen sind am Werk, um das rauschhafte Gefühl während des Orgasmus hervorzurufen?

… im jähen, hilflosen Orgasmus, wellten neue seltsame Schauer in ihr auf. Wellten wellend, wellend, wie flatterndes Übereinanderzüngeln sanfter Flammen, sanft wie Federn, liefen aus in helleuchtende Spitzen, herrlich, süß, und alles in ihr schmolz, zerfloß. Wie Glocken war es, die schwangen, immer höher schwangen, empor zum Gipfel. Sie lag da, war sich der wilden kleinen Schreie nicht bewußt, die sie am Schluß ausstieß. Aber es war zu

schnell vorüber, zu schnell, und sie vermochte nicht
mehr durch eigenes Bemühen zu ihrem Ende zu kom-
men. [...] Sie konnte nichts tun. [...] sie fühlte, wie sei-
ne weiche Knospe sich in ihr regte und seltsame Rhyth-
men sie durchspülten, schwollen, schwollen, bis sie ihr
ganzes klaffendes Bewußtsein überfluteten, und dann
begann wieder die unsagbare Bewegung, die keine wirk-
liche Bewegung war, sondern reiner, immer tiefer stru-
delnder Wirbel des Empfindens – tiefer und immer tiefer
trichterten sie sich durch ihr ganzes Gewebe und ihr Be-
wußtsein, bis sie ein einziges, sattes, konzentrisches Flie-
ßen des Gefühls war ...

(D. H. Lawrence, Lady Chatterley)

Es ist schwierig, den Sexualtrieb mit festgelegten biochemischen Mustern in Beziehung zu setzen, denn die Libido variiert sehr stark von einem Menschen zum anderen und steht
zudem unter dem fortwährenden Einfluß äußerer Kräfte:
Drogen- und Alkoholkonsum, Krankheit, Erschöpfung,
Streß, der jeweiligen Stimmung, den Umständen der Beziehung, selbst des Wetters. Aufgrund all dieser Unwägbarkeiten
sind die Höhepunkte bei Männern wie Frauen stärker oder
schwächer.

Bis zu einem gewissen Grad könnten sogar Familienähn-
lichkeiten im Sexualverhalten bestehen; sollte dies zutreffen,
würden dadurch die biologischen Interpretationen erhärtet.
Es wurden zwar noch keine Untersuchungen speziell im Hinblick darauf angestellt, doch habe ich bei vielen meiner Patienten familiäre Muster beobachtet: zum Beispiel drei Generationen sexfeindlich eingestellter Frauen oder mehrere
aufeinanderfolgende Generationen von Männern, die unter
vorzeitiger Ejakulation litten. Aber ließe sich dies nicht auch
als Ergebnis unterschwelliger Botschaften erklären, die Eltern
an ihre Kinder weitergeben? Tatsache ist, daß man bei einem
derart komplexen Phänomen wie dem Sexualtrieb kaum

ermessen kann, wo die Biologie aufhört und die Umwelteinflüsse beginnen.

Trotz dieser Umstände, die eine Bewertung sehr erschweren, besitzen wir jedoch ein recht klares Bild von den sexuellen Höhepunkten einer Frau im Verlauf ihres Zyklus. Aufgrund dessen, was wir über die Wirkungen unserer Hormone bereits wissen, können wir auch Spekulationen anstellen, die einige hochinteressante Möglichkeiten eröffnen.

Frauen berichten von drei sexuellen Spitzenzeiten während ihres Monatszyklus: in der Zyklusmitte, vor und während der Menstruation.

Zur Identifizierung dieser Höhepunkte wurden zahlreiche Untersuchungen durchgeführt, von denen manche einander widersprechen. Manche sind mangelhaft, andere sehr gut angelegt. Insgesamt betrachtet, lassen die Angaben folgende Schlußfolgerungen zu: Bis zu fünfzig Prozent der Frauen bemerken überhaupt keinen sexuellen Zyklus. Bei den übrigen ergibt eine Stichprobenanalyse, daß von zweiunddreißig getrennten Untersuchungen siebzehn Frauen einen Spitzenwert unmittelbar vor der Menstruation angaben, achtzehn sprachen von einem Höhepunkt nach der Menstruation. Bei nur acht befragten Frauen war die sexuelle Energie während des Eisprungs am größten, und vier registrierten eine Zunahme des Verlangens während der Menstruation.

Höhepunkt in der Zyklusmitte: Dies ist die Zeit des Monats, die man häufig als den Höhepunkt der sexuellen Energie angesehen hat, aber das ist nicht ganz korrekt. In der Zyklusmitte, während des Eisprungs, schnellen sowohl Testosteron als auch Östrogen in die Höhe. Testosteron bewirkt eine leichte Steigerung des aggressiven Sexualtriebs, es verstärkt das sexuelle Interesse der Frau, und Östrogen läßt sie sexuell attraktiv und empfänglich werden. So tritt in der Zyklusmitte zwar ein (testosteronbedingter) Anstieg des Sexualtriebs auf, doch er ist weitgehend unterschwellig. Aus der Sicht der Natur ist diese Dynamik sinnvoll, denn in der Zeit ist die Frau am fruchtbarsten. Und zum Zweck der Fortpflanzung ist *empfänglich* genau das Richtige, denn die Bereitwilligkeit ist wichtiger als das dringende Bedürfnis nach Sex. Tatsächlich ist der aggressive Sexualtrieb in der Zyklusmitte weniger intensiv als später, während des prämenstruellen und des menstruellen Höhepunkts.

Prämenstrueller Höhepunkt: In Wirklichkeit erleben viele Frauen den intensivsten sexuellen Höhepunkt unmittelbar vor ihrer Periode, was im Hinblick auf die Fortpflanzung auf den ersten Blick nicht sehr sinnvoll erscheint, sich jedoch leicht erklären läßt, wenn man weiß, welche Rolle die Hormone dabei spielen. Wir werden darauf in einem späteren Kapitel ausführlich eingehen.

Menstrueller Höhepunkt: Wie erwähnt, gibt es Frauen, die während ihrer Menstruation ein verstärktes Verlangen verspüren. Problematisch kann das für alle Männer und Frauen sein, die diese Tage als tabu ansehen oder die Blutung einfach als zu unästhetisch empfinden, um Sex genießen zu können. Auch unter den Wissenschaftlern und Forschern, die nach Erklärungen der menschlichen Natur suchen, stiftet das Phänomen Verwirrung. Welcher biologische Sinn läge in einer Zunahme des Sexualtriebs ausgerechnet während der Zeit geringster Fruchtbarkeit?

Wenn es uns nicht gelungen ist, die volle Bedeutung eines so bekannten Phänomens wie des Menstruationszyklus zu erfassen, wie steht es dann mit den übrigen hormonellen Zusammenhängen, die zu entschlüsseln wir eben erst begonnen haben? Wie schon erwähnt, schwankt der Testosteronspiegel beim Mann im Lauf eines Tages etwa alle fünfzehn bis zwanzig Minuten. Nachdem Testosteron mit Reizbarkeit, Aggressivität, verstärktem Sexualtrieb, dem Drang zu masturbieren und dem Bedürfnis nach Einsamkeit in Verbindung gebracht wurde, stellen sich einige provokante Fragen.

Stehen zum Beispiel Stimmungsumschwünge beim Mann mit den Höhen und Tiefen seines Testosteronzyklus in Zusammenhang? Manche Männer scheinen von einer Stunde zur nächsten erheblich sprunghafter und launischer zu sein als Frauen, die, obwohl sie in erster Linie einem monatlichen Zyklus unterworfen sind, von Tag zu Tag Veränderungen durchmachen. Sind diese permanenten Testosteronschübe für die sexuellen Gedanken und Regungen verantwortlich, die Männer während eines Tages angeblich alle zwanzig Minuten überkommen? Das könnte eine plausible Erklärung sein. Erleben Männer ihren sexuellen Höhepunkt morgens, wenn ihr Testosteronspiegel rapide ansteigt? Viele Männer bestätigten dies, zumal im reiferen Alter, doch andere Männer machen die gegenteilige Erfahrung. Folgt daraus, daß der männliche Sexualtrieb seinen jahreszeitlichen Spitzenwert im Herbst erreicht, wenn der Testosteronspiegel am höchsten ist? Wir verfügen über keine Beweise zur Bestätigung jahreszeitlich bedingter Fluktuationen des Sexualtriebs, obwohl ich vermute, daß es sie gibt. Im Frühjahr jedoch, wenn angeblich alle Gedanken eines jungen Mannes sich um die Liebe drehen, ist der Testosteronspiegel am niedrigsten.

Wir sind noch im Frühstadium der Erforschung und nicht in der Lage, in vollem Umfang zu begreifen, wie und in welchem Maß Fluktuationen des Hormonspiegels entscheiden, wann, warum und wie wir uns zu Paaren zusammenfinden. Jedoch haben uns umfassende Forschungen sowie klinische Beobachtungen bereits sehr viel über die Kräfte gelehrt, die den allgemeinen Mustern der jeweiligen sexuellen Lebensphasen, wie die meisten von uns sie erleben, zugrunde liegen.

Vorschau

In den nächsten Kapiteln werden wir uns eingehender mit dem lebenslangen Sexualdrama zwischen Mann und Frau befassen und die hormonalen Hauptakteure dabei recht genau kennenlernen. Je vertrauter sie Ihnen werden, desto leichter werden Sie begreifen, weshalb Männer und Frauen so verschieden denken und sich verhalten. Sie werden zum Beispiel erfahren, wie und wann biologische Kräfte Männer dazu bringen, Bindungen aus dem Weg zu gehen, Revierkämpfe zu veranstalten und sich zu weigern, über ihre Gefühle zu sprechen; warum Frauen mitunter widerborstig sind, sich nach Berührung sehnen und Sex auch ohne Orgasmus genießen können. Tatsächlich wird Ihnen ein Verhalten, das Sie früher verrückt gemacht hat, mit der Zeit als natürlich erscheinen, vielleicht sogar amüsant. Sind Sie erst in der Lage, die Unterschiede zwischen Mann und Frau als das Ergebnis nicht nur psychologischer und sozialer, sondern auch starker biologischer Kräfte zur Kenntnis zu nehmen, sind Sie auch besser gerüstet, damit zurechtzukommen.

Aber um effizient vorgehen zu können, müssen Sie diese Unterschiede in anderem Zusammenhang sehen – nämlich mit unseren sexuellen Phasen. Zusätzlich zu den Zyklen und Höhepunkten und der sich ständig verändernden »Sexsuppe« in unseren Adern erleben Männer und Frauen im Lauf ihres Lebens sexuelle Wandlungen. Und diese sexuellen Phasen sind weitgehend hormonabhängig. Das nächste Kapitel liefert Ihnen eine Landkarte, einen Reiseführer durch die einzelnen Phasen. Sobald die Bühne bereitet ist, werden die Akteure einzeln auftreten und Ihnen vorführen, welche Rolle sie im jeweiligen Stadium spielen, wie sie wirken und wie mit ihnen umzugehen ist.

2
ÜBERGÄNGE:
SEXUELLE PHASEN

Es war kurz nach elf an einem Dienstag abend. Pat und Chris, ausgebrannt nach einem hektischen Tag, fielen ins Bett. Aber statt sofort einzuschlafen, drehte Pat sich mit einem Kuß zu Chris und sagte, in eindeutig liebevoller Stimmung: »Komm näher her. Nein, ich meine richtig nah.«

Chris wandte sich ab und sagte freundlich, aber bestimmt: »Ich bin heute abend zu müde, Schatz.«

»Ich weiß nicht mehr, wann wir das letzte Mal miteinander geschlafen haben«, sagte Pat in gekränktem Ton. »Du arbeitest nur noch. Ich sehe dich so gut wie nie, und wenn, dann bist du immer zu müde.«

»Du bist nicht fair, Pat. Mit mir ist alles in Ordnung«, erwiderte Chris. »Du erwartest nur zuviel. Sex ist anscheinend dein einziger Maßstab, eine Beziehung zu beurteilen. Die hundert kleinen Dinge, die ich für dich tue, bemerkst du überhaupt nicht. Ich denke die ganze Zeit an dich. Außerdem hast du in letzter Zeit soviel an mir herumgenörgelt, daß mir nicht besonders nach Sex zumute ist.«

»Was heißt, ich nörgle herum? Ich wäre nicht so unglücklich, wenn für dich nicht dauernd alles andere wichtiger wäre und du gelegentlich mich zur Kenntnis nehmen würdest!«

»Vielleicht hätte ich ja Lust, öfter mit dir zusammenzusein, wenn du netter zu mir wärst«, sagte Chris.

»Mit wem bist du denn zusammen? Mit mir kannst du ja anscheinend nichts mehr anfangen«, gab Pat zurück.

»Was meinst du damit?« fragte Chris.

»He, ich weiß doch, wie dringend du's brauchst, Chris. Dann treibst du's eben mit jemand anderem.«

»Schau, Schatz, für mich ist Sex mehr als nur eine körperliche Sache«, sagte Chris. »Wenn alles andere nicht stimmt, dann macht mir Sex einfach keinen Spaß.«

Ein Paar über dreißig mitten in der Krise, stimmt's? Sie ist aufgeregt, weil ihr Mann ihr nicht mehr soviel Aufmerksamkeit schenkt wie früher. Er ärgert sich, weil sie sich beschwert. Nun, das ist *ein* mögliches Szenario. Es könnte aber auch anders sein: ein Paar um die Fünfzig und die Geschlechter vertauscht. Es kommt darauf an, in welcher sexuellen Lebensphase jeder Partner sich in dem Moment befindet. Tatsächlich könnte dasselbe Paar, das dieses Gespräch in seinen zwanziger Jahren führt, ein oder zwei Jahrzehnte später die Plätze tauschen. Dieselben Menschen, dieselbe Beziehung, aber eine andere Perspektive.

Männer und Frauen erleben unterschiedliche und voraussagbare sexuelle Phasen, die sich durchschnittlich alle zehn Jahre entscheidend verändern.

Eine irrige, aber weitverbreitete Auffassung besagt, die sexuellen Verhaltensmuster würden während der Kindheit, vor dem fünften Lebensjahr, ein für allemal festgelegt und blieben ein Leben lang bestehen – oder würden über Bord geworfen, je nachdem. Viele Experten halten nach wie vor an dieser Ansicht fest, und die Mehrheit der erwachsenen Bevölkerung findet sich fälschlicherweise ebenfalls damit ab. In Wahrheit sind die sexuellen Muster unseres Lebens sehr viel interessanter und wandlungsfähiger, als den meisten von uns klar ist. Sie wenden sich – mit oder ohne unsere Hilfe, zum Besseren oder zum Schlechteren – viele Male im Lauf unseres Lebens.

Das Problem ist, daß wir überrumpelt werden, wenn sich, wie es unvermeidlich geschieht, etwas ändert, weil wir unsere Sexualmuster für unwandelbar halten. Wenn wir plötzlich umschalten oder, was noch schlimmer ist, unser Partner sich verändert, fühlen wir uns überrascht, vor den Kopf gestoßen oder betrogen – selbst wenn es eine Verbesserung ist: »Warum willst du auf einmal mit mir schlafen, ausgerechnet jetzt? Das hast du doch sonst nie getan!«

Wenn Sie aber nicht wissen, was auf Sie zukommt, sind Sie auch nicht gerüstet, damit umzugehen. Lassen Sie sich also in die verschiedenen Phasen des Lebens einführen, bevor Sie unvorbereitet hineinstolpern.

Sexuelle Phasen oder Stadien sind wie die Streifen des Regenbogens, jeder für sich, aber zusammengehörig und immer farbig. Einer geht in den anderen über, obwohl jede Farbe eindeutig und unverwechselbar ist. Auch wenn Ihnen die eine oder andere Farbe lieber ist, trägt doch jeder Streifen zur Tiefe, Form und Buntheit des Ganzen bei.

Sexuelle Phasen umfassen mehr als die erotische Funktion und das Gefühl eines Menschen. Sie schließen auch die Veränderungen ein, die in den emotionalen und psychischen Komponenten eines Individuums auftreten, genauso wie eine jahrzehntelange Beziehung. In sexueller Hinsicht sind manche dieser Veränderungen, wie der Zeitpunkt der Ejakulation und die Leichtigkeit des Orgasmus, das Ergebnis sowohl physiologischer wie auch psychologischer Kräfte. Andere, wie die Bereitwilligkeit und Fähigkeit, erfolgreich miteinander zu kommunizieren, sind in erster Linie das Ergebnis von Erfahrung und Reife und der Bereitschaft, aus der Vergangenheit zu lernen.

Unsere sexuellen Phasen, Höhepunkte und Zyklen überschneiden sich, wirken aufeinander ein und beeinflussen sich gegenseitig. Etwa alle zehn Jahre beginnt eine neue Phase, und unterdessen treten – je nach Geschlecht und individuellen Mustern – stündlich, täglich oder monatlich sexuelle Höhepunkte auf. Außerdem erleben die meisten Männer ihre *physiologische* Blütezeit als Teenager, *psychisch* jedoch erst nach dem fünfzigsten Lebensjahr. Frauen erreichen ihren sexuellen Höhepunkt in ihren Dreißigern oder Vierzigern, und psychologisch ebenfalls jenseits der Fünfzig.

Wie wir gesehen haben, können Zyklen einen stündlichen, täglichen, monatlichen, jährlichen oder sogar lebenslangen

Verlauf aufweisen. Bisweilen verwischen sich ihre Grenzlinien. Sollen wir zum Beispiel bei einem Menschen, der sein ganzes Leben als sexuelle Blütezeit erfährt, von einem Höhepunkt oder von einem Zyklus sprechen? Technisch gesehen wären beide Bezeichnungen zutreffend, deshalb sind manche der hier benutzten Begriffe austauschbar.

Jedesmal, wenn wir in eine neue sexuelle Phase eintreten, entsteht eine andere und in der Regel bessere Beziehung – entweder mit demselben oder mit einem neuen Partner. Der Übergang von einem Stadium zum nächsten kann jedoch schmerzhaft sein. Eine häufige Konsequenz von falschem Umgang mit dem Beginn einer neuen Phase ist die Scheidung, was einer von vielen Gründen ist, weshalb wir lernen sollten, Stadien zu erkennen und mit ihnen zurechtzukommen.

Zwar machen die meisten Menschen insgesamt denselben Prozeß durch, doch treten dabei natürlich erhebliche individuelle Abweichungen auf. Manche Phasen beginnen sozusagen außer der Reihe, zum Beispiel bei spätgebärenden Frauen. Andere überspringen vielleicht überhaupt eine oder mehrere Phasen, wie etwa ein Mann, der nie eine Bindung eingeht. Liegen sexuelle Funktionsstörungen vor und bleiben sie bestehen, kann es sein, daß eine Phase unbegrenzt lange anhält. Und schließlich gibt es Menschen, denen es aus unterschiedlichen Gründen nicht gelingt, von einer Farbe des sexuellen Regenbogens zur nächsten überzuwechseln: sie verlängern auf ewig das monochromatische Muster.

Ironischerweise passen Männer und Frauen desselben Alters in der jeweiligen sexuellen Phase nicht zwangsläufig gut zusammen. Tatsächlich stellen sie häufig fest, daß sie in sexueller Hinsicht aus dem Takt sind, was zu Spannungen führt, die eine Beziehung beenden oder aber komplizieren können. Um die Sache noch verwirrender zu machen, sind immer zwei Ebenen der Vereinbarkeit zu bedenken: die sexuelle und die emotionale. Zwei Menschen desselben Alters können auch auf sehr verschiedenen Stufen der Reife stehen. Deshalb sind bestimmte Alterskombinationen häufig günstiger als andere. Männer und Frauen mit großem Altersunterschied passen mitunter sehr gut zueinander, zumindest eine Zeitlang. Ein Beispiel für sexuelle Übereinstimmung zwischen einem Teenager und einer dreißig Jahre älteren Frau zeigt die Beziehung zwischen Carolyn und Tony:

Carolyn, eine fünfundfünfzigjährige Frau aus St. Louis, ist mit allen Wassern gewaschen und sexuell erfahren. Zweimal verheiratet – das erste Mal aus Liebe, das zweite Mal wegen Geld – und zweimal geschieden, kam sie zu dem Schluß, daß eine dauerhafte Partnerschaft mit einem Mann ein unnatürlicher Zustand sei. Sie liebt Sex, mit Liebe aber hat sie nichts im Sinn. Was sie will, sind Orgasmen. Ihr Östrogen schwindet, und ihr relativer Testosteronspiegel gewinnt an Einfluß. Sie hält sich fit und ist für Männer jeden Alters attraktiv, zieht aber Jungen unter zwanzig vor, bei denen keine Gefahr emotionaler Bindungen besteht, denn sie hält junge Männer für geistig zurückgeblieben. Hingegen sind sie so wunderbar verrucht, daß sie von ihnen all den derben körperlichen Sex bekommt, nach dem sie sich sehnt. Sie sucht sich Männer in der sexuellen Blütezeit. Das ist freilich nicht zwangsläufig gleichbedeutend mit Männern im besten Alter.

Derzeit ist der neunzehnjährige Tony der Schwarm des Monats. Mit reichlich Testosteron versorgt, hat er unverwüstliche Erektionen, ejakuliert häufig und macht begeistert mit. Sex ist für ihn ein körperlicher, erschöpfender Hochleistungssport. Was ihm an Zärtlichkeit und Technik fehlt, kann sie ausgleichen, denn sie weiß, was sie will, und teilt es ihm mit.

Sexuell und situationsbedingt paßt dieses Paar gut zusammen. Emotional leben sie in unterschiedlichen Zeitzonen, aber im Augenblick scheint das keinem der beiden etwas auszumachen. Für die meisten Menschen entspräche diese Kombination nicht ihrer Vorstellung von einer gesunden und erfüllenden Beziehung, Carolyn jedoch ist zufrieden, jedenfalls vorläufig.

Betrachten wir das umgekehrte Bild:

Don ist Anfang sechzig. Zu seiner Überraschung hat Antonia, eine seiner Angestellten im Verkauf, ein romantisches Interesse an ihm entwickelt. Sie ist erst fünfundzwanzig, aber trotz des großen Altersunterschieds verbringen sie eine herrliche Zeit – und nicht nur aufgrund des Sex. Sie mögen zwar nicht dieselbe Musik, aber sie ist fasziniert von seiner Lebensklugheit und Erfahrung, und er läßt sie großzügig daran teilhaben. Seine Kollegen beneiden ihn und sehen seine Fähigkeit, eine hübsche junge Frau an sich zu binden, als Ausdruck einer ungewöhnlichen Männlichkeit und persönlicher Macht – die übliche Erklärung für die Kombination älterer Mann/ junge Schönheit (sofern nicht Geld im Spiel ist).

Tatsächlich passen die beiden sexuell recht gut zusammen, aber aus anderen Gründen, als die meisten denken. Was seine körperliche Leistungsfähigkeit angeht, hat Don seine besten Jahre hinter sich und ist an Sex nicht mehr so häufig interessiert wie früher. Er strebt auch nicht fortwährend nach Orgasmen, sondern hat gelernt, den Weg, nicht nur das Ziel zu genießen, und ist nicht mehr so aggressiv wie als junger Mann. Sein Testosteronspiegel sinkt.

Antonia hat ihre sexuelle Blütezeit noch nicht erreicht, ist aber auf dem Höhepunkt ihrer östrogenbedingten Empfänglichkeit – was sie, wie Sie später sehen werden, sanft, bereitwillig und sexuell aufnahmebereit werden läßt, aber nicht fordernd oder beharrlich. Schön, verführerisch und erotisch, bietet sie einen intensiveren visuellen Reiz als die meisten Frauen in Dons Alter, und er ist entzückt über ihre Wärme und ihren Eifer, ihm zu gefallen. Sie genießt Sex mit oder ohne Orgasmus, denn Frauen in ihren zwanziger Jahren sind erfüllter, wenn sie penetriert, im Arm gehalten und berührt werden, als durch schnellen, heftigen, orgasmusorientierten Sex.

Anders als die durchschnittliche Vierzig- oder Fünfzigjährige, die weiß, was sie will, wann sie es will und wie oft sie es will, stellt Antonia in dieser Phase ihres Lebens für Don keine

Bedrohung dar. Sie schmiegt sich an ihn, liebt es, berührt zu werden, aber sie besteht nicht auf Sex und beschwert sich auch nicht, wenn er nicht dazu in Stimmung ist. Er ist viel eher bereit als jüngere Männer, sie zu halten, mit ihr zu sprechen, seine Erfahrung mit ihr zu teilen und ihr seine volle Aufmerksamkeit zu schenken. Ihre Beziehung funktioniert nicht aufgrund irgendeiner sagenhaften Männlichkeit, sondern wegen seiner wachsenden sexuellen Unsicherheit und seinem schwindenden Verlangen nach Orgasmen. Stellen Sie sich vor, Don versuchte mit Carolyn zurechtzukommen oder umgekehrt. Stellen Sie sich vor, Antonia versuchte, mit Tony oder einem anderen von Carolyns lüsternen jungen Hengsten emotionale Bande zu knüpfen.

Vielleicht ist der sinkende Testosteronspiegel der Grund, weshalb Dons Macht- und Kontrollbedürfnis sich zum Teil auf subtilere, manipulativere Weise äußert. Er sucht sich junge Frauen und beherrscht sie leicht aufgrund seines Alters, nicht dank seiner Leistungsfähigkeit, während ein jüngerer Mann wie Tony in seinem testosteronabhängigen Beherrschungsdrang zu einer Frau seines Alters unverhohlener aggressiv wäre. Eine solche Beziehung zwischen Gleichaltrigen könnte zu Konflikten und Streit führen, vielleicht sogar zu Beschimpfungen und körperlicher Bedrohung von seiner Seite mit dem Zweck, sie zu unterwerfen.

Während Männer und Frauen mehr oder weniger im selben Alter auf seelischer und geistiger Ebene in der Regel besser zusammenpassen, sind sie aus rein sexueller Sicht häufig nicht füreinander geschaffen – um so weniger, je jünger sie sind. Diese Diskrepanz, zumal wenn sie ausgeprägt ist, stellt in Kulturen, in denen Polygamie nicht die allgemein akzeptierte Norm ist, ein erhebliches Dilemma dar. Doch wenn Sie die Liebe mitberechnen, dann ändert sich das Ergebnis der Gleichung drastisch, wie Sie gleich sehen werden. Es ist schon merkwürdig: Liebe versetzt Berge, oder aber sie läßt neue entstehen.

Mit zunehmender Reife stimmen Männer und Frauen sowohl sexuell wie auch emotional immer besser überein – es sei denn, sie entgleisen unterwegs –, aber sie werden niemals gleich. Wenn eine Frau älter wird, entwickelt sie in der Regel mehr Züge, die traditionell »männlich« sind, wie Entschiedenheit, Selbstsicherheit, eine stärker physisch orientierte Sexualität, Unabhängigkeit. Männer hingegen sind geneigt, ihre »weibliche« Dimension auszuleben, freuen sich über Berührungen und Zärtlichkeit und entwickeln Einfühlungsvermögen, Geduld und Verständnis. Der Nettoeffekt ist, daß gleichaltrige Paare, wenn es ihnen gelingt, die physischen und emotionalen Klippen der Jugend zu umschiffen, mit der Zeit immer besser zueinander passen – vor allem sexuell.

Sexualität ist ein dynamischer Prozeß ständiger Veränderungen, der im Lauf eines Lebens durch natürliche und voraussagbare Stadien führt. Der Eintritt in die jeweils nächste sexuelle Phase stellt in gewisser Weise einen Übergangsritus dar.

Ich möchte betonen, daß diese sexuellen Übergänge typische, aber auf keinen Fall absolute oder unvermeidliche Muster sind, denen die Mehrheit der Männer und Frauen in unserer Gesellschaft zwangsläufig unterworfen sind. Soziale und psychologische Kräfte sind in der Lage, das Muster durcheinanderzubringen, und führen manchmal dazu, daß bestimmte Phasen außerhalb der Reihe eintreten. Einschneidende Traumata – Scheidung, der Tod des Ehepartners oder eines Kindes, auch finanzielle Krisen – können ebenfalls erhebliche Abweichungen vom normalen Muster bewirken. Dasselbe gilt für frühkindliche traumatische Erlebnisse: ein Kind, das vergewaltigt oder mißhandelt wurde, ein Jugendlicher, dessen erste sexuelle Erfahrungen erniedrigend waren, tragen eine Last mit sich, die sämtliche nachfolgenden Phasen beeinträchtigen kann. Fügen Sie nun noch die Unterschiede im Aussehen, in der Erziehung, dem Einfluß durch Gleichaltrige in der unmittelbaren Umgebung und durch die Kultur hinzu, dann sehen Sie, wie stark die Muster von einem Menschen zum anderen variieren können.

Der Bequemlichkeit halber habe ich die Stadien des Erwachsenenlebens in Jahrzehnte eingeteilt, aber in Wirklichkeit beginnen und enden sie gewiß nicht pünktlich mit runden Geburtstagen. Manchmal überlagern sich beim allmählichen Übergang von einer Phase zur nächsten die typischen Kennzeichen. Aber genauso, wie im Regenbogen die Farbe Gelb abrupt in Grün übergeht, kann auch der Wechsel von einem Stadium zum anderen jäh und scharf sein.

Was haben nun die sexuellen Phasen mit Hormonen zu tun? Alles! Kultur, Umwelt und Persönlichkeit beeinflussen das Wesen und den zeitlichen Beginn einer Phase, aber nicht unabhängig von den chemischen Substanzen, die uns steuern. Hormonelle Kräfte wirken auf die Phasen mit der Macht eines Sogs. Sie sehen die Woge auf sich zurollen – eine Scheidung oder eine Geburt zum Beispiel – und schützen sich oder bereiten sich darauf vor, so gut Sie nur können. Doch unverhofft packt Sie eine Unterwasserströmung und reißt Sie in die Tiefe – es sei denn, Sie sind gewarnt und sehen sich vor. Aber selbst wenn Sie schon vom Sog erfaßt worden sind, können Sie noch lernen, ihrem Zugriff zu entkommen.

Wenn wir jetzt von Jahrzehnt zu Jahrzehnt die typischen sexuellen Phasen durchqueren und dabei ein besonderes Augenmerk auf die unterschiedlichen Muster, Bedürfnisse und Verhaltensweisen von Mann und Frau richten, wird sich zeigen, in welcher Altersstufe Beziehungen am besten gedeihen und warum. Der Haken an der Sache ist, daß wir alle älter werden, und aus dem augenblicklich besten Team kann zehn Jahre später das schlechteste werden. Für dauerhafte Beziehungen sind nicht nur Verständnis für diesen Entwicklungsprozeß erforderlich, sondern auch die Techniken und das Geschick, mit den Herausforderungen auf dem Weg fertig zu werden. Denn statt des Partners können Sie auch das Stadium wechseln, wenn Sie wissen, wie Sie es anstellen sollen, und damit eine Menge Probleme vermeiden.

Wenn Sie sehen, welche Phasen Sie bereits hinter sich haben, erkennen, wo Sie jetzt stehen und Ausschau halten, wohin Sie gelangen wollen, werden Sie besser in der Lage sein, Veränderungen vorauszuahnen, Hindernisse zu überwinden und die Beziehung zu schaffen, die Sie sich wünschen. Während dieses Prozesses werden Sie auch die entsprechenden Muster bei Ihrem Partner erkennen müssen, und wissen wie Sie am besten mit ihnen umgehen.

Kindheit (von der Geburt bis zur Pubertät)

Vom Augenblick der Geburt, ja überraschenderweise sogar noch früher, ist Sexualität ein integraler Bestandteil der menschlichen Erfahrung. Noch im Uterus haben männliche Babys häufige Erektionen, wie sich durch Ultraschall erkennen und zeigen läßt. Etwa die Hälfte aller Jungen betreten die Welt mit einer vollen Erektion, ehe die Nabelschnur durchtrennt wird. Bei Mädchen findet in regelmäßigen Abständen eine Lubrikation der Scheide statt. Manche Mädchen haben sogar noch auf der Neugeborenenstation eine winzige Menstruation: sie ist das Ergebnis des plötzlichen Östrogenentzugs nach der Trennung von der Mutter bei der Geburt. Es ist, als wollte die Natur sichergehen, daß das wichtigste biologische Rüstzeug vorhanden und von Anfang an richtig eingestellt ist. Schon bei der Geburt ist der sexuelle Apparat des Menschen vollständig; er ruht lediglich noch und wartet auf die Instruktionen des hormonellen Programms, das in der Pubertät mit einem dramatischen Paukenschlag einsetzt.

Aber schon lange vorher sind Jungen und Mädchen sexuelle Wesen – und würden ihre Sexualität noch viel stärker ausleben, wenn die Erwachsenen sie nicht daran hinderten. Sexuelle Experimente in der Kindheit sind so natürlich wie das Zahnen, für die Eltern jedoch weitaus schmerzhafter. Die Sexualität von Kindern wird bei uns als derart schockierend empfunden, daß die Erwachsenen alles daransetzen, um sie im Zaum zu halten. In anderen Kulturen hingegen wird die kindliche Sexualität nicht nur geduldet, sondern als Mittel der Erziehung genutzt. Bei den Waika-Indianern, einer Eingeborenengemeinschaft, die am Oberlauf des Orinoko im venezolanischen Dschungel lebt, beruhigen die Mütter ihre aufgeregten männlichen Babys, indem sie deren Penis oder Hoden streicheln. Das geschieht zur Besänftigung und Beschwichtigung der Kinder, gewiß nicht aus Mißbrauch oder um irgendeines perversen Vergnügens der Erwachsenen willen. Wir hingegen stopfen dem Baby einen Brustersatz aus Gummi in den Mund – was dem uralten Indianerstamm vermutlich ebenso unglaublich vorkäme.

In unserer Kultur gilt das Befingern der eigenen oder fremder Genitalien in der Öffentlichkeit als gesellschaftlich untragbar – dabei ist das eine für kleine Kinder völlig natürliche Beschäftigung, ob bewußt oder unbewußt.

Mark und Julie bemerkten, daß ihr Vierjähriger gedankenverloren mit seinem Penis spielte, während er im Wohnzimmer mit ihnen fernsah.

»Was tust du denn?« fragte der Vater.

»Ich spiele mit meinem Pimmel, Daddy«, antwortete das Kind sachlich.

»Und warum?«

»Weil es sich gut anfühlt. Möchtest du auch mal damit spielen?« Offensichtlich hatte dieses höfliche Kind gelernt, seine Spielsachen mit anderen zu teilen.

Den Eltern verschlug es kurzfristig die Sprache, doch dann reagierten sie mit einem gleichermaßen höflichen »Nein, danke«, und erklärten, dies sei eine Ausnahme von der allgemeinen Regel des Teilens – und fügten hinzu, er solle derlei nur tun, wenn er allein sei.

Eltern begreifen oft nicht, daß Kinder von Geburt an sexuelle Wesen sind; selbst jene, denen die sexuelle Dynamik durchaus bewußt ist, sind oft ratlos, wenn es darum geht, konstruktiv damit umzugehen. Beide Geschlechter masturbieren, manchmal an den peinlichsten Orten – im Einkaufswagen, vor den Augen aller, oder in der Kirche neben der Oma. Kleine Jungen haben die ganze Nacht hindurch immer wieder Erektionen und meistens auch, wenn ihnen die Windeln gewechselt werden. Der erste Kinsey-Report, veröffentlicht im Jahr 1948, berichtet von Männern, die sich erinnern, vor dem fünften Lebensjahr Orgasmen erlebt zu haben, obwohl sie damals noch nicht ejakulieren konnten. Kleine Mädchen erfahren sexuelle Lust beim Stangenklettern in der Turnhalle oder durch strategische Manöver mit den Düsen eines Whirlpools, wie Jenny, die ihre Entdeckung großzügig mit sämtlichen Freundinnen teilte.

Eine junge Mutter bemerkte, daß ihre siebenjährige Tochter Jenny sich immer öfter mit glasigem Blick im Düsenstrahl des Whirlpools aalte. Als das nächste Mal eine Freundin der Tochter zu Besuch war, hörte sie, wie Jenny ihr zurief: »*Halt dich am Rand fest und spring drauf.*« *Neugierig geworden, kam die Mama näher und hörte, wie ihre Tochter der Freundin detaillierte Anweisungen für das Düsenstrahlexperiment gab, ihr genau beschrieb, wie sie zu sitzen habe und was der beste Winkel sei, und währenddessen ständig fragte:* »*Spürst du's schon? Ist das nicht toll?*«

Ein anderes Paar, das sich in Therapie befand, weil die Frau eine Abneigung gegen Sex empfand, wollte seinen Kindern die streng puritanische Erziehung ersparen, die zu ihren eigenen Schwierigkeiten nicht wenig beigetragen hatte. Ich riet ihnen, unvoreingenommen und aufgeschlossen gegenüber der natürlichen Neugier ihrer Kinder zu sein und alltägliche Ereignisse zum Anlaß für Gespräche zu nehmen. Mein Rat ging ins Auge – so schien es jedenfalls auf den ersten Blick, als die Kinder Eric und Erin ihre Eltern unschuldig in ihre sexuellen Experimente einweihten.

Eines Abends erhielt ich einen verzweifelten Anruf von Heather wegen ihrer Kinder. Sie hatten sich zusammen einen

Film im Fernsehen angesehen. Ihr Sohn Eric war drei, die Tochter Erin fünf. Als Heather merkte, daß sich eine Vergewaltigungsszene ankündigte, sah sie ratsuchend ihren Mann an. Sie wußten beide nicht, was tun: abschalten, wie sie es früher sofort getan hätten, oder den Apparat weiterlaufen lassen und abwarten, was geschah? Während sie noch über die beste Strategie nachdachten, war die Szene schon vorbei. Die Kinder fragten, was der böse Mann mit der schreienden Frau getan habe. Nun schalteten sie den Fernseher aus und erklärten, er habe seinen Penis in die Scheide der Frau gesteckt, gegen ihren Willen – das nenne man Vergewaltigung. Dann erklärten Heather und ihr Mann den Kindern in Begriffen, die sie verstehen konnten, und nötigenfalls unter Zuhilfenahme neuer Wörter, was Geschlechtsverkehr sei und welchen Zweck er habe, und fügten hinzu, normalerweise hätten Erwachsene Geschlechtsverkehr, nachdem zwischen ihnen eine Liebesbeziehung entstanden sei, manchmal jedoch dränge ein Mann sich einer Frau mit Gewalt auf und verübe ein Verbrechen an ihr, nämlich Vergewaltigung. Sie gingen ausführlich auf das Thema ein und versuchten, den Kindern klarzumachen, daß die Sache je nach den Umständen ein wunderschönes oder aber ein schreckliches Erlebnis sein könne. (Mancher mag hier einwenden, das sei zuviel Information in zu jungem Alter, aber hätten sie das Thema nicht angeschnitten, so hätten sie nie erfahren, was sie nun hörten.)

Die Antwort ihres Sohnes machte sie sprachlos: »Ach, Erin und ich haben das schon oft probiert, aber mein Pimmel ist zu klein und fällt immer wieder raus.«

Ich versicherte der panischen Heather, solche Experimente seien verbreiteter, als man annehme, und sagte ihr, wie sie der Sache ein Ende machen könne, ohne daß die Kinder glaubten, sie hätten etwas Schlimmes getan.

Nachdem der Schock abgeklungen und die Aussprache durchaus positiv verlaufen war, waren die Eltern im nachhinein froh, daß sie während der Vergewaltigungsszene nicht abgeschaltet hatten. Andernfalls hätten sie nie herausgefunden, welcher sexuelle Unfug direkt vor ihrer Nase stattfand, und es wäre ihnen nicht gelungen, das Problem im Keim zu ersticken. Dieses Verhalten hätte ernste Folgen nach sich ziehen können, hätte man ihm nicht rechtzeitig ein Ende gemacht.

Eric und Erin taten nicht wissentlich etwas Schlimmes. Wie die meisten kleinen Kinder folgten sie einfach ihrer sexuellen Neugier.

Es ist wichtig, darauf hinzuweisen, daß Sexualität bei Kindern etwas anderes ist als nur ein Spiel. Es *ist* sexuell. Sie werden erregt. Und es fühlt sich tatsächlich so gut an, daß sie es viel öfter tun würden, hielte man sie nicht davon ab. Aber verwechseln Sie nicht die sexuellen Bedürfnisse eines normalen Kindes mit sexuellem Mißbrauch – auch das gibt es: Kindesmißbrauch durch Kinder ist nicht ungewöhnlich, besonders wenn Knaben auf die Pubertät zugehen.

Die sexuellen Entwicklungen der Kindheit nicht zu beachten heißt, einen äußerst dynamischen Aspekt der Persönlichkeit des Kindes auszuklammern; damit schaffen Sie einen Riß in der Beziehung und versagen sich selbst hervorragende Möglichkeiten, eine konstruktive, beschützende Rolle bei der sexuellen Reifung Ihres Kindes zu spielen. Sexuelle Gefühle und Regungen zu ignorieren heißt auch, die sexuellen Erfahrungen Ihrer eigenen Kindheit zu leugnen, die zu Ihrer Sexualität als Erwachsene/r beigetragen haben. Was Sie hier lesen, sind also nicht nur Ratschläge für Eltern, sondern gilt auch für die Art und Weise, wie Sie die Gesamtsumme Ihrer eigenen Lebenserfahrungen ziehen.

Wenn Sie über Ihre Vergangenheit oder über die Zukunft Ihrer Kinder nachdenken, berücksichtigen Sie das Bild, das Ihnen hier skizziert wurde: Kinder werden von Anfang an mit Sexualität bombardiert, von innen genauso wie von außen. Ihre Neugier provoziert sie, während ihre Geschlechtshormone arbeiten und ihre sexuellen Anwandlungen und Triebe manipulieren. Testosteron und Östrogen sind am Werk und entzünden eine sexuelle Lunte.

Die charakteristischen Züge der Sexualität in der Kindheit umfassen also Neugier, Erregbarkeit, Masturbation, »Laß mich sehen« oder »Doktorspiele«, geheime Treffen und private Experimente.

Teenager

Wenn die Kindheit in die Pubertät übergeht, wird es für die Erwachsenen immer schwieriger, die sexuelle Entwicklung konstruktiv zu beeinflussen. In dieser Zeit, in der die Natur beide Geschlechter auf die Fortpflanzung vorbereitet, spielen die Hormone bekanntlich verrückt. In schwindelerregendem Tempo erteilt die Körperchemie ihre Befehle. Mädchen blühen auf und beginnen zu menstruieren, entwickeln Brüste und geschwungene Hüften. Die Jungen kommen in den Stimmbruch, und ihre Penisse schwellen in den mißlichsten Situationen an. Am Höhepunkt des Testosteronüberfalls prahlen sie aggressiv, denken zwanghaft an Mädchen und masturbieren unentwegt, ohne Rücksicht auf die Auswirkungen.

Dann kam die Pubertät – und ich verbringe die Hälfte der Zeit, in der ich nicht schlafe, eingeschlossen im Badezimmer und schieße meine Ladung in die Klosettschüssel oder in die schmutzige Wäsche im Wäschekorb, oder ich spritze sie aufwärts, in den Spiegel des Medizinschränkchens, vor dem ich mit heruntergelassenen Hosen stand, um zu sehen, wie es herauskam. [...] Eine Welt von verklebten Taschentüchern und zusammengeknüllten Kleenex und befleckten Pyjamas umgab meinen wunden und geschwollenen Penis, und ich lebte in ständiger Angst, daß meine Verworfenheit von jemand entdeckt werden könnte, der mich gerade dann überrascht, wenn ich, wie von Sinnen, meine Ladung loswerde. Trotzdem war es mir völlig unmöglich, meine Pfoten von meinem Pimmel zu lassen, sobald er begann sich aufzurichten. [...] Während einer Landpartie, die unsere ganze Sippe unternahm, schnitt ich das Kerngehäuse aus einem Apfel heraus, sah zu meinem Erstaunen (bestärkt durch meine Fixation), wie er nun aussah, und rannte fort, in den Wald, um mich auf die ausgehöhlte Frucht fallen zu lassen, wobei ich mir vorstellte, daß die kühle samtige Öffnung sich zwischen den Beinen jenes mythischen Wesens befinde, das mich immer Big Boy nannte, wenn sie um das flehte, was kein Mädchen in der Geschichte der Menschheit je bekommen hatte. »Stoß ihn rein, Big Boy«, rief der ausgehöhlte Apfel, den ich auf diesem Ausflug vögelte wie verrückt. »Big Boy, Big Boy, oh, gib's mir, gib mir alles, was du hast«, flehte die leere Milchflasche, die ich in unserem Kellerverschlag versteckt hatte, um dort nach der Schule meinem Vaselingesalbten die Zügel schießen zu lassen. »Komm, Big Boy, komm«, schrie das toll gewordene Stück Leber, das ich, in meiner eigenen Tollheit, eines Nachmittags in einem Fleischerladen kaufte und, ob Sie's glauben oder nicht, hinter einer Reklametafel vergewaltigte – auf dem Weg zur Bar-Mizwa-Stunde.

(*Philip Roth*, Portnoys Beschwerden)

Hormonelle Qualen: Mit dem Beginn der Pubertät werden die bereits sichtbaren Unterschiede zwischen den Geschlechtern sehr viel ausgeprägter. Teenager sind keine guten Partner füreinander, weder auf sexueller noch auf emotionaler Ebene. Hormonelle Einflüsse, unterstützt und begünstigt durch gesellschaftliche Gepflogenheiten, diktieren nahezu entgegengesetzte Richtungen.

»Jugend?« antwortete die sechsunddreißigjährige Susan auf meine Frage nach ihrer Zeit als Teenager. »Ganz großartig! Ich habe die ganze Zeit geweint. Meine Mutter sagt, sie

kann sich an mich nicht ohne rote, geschwollene Augen erin-nern, bis meine Schwester von zu Hause auszog; damals war ich siebzehn. Mein Bruder hingegen, der fast gleich alt ist wie ich, weinte überhaupt nicht. Aber auch er veränderte sich. Dave gab praktisch keine vernünftige Äußerung mehr von sich, er grunzte nur noch, statt in vollständigen Sätzen zu sprechen, und der Zustand dauerte, bis er um die Zwanzig war.«

Die hier aufgezeigten Unterschiede spiegeln die typischsten Muster von Teenagern wider, sind aber keineswegs die einzigen in diesem Stadium. Tatsächlich ist dies die Phase, in der beide Geschlechter sexuell und emotional am leichtesten aus der Bahn geraten und ungesunde, anomale, sogar pathologische Verhaltensweisen entwickeln können, die bis ins Erwachsenenalter bestehen bleiben. Die Auslöser für Katastrophen sind die in Aufruhr geratenen Hormone, die sämtliche Gefühle aufpeitschen, manchmal über das erträgliche Maß hinaus. Die Mehrheit jedoch überlebt und gedeiht, glücklicherweise.

Testosteronüberdosis: Als Sie zum ersten Mal mit Testosteron zu tun hatten, merkten Sie es gar nicht. Sie waren im Mutterleib, als seine Kräfte den arglosen weiblichen Fötus mit männlichen Zügen und dem entsprechenden Zubehör ausstatteten. Auch Ihre Eltern wußten nichts von dem dramatischen Übergang, bis Sie bei Ihrer Geburt in Erscheinung traten und Ihr Geschlecht offenbarten.

Wenn Testosteron zum zweiten Mal in Aktion tritt, entgeht ihm niemand. Die Verwandlung ist fast so radikal wie bei dem mythischen Werwolf. Das süße, zart wirkende Knäblein mit der engelsgleichen Stimme verströmt einen Geruch, läßt hier und da Haare sprießen – sogar im Gesicht –, verändert seine Körperform, seine Stimmung und seine Persönlichkeit, nicht einmal seine Stimme klingt mehr wie früher, und im Gesicht brechen Vulkane aus. Wir ermessen kaum, wie erschütternd die Verwandlung in Wahrheit ist, denn sie ist ein durchaus alltägliches Phänomen. Aber denken Sie nur an die Gewalt dieser Wandlung und an die lebenslangen Folgen.

Beginnen wir mit den »unangebrachten Erektionen«, mit denen ein Junge in dieser Zeit zu kämpfen hat. Sie sind ein sichtbares Symptom der Wirkung von Testosteron, doch die Folgen dieses Phänomens sind für die sexuelle Entwicklung eines Mannes enorm und bedeuten weit mehr als lediglich eine momentane Verlegenheit. Die meisten Jungen sind bereits mit Kräften von außen konfrontiert worden – in erster Linie mit Eltern, Lehrern, Trainern –, die sie anhielten, nicht zu weinen, sich nicht wie ein Baby oder eine Heulsuse zu benehmen, wenn sie einmal ihrem Kummer freien Lauf ließen. Nun stehen sie zum ersten Mal einem inneren Prüfer gegenüber. In dem vermutlich fruchtlosen Bemühen, ihren unkooperativen Penis zu zügeln, beginnen sie, ihre Gefühle so nachdrücklich wie möglich zu verdrängen, und stellen damit ein Muster auf, das sie unter Umständen ihr Leben lang beibehalten. Mädchen bleibt derlei erspart, sie haben keinen Grund, ihre Gefühle zu unterdrücken, denn ihnen fehlt das Barometer, das ihre Gedanken und Gefühle jedermann preisgibt. Ohne diesen Bezugsrahmen fällt es Frauen nicht leicht zu begreifen, weshalb so viele Männer letztendlich Schwierigkeiten haben, sich zu äußern.

Unter dem Einfluß von Testosteron werden Jungen zu Beginn der Pubertät noch konkurrenzbewußter und liefern sich überall Kämpfe um Status und Partnerinnen, auf dem Basketballplatz ebenso wie auf der Party am Freitagabend. Dasselbe Testosteron, das ihre Akne verursacht, bewirkt ihre wilde Entschlossenheit, auf praktisch jedem Gebiet zu gewinnen. Sogar ihre keimenden Beziehungen zu Mädchen treten hinter deren Beurteilung durch die Freunde und dem dadurch erworbenen Rang in der Hackordnung zurück.

In dieser Phase machen Jungen zum ersten Mal Erfahrungen mit nächtlichen Samenergüssen, und im wachen Zustand phantasieren sie von unverblümten Sexszenen und entwickeln ein ausgeprägtes Interesse an Katalogen für Unterwäsche und *Playboy*-Heften.

Sie verabreden sich zu heimlichen Treffen. Nachdem an Mädchen schwer heranzukommen ist, experimentieren sie oft miteinander – was für die spätere sexuelle Orientierung meist nichts bedeutet. Gegenseitige Masturbation, »Gemeinschaftswichsen« und Wettpinkeln sind nur ein paar Beispiele für das Verhalten, das ihr zielloser Sexualtrieb hervorruft.

Grundsätzlich läßt sich sagen, daß Testosteron beim Mann zum ersten Mal als Geheimagent in Erscheinung tritt, der enormen Einfluß ausübt, ohne äußerlich sichtbare Zeichen zu hinterlassen. Das zweite Auftreten jedoch könnte nicht auffälliger sein. Zusätzlich zu den offenkundigen physischen Veränderungen unterliegen männliche Teenager den tiefreichenden Kräften der Testosterontyrannei – sexuelle Begierden, Stimmungsumschwünge, Aggressivität, Konkurrenzkämpfe, Reizbarkeit, Allmachtgefühle, Unbeherrschtheit und vielleicht sogar ihre Art von Humor stehen allesamt unter dem Einfluß von Testosteron; in späteren Kapiteln werden Sie mehr darüber erfahren.

Das heißt jedoch nicht, daß heranwachsende Jungen ihrem Testosteron hilflos ausgeliefert sein müssen. Ihr Urteilsvermögen, ihre emotionale Reife, ihre Entscheidungsfähigkeit und Disziplin können die Wirkung dieses Hormons stark beeinflussen, vielleicht sogar überwinden.

Tatsache ist, wenn ein männlicher Teenager sich anständig benimmt, dann nicht wegen, sondern trotz seines Testosterons.

Testosteron und das »Flittchen«: Testosteron wirkt auch auf Mädchen, freilich in geringerer Konzentration. Wenn hier etwas schiefgeht, werden Mädchen angriffslustig und unbezähmbar und beginnen, sich wie Männer zu benehmen.

Ein Fallbericht aus Schweden beschreibt zwei heranwachsende Mädchen, die ein sexuell bizarres und provokantes Verhalten an den Tag legten, verursacht durch eine jähe Aufwallung ihrer »männlichen« Hormone zu Beginn der Pubertät. Sie wurden aggressiv und sogar gewalttätig. Sämtliche Symptome verschwanden, als ihr Hormonhaushalt medikamentös reguliert wurde.

Wohl jeder kennt irgendeine Geschichte über das »Flittchen« der Stadt, aber wir müssen hier unterscheiden: diese sexuell aggressiven und wahllosen Mädchen gehören zwei verschiedenen Kategorien an. Die erste umfaßt sehr arme Mädchen ohne Selbstwertgefühl, mit vermutlich niedrigem Testosteronspiegel, die mit Sex ein Tauschgeschäft betreiben, um Aufmerksamkeit zu erregen – jede Art von Aufmerksamkeit. Die zweite Kategorie ist das beinahe entgegengesetzte Extrem: testosterongetriebene, hypersexuelle Mädchen, die Sex wirklich wollen, denen Jungen gefallen. Sex übt auf sie eine körperliche Anziehung aus. Macht ist ihr Aphrodisiakum. Dieses Mädchen schämt sich nicht ihrer Heldentaten wie ihre schüchternere Schwester; sie prahlt damit, fordert Männer heraus und liebt es, ihre Gewalt über die armen Seelen auszuspielen. Keines der beiden Mädchen gehört zur Norm; doch weil ihr Verhalten so auffällig ist und sich eine derartige Anhängerschaft um sie schart, erregen sie jedermanns Aufmerksamkeit.

Mit hohem Testosteronspiegel verhält sich ein heranwachsendes Mädchen im wesentlichen nicht anders als ein gleichaltriger Junge. Dasselbe Verhalten legt ein Mädchen mit niedrigem Testosteronspiegel an den Tag, allerdings ohne es zu genießen. Hingegen nimmt bei einem jungen Mädchen mit einem altersgemäß normalen Spiegel das Testosteron während der Pubertät in ausreichendem Maß zu, um ihr sexuelles Verlangen zu steigern, das sich bei ihr jedoch nicht auf Jungen, sondern eher auf sich selbst richtet. Tatsächlich masturbiert sie viel häufiger, als wir uns früher vorstellten, was in erster Linie auf Testosteron zurückzuführen ist, während Östrogen für eine reichliche Lubrikation der Scheide sorgt.

Östrogen und die werdende Frau: Der Testosteronanstieg, den das junge Mädchen während der Pubertät erlebt, ist nichts im Vergleich mit der Östrogenflut, die aus ihrem Körper die kurvenreichen Formen der künftigen Frau buchstäblich herausmeißelt. Wenn Östrogen am Werk ist, nimmt das Körperfett zu und verteilt sich neu. Manche Mädchen werden in diesen Jahren mollig. Bei nahezu allen entwickelt sich die Brust, und die Menstruation beginnt. Zarte Brüste, Menstruationskrämpfe, unvermittelte Stimmungswechsel und Gewichtszunahme sind keine äußerlich so auffälligen Zeichen wie Gesichtshaare, aber sie spielen dem Körper und Geist eines jungen Mädchens nicht minder übel mit.

Sie fühlt sich nicht nur anders – und nicht immer sehr wohl –, sondern bemerkt auch eine drastische Änderung im Verhalten anderer ihr gegenüber – sowohl bei Männern als auch bei Frauen. Der Vater hört auf, sie zu berühren, Jungen hingegen fangen damit an. Manche erwachsenen Frauen empfinden sie als Bedrohung und ziehen sich von ihr zurück. Onkel, Freunde der Familie, Nachbarn, die früher kaum von ihr Notiz genommen haben, entwickeln auf einmal ein besonderes Interesse. Junge Mädchen, gleich, ob sie schüchtern und zurückhaltend, gut angepaßt oder Außenseiterinnen sind, werden zu sexuellen Magneten: eine Erfahrung, die sie zugleich fasziniert und erschreckt.

Der Testosteronspiegel der Frauen entspricht der Östrogenmenge im männlichen Körper: beide sind erheblich geringer als beim jeweils anderen Geschlecht. Dennoch erleben auch Jungen Östrogenschübe während der Pubertät. Dieser Aspekt ihrer Entwicklung ist noch nicht ausreichend erforscht, und deshalb verstehen wir nicht viel von dieser Dynamik.

Manchmal vergrößert sich bei Jungen vor oder während der Pubertät einseitig die Brust, die weich wird und wächst und einen etwa markstückgroßen Klumpen entwickelt. Das ist für jeden bestürzend und beunruhigend, und nicht selten wird der junge Mann in Panik zum Arzt gebracht, weil man Krebs befürchtet; in Wahrheit braucht er nichts anderes als ein wenig Wissen und Beruhigung: die »weibliche« Brust ist nur auf einen momentanen Östrogenschub zurückzuführen und verschwindet von allein.

In manchen Stadien sind die Unterschiede zwischen den Geschlechtern größer als in anderen, die größte Diskrepanz aber besteht bei Teenagern. In ihren emotionalen Bedürfnissen – Aufbau des Selbstwertgefühls und Suche nach Bestätigung – stimmen sie in diesen Jahren zwar immer noch halbwegs überein, doch in den grundlegenden sexuellen Wünschen sind sie einander nahezu entgegengesetzt. Jungen haben nur Eroberungen und Orgasmen im Sinn, Mädchen hingegen sehnen sich nach endlosen Zärtlichkeiten, Vorspiel, Berührungen, Zuneigung und Liebe.

Auch wenn Teenager emotional und sexuell anscheinend nicht gut zusammenpassen, haben sie doch einen sehr wichtigen Punkt miteinander gemein: die Berührung. In der Jugend erleben die meisten Jungen und Mädchen mehr Berührungen und Liebkosungen als zu allen anderen Zeiten ihres Lebens. Ihre Beweggründe sind zwar verschieden, doch das spielt keine Rolle. Sie erlaubt ihm, sie zu berühren, weil es ihr angenehm ist; er berührt sie, soviel und solange er kann, in der Hoffnung, sie werde ihm schließlich nachgeben und sich auf Geschlechtsverkehr oder wenigstens eine akzeptable Alternative einlassen.

Die Unterschiede zwischen Teenagern, ihren Wünschen und Sehnsüchten, sind zu groß, um nicht häufige und heftige Konflikte nach sich zu ziehen, doch manchmal kommt die Liebe zu Hilfe. In jeder sexuellen Phase ist Liebe die große ausgleichende Kraft. Aus Gründen, die nicht immer leicht zu erklären sind, vermag sie Unterschiede zu überbrücken und

Konflikte in Zufriedenheit und Euphorie aufzulösen. Besonders wertvoll ist dies für Teenager, die auf nahezu jeder Ebene differieren.

Tim und Destiny verliebten sich als Teenager ineinander, und irgendwie gelang es ihnen, die charakteristischen Turbulenzen jugendlicher Beziehungen zu vermeiden:

Tim und Destiny gingen seit der neunten Klasse miteinander. In der Schule standen sie beide im Rampenlicht, aber sie waren freundlich und umgänglich, nicht arrogant, und zogen daher keinen Neid auf sich, sondern waren bei ihren Mitschülern beliebt. Im ersten Jahr ihrer Freundschaft waren sie kaum je miteinander allein, sondern gingen normalerweise mit einer ganzen Gruppe von Freunden aus. Sie hielten Händchen und scheuten sich nicht, ihre Zuneigung öffentlich zu zeigen. Jeder konnte sehen, daß sie sehr aneinander hingen. Tims Aufmerksamkeit gegenüber Destiny stand in derart scharfem Kontrast zu den unbekümmerten Prahlereien seiner Altersgenossen, daß Destinys Freundinnen anfingen, Tim als Maßstab zu betrachten, und genauso behandelt werden wollten. Entgegen aller Wahrscheinlichkeit schienen Tim und Destiny niemals die Berg-und-Tal-Fahrten zu erleben, die allen Beziehungen rings um sie nicht erspart blieben. Tim sprach mit Destiny nicht weniger gern, als er sie berührte. Sie wiederum betete ihn an. In ihrem letzten Schuljahr begannen sie miteinander zu schlafen, und das brachte sie einander noch näher, als sie je geglaubt hätten, zumal sie es für sich behielten. Es gab keine Vertraulichkeiten im Umkleideraum, keinen Backfischklatsch – es wurde spekuliert, gewiß, aber Genaues erfuhr niemand. Die anderen staunten und fragten sich, was die beiden wohl taten und ob die Sache Bestand haben werde. Als sie die Schule abschlossen, hielt ihre Beziehung immer noch.

Auf die Frage, weshalb ihre Beziehung so gut lief, wußten weder Tim noch Destiny eine Erklärung – sie konnten nur antworten, es sei doch die einfachste Sache der Welt. Geschichten wie diese können Sie in jeder Lebensphase hören. Wenn Liebe im Spiel ist – ob kindliche, wahre oder auch nur zeitweilige Liebe –, werden Unebenheiten geglättet und auch scheinbar unüberwindliche Hindernisse ausgemerzt.

Mit zunehmendem Alter ist Geschlechtsverkehr nicht nur gesellschaftlich akzeptabler, sondern mit der wachsenden persönlichen Freiheit nehmen auch die Gelegenheiten zu. Wenn es aber soweit ist, finden die Zärtlichkeiten in den meisten Fällen ein jähes und mißtönendes Ende. Der Mann verliert mit einemmal die Geduld oder Beharrlichkeit, die Frau so lange und ausführlich zu streicheln, wie sie es gern hätte. Er geht unvermittelt zur Penetration über, in der Vorstellung, die Frau sei genauso begierig darauf wie er, »zur Sache« zu kommen.

Sein Testosteronspiegel treibt ihn zu genitalem Sex – bei ihm selbst wie auch bei ihr – und zum Orgasmus: zumindest er muß ihn haben. Aber ohne die Intimität und Erregung durch Zärtlichkeit kommt das Oxytozin der Frau nicht in Schwung. Ihr Östrogenspiegel steigt nicht, ihr Testosteron tritt nicht in Aktion. Ausgerechnet jetzt, wo sie besonders viel Berührung nötig hätte, um sich auf genitalen Sex einzustellen, bekommt sie nichts mehr oder jedenfalls nicht genug. Je länger der Zustand dauert, desto frustierter und unzufriedener wird sie. Was einst eine großartige Beziehung war, verschlechtert sich rapide. Genau dies passierte Linda und Will:

Will und Linda gingen seit ihrem ersten High-School-Jahr miteinander. Ihre Beziehung war in jeder Hinsicht sehr intensiv. Ihre gegenseitige Leidenschaft war so unverkennbar, daß ihre Eltern sich große Mühe machten, die beiden voneinander fernzuhalten, denn sie schienen von morgens bis abends zusammenzustecken und einander zu streicheln, was ihre vernachlässigten Freunde widerwärtig fanden.

Linda hatte zuviel Angst, erwischt zu werden, um sich auf Geschlechtsverkehr einzulassen, ganz abgesehen davon, daß sie keinen bequemen oder geeigneten Ort dafür hatten. Das hatte freilich nichts mit ihrem sexuellen Verlangen zu tun: die Initiative ging öfter von ihr aus als von ihm.

Will und Linda meldeten sich für dasselbe College an, und schließlich faßten sie den Entschluß zu heiraten. Als Studenten im ersten Jahr waren sie in Studentenheimen untergebracht und damit zum ersten Mal der elterlichen Aufsicht entronnen, so daß sie tun konnten, was sie wollten. Es war schwer zu sagen, wer wen mehr wollte – anfangs zumindest. Will meinte, jetzt könnten sie endlich richtig miteinander schlafen, und die ganzen Berührungen seien nicht länger notwendig; so dachte er jedenfalls. Er merkte nicht, daß er Linda genau das entzog, was sie am meisten liebte.

Statt Zärtlichkeiten bekam sie nun endlosen harten Sex. »Das ist es, worum man soviel Aufheben macht? Was für eine Enttäuschung!« beklagte sie sich. Will hingegen tat alles, was in seiner Macht stand, um ihr genau das zu geben, was sie, wie er glaubte, haben wollte: lange, ausführliche, tiefe, kräftige Stöße. Er übte sich in Zurückhaltung und Besonnenheit und warf gelegentlich einen Blick auf die Uhr, um zu prüfen, ob er in der Lage war, seinen letzten Rekord zu brechen.

In Wahrheit verfügen Jugendliche, wenn sie erstmals zum Geschlechtsverkehr übergehen, über wenig brauchbare Informationen, die ihnen helfen würden, aber mehr als genug falsche Vorstellungen, die jeden Genuß zunichte machen. Selbst wenn sie wissen, was sie tun, sind sie gewöhnlich zu verlegen, um mit ihrem Partner über ihre Wünsche und Bedürfnisse zu sprechen.

Hormone beherrschen das Feld, und die Geschlechter sind physisch einfach zu verschieden. Die sexuellen Diskrepanzen, mit denen sich Männer und Frauen bis an ihr Lebensende werden abfinden müssen, sind mit aller Macht in Erscheinung getreten.

Bisher war hauptsächlich von Östrogen und Testosteron die Rede, weil wir am besten wissen, was diese Hormone anstellen, wenn Jugendliche sich danebenbenehmen. Die Wahrheit ist jedoch, daß die meisten Untersuchungen über Hormone, einschließlich Testosteron, Östrogen und Oxytozin, an Erwachsenen durchgeführt wurden und wir über ihre Wirkungsweise in der Jugend lediglich spekulieren können.

Ich vermute, daß nicht nur die Hormone, mit denen wir halbwegs vertraut sind, sondern auch DHEA, Vasopressin, PEA und insbesondere das Wachstumshormon (sowie andere, vielleicht noch unentdeckte) allmählich erwachen, in Gang kommen und zu dem allgemeinen körperlichen und seelischen Chaos beitragen, das in diesen Jahren so vorherrschend ist.

Zwischen zwanzig und dreißig

In dieser Phase sind Männer und Frauen in emotionaler Hinsicht schlechter denn je füreinander geschaffen, doch bekanntlich hindert sie das nicht daran, unermüdlich aufeinander Jagd zu machen.

Was ihre Körperlichkeit angeht, sind sie so begehrenswert wie nie. Physiologisch gesehen, sind Frauen im besten gebärfähigen Alter. Emotional neigen sie zu Hingabe und Bereitschaft und stellen weniger sexuelle Ansprüche als in späteren Jahren. Sie sind sexuelle Magneten für Männer jeden Alters, unabhängig von ihrem Aussehen.

In ihren Zwanzigern strebt die Frau danach, den Männern zu gefallen, um geliebt zu werden und Wertschätzung zu erfahren – eine Wirkung von Östrogen. Sie hat ihre Teenager-Schwester, die sich Sex für Anerkennung einhandelt, einen Schritt hinter sich gelassen: Sex *ist* für sie Anerkennung – keine Tauschware mehr, sondern der Lohn an sich. (Alle feministischen Seelen, die darauf beharren, die moderne Frau sei anders, mögen an dieser Stelle die Popularität von Liebesromanen und ihre enorme Leserschaft bedenken.)

Zwischen zwanzig und dreißig neigt die Frau häufig dazu,

die Liebe am falschen Ort zu suchen. Vielleicht fühlt sie sich zu einem mächtigen, überlegenen Mann hingezogen, der ihr Sicherheit gibt, weil er sich wie ein Vater um sie kümmert. Doch ebensogut kann er alle Sicherheit zunichte machen, indem er sie beherrscht, kritisiert, wie ein Kind behandelt. Viele Frauen geraten in dieser Phase an aufregende Männer, die sich später im besten Fall als egozentrisch und schlimmstenfalls als gefährlich erweisen.

Die meisten psychologischen Abhandlungen über dieses Thema äußern sich abfällig über Frauen, die sich zu dominanten Männern hingezogen fühlen, und betrachten sie als emotional gestört. Man läßt ihnen alle Arten von Behandlung angedeihen, von Psychotherapie bis hin zu psychiatrischer Medikation, in der Hoffnung, ihr »Problem« damit zu »heilen«. Gewiß brauchen viele dieser Frauen die emotionale Unterstützung durch einen einfühlsamen Therapeuten, und gewiß leiden manche auch unter ernsthaften Störungen. Aber kann es nicht sein, daß wir hier viel zuviel diagnostizieren? Kann es nicht sein, daß es für eine östrogengeladene Frau *gesund* und keineswegs krank ist, sich zu einem testosteronstrotzenden Mann hingezogen zu fühlen – dem Alphatier des Rudels, das seine Stellung hält und notfalls hart verteidigt? Unter den anderen Primaten ist dies der Normalfall.

Kann es nicht sein, daß es nicht die Frau, sondern der Mann ist, der eine umfassende Therapie braucht, wenn er die Grenze des körperlichen und seelischen Wohlbefindens seiner Partnerin überschreitet und ihr zur Gefahr wird, statt sie zu beschützen? Es lohnt sich zumindest, darüber nachzudenken.

Er geht seinen Weg

Während sie über ihren Schatten springt, um ihm zu gefallen, geht er seinen eigenen Weg. Zwischen zwanzig und dreißig ist der Mann weniger orgasmusorientiert als in seinen Teenager-

jahren, aber ein großer Unterschied zur letzten Phase besteht
nicht. Sein sexuelles Ego ist in Erscheinung getreten und hat
es sich zur Aufgabe gemacht, Frauen zu befriedigen – nicht eigentlich um deretwillen, sondern zur Bestätigung seiner eigenen Talente.

Die meisten Männer glauben immer noch, es obliege ihrer
Verantwortung, einer Frau zur sexuellen Entfaltung zu ver-
helfen, ihr beizubringen, was sie braucht und mag. Daher tun
sie alles, was nötig ist, um die Frau zu zwingen, auf sie einzugehen, egal, was er von ihr erwartet; und sie sind fest entschlossen zum Erfolg. Sie stürzen sich in das Projekt wie in ein
sportliches Training: Übung macht den Meister, folglich
braucht es viel Übung. Manche Männer halten Sex in der Tat
für eine Art Leistungssport – eine Einstellung, die sich in Ausdrücken wie »Matratzensport« oder »Nahkampf« kundtut.
Sie werden zu Sexjägern und messen ihre Männlichkeit an der
Bandbreite und der Vielzahl ihrer Eroberungen.

Innerlich jedoch vollzieht sich eine Trennung zwischen Gefühlsleben und sexueller Praxis. In dem Bemühen, Leistungen
zu erbringen, in diesem eingebildeten Wettkampf gut abzu-
schneiden, werden sie gleichgültig. Warum? Um länger stoßen
zu können, notfalls endlos, während sie großzügig auf den
Orgasmus der Frau warten. Um nicht selbst im Orgasmus zu
explodieren, müssen sie sich ablenken, an andere Dinge denken, sich ausklinken. Ein Mann sagte mir einmal, er stelle sich
seine Mutter mit Durchfall auf der Toilette vor; nichts Geringeres könne ihn ablenken. Erotisch, nicht wahr?

Die Mühe, die sich die meisten Männer machen, ist ein zunehmend einsames Unterfangen, weil sie sich – bedauerlicher-
weise – außerordentlich anstrengen, um einer Frau etwas zu
geben, was sie gar nicht wirklich will. Gewiß, die meisten
Frauen genießen Geschlechtsverkehr und das Stoßen des
Mannes, *sofern* sie auch alles andere bekommen, wonach sie
sich sehnen. Sie wollen das Gefühl von Intimität, Verbundenheit und Einigkeit. Der Mann soll ihr Haar, ihren Rücken

streicheln, an ihren Brüsten saugen, ihre Schenkel küssen, ihre intimsten und empfindlichsten Stellen lecken, und vor allem soll er selbst Freude daran haben. Wenn dies alles fehlt, schalten sie ebenfalls ab und werden gleichgültig. Das Ergebnis sind zwei Körper, die ohne jedes Gefühl eine mechanische Übung absolvieren.

Sie sehnt sich nach Romantik, er will Sex. Diese gegensätzlichen und dringenden Bedürfnisse können ungemein viel Spannung, Verwirrung, Schmerz hervorrufen, auch Falschheit. Manche Männer lernen, nur um der Wirkung willen »Ich liebe dich« zu sagen – um eine Frau ins Bett zu bekommen. Ironischerweise bringen häufig jene, die wirklich so empfinden, die Worte nicht heraus. Und nachdem sich bei den Zwanzig- bis Dreißigjährigen der sexuelle Schwerpunkt von der Berührung auf die Penetration verlagert, ändert sich die Dynamik einer Beziehung grundlegend.

Kehren wir zu Linda und Will zurück. Sie haben nun die Hälfte ihres Studiums hinter sich und fragen sich beide insgeheim, wie sie ihren Heiratsplänen entrinnen können, die anscheinend ein Eigenleben entwickelt haben und für sie selbst, ihre Familie und ihre Freunde eine unumstößliche Tatsache geworden sind.

Linda fühlt sich betrogen, weil sie nicht mehr so häufig berührt wird wie früher. Abgesehen davon spürt sie nicht mehr viel, außer einem zunehmenden vaginalen Unbehagen und einer allgemeinen Gereiztheit gegenüber Will, der anscheinend niemals genug bekommt. Sie beginnt sogar, Orgasmen vorzutäuschen, damit er endlich aufhört. Je weniger sie von Sex begeistert ist, desto mehr sucht sie nach Möglichkeiten, es gar nicht mehr soweit kommen zu lassen. Was ist aus all den schönen Gefühlen geworden? Warum hat er aufgehört, die Dinge zu tun, die sie früher so geliebt hat? Verstohlen masturbiert sie nach jedem frustrierenden sexuellen Erlebnis und stellt fest, daß sie das in letzter Zeit immer häufiger tut.

Will hingegen fühlt sich hintergangen. Was ist aus der Frau geworden, die früher so wild auf Sex war und nie genug davon haben konnte? Hat sie ihm etwas vorgemacht?

Obwohl Will in physiologischer Hinsicht seinen Höhepunkt wahrscheinlich überschritten hat, wird er immer noch in erster Linie von Testosteron angetrieben und ist auf genitalen Sex und Orgasmen fixiert – auf Kosten der Zärtlichkeit. Linda, der jetzt die nötige Menge Oxytozin fehlt – ihr »Streichelhormon«, an das sie sich gewöhnt hat –, macht Entzugserscheinungen durch. Mit ihren übrigen schwankenden und periodisch zu- und abnehmenden Hormonen hat eine Art sexueller Verwirrung eingesetzt. Das gesamte Testosteron, das früher zu ihren Gunsten gearbeitet hat, ist nun beeinträchtigt durch die Frustrationen, die sie erlebt und die sie immer häufiger zum Vibrator greifen lassen.

Etliche andere Faktoren erhöhen den Druck, dem Beziehungen in dieser Phase ausgesetzt sind. Häufig plagt PMS die Frau und quält den Mann. So schlimm die Symptome in ihren Teenagerjahren auch gewesen sein mögen, sie mußte nie im täglichen Zusammenleben mit einem Mann damit zurechtkommen. Früher trugen ihre Eltern und Geschwister die Hauptlast; jetzt ist der Leidtragende ihr Mann oder Freund. Verheiratete Frauen erleben in dieser Phase zudem häufig den plötzlichen Schock der Einsamkeit. Ihr karriere- oder arbeitsorientierter Mann hat nach einem langen Tag nicht mehr genug Energie oder Lust, ihr die Zeit, Zuneigung und Aufmerksamkeit zu schenken, die sie braucht. Er findet ihre Ansprüche absurd, obwohl auch sie in der Regel hart arbeitet.

Eheliche und sexuelle Probleme sind in diesem Stadium unvermeidlich, sofern nicht Gegenmaßnahmen ergriffen werden, denn von selbst wird sich die Situation gewiß nicht bessern. Paare wie Linda und Will müssen sich mit der Macht auseinandersetzen, die ihre Hormone, Östrogen und Testosteron, auf sie ausüben – im Guten wie im Schlechten. Darüber hinaus haben sie häufig auch ernsthafte Schwierigkeiten mit ihrer Zeiteinteilung, die sämtliche Möglichkeiten untergraben, angemessen auf die Bedürfnisse ihres Privatlebens zu reagieren. Selbst in der besten Beziehung, in der sexuelle Probleme nicht existieren, werden schließlich doch noch Mißhelligkeiten auftreten, einfach infolge des falschen Umgangs mit der Zeit. Sechzig Prozent der Sexualtherapien, die ich anbiete, befassen sich mit diesem Thema. Das Problem beginnt in der Regel damit, daß die sexuelle Chemie eines Paars schlicht durch Nachlässigkeit zugrunde geht. Möglicherweise kommen Ärger und Groll hinzu und lösen schließlich eine ernste sexuelle Krise aus – denken Sie zurück an Chris und Pat, denen Sie am Anfang dieses Kapitels begegnet sind. Der Kampf um Zeit und Aufmerksamkeit treibt einen Keil zwischen das Paar. Wenn sie sich abends endlich sehen, sind sie beide zu müde, um irgend etwas zu genießen, am allerwenigsten Sex. Wenn die Chemie nicht mehr funktioniert, verblaßt auch die Beziehung. Und Berührungen, das einzige, was den Gang der Ereignisse noch umdrehen könnte, finden schon lang nicht mehr statt.

Betrachten wir diese Kettenreaktion aus physiologischer Sicht. Es ist normal, daß chronische Müdigkeit die Lust abstumpft. Zu viele Termine und zuviel Arbeit drehen den Regelwiderstand eines Paars zurück. Die Konzentrationen von PEA, DHEA und Oxytozin sind noch normal, auf einem Ruhepegel eingependelt. Aber es fehlt die sexuelle Energie, um eine Reaktion in Gang zu setzen. Berührungen sind völlig verschwunden, bis auf ein paar routinemäßige Streicheleinheiten während des Geschlechtsverkehrs, und deshalb hat die süße Euphorie des Oxytozin-Effekts keine Chance, die Lage zu verbessern.

Männer zwischen zwanzig und dreißig haben zwar das akute Stadium der Testosteronüberdosis überlebt, doch sie werden immer noch von dem dominanten Hormon beherrscht, das sie zu unemotionalen, unkomplizierten Paarungen treibt, zu

Abenteuern für eine Nacht. Aber Männer und Frauen stehen einer definitiven Bindung in diesem Alter meist noch sehr zwiespältig gegenüber, selbst wenn ihre Beziehung hervorragend läuft. In diesem Punkt ist die Diskrepanz zwischen ihnen immer noch zu groß, was weitgehend biologische Ursachen hat. Für zielorientierte junge Männer, die stolz darauf sind, hart zu arbeiten und mit ganzem Einsatz zu spielen, stellt jede Bindung eine Last dar, während die Paarbeziehung für viele Frauen immer noch Sicherheit und emotionale Erfüllung bedeutet.

Sehr treffend erfaßt ein Cartoon von Jules Feiffer dieses Phänomen, der ein Telefongespräch eines jungen Paars wiedergibt.

»Wir waren Tag und Nacht zusammen«, sagt sie. »Wir haben uns geliebt. Ich wollte heiraten. Du warst nicht bereit, eine Bindung einzugehen. Ich wollte Kinder haben. Du wolltest deine Freiheit. Also haben wir uns sechs Monate nicht gesehen. Bist du glücklich?«

»Meine Tage sind leer«, gibt er zu. »Meine Nächte sind tot. Ich gerate ständig in Schwierigkeiten. Ich streite viel. Ich trinke, um zu vergessen.«

»Willst du's dir noch einmal überlegen?« fragt sie.

»Was? Und meine Freiheit aufgeben?«

Trotz des Zusammenbruchs von Traditionen und familiären Strukturen ist Männern und Frauen immer noch ein ausgeprägter Bindungsinstinkt geblieben, nach wie vor gründen sie Familien, während sie gleichzeitig an ihrer Karriere arbeiten. Tatsächlich lassen sich der Wunsch nach Romantik und nach Sex in einer Beziehung durchaus vereinen: nichts ist romantischer als »bis daß der Tod uns scheidet«, und nichts garantiert regelmäßigeren Sex als ein eheliches Band. Männer und Frauen, die trotz oder auch wegen aller Schwierigkeiten in ihren Zwanzigern heiraten, können ein wunderbares Paar fürs Leben bilden.

Diese Schlußfolgerung mag widersprüchlich erscheinen, aber das ist sie nicht. Vergessen Sie nicht, daß Unterschiede nicht automatisch Konflikt bedeuten – manchmal haben sie den gegenteiligen Effekt. Anders als bei Teenagern, die extrem polarisiert sind, können in dieser Lebensphase die immer noch ausgeprägten Unterschiede zwischen den Geschlechtern entweder zu chronischem Konflikt oder zu einer Verbindung führen, deren zwei Bestandteile einander ergänzen. Zwei wichtige Einflüsse entscheiden, welche Richtung eine Beziehung einschlägt: Liebe und Verständnis.

Wie schon erwähnt: Liebe überwindet viele Hindernisse, gleich, in welcher Phase. Verständnis für typische Gefühle und Verhaltensweisen in diesem Stadium versetzt Männer und Frauen zwischen zwanzig und dreißig in die Lage, zusammenzuarbeiten, einander zu akzeptieren und bei Bedarf zu helfen, statt kritisch oder feindlich zu reagieren.

Zwischen dreißig und vierzig

Wenn der dreißigste Geburtstag herannaht, beginnen sich die Berührungsgewohnheiten zu verfestigen und entfalten ihr volles zerstörerisches Potential. Ironischerweise verringert sich jedoch das Freiheitsbedürfnis der Männer, sobald sie in die Dreißiger kommen. Inwieweit dies auf hormonelle Veränderungen zurückgeht, ist noch nicht klar. Vielleicht hat Vasopressin, das »Monogamiemolekül«, nun eher die Chance, zum Zug zu kommen. Vielleicht tragen auch soziale und psychische Faktoren dazu bei, einem Mann mit zunehmendem Alter eine Verbindung reizvoller erscheinen zu lassen. Wenn ein Mann das Glück hatte, sich zu verlieben, konnte er auch die Erfahrung machen, daß Sex erfüllter ist, sobald das Herz beteiligt ist. Seine Reife verleiht ihm mehr Macht über seine Hormone, und er ist in der Lage, Testosteron und dessen Verwandte zum Vorteil der Beziehung seiner Wahl zu kanalisieren.

Aber kaum sind die Männer zum Einlenken bereit, brechen

die gleichaltrigen Frauen in die entgegengesetzte Richtung auf. Viele Frauen sind mittlerweile geschieden, vielleicht sogar mehr als einmal. Andere haben eine Reihe gescheiterter Beziehungen hinter sich, die nie in Ehe und Familie mündeten. Ihre romantischen Vorstellungen haben ihnen nur Enttäuschungen gebracht, und sie sind entschlossen, sich nie wieder hereinlegen zu lassen. Nun werden sie zur Abwechslung einmal für ihre eigenen Bedürfnisse sorgen. Das kann eine gesunde Einstellung sein, sofern sie nicht mit Bitterkeit und Groll einhergeht. Merkwürdigerweise empfinden viele Männer in den Dreißigern, die der anhänglichen und abhängigen Frauen überdrüssig geworden sind, diese Unabhängigkeit und Charakterstärke als höchst reizvoll.

Für alle Paare, die in ihren Zwanzigern geheiratet haben, ist das darauffolgende Jahrzehnt entweder die beste oder die schlimmste Phase – mit wenig Spielraum dazwischen. In dieser Zeit besteht das größte Risiko, Affären einzugehen. Unzufriedenheit und Enttäuschung sind weit verbreitet, denn viele Ehen erfüllen nicht die Hoffnungen und Träume, die einst an sie geknüpft wurden, und beide Partner haben vermutlich zuviel Energie in ihre Arbeit und zuwenig in ihre Beziehung investiert. Die Frau wird noch viel seltener berührt als früher, vor allem wenn Unstimmigkeiten eine Distanz geschaffen haben. Um ihr Bedürfnis nach Zuneigung zu erfüllen und ihren Oxytozinspiegel aufrechtzuhalten, hat sie sich ihren Kindern zugewandt und die Leere damit weitgehend verdrängt. Aber im Normalfall haben die Kinder inzwischen ein Alter erreicht, in dem sie nicht mehr gehätschelt werden wollen. Sämtliche Oxytozinquellen sind damit versiegt, es sei denn, die Frau hat einen Liebhaber oder ein Haustier. Der Körperkontakt hat seinen Tiefststand erreicht.

Aber trotz dieses Defizits haben in ihrem hormonellen Gleichgewicht kaum merkliche Verlagerungen begonnen, so daß ihr Testosteron in der Lage ist, seinen Einfluß stärker geltend zu machen. Kurz gesagt, ihr Hormonhaushalt stimmt sie jetzt weniger zurückhaltend und eher geneigt, ihre Bedürfnisse auszuleben.

Aber wie Sie gleich sehen werden, wendet sich eine Frau mit ihren Bedürfnissen nicht zwangsläufig an ihren Mann oder bittet ihn um das, was sie will. Vielleicht hält sie nach Neuem Ausschau. Ihr Hauptaugenmerk richtet sich nun auf den Orgasmus:

Eileen und Howard, seit ihrer Studentenzeit ein Paar, nun beide in anspruchsvollen Berufen gefangen, hatten ein befriedigendes Liebesleben. Eileen, Redakteurin bei einer angesehenen Frauenzeitschrift, und Howard, Börsenmakler in Manhattan, führten als Ausgleich zu ihrer Arbeit ein reges gesellschaftliches Leben in New York. Zwei- oder dreimal in der Woche schliefen sie miteinander und genossen die Liebe, aber sie fanden bald immer weniger Zeit dafür. Der Alltag stand ihnen zunehmend im Weg. Nach langen Arbeitstagen und beruflichem Druck stand Eileen der Sinn mehr nach Schlaf als nach Sex. Howard holte sich regelmäßig Abfuhren und war gekränkt. Irgendwann wurde es ihm zuviel, und er ergriff kaum noch die Initiative. Nach einiger Zeit fiel Eileen auf, daß ihr Liebesleben praktisch nicht mehr existierte, und sie begann, die schönen Stunden im Bett zu vermissen. Sie fühlte sich außerdem schuldig, weil sie ihn vernachlässigt hatte. Also beschloß sie, dem Mißstand abzuhelfen.

Ihre Arbeit hatte sie so sehr in Anspruch genommen, daß sie nicht einmal auf ihre eigenen sexuellen Bedürfnisse geachtet hatte. Nach ein paar Monaten (zu lang für Howard) begann sich ihr Defizit bemerkbar zu machen. Bereit, dort wieder anzufangen, wo sie aufgehört hatte, inszenierte sie einen Verführungsabend.

Howard aber schmollte und verweigerte sich; er war immer noch gekränkt wegen der vielen Male, die sie ihn zurückgewiesen hatte. Eileen hielt sein Verhalten für kindisch und wartete, daß er auf sie zukäme. Er kam nicht. Sie wurde wütend, beschimpfte ihn, er sei nicht mehr an ihr interessiert, an-

scheinend habe er eine Affäre. Er bezeichnete sie als sexbeses-
sen und riet ihr, sich abzuregen. Sie aber ließ sich nicht ab-
bringen und verlor bald die Geduld, und deshalb beschloß sie,
sich selbst einen Liebhaber zu suchen. Sie wollte ihren Orgasmus, und zwar auf der Stelle. Ihr Testosteron sprach in einer
Sprache zu ihr, die sie erst allmählich zu verstehen begann.

Aber es sind nicht nur die Hormone, die verrückt spielen.
Zu den Risiken außerehelicher Verhältnisse trägt auch eine
veränderte sexuelle Haltung der Frau bei. Während die Jahre
zwischen zwanzig und dreißig die Zeit *höchster Empfänglichkeit* sind, tritt nun zwischen dreißig und vierzig eine Phase
größter Aufgeschlossenheit ein. In ihren Zwanzigern war die
Frau bereit, ihrem Mann zu Willen zu sein, und begnügte sich
mit den Resten. Jetzt ist sie auf ihre eigene Befriedigung aus
und verfolgt dieses Ziel manchmal ungestüm; auf sexueller
Ebene reagiert sie dementsprechend intensiver und ist äußerst
aufgeschlossen. Sie kann Sex jetzt mehr genießen, ist sich ihres Körpers und ihrer Bedürfnisse stärker bewußt. Sie ist
selbstsicherer, durchsetzungsfähiger und typischerweise auch
anspruchsvoller im Bett. Wenn nicht schon früher, so wird sie
vermutlich jetzt die Fähigkeit zu mehrfachen Orgasmen entdecken. Und wenn sie von ihrem Mann nicht bekommt, was
sie will, sieht sie sich um und stellt fest, daß an jeder Straßen-
ecke interessante und interessierte Männer warten. Früher
fühlte sie sich durch männliche Aufmerksamkeit geschmei-
chelt, war aber nicht dafür empfänglich. Nun besinnt sie sich
eines Besseren. Ein Mann ragt aus der Menge hervor. Für Eileen ist es Will, ein ansehnlicher Junggeselle und Geschäfts-
freund ihres Mannes. Es heißt, er sei gut im Bett. Sie muß immer öfter an ihn denken. Sie begibt sich in eine strategische
Position, bewußt oder unbewußt, und ...

Die meisten Männer in dieser Altersgruppe waren zumindest
einmal verheiratet. Manche, ein- oder sogar zweimal geschieden, sind inzwischen verbittert, voller Groll und Mißtrauen

gegenüber Frauen, weil sie das Sorgerecht für ihre Kinder verloren haben und eine Exfrau, die sie inzwischen hassen, finanziell unterstützen müssen. Aber mögen ihre Erfahrungen noch so schlecht sein, sie sind nicht dagegen gefeit, sich Hals über Kopf in eine neue Bindung zu stürzen. Männern fällt die Einsamkeit schwerer als Frauen, denn sie sind in der Regel kaum imstande, außerhalb der Ehe enge Freundschaften zu schließen. Vielleicht ist das der Grund, weshalb es die meisten Männer erst dann über sich bringen, eine Ehe aufzugeben, wenn die Nachfolgerin bereits auf Abruf steht, während eine Frau eher geneigt ist, einen Mann zu verlassen, mit dem sie unglücklich ist, auch wenn sie keinen Ersatz für ihn hat.

Viele verheiratete Männer versäumen es, ihrem Privatleben gerecht zu werden – vielleicht deshalb, weil diese Zeit beruflich die entscheidende Phase ist. Unzugänglicher denn je, fühlen sie sich hin- und hergerissen und schuldbewußt, weil sie sich gern mehr um ihre Familie kümmern würden, aber nicht dazu in der Lage sind. Sie versuchen, sich so hart zu geben und so hart zu arbeiten wie in jüngeren Jahren, doch fehlt ihnen die rechte Lust dazu, und am Ende sind sie nur erschöpft und deprimiert. Wenn nun zu allem Überfluß seiner Partnerschaft oder Ehe die Leidenschaft abhanden gekommen ist, wird auch er früher oder später einer überaus reizvollen und bereitwilligen Frau begegnen ...

Schließlich gibt es die Männer über dreißig, die nie geheiratet haben, aber der Neid vieler ihrer verheirateten Freunde spiegelt nicht unbedingt die wahren Gefühle des Junggesellen wider. Man sieht in ihm nur den Mann, der frei von Verantwortung und finanziellen Verpflichtungen, von Bindungen und belastendem Anhang ist und sich statt dessen eines endlosen Angebots an Frauen erfreut; er hingegen fragt sich, weshalb er nicht so glücklich ist, wie die Welt ihn wahrnimmt. Inzwischen hat das Single-Dasein viel von seinem Glanz verloren. Er ist die immer neuen Verabredungen, die ewig gleichen Spiele, die hohen Kosten leid. Die Jagd nach Sex scheint ihm den Preis nicht mehr wert. Sein eigenes Verhalten verwirrt ihn bisweilen und macht ihn wütend, aber das würde er nie jemandem eingestehen, erst recht nicht seinen neiderfüllten verheirateten Freunden. Die Art, wie Will mit seiner Situation fertig zu werden versucht, zeigt eine typische Falle dieser Phase:

Verbittert durch seine sexuelle Erfahrung mit Linda während seiner Studentenzeit und wütend über das Scheitern seiner Ehepläne, war Will entschlossen, nie wieder einer Frau zu trauen. Das hieß freilich nicht, daß er auf Sex verzichten wollte. Tatsächlich hatte er dank seiner feindseligen Haltung gegenüber Frauen ein leichtes Spiel, sie ins Bett zu locken und anschließend sitzenzulassen.

Inzwischen gut über dreißig, betreibt Will einen absurden Aufwand, um eine Frau in sein Bett zu bringen. Als Investmentbanker in der Wall Street, der den Börsenkrach der achtziger Jahre nur knapp überlebt hat, lädt er sie zum Essen ein, gibt Geld für Konzerte, Theaterkarten, Geschenke aus, die er sich im Grunde überhaupt nicht leisten kann. Aber hat er sie einmal im Bett gehabt, kann er es kaum erwarten, sie wieder loszuwerden.

In der Woche darauf beginnt dasselbe Spiel mit einer neuen Kandidatin. Sein jüngster Versuch war eine verheiratete Frau namens Eileen. Will meinte, eine kosteneffektive Methode gefunden zu haben: entspannender Sex ohne irgendwelche Bindungen. Eileen konnte es sich nicht leisten, in der Öffentlichkeit gesehen zu werden, was ihm die Vorabinvestition in Essenseinladungen und kulturelle Veranstaltungen ersparte. Aber als er sich verabschieden wollte, ließ sie ihn nicht los, und die Sache wurde kompliziert. Sie verliebte sich in ihn und sprach davon, ihren Mann Howard zu verlassen.

Will fand schließlich einen Weg, sich Eileens unverhoffter und unerwünschter Anhänglichkeit zu entwinden. Zu Eileens Pech löste sich auch Howard von ihr, der ihrem Verhältnis auf die Schliche gekommen war.

Unser Mann in den Dreißigern ist die Spiele leid und der

ständigen Enttäuschungen überdrüssig. Außerdem ist er einsam.

Aber er ist immer noch auf der Hut. Und daher versucht unser männlicher Single, eine Beziehung einzugehen und zugleich unabhängig zu bleiben: er sucht nach einer phantastischen Frau, um sich mit ihr zusammenzutun, und merkt nicht, daß er damit den Rahmen schafft, in dem der Oxytozineffekt mit *unfreiwilliger Bindung* zuschlagen kann.

Kehren wir zu Tim und Destiny zurück, die sich als Teenager ineinander verliebten und so hervorragend miteinander zurechtkamen. Auch aus der Zeit zwischen dreißig und vierzig machen Sie das Beste.

In ihren Zwanzigern kümmerten sie sich um ihre Ausbildung: Tim wurde Ingenieur, Destiny studierte Jura. Dann bekamen sie zwei Kinder, beides Mädchen. Es war eine beruflich und finanziell schwierige Phase, aber sie hörten nicht auf, zärtlich zueinander zu sein, wenngleich sie weniger Zeit dafür hatten. Jenseits der Dreißig aber nahm ihr Verhältnis einen Aufschwung zu noch größeren Höhen. Sie sprachen miteinander, liebten sich, erlebten Romantik – all dies half ihnen, gelegentliche Krisen zu überstehen. Ihre Beziehung war stark und unverwüstlich. Jeder für sich und beide gemeinsam stellen sie das Optimum dieser Lebensphase dar.

Zwischen vierzig und fünfzig

Zum ersten Mal treiben unsere biologischen Kräfte uns nun nicht mehr auseinander, ganz im Gegenteil: Wenn Männer und Frauen dieses Stadium erreichen, haben sie in der Regel ein gewisses Maß an sexueller Sicherheit und emotionaler Reife erlangt. Allmählich wachsen sie zusammen. Sich gegenseitig zu ergänzen ist nicht länger ein mühsamer Kampf. Doch viele Menschen merken nicht gleich, wenn das Blatt sich gewendet hat, und sind immer noch vergangenen Mustern verhaftet.

Sie legt nun sehr viel mehr Wert auf den Orgasmus und hat gelernt, ihn mit praktisch jedem Mann zu erleben. Ihm hingegen ist weniger daran gelegen, inzwischen ist er in der Lage, Zärtlichkeiten als solche zu schätzen, nicht mehr als Mittel zum Zweck. Er hält länger durch, bevor er ejakuliert, ohne sich die Baseballergebnisse aufsagen oder in die Zunge beißen zu müssen, sondern dank physiologischer Veränderungen und dem Vorteil der Erfahrung. Sein Repertoire ist nun auch vielfältiger geworden, er legt es nicht mehr nur auf endlose, unterschiedslose Stöße an. Seine Gefühle sind beteiligt, und er genießt den Weg mindestens ebensosehr wie das Ziel. Er ist aufgeschlossener geworden, eher bereit zu Intimität und zum Gespräch. Sind die Kinder erst einmal aus dem Haus, bleibt den Eltern mehr Zeit, sich aneinander zu freuen.

Das Ergebnis dieser Veränderungen kann ein Wiederaufflammen der Romantik bedeuten, ein Liebesleben, das besser ist denn je ... sofern der Mann sich damit abgefunden hat, daß er nicht mehr der Jüngste ist, und die Frau sich nicht mehr so leicht aus der Fassung bringen läßt wie zehn oder zwanzig Jahre früher.

Erinnern Sie sich an Will, der Eileen so haarscharf entkommen ist? Sein Leben hat sich verändert. Mit sechsunddreißig hat er eine pragmatische Entscheidung getroffen und ist mit der vierunddreißigjährigen Andrea zusammengezogen, einer seiner vielen Bekanntschaften. Auf diese Weise meint er, einerseits verheirateten Frauen, wütenden Ehemännern, Krankheiten und finanziellem Ruin – und nicht zuletzt der drohenden Aussicht auf Bindung – entgehen und andererseits leicht und jederzeit Sex genießen zu können, ohne mühsam allwöchentliche Verabredungen arrangieren zu müssen.

Was er leider nicht vorausgesehen hat, war die Macht von Oxytozin.

Wie Sie später sehen werden, ist Oxytozin sozusagen der Kleister von Beziehungen – ein unübertroffenes Bindemittel. Nachdem es in Ihnen selbst erzeugt wird, in Reaktion auf jemanden, den Sie häufig berühren (nicht irgendeinen fernen Freund), setzt allein schon das Zusammenleben und das Schlafen im selben Bett den Bindungsprozeß in Gang, und so kann es sein, daß Sie sich unfreiwillig binden (körperlich genauso wie seelisch), ohne es überhaupt zu merken.

Nach zwei Jahren begann Will sich mit dem Gedanken an Heirat zu tragen. Doch nachdem er und Andrea sich als offizielles Paar zusammengetan hatten, trat vieles, was in früheren Jahren ein Problem für ihn gewesen war, erneut an die Oberfläche. Andrea war zwar bereit, seine Unzulänglichkeiten hinzunehmen, doch seine Affären duldete sie nicht, und schließlich verließ sie ihn. Seine Welt brach zusammen, als er sie verlor. Erst als sie fort war, merkte er, wie sehr er sie brauchte und wollte – und wie tief er sie liebte. Er geriet in eine schwere Krise, aber Andrea kam zu ihm zurück, nachdem ihr klargeworden war, wie ernst es ihm mit seinem Versprechen war, eine feste Bindung einzugehen.

Mit Ende vierzig ist Will nun ein umgänglicher Bursche geworden, ausgeglichen und heiter, und Andrea hat das ausschließliche Recht auf allen Sex, den er zu bieten hat. Und sie genießt jede Minute mit ihm, ja, um die Wahrheit zu sagen, sie beginnt, ihn über die Maßen zu fordern. Sie macht sich keine Sorgen mehr um andere Frauen in seinem Leben. Sowohl im Bett wie auch sonst ist ihr gemeinsames Leben reicher, als es früher, während ihres Single-Daseins, je gewesen war.

Dies ist zwar noch nicht ihre endgültige Bestimmung, obwohl der Weg bis hierher schwer genug war, aber Will und Andrea fahren jetzt auf demselben Gleis endlich in dieselbe Richtung.

Für Frauen wie für Männer kann die Mitte des Lebens eine Zeit der Wandlung sein. Frauen wollen ihre Flügel ausbreiten, ihre Begabungen verwirklichen und neue Erfahrungen machen. Zur selben Zeit, in der die Männer nach Hause zurückkehren, brechen sie auf zu neuen Ufern. Er beginnt, die Annehmlichkeiten eines warmen Nestes zu schätzen, und will mehr Zeit mit seiner Familie verbringen. Sie hingegen will auf den Putz hauen und sich beruflich weiterbilden. Er hat das bereits hinter sich und bringt Verständnis für solche Wünsche auf. Und sie, die ihr Nest so sehr geschätzt hat, kann seine Bedürfnisse ebensogut verstehen.

Nachdem Linda sowohl mit der Universität als auch mit Will abgeschlossen hatte, nahm sie eine Stelle als Grundschullehrerin in ihrer Heimatstadt San Diego an. Innerhalb eines Jahres lernte sie Rick kennen, einen warmherzigen und liebevollen Mann, den sie zunächst nicht gerade unwiderstehlich fand. Doch er überschüttete sie mit Aufmerksamkeiten, und seine Unbeirrbarkeit überzeugte sie schließlich.

Sie heirateten, bekamen ihr erstes Kind und beschlossen gemeinsam, daß Linda zu Hause bleiben und ihre Begabungen der Familie widmen würde. Binnen fünf Jahren hatten sie vier Kinder. Sie besserte das Familieneinkommen auf, indem sie Kinder aus der Nachbarschaft in Tagespflege nahm.

Jetzt ist Linda fünfundvierzig. Ihr jüngstes Kind ist fünfzehn und braucht sie nicht mehr sehr dringend. Ihre erste Karriere – die Kindererziehung – nähert sich dem Ende, und sie denkt darüber nach, was sie tun soll, wenn das letzte Kind aus dem Haus ist. Linda beobachtet, wie die Gegend, in der sie lebt, sich verändert, und im Zuge ihrer Überlegungen hinsichtlich einer Neuorientierung kommt sie auf die Idee, ins Immobiliengeschäft einzusteigen.

Ihr Mann Rick, Architekt am Ort, mußte erleben, wie mit der Rezession seine Aufträge zurückgingen, und verlegte sein Büro nach Hause, um Betriebskosten einzusparen. Er war gern bereit, die wenigen noch verbliebenen Aufgaben im Haus zu übernehmen, während nun Linda auszog, um Drachen zu töten. Schließlich mußten sie vier Kindern das Studium finanzieren.

Diese Phase ist nicht ohne Gefahren, aber vielleicht haben Männer und Frauen jetzt zum ersten Mal einen gemeinsamen Bezugsrahmen – sowohl in biologischer wie in psychologischer Hinsicht. Die Herausforderungen, denen ein Paar gegenübersteht, befinden sich zur Abwechslung einmal auf gemeinsamem Grund. Wenn sie in der Lage sind, die Erfahrungen des anderen nachzuempfinden und zu verstehen, statt sich davon bedroht zu fühlen, können die sich verändernden Umstände eine wunderbare und dynamische Lebenskraft hervorrufen. Andernfalls führen sie sicherlich zu Zwietracht, Streit, sogar zur Scheidung.

Psychologisch gesehen, hat die Frau die Möglichkeit, ihre sexuellen Hemmungen und Vorbehalte zu überwinden. In sexueller Hinsicht fühlt und benimmt sie sich eher wie ein Mann. Sex flößt ihr keine Angst mehr ein. Der Mann hingegen hat auf psychologischer Ebene Gelegenheit, seine gefühlsmäßige Zurückhaltung und Gehemmtheit abzulegen. Gefühle erschrecken ihn nicht mehr. (Freilich hat ein Mann, dessen Potenz nachläßt, manchmal Angst vor Sex.) Deshalb ist es nicht überraschend, daß dieser Mann und diese Frau *nicht nur kommunizieren, sondern eine echte wechselseitige Beziehung aufbauen können.* Beide kämpfen mit der Erkenntnis, daß unwiderrufliche Veränderungen sie nach und nach von jugendlichen zu »reifen« Menschen haben werden lassen. Beide sind besorgt, ihre sexuelle Attraktivität zu verlieren, und fragen sich, was mit der Zeit aus ihrer biologischen Fähigkeit werden wird, Sex zu praktizieren und zu genießen. Auf physiologischer Ebene nehmen subtile Veränderungen, die Jahre zuvor in ihrem Blut vor sich gingen, allmählich sichtbare Gestalt an. Deutlich und bestimmbar werden diese erst, wenn das Menopausensyndrom auftritt. Diese Veränderungen sind von derartigem Ausmaß, daß ich dem Thema mehrere Kapitel gewidmet habe.

Ihr jeweiliger Hormonhaushalt ist zwar nicht identisch, doch in ihrer Körperchemie sind Frau und Mann einander näher als je zuvor. Ihr Östrogenspiegel fällt langsam ab, so daß ihre relative Testosteronmenge stärker zum Tragen kommt. Sein Testosteronspiegel ist leicht gesunken, so daß er weniger aggressiv und sexuell weniger fordernd ist, während sie jetzt unternehmungslustiger wird, als sie früher war. Das Ergebnis können zwei verwandte Seelen sein, die in jeder, auch in sexueller Hinsicht hervorragend zueinander passen.

Mit einer Ausnahme – den herannahenden Wechseljahren. Sie bringen den dramatischsten und plötzlichsten hormonellen Umschwung seit der Pubertät mit sich und beeinträchtigen eine Frau schon lange vor der eigentlichen Menopause, der letzten Menstruation ihres Lebens. Die Wechseljahre sind derart einschneidend, daß wir noch sehr ausführlich darauf eingehen werden. Vorläufig mag es genügen, darauf hinzuweisen, daß mit den Wechseljahren nicht nur rein körperliche Veränderungen einhergehen, sondern auch heftige seelische Erschütterungen. Je nachdem, ob eine Frau sich einer Hormonersatztherapie unterzieht oder nicht, wie gut sie sich psychologisch auf den Wechsel einstellt und wie sehr ihr Partner (und ihr Arzt oder ihre Ärztin) sie dabei unterstützt, wird sie den Übergang als eine Zwischenstufe irgendwo zwischen einem sanften Gleiten und einem absolutem Alptraum erleben.

Auch für den Mann ist die Mitte des Lebens eine Zeit seelischer, körperlicher und sexueller Umstellungen. Auf physiologischer Ebene finden keine jähen Umschwünge statt, die mit den weiblichen Wechseljahren vergleichbar wären – Wallungen erlebt er allenfalls wegen süßer junger Mädchen, Sportwagen und Goldketten. Falls es ihm nicht gelungen ist, seinen beruflichen Ehrgeiz zu verwirklichen, wird er sich mit Gefühlen des Versagens und der Unzulänglichkeit auseinandersetzen müssen. Hat er hingegen seine Ziele erreicht, wird er sich vielleicht fragen, weshalb er nicht so glücklich ist, wie er erwartet hat. In beiden Fällen muß er seine Zukunft überdenken und seine Vergangenheit neu bewerten. Er geht durch einen Lebensabschnitt, der als Klimakterium virile, Wechseljahre des Mannes, oder zunehmend auch als Viropause bezeichnet wird.

Die männlichen Wechseljahre können irgendwann zwischen dem dreißigsten und dem siebzigsten Lebensjahr beginnen. Die Auswirkung auf das Gefühlsleben, die sexuelle Leistungsfähigkeit und die Beziehung zu seiner Partnerin hängt davon ab, in welcher sexuellen Phase er sich zu dem Zeitpunkt befindet. Dasselbe gilt für die Wechseljahre der Frau. Die natürliche Menopause findet höchstwahrscheinlich zwischen vierzig und sechzig statt, das vorzeitige Klimakterium aufgrund operativer oder medizinischer Kastration durch Entfernung der Eierstöcke beziehungsweise Chemotherapie kann in jeder Phase eintreten. Deshalb werden wir uns mit den Wechseljahren – bei beiden Geschlechtern – in späteren Kapiteln, nachdem die einschlägigen Hormone dargestellt wurden, ausführlich befassen.

Für Männer wie für Frauen gilt: Je früher sie sich mit ihrer Midlife-crisis auseinandersetzen, desto größer sind ihre Chancen, Frieden mit sich selbst zu finden und dem anderen ein guter, aufgeschlossener Partner zu sein.

Zwischen fünfzig und sechzig

Zum ersten Mal in ihrem Leben passen Männer und Frauen sexuell und emotional ausgezeichnet zueinander – vorausgesetzt, sie bleiben gesund und halten zusammen. Ein Paar über fünfzig kann soviel Romantik und Sex genießen, wie Mann und Frau sich immer erträumt haben, sogar noch darüber hinaus. In der Regel haben sie mehr Zeit, weniger Druck, weniger Sorgen – Schwangerschaft ist kein Thema mehr, die Kinder sind aus dem Haus, und beruflich sind sie gesichert. Viel mehr zählt jedoch, daß Biologie und persönliche Reife zusammenwirken, um Mann und Frau dieses Alters einander noch näherzubringen.

Wenn der Mann den Übergang in der Mitte seines Lebens erfolgreich gemeistert hat, ist er in seinen Fünfzigern sowohl sexuell als auch emotional sanfter und reifer geworden. Er ist mit sich selbst im reinen. Vielleicht hat er sogar die weiblichen Eigenschaften seiner Partnerin angenommen und ist bereit, von ihr zu lernen. Sein Verständnis und Einfühlungsvermögen machen ihn zu einem besseren Liebhaber und einem unübertrefflichen Gefährten.

Für einen ausgeglichenen Mann in diesem Alter verlieren jüngere Frauen häufig ihren Reiz. Anziehender als der Zauber der Jugend sind die Erregung und Intimität mit einer Frau, mit der er gemeinsame Erfahrungen teilt, eine gemeinsame Geschichte – wenn nicht eine persönliche, dann zumindest eine generationsbedingte. Eine warmherzige, selbstsichere und sexuell selbstbewußte Frau strahlt eine Sinnlichkeit und innere Kraft aus, die ein Mann auf demselben Niveau als ungeheuer erotisch empfindet. Er sieht in ihr ein Maß an Tiefe, Schönheit, Weisheit und Stärke, das jüngere Frauen im Vergleich zu ihr eindimensional erscheinen läßt.

Und das Gefühl wird geteilt. Ein Mann in den Fünfzigern, der sich entfaltet und sich seine Lebenslust bewahrt hat, kann für eine gleichaltrige Frau der Inbegriff von Sex-Appeal sein. Er ist stark, aber nicht gierig: ein zuvorkommender, besonnener Liebhaber. Beide genießen seinen geringeren Drang nach Orgasmen; nun kann auch er das Vergnügen und die Intimität des Vorspiels mit ihr genießen – etwas, das er in seiner Vergangenheit vielleicht vermißt hat –, und er liebt es, im Nachklang zu verweilen, zu streicheln, sich an sie zu schmiegen, zu reden. Vielleicht fällt ihm zum ersten Mal auf, wie sehr es ihm gefällt, zu berühren und berührt zu werden. Gleichzeitig ist sie jetzt eher geneigt, die Initiative zu ergreifen. Sie drängt zum Orgasmus, was für einen Mann, der sich sexuell sicher fühlt, außerordentlich reizvoll ist. Geschick, Begeisterung und Erfahrung kommen jetzt zusammen. Mann und Frau haben nicht die Plätze getauscht, sie haben sich nur auf sexueller Ebene einander genähert und sind sich ähnlicher geworden.

Eine Frau über fünfzig kann eine Pracht sein. Sie ist fähig, über Dinge zu lachen, die sie früher zum Weinen brachten. Sie weiß ihr Leben auch ohne Partner zu meistern, aber zieht es in der Regel vor, mit einem Menschen zusammenzuleben. Mit den meisten körperlichen Veränderungen des Alterns, die ihr mit dreißig oder vierzig vielleicht zu schaffen gemacht haben, hat sie sich abgefunden und strahlt eine neue Sicherheit aus, die sich in ihrer Erscheinung, ihrem Auftreten, ihrem Umgang mit anderen zeigt. Wenn sie sich in Form gehalten hat – nicht »aus dem Leim gegangen« ist –, dann trägt sie jetzt einen Ausdruck zur Schau, den keine jüngere Frau imitieren kann: eine Mischung aus Erotik, Sinnlichkeit und Selbstvertrauen. Sie hat ihre eigenen Anschauungen und kann dennoch freundlich und großzügig sein. Die Männer, die sie in ihren jüngeren Jahren kritisch betrachtet haben, bewundern sie jetzt und suchen ihre Gesellschaft. Auf sexueller Ebene ist sie leistungsstark und überschwenglich, auf Neues aus und übermütig – sie steckt voller Überraschungen und kennt keine Langeweile. Sie begegnet dem Mann auf seinem eigenen Territorium und macht es sich zu eigen. Er kann sich entspannen und sie dort treffen.

Die Jahre zwischen fünfzig und sechzig bergen große Chancen für Beziehungen, gleich, ob zwei Menschen jahrzehntelang zusammengelebt oder sich erst neu kennengelernt haben. Dieses vielversprechende Bild setzt natürlich voraus, daß beide Partner bei guter Gesundheit und nicht auf Medikamente angewiesen sind, die sich negativ auf die Sexualität auswirken. Mit jedem Jahrzehnt wächst die Wahrscheinlichkeit gesundheitlicher Störungen, so daß es zunehmend wichtig ist, auf Gewohnheiten wie Alkohol, Drogen, schlechte Ernährung und körperliche Trägheit, die an der Jugend scheinbar spurlos vorübergehen, zu verzichten, um der Gesundheit eine Chance zu geben.

Zwischen sechzig und siebzig

Die Tendenzen, die sich im vorhergehenden Jahrzehnt ab-
zeichneten, werden nun ausgeprägter. Für Menschen mit guter Gesundheit, positiver Einstellung und guten Partnern können diese Jahre phantastisch und voller Romantik sein. Ob
Sie es glauben oder nicht – es kann die sexuell intensivste Zeit
Ihres Lebens werden. In diesem Alter genießen Männer und
Frauen andere Vorteile. Einer davon ist der Ruhestand – was
natürlich eine Gefahr sein kann, wenn man in einer untragba-
ren Beziehung lebt, aber eine großartige Zeit, wenn die Partnerschaft funktioniert.

Zwischen sechzig und siebzig treten keine einschneidenden
hormonellen Veränderungen mehr auf, sondern der Prozeß
verläuft bei beiden Geschlechtern gleichmäßig und allmählich. Der DHEA-Spiegel sinkt weiter. Bei Frauen schwinden
die Östrogene, sofern sie sich nicht einer Hormonersatztherapie unterziehen. Testosteron zeigt mehr und mehr seine Wirkung. Manche Frauen entwickeln sogar einen leichten Ober-
lippenbart und eine Stimme, die von der eines Mannes nicht
leicht zu unterscheiden ist. Auch Männer in den Sechzigern
werden mitunter weiblicher. Manchen wachsen Brüste – eine
Wirkung, die auf Östrogen zurückgeht und bei Alkoholikern
besonders ausgeprägt, aber nicht auf sie beschränkt ist.

Er stellt einige Veränderungen hinsichtlich seiner sexuellen
Leistungsfähigkeit fest, doch wenn er sich nicht übermäßige
Sorgen macht, beeinträchtigen sie nicht die Qualität seines sexuellen Erlebens. Tatsächlich werden manche dieser Veränderungen das Vergnügen sogar erhöhen – bei ihm genauso wie
bei ihr. Er kann sich keine Erektionen mehr »herbeidenken«,
durch bloße Vorstellungskraft auslösen, wie es früher einmal
war – das ist eine testosteronabhängige Reaktion, die mit dem
Alter verschwindet. Wenn er nicht weiß, daß die Notwendigkeit mechanischer Stimulation für Männer seines Alters normal ist, kommt er vielleicht auf die Idee, mit ihm könnte

etwas nicht stimmen. Aber sobald sie ihn berührt, wird er feststellen, daß er durchaus befriedigend reagiert. Und sie wird ihn öfter berühren, wenn sie wünscht, daß er derlei zur Kenntnis nimmt. Seine Erektion ist wohl nicht ganz so stark wie früher, aber kräftig genug und fühlt sich genauso gut an; und den Drang zu ejakulieren, der einst sein Sexualverhalten beherrscht hat, wird er jetzt nicht mehr verspüren – was für die meisten Männer eine Erleichterung ist.

Inzwischen erleben Frauen multiple Orgasmen (vorausgesetzt, sie haben diese Fähigkeit in früherer Zeit erlernt). Sie sind vielleicht weniger intensiv als früher, aber leichter zu erlangen. Die Lubrikation ihrer Scheide ist ein wenig zurückgegangen – was sich freilich am leichtesten beheben läßt –, aber sie kommt jetzt nicht mit der zögerlichen Wärme eines Elektroofens, sondern mit der jähen Flamme eines Gasbrenners in Schwung.

Die Hauptursache des Liebesverlusts in dieser Lebensphase ist die Witwenschaft. Frauen, die durch Tod oder Scheidung in diesem Jahrzehnt ihren Mann verloren haben, steht im Vergleich zu Frauen in jüngerem Alter eine geringe Auswahl an Männern zur Verfügung, denn statistisch gesehen übertreffen Frauen »das schwächere Geschlecht« um Jahre. Vielleicht ist das der Grund, weshalb Witwen sich zunehmend häufig auf ein Verhältnis mit einem verheirateten Mann einlassen. Andere Frauen passen sich der Situation an und suchen sich jüngere Liebhaber – eine praktische und vorteilhafte Entscheidung: Unter Jüngeren ist die Auswahl größer, und die Unaufrichtigkeit und die Komplikationen einer Affäre werden vermieden. Und wenn wir schon von Anpassung sprechen: manche Frauen gehen sogar eine sexuelle Bindung mit einer Frau ein.

Die meisten jedoch folgen dem traditionelleren Weg, verbringen viel Zeit mit den Enkeln oder legen sich ein Haustier zu. Das sind keine schlechten Entscheidungen. Allein aus gesundheitlichen Gründen braucht die Frau zwischen sechzig und siebzig den psychologischen Effekt von Berührungen jetzt mehr als früher. Wie wir sehen werden, steigt Oxytozin, das lustspendende Peptid, das bei Berührung zunimmt, auch dann, wenn wir ein Tier oder ein kleines Kind streicheln. Aber viele ältere Frauen schreiben ihr Liebesleben zu früh ab.

Ich höre häufig ältere Frauen, die sich ständig über die Benachteiligungen ihres Geschlechts beklagen. Es ist merkwürdig, aber in meinen Ohren klingen sie nicht anders als die jüngeren Frauen, die sich über die Armseligkeit der vielen Männer in ihrer Umgebung beschweren. An der Situation hat sich jedoch nichts wesentlich verändert. Zwar stehen jetzt weniger Männer zur Verfügung, aber diese wenigen sind weitaus besser – schließlich hatten sie die ganze Zeit hindurch Frauen, die sie erzogen. Und mit männlicher Hilfe sind auch die meisten Frauen sehr viel umgänglicher geworden.

Erinnern Sie sich an Carolyn? Als wir ihr das letzte Mal begegnet sind, hatte sie multiple Orgasmen mit Tony, ihrer neunzehnjährigen Sexmaschine. (Fällt Ihnen dabei nicht Will in seinen Dreißigern ein?) Das Problem war, daß nach einer Weile sämtliche Liebhaber gleich aussahen, sich gleich anfühlten und gleich klangen. Und wie Will wurde auch sie der sportlichen Übungen überdrüssig. Abgesehen davon fehlte ihr die geistige Ansprache.

Carolyn begann, mehr Zeit mit Freundinnen zu verbringen, und fand ihre Gesellschaft und die gemeinsamen Interessen sehr viel lohnender. Als ihre Freundin Ruth sie einem Mann vorstellen wollte, winkte sie ab. Aber Ruth ließ nicht locker, und schließlich gab sie nach. Warum auch nicht?

Carolyn war zu dem Zeitpunkt einundsechzig. Der Unbekannte, mit dem sie sich verabredete, war acht Jahre älter. Seit kurzem im Ruhestand, war Don nach St. Louis zurückgegangen, um in der Nähe seiner Familie zu sein. Er brauchte nicht länger die Bestätigung und Anregung durch jüngere Frauen wie Antonia, sondern hatte, auf seine Weise, einen Weg zurückgelegt, der Carolyns Entwicklung ähnelte, und war ungefähr zum selben Ziel gelangt. Er war mit sich im reinen, aus-

geglichen und offen für neue Beziehungen, aber nicht auf der Suche. Als die gefährdete Spezies, die er war, wurde er jedoch von seinen engsten Freunden von einer Frau zur nächsten gereicht.

Don suchte mit Carolyn ein kleines Restaurant im italienischen Viertel von St. Louis nahe der katholischen Kirche auf. Pepe, der Eigentümer, wies ihnen einen ruhigen Ecktisch zu. Nach dem Essen unternahmen sie einen Spaziergang durch die Stadt und beendeten den Abend mit einer Tasse koffeinfreiem Kaffee in einer Bar.

Etwas geschah. Schicksal, Chemie und gemeinsame Erfahrung führten sie auf eine Weise zusammen, die sie nie zuvor mit irgend jemandem erlebt hatten, ja, die sie überhaupt nie für möglich gehalten hätten. Sie redeten stundenlang und verstanden einander anscheinend ohne jede Mühe. Auch wenn sie beide über sechzig waren – nie zuvor waren sie derart für einen anderen Menschen entflammt, in jedem Sinn des Wortes: emotional, intellektuell und sexuell. Sie waren beide überrascht, ja schockiert von der Intensität ihres Erlebnisses. Instinktiv und zugleich voller Ehrfurcht angesichts der Macht ihrer gegenseitigen Anziehung ließen sie sich viel Zeit, obwohl ihre Gefühle ihrem Handeln weit vorauseilten. Liebe auf den ersten Blick? Absolut. Aber wie lange hatte das Leben dafür gebraucht?

Ist es nicht eine Schande, daß sie so lange warten mußten, um einander zu finden – aber ist es nicht schön, daß sie einander schließlich gefunden haben? Ich denke, sie hätten ihre Lernkurve um etwa zwei Jahrzehnte verkürzen können, wenn sie den Einfluß der sexuellen Phasen besser durchschaut hätten.

Jenseits der sechzig

Von gesundheitlichen Beschwerden einmal abgesehen, hängt die Qualität des Liebeslebens eines Menschen über sechzig weitgehend davon ab, wie er oder sie in früheren Jahren damit umgegangen ist.

Ich muß jedoch hinzufügen, daß es nie zu spät ist, schlechte Gewohnheiten abzulegen und alte Probleme zu lösen. Aber gewiß werden Menschen, die derlei aus eigener Kraft noch nicht versucht haben, es jetzt ohne professionelle Hilfe überhaupt nicht mehr können. Ich habe Dutzende älterer Patienten erlebt, die ihr Leben lang mit sexuellen Störungen kämpfen mußten. Den meisten genügt eine kurzzeitige Therapie, um ihr Problem zu überwinden und noch ein erfreuliches Alter genießen zu können. In manchen Fällen sind medikamentöse oder chirurgische Eingriffe erforderlich, meist jedoch nicht: ein wenig Aufklärung und eine kurze Therapie reichen aus. Ich erinnere mich an eine Frau Mitte sechzig, die nie in ihrem Leben einen Orgasmus hatte. In einer Sitzung bereinigten wir ein paar falsche Vorstellungen, die sich ein halbes Jahrhundert zuvor in ihrem Kopf festgesetzt hatten. Zu ihrem größten Entzücken – und zum Vergnügen ihres neuen Liebhabers – erfreute sie sich noch fast zweier orgasmischer Jahrzehnte, ehe sie starb.

Grundsätzlich gilt für das Alter folgendes: Solange keine schwächenden Krankheiten auftreten, besteht kein Grund, weshalb ein Mann und eine Frau nicht Liebe, Romantik, Intimität und Sex genießen könnten, solange sie leben. Davon bin ich so fest überzeugt, daß ich das letzte Kapitel diesem Thema gewidmet habe.

Nachdem Sie nun über die potentiellen sexuellen Phasen beider Geschlechter Bescheid wissen, können Sie die nachfolgenden Informationen über Hormone in den Kontext Ihrer persönlichen Erfahrungen einordnen. Diese Phasen dienen auch in anderer Hinsicht als Wegmarken einer Beziehung. Zwar geht der Übergang von einem Stadium zum nächsten oft reibungslos vonstatten, doch kann er häufig auch eine Beziehungskrise verstärken und beschleunigen. Übergangsphasen sind besonders kritische Zeiten; Beziehungen lösen sich entweder auf, oder sie trotzen dem Sturm. Diejenigen, die überleben, werden anschließend aufblühen. Eines jedoch steht fest: gleichgültig, ob Sie mit Ihrem Partner, Ihrer Partnerin zusammenbleiben oder nicht, werden Sie annähernd alle zehn Jahre, mit dem Übergang von einer sexuellen Phase zur nächsten, eine neue und andere Beziehung haben. Die Stadien mit demselben Menschen zu erleben, statt sich einen neuen Partner zu suchen, ist lediglich weniger kostenaufwendig – sowohl finanziell als auch emotional.

Wenn Sie bedenken, daß verschiedene Hormone, die beiden Geschlechtern gemeinsam sind, bei Mann und Frau in extrem unterschiedlicher Konzentration auftreten, und daß sie je nach Geschlecht zu verschiedenen Zeiten des Lebens und auch zu verschiedenen Tageszeiten außerordentlich differieren, so wird Ihnen klar, daß die Chemie Ihres Körpers eine hochkomplizierte und spannende Angelegenheit ist. Wenn Sie auch noch die sexuellen Höhepunkte berücksichtigen – die nur deshalb synchron zu sein scheinen, um sicherzustellen, daß der eine von Ihnen genau dann an Sex denkt, wenn der andere nichts davon wissen will –, so erkennen Sie, daß sexuelle Phasen allein im Zusammenhang mit diesen anderen, zwar damit verbundenen, aber unabhängigen hormonellen Einflüssen ganz zu verstehen sind.

3

ROMANTIK: LIEBE, LUST
UND LEIDENSCHAFT

Seit Tausenden von Jahren schwärmen die Dichter von der Liebe, Lieder verherrlichen sie, große Denker haben darüber philosophiert, und dennoch bleibt sie ein Geheimnis. Welcher magische Magnet zieht uns zu dem einen besonderen Menschen hin und nicht zu irgendeinem beliebigen anderen? Was geschieht, wenn wir vom Blitz getroffen werden? Logik und Verstand lösen sich in Rauch auf, und wir können an nichts anderes mehr denken. Die Konzentration ist dahin, Ziele und Absichten zählen nicht mehr. Die Liebe wird uns zur Atmosphäre, wir atmen sie ein, wo wir gehen und stehen.

Wir versuchen, das Phänomen zu erklären. Wir retten uns in Notbehelfe wie: »Es waren ihre wunderschönen Augen« oder: »Sein Lächeln ließ meine Knie weich werden«. Wir greifen Qualitäten heraus wie »Wärme, Freundlichkeit, ein großartiger Sinn für Humor«. Wir sagen: »Wir haben soviel miteinander gemein.«

Aber all diese Eigenschaften, so unwiderstehlich sie sein mögen, bleiben nur Beiwerk – der Versuch unseres Verstands, dem Unerklärlichen einen Sinn zu geben. Auf der Welt leben Hunderttausende von Männern und Frauen mit wunderschönen Augen und bezauberndem Lächeln, wir alle kennen Menschen, mit denen uns viele gemeinsame Interessen verbinden. Das bedeutet noch lange nicht, daß sie uns hinreißen. Schlimmer noch: mitunter geschieht es, daß ein Mensch mit erbärmlich wenig der besonderen Eigenschaften, die uns erstrebenswert erscheinen, aus heiterem Himmel unsere Leidenschaft weckt. Die Afrikaner nennen dieses Phänomen *mojo* – ein

Zauber, ähnlich wie Wodu. Im einen Moment ist die Welt noch in Ordnung und im nächsten verliebt man sich in einen Menschen, den man im Grunde nicht leiden kann.

Ein sexueller Peitschenhieb schlägt da zu. Die ersten Regungen können so sanft sein, daß Sie nichts davon bemerken, oder aber gnadenlos mitreißend, wie eine Flutwelle. Das Wort, das wir benutzen, um diesen besonderen Zauber zu bezeichnen, ist *Chemie* – der perfekte Ausdruck zur Beschreibung eines Gefühls, das den schwindelerregenden Stromstoß einer verbotenen Begegnung, die Euphorie einer Endorphinattacke und den sexuellen Rausch einer illegalen Droge miteinander verbindet. All dies geschieht selbstverständlich streng im Rahmen des Erlaubten, kostet kein Geld und macht nicht süchtig nach irgendwelchen Rauschmitteln – außer nach jenen, die Sie selbst auf natürlichem Weg erzeugen.

In diesem Kapitel geht es also darum, wie der Anblick, der Geruch und die Signale, die wir aussenden und empfangen, Liebe, Lust und Leidenschaft hervorrufen – Verliebtheit: das romantische Gefühl, auf Wolken zu schweben, eine beharrliche, alles durchdringende Erregung, die den ganzen Tag über anhält, durchsetzt von Schmetterlingen im Bauch beim Herannahen des oder der Geliebten; wie die Hormone, die wir erzeugen, darüber bestimmen, wen wir zu lieben »entscheiden« und was wir dafür – oder dagegen – tun können.

Aphrodisiaka und Liebestränke

Manchmal versuchen unglücklich Verliebte diese Chemie im unwilligen oder gleichgültigen Objekt ihrer Liebe durch Mittel zu erzeugen, die wir Aphrodisiaka nennen. Ein Aphrodisiakum soll dazu dienen, seinen Benutzer sexuell unwiderstehlich zu machen und zudem potenter, als er es sich in seinen wildesten Träumen je ausgemalt hat. Auch die Liebestränke fallen unter diese Kategorie. Ihr Zweck, wie wir ihn aus der Literatur kennen, ist ein wenig anders: sie sollen in dem geliebten Menschen eine unbezähmbare und unkontrollierbare Gegenliebe hervorrufen. Zwar sind Aphrodisiaka und Liebestränke ihrer Konzeption nach verschieden – die einen erzeugen Lust, die anderen Liebe –, doch die Grenzen zwischen ihnen sind fließend. Beide enthalten in der Regel beruhigende Substanzen, Reizstoffe, die auf den Harntrakt wirken (wie der Giftstoff Cantharidin der Spanischen Fliege), sowie enthemmende (wie Alkohol) oder halluzinogene Substanzen.

Liebestränke fanden bei beiden Geschlechtern schon immer reißenden Absatz, allerdings waren Frauen gieriger danach als Männer, die seit jeher Aphrodisiaka bevorzugten – alles, was ihre Genitalien größer, besser, eifriger machte. So pflegte man(n) beispielsweise, scharfen Pfeffer auf den Penis zu reiben, um ihn zum Leben zu erwecken, und damit er länger durchhielte. Wenn er sich anschickte, schlapp zu machen, wurden seltsame Salben aufgetragen. Heutzutage injizieren manche Männer Fett in das arme Ding, um es zu verlängern.

In alten Zeiten fanden die Frauen nichts dabei, ihre Absichten auf einen bestimmten Mann durch Anwendung von allerlei Hexentränken zu unterstützen. Heute martern sie sich mit spitzen Schuhen, Pfennigabsätzen und hautengen Kleidern. Ihre Liebestränke sind Parfum, Make-up, auffallende Frisuren, Nagellack, schwarze Spitzendessous und Schmuck. Wie ein Fischköder glitzert die Frau, funkelt und blitzt und blendet und angelt nach Männern in der Hoffnung, eine Jahrhundertbeute an Land zu ziehen.

Aber wer braucht äußerliche Aphrodisiaka, wenn er – und sie – ein vollständiges inneres Arsenal zur Verfügung hat? Wenn Sie innerhalb Ihres eigenen Körpers nach leidenschaftserzeugenden Substanzen suchen, stehen PEA, Pheromone und DHEA in der ersten Reihe. Diese drei wollen wir nun besser kennenlernen.

Phenyläthylamin (PEA):
Das Liebesmolekül

Verborgen in einer Schachtel Pralinen steckt einer meiner Lieblinge: PEA (Phenyläthylamin), auch bekannt als »Liebesmolekül«. PEA ist eine natürliche Form von Amphetamin, die unser eigener Körper erzeugt. Man nimmt an, daß Liebe das Hormon in Gehirngegenden vordringen läßt, die normalerweise bei sexueller Erregung aktiviert werden, was Lust und sexuelles Verlangen zusätzlich anregt. Es ist nicht überraschend, daß im Blut von Liebenden hohe Konzentrationen von PEA gefunden wurden: vermutlich sind sie verantwortlich für das Gefühl leidenschaftlicher Verliebtheit, das sie beide verzehrt. Auch Schokolade enthält große Mengen Phenyläthylamin.

Schon seit alters gilt Schokolade als ruhiges, sanftes – freilich dickmachendes – Aphrodisiakum. Wegen der sexuellen Anrüchigkeit war Nonnen der Genuß von Schokolade untersagt, Priester hingegen durften sie ohne Einschränkung verzehren. Praktisch seit ihrer Erfindung brachten Freier der Frau ihrer Träume nicht nur Rosensträuße, sondern auch Schokolade dar: vielleicht ist es kein Zufall, daß das Schenken von Pralinen traditioneller Bestandteil von Werberitualen auf der ganzen Welt geworden sind.

Was ist PEA?

Rezeptfrei oder gegen ärztliche Verschreibung werden synthetische Formen von Amphetaminderivaten als Appetitzügler verkauft. In ihrer Wirkungsweise sind sie PEA ähnlich, und vermutlich liegt hier der Grund, weshalb frisch Verliebte häufig berichten, sie hätten auf nichts anderes Appetit als auf einander. PEA schäumt in ihrem Blut, die Chemie ist am Werk und redet ein Wörtchen mit.

DAS PROFIL VON PEA

DIE WENIGSTEN WISSEN, DASS PEA
- bei Liebe zunimmt
- bei zu niedrigem Spiegel Depressionen verursachen kann
- in hoher Konzentration mit Psychosen in Zusammenhang gebracht wurde

PEA:
- wirkt bei beiden Geschlechtern als Antidepressivum
- ist Amphetamin ähnlich und wirkt wie ein Appetitzügler

PEA IN SEXUELLER HINSICHT:
- wirkt als Stimulans und
- schnellt beim Orgasmus und beim Eisprung in die Höhe

PEA IM HINBLICK AUF DAS VERHALTEN:
- ruft Unbesonnenheit und Aufgeregtheit hervor
- könnte bei der »Liebe auf den ersten Blick« eine Rolle spielen
- könnte eine Ursache für »Liebessucht« sein

ERSCHEINUNGSFORMEN VON PEA:
- natürlich
- synthetisch

WIE KÖNNEN WIR PEA BEEINFLUSSEN?

steigernd
- Deprenyl (Eldepryl)
- L-Phenylalanin
- MAO-Hemmer
- Schokolade
- Diätlimonaden
- künstliche Süßstoffe
- Liebe
- Marihuana

senkend
- Liebeskummer
- Ursache oder Wirkung von Depressionen

Die Rolle von PEA in der Chemie der Liebe geht jedoch weit über seine amphetaminähnlichen Eigenschaften hinaus. PEA ist eine großartige Substanz mit einem spezifischen Charakter und erheblicher Macht über uns. Es tritt in unserem Körper natürlich auf und unterliegt Schwankungen, die von unseren Gedanken, Gefühlen und Erlebnissen, insbesondere den romantischen, abhängig sind.

Erste Blicke

Wenn sich das potentielle Objekt Ihrer Zuneigung außerhalb der Reichweite Ihres Geruchssinns befindet, ist der Anblick in der dynamischen Anfangsphase von Liebe, Lust und Romantik nicht minder wichtig als der Geruch, ja, der Blick übt seine ganz eigene Faszination aus. Der Begriff *Blickkontakt*, die Berührung mit den Augen, gewinnt eine neue Bedeutung. Menschen können mit einem einzigen Blick entscheiden, ob sie mit jemandem etwas zu tun haben wollen oder nicht – selbst wenn eine gläserne Trennwand zwischen ihnen ist, die eine Witterung unmöglich macht. Die niederen Tiere können das nicht.

Bei Tieren werden sexuelle Reize, ausgelöst beispielsweise durch Pheromone, direkt an den primitiven Hirnstamm (das sogenannte Reptiliengehirn) weitergeleitet. Gedanken finden nicht statt. Aber mit der Entwicklung des menschlichen Gehirns wurden höhere Gehirnzentren in den sexuellen Reaktionszyklus einbezogen, darunter auch die kognitiven Bereiche der Großhirnrinde und des limbischen Systems. Gleichzeitig verlagerte sich das Wesen sexueller Schlüsselreize von Geruch und Berührung – direkten und reflexiven Sinnen – auf den Gesichtssinn, mit dessen Hilfe Entscheidungen auch auf Distanz getroffen werden können. Außerdem lassen sich solche Wünsche und Reize in der Erinnerung speichern und als künftige Entscheidungsgrundlage verwenden. Vielleicht ist das der

Grund, weshalb das Erscheinungsbild – das Aussehen, die Aufmachung – für den modernen Menschen so wichtig geworden ist.

Gibt es also etwas wie Liebe auf den ersten Blick? Wenn ich Vorträge über Liebe halte, frage ich oft, wer daran glaube und wer nicht, und bitte meine Zuhörer, nacheinander die Hand zu heben. Und schließlich frage ich, wie viele Personen Liebe auf den ersten Blick tatsächlich erlebt hätten. Es ist kein Wunder, daß die Zahlen identisch sind: an die Existenz dieses Phänomens glaubt nur, wer es selbst erfahren hat. Handelt es sich dabei nicht um eine absurde Vorstellung, der ein vernünftiger Mensch nicht anhängen kann? Aber jeder, der einmal aus heiterem Himmel von der Liebe überfallen wurde, weiß es besser.

PEA könnte sehr wohl der visuelle Bestandteil in der Chemie von Liebe auf den ersten Blick sein. Es ist der Blick quer durch den Raum, der Sie hypnotisiert und in Bann schlägt. Wir wissen nicht, auf welche Weise der Blick (oder welcher spezielle Anblick) die Reaktion auslösen kann, noch wissen wir etwas über den Ablauf in Körper und Gehirn. Wir wissen jedoch, daß die Reaktion einen PEA-Schub im Kreislauf verursacht. Wir wissen auch, wie es sich anfühlt, wenn es geschieht, kennen den elektrischen Schauer, der durch unseren Körper läuft.

Kann es sein, daß »Liebe auf den ersten Blick« nichts anderes ist als diese Kettenreaktion? Zusammen mit Pheromonen – dem geheimen Geruch, der Sie anzieht – und Berührung, die Bindungen herstellt, vervollständigt PEA das Bild des »magischen Augenblicks«.

Was für ein Blick! Sie war auf den Tisch zugeschritten und hatte ein Tablett voll duftenden Eidotterkonfekts auf der Hand balanciert, als sie unvermittelt eine Glut spürte, die sich ihr in die Haut einbrannte. Da wandte sie flugs den Kopf und schaute direkt in Pedros Augen. In diesem Moment spürte sie mit einem Mal, wie einem

Schmalzgebäck zumute sein muß, wenn es mit sieden-
dem Fett in Berührung kommt. So heftig durchfuhr die
Hitze ihren Körper, daß Tita aus Furcht, sie würde sich
wie der Spritzkuchen über und über mit Bläschen bedek-
ken – im Gesicht, am Bauch, im Herzen, auf der Brust
–, diesem Blick nicht weiter standzuhalten vermochte,
die Augen niederschlug und hastig den Salon durchquer-
te. [...] Doch der räumliche Abstand von Pedro nutzte
herzlich wenig; vielmehr spürte sie nun, wie ihr das Blut
glühend heiß in den Adern aufstieg. Ein heftiges Rot er-
goß sich über ihre Wangen, und es wollte ihr beim besten
Willen nicht gelingen, auch nur einen winzigen Fleck im
Raum auszumachen, wo sie ihren Blick hätte ruhen las-
sen können.

(Laura Esquivel, Schäumend wie heiße Schokolade)

Auf solche Weise wirken diese oft unwillkommenen Kräfte.
Eine brennende – und durchaus vernünftige – Frage lautet:
»Ist Liebe auf den ersten Blick von Dauer?« Die am weitesten
verbreitete Antwort darauf ist: »Selbstverständlich nicht.«
Aber ich habe viele Beziehungen erlebt, die mit einem jähen
chemischen Blitzschlag begannen und sich zu einer tiefen,
dauerhaften, liebevollen Bindung entwickelten. Aber wie
auch immer: ein chemischer Unterbau existiert auf jeden
Fall.

Forscher vermuten, daß PEA während solcher romantischer Phasen übermäßig ansteigt. Tatsächlich kennen wir dieses Hormon als wirkungsvolles Antidepressivum. Umgekehrt
erkrankt die in Liebe entbrannte Seele an heftigem Liebeskummer, wenn die Romanze zu Ende geht. Der PEA-Junkie,
der seine Liebe verliert, erlebt nicht die Symptome der üblichen Formen von Melancholie – Appetitverlust, Schlaflosigkeit, Lethargie –, sondern er ißt zuviel, schläft zuviel und gerät in emotionale Übererregtheit: eine Kettenreaktion, die mit
einem Amphetaminentzug vergleichbar ist, so Dr. Michael

Liebowitz in seinem 1983 erschienenen Buch *The Chemistry of Love*. Des oder der Geliebten beraubt, macht er oder sie einen molekularen Entzug durch, während der PEA-Spiegel absackt. Manche Antidepressiva bringen die Phenyläthylamin-Konzentration wieder auf reguläre Höhe und helfen damit dem Betroffenen, wieder normal zu funktionieren.

Aufgrund der großen PEA-Konzentration, die im Blut von Liebenden festgestellt wurde, empfahl Liebowitz Schokolade als Gegengift zu Liebeskummer. Die Idee ist an sich nicht schlecht, aber in der Praxis taugt sie nicht viel. Denn PEA ist zwar in Schokolade vorhanden, wird aber so rasch vom Stoffwechsel absorbiert, daß es nicht genug Zeit hat, eine spürbare Wirkung auszuüben. (Noch so viele lila Pausen werden Ihren PEA-Spiegel nicht signifikant erhöhen.)

Eine weitere interessante Tatsache ist, daß ein anomal hoher PEA-Spiegel bei Frauen öfter festzustellen ist als bei Männern. Typischerweise ist dies um die Zeit des Eisprungs der Fall, was darauf hindeuten könnte, daß PEA bei unserem Paarungs- und Fortpflanzungstrieb eine Rolle spielt.

Zwar akzeptieren wir bereitwillig, daß der Geschlechtstrieb bei Tieren (anscheinend) nicht von Gefühlen, sondern ausschließlich von Hormonen und Peptiden gesteuert wird, aber gegen die Vorstellung, daß dasselbe auch für uns gilt, sträuben sich viele.

Ist dieses komplexe, intensive Gefühl, das wir Liebe nennen, wirklich nichts anderes als ein plötzlicher Molekülaustausch zwischen Fremden, die einander vielleicht nicht einmal mögen? Gibt es ein Liebesmolekül, das beim Zusammentreffen zweier Menschen in Aktion tritt? Und wollen wir das wirklich wissen?

Liebe oder Wahnsinn?

Ist Liebe ein Zustand zeitweiligen Wahnsinns? Das wissen wir nicht wirklich. Gelegentlich wurde ein hoher PEA-Spiegel in Verbindung mit manischen und schizophrenen Zuständen festgestellt und als Auslöser für Ängste, Schlafstörungen und möglicherweise psychotisches Verhalten angenommen. Bei den genetisch identischen Genain-Vierlingen, die alle schizophren waren, wurden extrem hohe PEA-Konzentrationen festgestellt. Daraus folgt, daß durchaus Grund zur Sorge besteht, wenn Patienten stimulierende Substanzen ähnlich wie PEA zur Behandlung von Übergewicht und sexuellen Funktionsstörungen verabreicht werden: sie könnten für »verrücktes Verhalten« anfällig werden und daraufhin eine andere Art von Therapie benötigen.

Noch eine Merkwürdigkeit: Zwar wird ein hoher PEA-Spiegel mit Liebe und Romantik in Verbindung gebracht, aber auch bei einer Scheidung kann die Konzentration extrem zunehmen – vielleicht weil wir alle leicht verrückt werden, wenn wir solche Erfahrungen durchmachen? Verwirrend, nicht wahr? Auf diesem Gebiet gibt es noch viel zu erforschen.

Beeinflussung des PEA-Spiegels

Der »rechte Anblick« ist es, der auf irgendeine Weise die Ausschüttung von PEA bewirkt, ob man nun einen Menschen, ein Bild oder ein Kunstwerk betrachtet. Es können auch die Bilder sein, die man beim Lesen »sieht«. Der bloße Anblick versetzt keines der anderen uns bekannten Liebesmoleküle in Erregung. Nachdem Männer als empfänglicher für visuelle Sexualreize gelten, vermute ich, daß die PEA-Reaktion bei Männern ausgeprägter ist als bei Frauen (obwohl es keinen sicheren Beweis für diese Schlußfolgerung gibt). Aber Tagträumereien und die Lektüre von Liebesromanen können ebenfalls Ihr PEA in die Höhe treiben, während gleichzeitig Testosteron und/oder Östrogen angeregt werden. Sie sind angeheizt. Die Idee hat von Ihnen Besitz ergriffen und läßt Sie nicht mehr los. Hier die Sicht eines Mannes:

> *Also, ich habe ein ganzes System, wenn ich lese. [...]*
> *Gut, ich lese also ein bißchen darin, irgendwas, die Ge-*
> *schichte oder den Brief oder den Roman, um zu sehen,*
> *ob ich dazu masturbieren will oder nicht. Ist es was, das*
> *vielversprechend aussieht, dann lese ich es ganz schnell*
> *durch, um rauszufinden, was passiert, und die Stelle dar-*
> *in ausfindig zu machen, bei der ich kommen will, und*
> *welche Stellen ich überspringen will, weil sie, na – ge-*
> *walttätig oder langweilig oder irgendwie unwichtig sind.*
> *Dann geh ich zurück, nicht immer an den Anfang, ich*
> *verfolge es zurück, und die Entfernung von dem Punkt*
> *aus, an dem ich meinen Orgasmus geplant habe, muß*
> *ich genau berechnen, das hängt davon ab, wie nah am*
> *Kommen ich zu sein glaube ...*
>
> (Nicholson Baker, Vox)

Liebesromane: Sie sind eine Methode, den PEA-Spiegel zu erhöhen. Liebesromane dienen nicht nur der Unterhaltung, sondern sie sind ein billiger PEA-Trip in erster Linie für Frauen – ein schneller Schuß. Tatsächlich sind Liebesromane nicht nur Lesestoff, sondern ein psychologisches Abenteuer, nicht unähnlich dem des Mannes, der eine Prostituierte aufsucht (freilich ohne jedes Risiko).

Liebesfilme, Sexfilme, TV-Shows, selbst Musik können diese Reaktion auslösen, ebenso Pornographie, erotische Kunst, Striptease und so weiter, allerdings bei Männern häufiger als bei Frauen.

Viele Frauen empfinden die männliche Lust an derart unverhohlen sexuellem Material als verwerflich, würden sich aber heftig sträuben, wenn jemand ein Verbot gegen Liebesromane aussprächte. (Trotzdem: Danielle Steele ist eigentlich der *Playboy* für die Frau.) Eine Leserin beklagte sich bei »Liebe Abby«:

Liebe Abby,

neulich, auf einer Reise, als ich im Motel in der Badewanne lag, sah sich mein Mann einen Pornofilm im Pay-TV an. Als ich ins Bett kam und merkte, was er sich da anschaute, weigerte ich mich, ebenfalls zuzusehen. Ich empfinde so etwas als erniedrigend für Frauen, und das sagte ich ihm auch.

Als der Film vorbei war, wollte mein Mann zärtlich werden, aber ich sagte ihm, er soll mich in Frieden lassen. Er drehte sich um und schlief ein.

Seitdem spricht er nicht mehr mit mir. Heute ist der dritte Schweigetag. Was macht man in so einer Situation?

Eine Ehefrau aus Oregon

Abby antwortete:

Liebe Ehefrau,

brechen Sie das Schweigen und sagen Sie ihm, wenn er alt genug ist, sich Pornofilme anzuschauen, dann ist er wohl auch alt genug, um nicht tagelang zu schmollen, wenn ihm etwas gegen den Strich geht.

(Los Angeles Times, 20.3.1995)

Ich finde, beide führen sich ziemlich kindisch auf, unabhängig davon, was den anderen anmacht und was nicht. Spielt es denn eine Rolle? Was immer Sie vorziehen – ob deutliche Bilder oder verführerische Worte –, Lesen und Sehen können durchaus Ihre Moleküle in Wallung bringen.

Romantische Erinnerung und Phantasie:
Die Bilder jenes Abends waren ihr so deutlich ins Ge-
dächtnis graviert, als handelte es sich um seine gestochen
scharfen Fotos. Sie erinnerte sich an die traumgleiche
Folge von Handgriffen, mit denen sie sich ihrer Kleidung
entledigten, an sie beide nackt im Bett. Sie erinnerte sich
daran, wie er sich ein Stück über sie gestemmt und seine
Brust langsam gegen ihren Bauch und ihre Brüste be-
wegt hatte. Immer und immer wieder – wie ein Balzritu-
al aus einem uralten Zoologiebuch. Während er sich
über ihr bewegte, küßte er abwechselnd ihre Lippen, ih-
re Ohren, streifte mit seiner Zunge ihren Hals entlang,
leckte sie, wie einer der prächtigen Leoparden im hohen
Gras afrikanischer Steppen es getan haben mochte.
Er war ein Tier. Ein anmutiges, hartes männliches
Tier, das nichts tat, um sie zu dominieren, und sie doch
völlig beherrschte, auf eine Weise, wie sie es sich in die-
sem Augenblick wünschte.
(Robert James Waller, Die Brücken am Fluß)

Eine zweite Möglichkeit, den PEA-Spiegel zu erhöhen, besteht
darin, eine romantische Erinnerung wachzurufen und so lange auszukosten, bis das Erlebnis wieder präsent ist und Sie die
Gefühlsregung von neuem verspüren. Für Frauen, die uner-
sättlich Bücher verschlingen, ist das eine wirksame Methode,
die einer eigenen Phantasie jedoch nicht das Wasser reichen
kann. Phantasieren ist eine wesentlich andere Fähigkeit und
dem Mann anscheinend sehr viel natürlicher. Wie in Kapitel 1
erwähnt, ist sie abhängig von Testosteron – daran können Sie
ermessen, wie groß die Unterschiede sind.

Im Lauf der Jahre habe ich zahlreiche Frauen behandelt, die
meinten, sie seien unfähig, spezifische sexuelle Bilder zu erfin-
den. Manche hatten sogar Schwierigkeiten, sich eine romantische Kurzgeschichte auszudenken. Derlei soll jemand anderes
für sie erledigen (das heißt, ein/e Schriftsteller/in), und des-

halb lesen sie lüsterne Bücher. Dieses Muster ist besonders typisch für Frauen über vierzig, die sich gehemmter fühlen als die Generation ihrer Töchter, aber auch bei vielen jüngeren Frauen ist es noch vorherrschend. Auf jeden Fall brauchen Sie sich keine Sorgen zu machen, wenn Sie nicht phantasieren können. Die meisten Frauen können ohne allzu große Mühe lernen, sich sexuelle Bilder und Vorstellungen auszudenken.

Bei Männern ist das ganz anders. Phantasien fallen ihnen zwar leichter, unterscheiden sich aber ihrem Wesen nach grundsätzlich von den Bildern einer Frau – sie sind viel stärker auf Genitalien fixiert und unverblümt sexuell. (Von einschlägiger Lektüre erwarten sie sich sexuelle Einzelheiten, Action; keine romantischen Gefühle.) Eine Handlung ist nicht unbedingt nötig. Frauen empfinden männliche Phantasien oft als derb und abstoßend – namenlose, gesichtslose Ansichten von Geschlechtsteilen –, und doch erhöhen sie den PEA-Spiegel.

Diätgetränke, Schokolade und künstliche Süßstoffe: Diätlimonaden und Light-Colas enthalten den künstlichen Süßstoff Nutrasweet, der im Blut zu PEA umgebaut werden kann. Vermutlich läßt sich ein länger anhaltender PEA-»Rausch« leichter durch Cola-Light als durch die flüchtige Wirkung von Schokolade erzielen. »Süchtig« nach Diätgetränken wird jemand vermutlich nicht nur wegen des Koffeins, sondern auch wegen PEA. Aber das Hochgefühl kippt leicht in Migräne oder Beklemmungen um, und deshalb möchte ich diese Methode nicht empfehlen. Wie Sie sich vorstellen können, hat niemand sich die Mühe gemacht, diese Fragen ernsthaft zu untersuchen – meine Vermutungen sind also pure Spekulation.

Medikamente: Wie schon erwähnt, haben rezeptfreie und ärztlich verordnete Appetitzügler eine stimulierende Wirkung, die dem Effekt von PEA ähnelt – was mit ein Grund ist, weshalb zahllose Frauen ihnen insgeheim verfallen sind. Medikamente dieser Art sind auf keinen Fall ein empfehlenswerter Weg, Ihren PEA-Spiegel zu erhöhen. Das körpereigene PEA reagiert auf natürliche Weise auf sexuelle Gedanken und Gefühle; synthetischen Stimulantien fehlt diese Auslöserfunktion. Tatsächlich bildet sich bei anhaltendem Gebrauch eine gewisse Resistenz, so daß höhere Dosen erforderlich sind, um dieselbe Wirkung zu erzielen; die hohe Menge aber könnte Sie vielleicht überwältigen und unempfindlich für die subtilen Schwankungen Ihres körpereigenen PEA in Reaktion auf Liebe werden lassen. Tatsächlich ist das Risiko, durch Mißbrauch dieser Substanzen nicht nur Beklemmungen, sondern wirklich psychotisches Verhalten auszulösen, durchaus real.

Bei abnormem PEA-Metabolismus wurden bestimmte Antidepressiva, sogenannte MAO-(Monoaminooxidase-)Hemmer oder Thymeretika eingesetzt, die wilde Schwankungen des PEA-Spiegels regulieren und die dadurch hervorgerufenen Stimmungsschwankungen dämpfen können. Tatsächlich wurden MAO-Hemmer mit einigem Erfolg bei der Behandlung der Symptome von »Liebeskummer« eingesetzt, was darauf hindeutet, daß PEA für den damit verbundenen emotionalen Aufruhr verantwortlich ist. Auch Marihuana regt die Ausschüttung von PEA an, was mit eine Ursache des rauschhaften Wohlbehagens sein kann.

Wenn nur ein flüchtiger Blick oder der Gedanke an jemanden Ihren PEA-Spiegel in die Höhe zu treiben vermag, dann stellen Sie sich einmal vor, was passiert, wenn auch noch der Geruch hinzukommt.

Pheromone: Sinnliche Gerüche

Ihr Schweiß war rosa und strömte einen durchdringenden, wahrhaft betörenden Rosenduft aus. Sie verspürte den unwiderstehlichen Drang nach einem Bad und lief eilig los, um die nötigen Vorkehrungen zu treffen. [...]
Einzig die Aussicht auf das erfrischende Bad, das sie

*erwartete, hielt sie aufrecht, doch unglückseligerweise
konnte sie es am Ende doch nicht genießen, denn der
Wasserstrahl, der aus der Dusche trat, kam erst gar nicht
soweit, ihren Körper zu berühren: bevor er ihn auch nur
streifte, war er bereits verzischt. Ihre innere Glut war so
heftig, daß die Holzbretter schließlich zu ächzen begannen und es nicht lange dauerte, bis sie Funken sprühten.
Da sie es plötzlich mit der Angst zu tun bekam, sie würde
in den Flammen umkommen, flüchtete Gertrudis aus
dem Holzverschlag, und zwar so, wie sie war, splitter-
fasernackt.*

*Im Handumdrehen hatte der Rosenduft, den ihr Kör-
per ausströmte, sich in beträchtlichem Umkreis verbreitet. Ja, er war bis über das Dorf hinaus vorgedrungen, wo
die Revolutionäre und die Federales, die regimetreuen
Truppen, sich soeben eine blutige Schlacht lieferten. Unter ihnen tat sich jener Villa-Anhänger, der eine Woche
zuvor in Piedras Negras Einzug gehalten hatte und Gertrudis auf dem Dorfplatz begegnet war, durch besondere
Tapferkeit hervor.*

*Eine rosige Duftwolke erreichte ihn, hüllte ihn ein und
bewirkte, daß er unversehens in wildem Galopp Mama
Elenas Farm entgegeneilte. Ohne zu wissen warum, hatte
Juan, so hieß dieser Mann, dem Schlachtfeld den Rücken
gekehrt und dort einen der Feinde mehr tot als lebendig
zurückgelassen. Eine höhere Macht lenkte sein Tun. Er
wurde vom überwältigenden Verlangen getrieben, so
schnell wie möglich an einem nicht näher bestimmten Ort
nach etwas Unbekanntem zu suchen. Dieses zu finden fiel
ihm freilich nicht weiter schwer. Er brauchte nur dem
Duft von Gertrudis' Körper zu folgen ...*

(*Laura Esquivel*, Schäumend wie heiße Schokolade)

Lange bevor Sie einen erotischen Moment erleben, sind in Ihnen sexuelle Kräfte am Werk – nur zu oft ohne Ihr Wissen

und Ihre Zustimmung. Neben Blicken manipulieren auch
Gerüche und Berührungen Ihre Entscheidungen und Handlungen in kaum vorstellbarer Weise. Vielleicht nicht so bizarr
wie bei Juan und der rosenduftenden Gertrudis, aber nicht
minder unausweichlich. Pheromone beeinflussen uns auf ver-
blüffende und einigermaßen verwirrende Art.

Was sind Pheromone?

Ein Pheromon ist eine von einem Lebewesen erzeugte chemische Substanz, die bei einem anderen Individuum, in der Regel von derselben Spezies, über den Geruchssinn eine bestimmte Reaktion auslöst. Diesen Mechanismus nennen wir
Kommunikation durch chemischen Kontakt.

Die Vorstellung, daß Moleküle innerhalb *unseres eigenen*
Körpers unsere Stimmung, unser Denken und Verhalten beeinflussen, ist Ihnen inzwischen nicht mehr fremd. Pheromone jedoch sind einzigartig insofern, als sie Moleküle sind, die
von einem anderen Wesen erzeugt werden und die Macht haben, unser eigenes Verhalten nicht nur zu beeinflussen, sondern zu bestimmen, und zwar ohne daß wir es merken. Eine
Ungeheuerlichkeit!

Unsere Vorfahren unternahmen ein paar höchst erfindungs-
reiche Versuche, sich die Macht der Pheromone zunutze zu machen, wenngleich die Substanzen, die sie zum Zweck gegenseitiger Anziehung einsetzten, zum Teil ziemlich unappetitlich
waren. Körpersekrete wie Urin, Schweiß, Menstruationsblut,
Haare und abgeschnittene Fingernägel (verbrannt, vergraben
oder verzehrt) sollten dazu dienen, das Objekt der Sehnsucht
nach dem Geruch und dem Geschmack des hoffnungsvollen
Freiers süchtig werden zu lassen. Aus der Literatur geht nicht
immer klar hervor, ob diese »Zaubermittel« am Körper getragen, gegessen, bewundert oder dem Opfer ihrer Leidenschaft
heimlich in Speis und Trank verabreicht werden sollten.

Nach altem Volksglauben vermochte ein Mann die Liebe einer Frau zu erwecken, indem er ihr ein Getränk reichte, dem ohne ihr Wissen ein wenig von seinem Samen, vermischt mit Zucker, beigefügt war. Oder er verbrannte eines ihrer Kleidungsstücke, befleckt mit Menstruationsblut, und urinierte auf die Asche. Um einen Mann einzufangen, mußte eine Frau seinen Penis mit einem ihrer Kleidungsstücke reiben, soviel Samen wie möglich darin auffangen und das Tuch in der Erde unter ihrer Türschwelle vergraben. Das Unterfangen dürfte ihr recht schwergefallen sein, solange sie einander nicht formell vorgestellt wurden! Wie auch immer, von dieser Zeit an gehörte seine Erektion ihr allein und erschlaffte mit Sicherheit beim Anblick jeder anderen Frau.

Es gibt zahlreiche Arten von Pheromonen; sie werden je nach ihrer Wirkung auf Sexualität, Verhalten, Revierverteidigung und so weiter unterschieden. Die moderne Forschung hat zwar etliche Pheromone in Schweiß und Vaginalsekreten entdeckt, die Sexualpheromone beim Menschen sind jedoch noch nicht konkret identifiziert worden. Über ihre Macht bei Tieren und insbesondere bei Insekten wissen wir freilich schon recht gut Bescheid. Zum Beispiel wurde im Rahmen eines Forschungsprogramms, gefördert von keinem Geringerem als der US-Regierung, das Sexualpheromon von Küchenschaben künstlich hergestellt. Der Zweck des Experiments bestand darin, die männliche Schabe toll vor Begierde zu machen und sie an einen bestimmten Ort zu locken, wo sie statt einer Orgie der Tod durch ein Pestizid erwartet: die gezielte Ausrottung von Scharen geiler Küchenschaben schützt Mensch und Umwelt vor den Gefahren einer großangelegten Schädlingsbekämpfung. Es ist dieselbe Sorte molekularer Geruchssporen, aufgrund derer eine läufige Hündin sämtliche Rüden der Nachbarschaft anlockt und Schimpansen sich »verlieben«.

Nachdem tierische Pheromone sich aus DHEA (der »Mutter aller Hormone«, mit der wir uns als nächstes befassen werden) ableiten, nehmen wir an, daß es beim Menschen

nicht anders ist. Die aus DHEA derivierten Pheromone scheinen bei jedem Individuum so einzigartig zu sein wie Fingerabdrücke: jeder von uns hat seinen besonderen »Geruchsab-
druck«. Mit jeder Bewegung hinterlassen wir eine Wolke von
Geruchsmolekülen, unsere Haut schwimmt buchstäblich darin. Tatsächlich stößt jeder Quadratzentimeter Haut *stündlich
tausend Zellen* ab, die insgesamt unseren persönlichen Geruch ausmachen.

Überall auf der Welt haben die Gesetzesvollzugsbehörden
sich das Konzept des Individualgeruchs zu eigen gemacht. In
den Niederlanden werden routinemäßig »Geruchsabdrücke«
von mutmaßlichen Verbrechern genommen und polizeilich
archiviert. Getragene Kleidungsstücke oder andere Beweise
vom Tatort werden versiegelt in Containern verwahrt und zur
künftigen Verwendung katalogisiert. Derzeit bestehen die Ge-
ruchskarteien in erster Linie aus kriminellen Ausdünstungen,
doch vielleicht wird irgendwann auch die Gesamtbevölke-
rung geruchlich erfaßt werden.

Forscher aus Utah haben möglicherweise den ersten sicheren Beweis für Sexualpheromone beim Menschen entdeckt.
Dr. David Berliner von der Forschungsabteilung der Erox
Corporation, eines Unternehmens, das sich mit der Entwicklung kommerzieller Pheromone beschäftigt, gelang es, aus der
menschlichen Haut Substanzen zu isolieren, die sich wie Sexualpheromone verhalten. Erox vermarktet diese Substanzen
als »Parfum für Sie und Ihn« unter dem Namen *Realm*.

Die neu entdeckten menschlichen Pheromone wirken auf
Männer und Frauen durchaus verschieden. Jene, die angeblich Frauen beeinflussen, lassen Männer anscheinend kalt,
und umgekehrt. Außerdem lösen menschliche Pheromone offenbar keine unwiderstehliche sexuelle Begierde aus, wie das
bei Tieren der Fall ist, sondern sie scheinen eher die Sinnlichkeit anzuregen und damit ein Gefühl von Wohlbehagen und
unerklärlicher Vertrautheit mit einem relativ fremden Menschen hervorzurufen.

Möglicherweise wirken menschliche Pheromone auf Gehirn und Nervensystem dank eines winzigen Organs im unteren Teil der Nasenscheidewand, dem sogenannten Pflugscharbein. Es ist mit einem bestimmten Typ Zellen umkleidet, die laut Dr. Berliner »keiner anderen Zelle des menschlichen Körpers ähneln und deren Funktion unbekannt ist«. Das Pflugscharbein ist beim Menschen weitaus weniger ausgeprägt als bei Tieren, die zur Orientierung viel stärker auf ihren Geruchssinn angewiesen sind.

Anscheinend verfügen wir über zwei Methoden, Gerüche wahrzunehmen: einerseits mit Hilfe des besagten Pflugscharbeins, das vermutlich darauf spezialisiert ist, Pheromone ohne unser Wissen aufzuspüren, und andererseits mittels einer Methode, die bewußt wahrgenommene Gerüche verarbeitet. Die Rezeptoren zur unterschwelligen Wahrnehmung befinden sich in dem pigmentierten Bereich der Nasenschleimhaut, der Nasenscheidewand und entlang dem Nasenbein. Da die Zellen dieser Rezeptoren sich ständig erneuern, sind sie vielen Einflüssen ausgesetzt – Nahrung, Medikamenten, Alter, Strahlung und – natürlich – Hormonen.

In der Regel ist bei der Frau der Geruchssinn stärker ausgeprägt als beim Mann. Er hängt vom Östrogen ab, und nachdem Frauen mehr Östrogen besitzen, ist ihre Geruchswahrnehmung feiner. Männer sind weniger empfindlich für subtile Gerüche und scheinen derbere Düfte besser zu ertragen als Frauen, was eine wertvolle Anpassungsleistung sein könnte. Heranwachsende Jungen scheinen geradezu Vergnügen an schlechtem Körpergeruch zu empfinden – vielleicht deshalb, weil sie aufgrund genetischer Veranlagung einfach nicht merken, wenn sie stinken.

Was das hinsichtlich der Empfänglichkeit beider Geschlechter für Pheromone bedeutet, ist schwer zu sagen, gewiß aber erklärt es, weshalb Männer und Frauen auf Düfte wie Parfum und Eau de Cologne – und stinkende Socken – so unterschiedlich reagieren.

Einige Forscher aus Utah sind der Identifizierung von Sexualpheromonen insbesondere beim Menschen am nächsten gekommen, doch der unbewußte Einfluß von Geruch auf den Menschen ist schon seit längerer Zeit gut dokumentiert. Wir wissen, daß der menschliche Schweiß Pheromone enthält, die den Menstruationszyklus beeinflussen, und vermuten, daß sich darunter auch sexuelle Pheromone befinden.

Frauen, die in einer Gruppe zusammenleben, bluten gemeinsam. Alle sind zur selben Zeit schlecht gelaunt und fühlen sich elend. Auch bei Internatsschülerinnen und Frauen, die Tag für Tag zusammenarbeiten, beginnt der Zyklus übereinstimmend. Die kollektive Mißlaunigkeit ist zweifellos fürchterlich. Das muß auch den Scheichs schon vor langer Zeit klargewesen sein, die zu ihrem eigenen Schutz ihre Haremsfrauen vorsorglich in getrennten Gemächern unterbrachten.

Mehrere Untersuchungen haben bewiesen, daß das Phänomen synchroner Zyklen in erster Linie auf Schweißgerüche zurückgeht. In einer Untersuchung wurde an hundertfünfunddreißig Internatsschülerinnen ein Experiment durchgeführt, bei dem eine Gruppe von Mädchen Wattebäusche unter den Armen trugen und eine andere Gruppe sich mit ebendiesen Bäuschen täglich über die Oberlippe strich. Nach und nach paßten sich die Menstruationszyklen der zweiten an die der ersten Gruppe an. Die Untersuchung zeigt, daß der weibliche Zyklus stark beeinflußbar ist, insbesondere durch die Umwelt und die Personen, mit denen die Frau in ständigem Kontakt steht (ob persönlich oder durch Geruchstherapie).

Auch der männliche Schweiß enthält Pheromone. Bei einer Studie wurde festgestellt, daß ein mit dem Schweiß von freiwilligen Spendern getränktes Wattestäbchen, das unregelmäßig menstruierenden Frauen dreimal täglich unter die Nase gehalten wurde, den Zyklus innerhalb weniger Monate in Ordnung zu bringen vermochte. Bei der Placebo-Gruppe hingegen, die nicht männlichem Schweiß, sondern einem harm-

losen Ersatzstoff ausgesetzt wurde, erfolgten keine Zyklus-
veränderungen. Das muß man sich einmal vorstellen: Er kann
das Charisma eines Wattestäbchens haben, aber solange Sie in
regelmäßigem Kontakt mit seinem Schweiß sind, reagiert Ihr
Körper auf ihn!

Zwar konnten die meisten Wissenschaftler bislang keine
Sexualpheromone bei Menschen identifizieren, doch Grizzlybären, Pferde und Wildschweine sind dazu anscheinend sehr
wohl in der Lage. Auf menstruierende Frauen reagieren sie
völlig anders als auf eine Frau, die nicht blutet. Hierzu ein
paar einschlägige Beispiele:

Bei einer meiner Rundfunksendungen vor einigen Jahren
erzählte mir eine Großmutter aus Oklahoma, in ihrer Jugend
hätten alle Frauen und Mädchen gewußt, wie gefährlich es
sei, in den Wald zu gehen, wenn sie ihre Tage hätten: dann
lockten sie leicht Wildschweine und Wölfe an. In einem Zelt-
lager in Montana wurden mehrere Pfadfinderinnen im Schlaf
von Grizzlybären überrascht und getötet. Zu jeder anderen
Zeit des Monats konnten die Mädchen ohne Gefahr für Leib
und Leben durch die Wälder spazieren. Sämtliche Opfer men-
struierten, und man vermutet, daß Pheromone die Bären an-
lockten.

Hengste reagieren auf eine menstruierende Frau nicht anders als auf eine rossige Stute und werden so unbezähmbar
und gefährlich, daß ein junges Mädchen nicht mehr in der Lage ist, sie zu beherrschen. Ich habe diese Reaktion selbst erlebt
und war beeindruckt.

Mag sein, daß die Tiere nur durch den Blutgeruch ange-
lockt werden, aber ich denke, es steckt mehr dahinter. Ich vermute, daß auch Pheromone am Werk sind, die eindringliche
chemische, sexuelle Signale aussenden, für deren Wahrnehmung die Menschen zu »zivilisiert« sind.

1992 berichtete die angesehene medizinische Fachzeit-
schrift *The Lancet* von einem merkwürdigen medizinischen
Phänomen:

*Eine Dame aus Leeds nahm Hormontabletten, um ihre
Gesichtshaare loszuwerden. Sie verlor zwar ihren unerwünschten Schnurrbart, erlebte aber eine mißliche Nebenwirkung: ihr Rottweiler verliebte sich in sie, und das
normalerweise wohlerzogene Tier wurde bald zu einer
Plage.*

*Tatsächlich war der Hund regelrecht von ihr besessen.
Die ärztliche Diagnose lautete, die Hormontabletten
hätten unmerkliche Veränderungen in ihrem Körpergeruch bewirkt und in dem Hund ein wildes Verlangen
ausgelöst: er ließ überhaupt nicht mehr von ihr ab. Der
neue Geruch war für Menschen nicht wahrnehmbar, offenbar jedoch für Hunde.*

*Vor die Wahl zwischen einem Schnurrbart und sexuel-
ler Belästigung gestellt, löste sie das Problem, indem sie
den armen Burschen kastrieren ließ.*

*(J. A. Cotterill, »Dog Days and Antiandrogen«
[Leserzuschrift], The Lancet,
17. Oktober 1992)*

Wir wissen, daß bei vielen Tieren der Geruchssinn an erster
Stelle steht. Vielleicht wissen die Tiere, daß ihre Nase sie her-
umführt. Möglicherweise aber sind Geruchsreize für sie nur
ein Reflex wie für uns die Reaktion auf Pheromone. Wir können Pheromone nicht »riechen« wie frisches Brot oder Parfum, aber auf irgendeiner Gehirnebene registrieren wir die
Geruchsmoleküle und reagieren emotional und/oder körperlich auf sie – ohne uns bewußt zu sein, daß irgendein »Geruch« der Katalysator ist. Dies wirft eine provokante Frage
auf: Auf welche Geruchsaspekte reagieren Menschen außerdem, ohne es zu wissen?

Unsere Geruchsorgane und das Gehirnzentrum, das bestimmte starke Empfindungen registriert, liegen so nahe bei-
einander, daß die Stimulation der Nase einen direkten Zugang zu jenen Gehirnbereichen hat, die Verhalten, Gefühle

und Entscheidungen steuern. Ich vermute, daß der Einfluß verschiedener Gerüche auf unsere Gefühle und unser Verhalten, ob wir sie bewußt wahrnehmen oder nicht, weitaus umfassender und mächtiger ist, als uns allen klar ist.

Neue und wünschenswerte Verwendungsmöglichkeiten für alte und unerwünschte Gerüche

Männlicher Schweiß enthält eine Substanz namens Androsteron, ein Abbauprodukt von Testosteron, das man gewöhnlich bei Wildschweinen und ihren Verwandten findet. Ein Aftershave für Männer mit dem Markennamen *Jovan* enthält ein bestimmtes Sexualpheromon, nämlich Alpha-Androsteron, das vom Eber stammt. Offensichtlich vertritt das Unternehmen, das *Jovan* herstellt, die Meinung, was dem Schwein recht sei, sei dem Menschen billig – was der Verbraucher meiner Ansicht nach als Beleidigung empfinden müßte. Mit Sicherheit wird *Jovan* Säue anziehen und vermutlich auch Fliegen, deshalb ist es nicht ratsam, sich damit zu parfümieren, wenn man sich auf einem Bauernhof aufhält. Ob es den menschlichen »Eber« auch für Frauen attraktiver macht, sei dahingestellt.

Auch andere Wirtschaftsunternehmen sind auf der Jagd nach sexuellen Düften. Die International Foundation of Fragrances and Flavors hat ein Vermögen in die Hoffnung investiert, eines Tages menschliche Sexualpheromone als Parfum in Flaschen abfüllen zu können. Und nicht allein dieses Unternehmen: anscheinend schwelgt die gesamte Parfumindustrie in Weltbeherrschungsphantasien und gibt die Suche nicht auf. Auf CNN hörte ich, daß ein kühner Unternehmer den Schweiß von Prominenten sammelt, um ihn als Kölnisch Wasser zu verkaufen – man kann ja nie wissen.

Wie erwähnt, hat die Erox Corporation nun das neue Parfum *Realm* auf den Markt gebracht und behauptet, es enthalte ein Pheromon, das die Macht habe, eine vorteilhafte emotionale und/oder sexuelle Reaktion beim jeweils anderen Geschlecht hervorzurufen. (Selbstverständlich unterscheiden sich die männliche und die weibliche Version in der Zusammensetzung.) Wenn dieser »Liebestrank« echt ist und wirkt – und das ist theoretisch möglich –, dann verfügen wir jetzt über eine Substanz, die einen anderen zu einer unwillkürlichen, ungewollten Reaktion veranlassen könnte. Wie steht es hier mit dem Recht jedes Individuums auf Information und freie Entscheidung?

Gewöhnliche Parfums (ohne Pheromone) und Aromaöle haben jedoch – im Unterschied zu einer verbreiteten Überzeugung – keine bekannte unterschwellige Wirkung. Im allgemeinen fallen sie unter die Kategorie sexueller Reize, nicht anders als Körperhygiene, Kosmetik, Musik, Gespräche, eine Vollmondnacht, Kerzenlicht und Dessous. Wenn wir außerdem unsere Leidenschaft für Schaumbäder, Deodorants, Duschgels, Mundsprays, Parfums, Aftershaves, Körperpuder und Düfte zur Luftverbesserung berücksichtigen, ist es sehr wohl denkbar, daß die Wirkung irgendwelcher sexueller Geruchssignale, die wir aussenden, in den künstlichen Gerüchen völlig untergeht.

In Rußland und anderswo haben Forscher eine Zeitlang mit einer Aromatherapie nach Robert Henkin, einem Biologen am Medical Center der Georgetown University, experimentiert. Berichte weisen darauf hin, daß in Krankenhäusern der ehemaligen Sowjetunion verschiedene Gerüche und Pheromone verströmt wurden, um die Stimmung und Einstellung der Patienten zu verbessern, ihr Immunsystem zu stärken und damit die Heilung und Genesung zu fördern. Einen unheimlicheren Beiklang hat hingegen das Gerücht, sowjetische Gefängnisse und Arbeitslager seien mit Gerüchen vollgepumpt worden – als eine Form von Bewußtseinskontrolle: Beruhigung über den Geruchssinn.

Kapitalisten der westlichen Länder verfolgen eine pragma-
tischere Strategie. Politik interessiert nicht. Liebe kann man
vergessen. Es geht um Geld! Bodywise Ltd., eine britische Firma, produziert eine Substanz namen Aeolus 7+, die Schwei-
nepheromone enthält, und rät ihren Kunden, ihre Mahnun-
gen an Schuldner damit zu tränken. Nach Aussage von David
Craddock, dem Geschäftsführer von Bodywise Ltd., ver-
schickte ein australisches Kosmetikunternehmen, das seine
Ware per Postversand liefert, tausend Rechnungen mit der
Androhung eines Gerichtsverfahrens bei Nichtbezahlung. Die
Hälfte war mit Aeolus 7+ behandelt worden, die andere
nicht. Die geruchsbelästigten Postempfänger (das Produkt
riecht ein wenig nach schalem Urin) legten eine deutlich größere Zahlungsbereitschaft an den Tag als die übrigen. Eine
ziemlich aggressive Strategie!

Aber verlieren Sie nicht den Mut. Vielleicht gibt es ein Gegengift. Bei bestimmten Schlangenarten wurde eine Substanz
gefunden, die männliches Balzverhalten im Keim erstickt. Es
ist ein Lipid namens Squalen – was für ein Parfum vielleicht
nicht der werbewirksamste Name ist, aber möglicherweise
der erste Anhaltspunkt für eine Verteidigungsstrategie gegen
sämtliche postalischen und sexuellen Angriffe auf unser ar-
mes Pflugscharbein, die uns in nicht allzu ferner Zukunft dro-
hen könnten.

Ein guter Riecher

Sehr viele spannende Fragen stellen sich im Zusammenhang
mit unserer Nase und ihrem Geruchssinn, doch derzeit haben
wir nur wenige klare Antworten: Warum verlieren manche
Menschen ihren Geruchssinn zwei bis drei Jahre vor ihrem
Tod? Werden wir einmal in der Lage sein, den Todeszeitpunkt
eines Menschen relativ exakt vorauszusagen, wenn wir nachweisen können, wann der Geruchssinn verschwindet? Nach-

dem Östrogen Frauen nach den Wechseljahren gegen den Verlust ihres Geruchssinns schützt, könnte dies bedeuten, daß eine Östrogenersatztherapie das Leben verlängert? Warum stehen verstopfte Nasen häufig mit der sexuellen Aktivität in
Verbindung? Wie steht es mit dem sexuellen Interesse und
Verlangen bei Patienten mit allergiebedingtem chronischem
Schnupfen?

Was zu der Frage führt: Wie steht es mit Ihrem Liebesleben,
wenn Sie erkältet sind oder nicht riechen können? Es gibt
zahlreiche mögliche Antworten, manche einleuchtender als
andere. Einer meiner Patienten, der unter chronischer Nasen-
nebenhöhlenentzündung litt, konnte keinen oralen Sex praktizieren, denn seine Nasenschleimhäute schwollen dabei derart an, daß er nicht mehr atmen konnte. Ein anderes Beispiel:
eine Forschergruppe beobachtete, daß mehrere Männer bei
sexueller Erregung eine verstopfte Nase bekamen. Dieselben
Forscher erkannten außerdem bei sechzehn Patienten den
ständigen Gebrauch von Nasensprays als Ursache von Impotenz. Diese Studien legen eine Parallele nahe, einen Zusammenhang zwischen der Blutversorgung der Nase und des Penis, was bedeutet, daß sich die Nase mit Blut füllt, wenn der
Penis anschwillt. (Ja, sexuelle Erregung läßt auch Ihre Nase
größer werden!)

In einer anderen Studie berichten Ärzte am Vallabhbhai Pa-
tel Chest Institute in Delhi, Indien, von vier Fällen (drei Männern und einer Frau), bei denen durch Geschlechtsverkehr
Asthma und/oder wäßrige Sekretion der Nasenschleimhaut
ausgelöst wurde, teilweise von so ernster Verlaufsform, daß eine stationäre Aufnahme erforderlich war. Nicht die Anstrengung, sondern sexuelle Erregung schien das Problem zu sein,
denn keiner der Patienten wies ähnliche Symptome auf, nachdem er eine gewisse Anzahl von Stufen hinaufgestiegen war.

Wenn sexuelle Aktivität – jedenfalls bei manchen Menschen – den Blutandrang in der Nase erhöht, dann bedeutet
dies, daß bestimmte Gerüche, vielleicht nur unterschwellige,

möglicherweise auch über die sexuelle Anziehung hinaus eine wichtige Rolle für die sexuelle Leistungsfähigkeit und Empfänglichkeit spielen.

Unter Umständen trifft jedoch auch das Gegenteil zu, was die Sache ein wenig verwirrend macht. Manche Männer mit verstopften Nasen können leichter atmen, solange sie erregt sind, aber nach der Ejakulation kehren die Atembeschwerden zurück. Paradoxe Reaktionen wie diese sind bei Hormonen und Neurotransmittern durchaus nicht ungewöhnlich. In diesem Fall wäre dies eine Erklärung für die unberechenbaren sexuellen Auswirkungen – einmal löst die Erregung Asthma und Katarrh aus, ein andermal hingegen beseitigt sie verstopfte Nasen.

Zwei Millionen Amerikaner leiden unter Störungen des Geruchsempfindens, und es stellt sich natürlich die Frage, welche Folgen dies in anderer Hinsicht hat. Früher glaubte man, daß Menschen genauso wie Hunde und Katzen mit gestörtem oder fehlendem Geruchssinn in ihrer Sexualität beeinträchtigt seien.

Eine kleine, aber wertvolle Studie stellte diese Auffassung in Frage. Ärzte der Georgetown University untersuchten das Sexualverhalten von vier Patienten (einem männlichen und drei weiblichen), die von Geburt an ohne Geruchssinn waren, und stellten gleichwohl keinerlei sexuelle Funktionsstörungen fest. Was heißt das? In Wahrheit ist dies keine Antwort auf die erste Frage, sondern wirft nur eine zweite auf: Wenn das bewußte Geruchsempfinden fehlt, bedeutet das automatisch, daß das Pflugscharbein und damit die Reaktionsfähigkeit auf Sexualhormone ebenfalls beeinträchtigt sind? Nein; sondern die kleine Studie zeigt lediglich, daß es möglich ist, den normalen Geruchssinn zu verlieren, ohne deshalb die Fähigkeit einzubüßen, Pheromone wahrzunehmen. Solange nicht eine ähnliche Studie vorliegt, die gleichzeitig die Funktionsfähigkeit des Pflugscharbeins nachweist, werden wir die Antwort nicht wissen.

Da außerdem noch andere Geschlechtshormone für den Geruch eine Rolle spielen, können Ihre Attraktivität und Ihre Reaktion auf einen anderen Menschen durch Geruchsstörungen beeinträchtigt sein. Zum Beispiel zeigte ein französischer Wissenschaftler bereits 1952, daß Frauen empfindlich auf eine Substanz reagieren, die mit dem männlichen Urin ausgeschieden wird. Unter dem Namen Exaltolid wurde der moschusähnlich riechende Stoff fortan einigen Parfums beigemischt. Jüngere Studien zeigen, daß Frauen, deren Eierstöcke – die wichtigste Produktionsstätte für Östrogen – entfernt wurden, die Wahrnehmungsfähigkeit für Exaltolid einbüßen. Wird ihnen jedoch Östrogen von außen zugeführt, erlangen sie diese Fähigkeit rasch wieder. Die Forscher fanden außerdem heraus, daß die weibliche Empfindlichkeit für Exaltolid während der Zeit des Eisprungs am höchsten ist, was darauf hinweist, daß die Substanz bei Paarung und Fortpflanzung tatsächlich eine Rolle spielt. Nachdem überdies die Geruchsempfindlichkeit für Pheromone während des Orgasmus einen Spitzenwert erreicht, könnte es sein, daß die Sinnesschärfe einer Frau deren Orgasmusfähigkeit beeinflußt. Es scheint so zu sein, daß eine Frau ohne eigenes Östrogen und ohne Östrogenersatz mit geringerer Wahrscheinlichkeit das Sexualpheromon eines anderen erkennt und/oder darauf reagiert.

Zwar ist klar, daß Nase und Geschlechtstrieb miteinander in Beziehung stehen und auch eine Verbindung zwischen Nase und Orgasmus existiert, doch diese immer verwirrendere Dynamik können wir derzeit noch nicht überzeugend erklären. Denken Sie beispielsweise an die Wirkung von Nasensprays; jede Apotheke verkauft sie rezeptfrei. Wie wir gesehen haben, werden mache Männer nach häufigem Gebrauch von Nasensprays impotent. Aber bestimmte Sprays können auch zu chronisch frühzeitigem Orgasmus führen – auch bei Frauen. Das wissen wir deshalb, weil manche Nasensprays (insbesondere solche, die Phenylephrin enthalten) dazu eingesetzt werden, die negativen Auswirkungen verschiedener Antidepressiva auf die Orgasmusfähigkeit auszugleichen. (Männer mit vergrößerter Prostata jedoch sollten phenylephrinhaltige Nasensprays keinesfalls verwenden, denn die Folge könnte eine verstärkte Harnretention sein.) Ist es nicht sonderbar, daß die Substanzen, die Sie sich in die Nase sprühen, sowohl Impotenz als auch beschleunigte Orgasmen auslösen können? Wenn schon zwei oder drei Spritzer Nasenspray letztendlich einen Orgasmus herbeiführen – eine gewaltige körperliche Reaktion –, was, glauben Sie, können dann ein paar Pheromonmoleküle für Ihr Sexualleben bewirken?

Nasensprays, außerdem Augentropfen, Pflaster und Pumpen, werden höchstwahrscheinlich in Zukunft die bevorzugte Methode der Medikamentenverabreichung werden und Tabletten, Injektionen und Zäpfchen ersetzen. Sie wirken schnell, gelangen direkt, unter Umgehung des Verdauungstrakts, in den Blutkreislauf, und, was das Beste ist, sie sind schmerzlos. Deshalb werden Nasensprays bereits jetzt zur Verabreichung eines weiten Spektrums an Hormonen benutzt und weiterentwickelt – Kalzitonin, Vasopressin, Oxytozin und LH-RH, um nur einige zu nennen. In dreißig Ländern der Welt sprühen sich Frauen in den Wechseljahren Kalzitonin in die Nase. Kalzitonin ist ein Peptidhormon, das von der Schilddrüse erzeugt wird. Es beugt Osteoporose vor, indem es den Knochenabbau verhindert, und wirkt bei Männern und Frauen gleichermaßen. Es läßt sich auch in Form von Augentropfen verabreichen.

Die Ärzte schenken den möglichen Nebenwirkungen, die verschreibungspflichtige Medikamente für Kinder und Heranwachsende im Erwachsenenalter haben könnten, derzeit keine nennenswerte Beachtung. Zum Beispiel wird Clomipramin, ein trizyklisches Antidepressivum, bei Jugendlichen häufig gegen zwanghafte Störungen verschrieben. Doch ist bekannt, daß dieselbe Substanz spontane Orgasmen, Impotenz und Anorgasmie hervorrufen kann – und dies zusätzlich zu dem ohnehin gewaltigen Aufruhr während der Pubertät!

Vasopressin hat, wie wir wissen (und bald im einzelnen sehen werden) potentiell sexuelle und emotionale Auswirkungen bei Erwachsenen, es fördert möglicherweise die Bindungsfähigkeit und verstärkt den Effekt von Testosteron. Manche Kinder benutzen heutzutage ein vasopressinhaltiges Nasenspray gegen Bettnässen. Wie wird sich das auf die Pubertät bei beiden Geschlechtern auswirken? Von verläßlichen Antworten sind wir noch weit entfernt, denn dies ist meines Wissens das erste Mal, daß diese Fragen überhaupt gestellt werden. Dennoch, unabhängig vom jeweiligen Medikament oder Alter ist die Verabreichung von Arzneien über Nasensprays die Methode der Zukunft.

Es wird nicht mehr lang dauern, bis Hormone aller Art – Peptide, Neurotransmitter und andere sexuell wertvolle Substanzen – ihren Platz neben Vibratoren und anderen Hilfsmitteln einnehmen, gleich, in welcher Verabreichungsform. Werden Pheromone für beide Geschlechter künftig schleimhautabschwellende Nasensprays ersetzen?

Wie Sie sehen, hat der Geruch dank der Pheromone einen ausgeprägten Einfluß auf unsere Partnerwahl und im weiteren Sinn auf alle Menschen, zu denen wir uns hingezogen und die sich zu uns hingezogen fühlen. Unser Geruchssinn ist ein Gebiet, das noch längst nicht vollständig erforscht ist. Er stellt uns außerdem vor ein spannendes sexuelles Rätsel, mit dessen Entschlüsselung wir eben erst begonnen haben.

Dehydroepiandrosteron (DHEA): Die Mutter aller Hormone

»Nun, wie Debbie bereits ausgeführt hat, ist die natürliche Essenz der Frau nichts zum Schämen, sie arbeitet in Wahrheit sogar zu unserem Vorteil. Hier ist eine kleine Selbst-Feier, auf die Sie, meine Damen, bestimmt noch gar nicht gekommen sind. Sie brauchen nur Ihren Finger

*nach unten zu führen und mit Ihren Säften zu befeuch-
ten. Dann reiben Sie es sich hinter die Ohren ...«*
»Hinter die Ohren???«
*Jetzt war der ganze Kursus voll dabei. Sogar die fette
Dame kam zurück aus Marshmallow-Land. Miss Adrian
geriet an den Rand einer Ohnmacht.*
*»Yeah, hinter die Ohren. Und einen Tupfer auf den
Hals, wenn Sie wollen. Wenn es eintrocknet, hat es auch
überhaupt keinen Schlickhauch mehr. Es ist ein wunder-
bares Parfum. Sehr raffiniert und sehr eigenwillig. Die
Männer sind hingerissen, das garantiere ich Ihnen. In
Europa machen die Frauen das seit Jahrhunderten. Das
ist auch der Grund, warum die neapolitanischen Mädchen so verführerisch sind.*

(*Tom Robbins,* Sissy – Schicksalsjahre
einer Tramperin)

Wenn Sie viel Geld in teure Parfums, Eau de Cologne oder
After-Shave investieren, dann könnte es an der Zeit sein, Sie
mit den wichtigsten Produzenten Ihres eigenen, persönlichen
Aromas bekanntzumachen: DHEA, einem höchst vielseitigen
Hormon, das vor allem die Fähigkeit hat, die Wahl unserer
Sexualpartner über den Geruch zu manipulieren.

Allzu lange sind der Wert und die Bedeutung von DHEA
unterschätzt worden. In der Vergangenheit war es in erster Linie als vermeintliche Ursache hartnäckiger Aknefälle oder
übermäßiger Behaarung bei Frauen von Interesse. In den letzten Jahren jedoch hat es sich als das vielleicht faszinierendste,
vielseitigste und dynamischste aller unserer Geschlechtshormone erwiesen.

Tatsächlich ist DHEA die mächtigste chemische Substanz
unseres Körpers. Es erzeugt nicht nur die Pheromone, die
über die Haut unseren Geruch absondern, sondern wirkt
auch auf die Gehirnzentren, die den Geruch eines Menschen
vom anderen Geschlecht registrieren, und beeinflußt auf diese

Weise vielleicht unsere Partnerwahl. Außerdem nimmt es
möglicherweise Einfluß darauf, ob wir schwanger werden
oder nicht (auf jeden Fall bestimmt es, von *wem*), sowie auf
die Stärke der Bindung an die Kinder, die wir bekommen, und
vieles mehr. Die Tatsache, daß der DHEA-Spiegel um das
fünfundzwanzigste Lebensjahr seinen Höchststand erreicht,
begünstigt möglicherweise Partnerwahl und Fortpflanzung
auf dem Höhepunkt unserer körperlichen Attraktivität für
das andere Geschlecht.

Schon vor der Geburt lernen wir die Macht von DHEA
kennen. Während der Schwangerschaft sind Uterus, Plazenta
und Fötus davon durchdrungen, und es spielt eine wichtige
Rolle beim Geburtsvorgang und der Bindung zwischen Mutter und Kind, die wir noch nicht vollständig durchschauen.
DHEA ist das wichtigste Hormon, das der Fötus produziert,
und zwar in einer Menge, die zwei- bis vierhundertmal größer
ist als die Konzentration von Progesteron und Testosteron
und mehr als achthundertmal größer als der Östrogenspiegel.
Dieser hohe DHEA-Spiegel, der vor der Geburt und in den Ju-
gendjahren im Körper vorhanden ist, hat aus naheliegenden
Gründen das Interesse jener Forscher geweckt, die sich mit
der Verlängerung des Lebens befassen. Wie oben erwähnt, reguliert DHEA durch seine Verwandlung in Pheromone vermutlich unsere Fruchtbarkeit, indem es den Menstrualzyklus
so steuert, daß wir in Gegenwart eines Mannes (und bei Kontakt mit seinem Schweiß) regelmäßig ovulieren. Dieses Phänomen deutet darauf hin, daß das intime Zusammensein mit
einem Mann (oder zumindest die Berührung mit seinen Körperflüssigkeiten) sich auf die Gesundheit und die Fruchtbarkeit einer Frau günstig auswirkt.

DAS PROFIL VON DHEA

DIE WENIGSTEN WISSEN, DASS DHEA

- das am reichlichsten vorhandene Hormon im menschlichen Körper ist – bei beiden Geschlechtern
- sich in nahezu jedes andere Hormon umwandeln kann
- die kognitiven Fähigkeiten verbessert, das Immunsystem schützt und verschiedenen Formen von Krebs vorbeugt
- als Antidepressivum für beide Geschlechter dient
- einen Abbau an überflüssigen Fettsäuren, also Gewichtsverlust ohne Herabsetzung der Kalorienzufuhr bewirkt
- in der menschlichen Haut aktiv hergestellt und umgewandelt wird
- den Cholesterinspiegel senkt
- das Knochenwachstum fördert

DHEA:

- ist ein Steroidhormon, gesteuert von ACTH, erzeugt vor allem in der Nebennierenrinde, aber auch in den Eierstöcken, den Hoden und im Gehirn
- ist die Vorstufe nahezu aller anderen Hormone
- ist bei erwachsenen Männern in hundert- bis fünfhundertmal höherer Konzentration vorhanden als Testosteron

DHEA IN SEXUELLER HINSICHT:

- ist bei manchen Tieren und höchstwahrscheinlich auch bei Menschen die Vorstufe von Pheromonen
- übt vermutlich einen Einfluß darauf aus, wen wir attraktiv finden und wer unser Interesse erwidert

- fördert den Sexualtrieb, bei Frauen stärker als bei Männern
- nimmt im Gehirn während des Orgasmus zu

DHEA IM HINBLICK AUF DAS VERHALTEN:
- ist das einzige Hormon, das etwa im Alter von fünfundzwanzig seinen Höhepunkt erreicht und danach stetig abnimmt
- kann in den männlichen Wechseljahren ein Schlüsselfaktor sein
- erhöht die Qualität und die Dauer des Lebens
- hat auf Männer und Frauen vermutlich verschiedene Auswirkungen

ERSCHEINUNGSFORMEN VON DHEA:
- im Tageszyklus ab- und zunehmendes DHEA
- stabiles DHEAS (Sulfat)
- freies DHEA im Gehirn, dessen Konzentration bei Frauen höher liegt als bei Männern
- DHEAS und seine Derivate, die im Fett in den Brüsten und in der Schamgegend wesentlich höher konzentriert sind als im Unterleibsfett

DHEA WURDE EINGESETZT ZUR BEHANDLUNG VON:
- Hirsutismus (starke Körperbehaarung) bei Frauen
- Wechseljahrbeschwerden des Mannes
- den geistigen und körperlichen Beschwerden des Alterns
- Altersproblemen, zur Lebensverlängerung
- Immunschwächen
- Brustkrebs
- AIDS
- erblich bedingten angioneurotischen Ödemen
- Wechseljahrbeschwerden der Frau
- Osteoporose

WIE KÖNNEN WIR DHEA BEEINFLUSSEN?

steigernd	*senkend*
• Pubertät	• Alkohol
• Prolaktin	• Streß
• Bupropion	• chronische Krankheiten
• Digoxin	• Fettleibigkeit (Ursache
• Rauchen	oder Wirkung?)
• transzendentale	• erste Schwangerschaft
Meditation	• »Managerkrankheit«
• intensives Körper-	• Kortikosteroide
training	• Progesteron und andere
• Schwangerschaft	orale Verhütungsmittel
• Techniken zur Streß-	• Cimetidin (Tagamet)
verminderung	• Ketoconazol (Nizoral)
	• Lovastatin (Mevacor)
	• krampflösende Mittel

Was ist DHEA?

Als Geschlechtshormon ist DHEA völlig unvoreingenommen. Nachdem es überwiegend in den Nebennieren (zwei Drüsen, die auf den Nieren sitzen) erzeugt wird, besitzen Männer und Frauen nahezu dieselbe Menge an DHEA, außer im Gehirn. (Die Hoden und Eierstöcke produzieren ebenfalls eine geringe Menge DHEA, aber nicht so viel, daß der Unterschied ins Gewicht fällt.)

Das Gehirn erzeugt sein eigenes DHEA. Tatsächlich ist beim Menschen im Gehirn eine größere Menge DHEA als von jedem anderen Geschlechtshormon nachweisbar. Außerdem ist aktives DHEA in höherer Konzentration vorhanden als das inaktive DHEAS – genau umgekehrt wie im restlichen Körper. Freies (oder aktives) DHEA ist im Gehirn von Frauen auffallend stärker konzentriert als bei Männern. Was das bedeutet, wissen wir allerdings noch nicht.

Als männliche Hormone (Androgene) weisen DHEA und Testosteron Ähnlichkeiten auf. Als Nachbarn in der Nebennierenrinde scheinen sie vom selben »Individuum« angeregt zu werden: von ACTH (adrenocorticotropes Hormon), einem Hormon der Hypophyse. Dennoch bestehen auch eindeutige und faszinierende Unterschiede. Obwohl ACTH die Ausschüttung sowohl von DHEA und Testosteron bewirkt, verändert sich der DHEA-Spiegel unabhängig von Testosteron, was bedeutet, daß DHEA noch einem anderen, bislang nicht identifizierten Steuerungsmechanismus unterliegt.

Da Männer und Frauen annähernd über dieselbe Menge DHEA verfügen und die Menschen in dieser Hinsicht einzigartig unter den Säugetieren sind, wurde die Vermutung geäußert, daß DHEA in erster Linie für einen entscheidenden evolutionären Schritt verantwortlich ist: die Befreiung des weiblichen Geschlechtstriebs von einem unveränderlichen hormonellen Schema hin zu einem kontinuierlich aktiven (im Gegensatz zum rezeptiven) Zustand, ähnlich dem männlichen Sexualtrieb, durch Bereitstellung einer stets verfügbaren Androgenreserve. In diesem Sinn ist DHEA vielleicht eines der wichtigsten Hormone für beide Geschlechter, denn es begünstigt eine in biologischer und sexueller Hinsicht gemeinsame Basis und bahnt damit den Weg zur Gleichheit von Mann und Frau.

Wenn wir die sexuellen Eigenschaften von DHEA betrachten, manchmal am Beispiel von Tieren, können wir die natürliche Abfolge seiner Wirkung auf das Balz- beziehungsweise Werbungsverhalten nachzeichnen. Als Pheromon lenkt es über den Geruchssinn zuerst unsere Aufmerksamkeit auf einen Partner, dann steuert es bestimmte Zyklen und Höhepunkte. Als nächstes treten seine potentiell aphrodisischen Eigenschaften zutage, sein Einfluß auf die Erregbarkeit durch Berührungen der Haut und schließlich auf den Orgasmus.

In Haut und Gewebe treten Geschlechtshormone meist in anderer Konzentration auf als im Blut. Deshalb können in der Empfindlichkeit der Haut erhebliche Unterschiede bestehen, auch wenn der entsprechende Bluthormonspiegel bei Männern und Frauen gleich ist, denn DHEA und seine Verwandten verwandeln sich selbst und/oder andere Hormone, sobald sie das Kreislaufsystem verlassen haben, sich durch die Gewebe ausbreiten und der Haut nähern. Tatsache ist, daß bei zwei Menschen zwar dieselbe Blutkonzentration bestimmter Geschlechtshormone vorliegen kann, ihre Haut jedoch jeweils ganz verschiedene »Hormonmischungen« enthält und die entsprechenden Geruchssignale daher stark variieren.

DHEA und sexuelles Verlangen

DHEA hat nicht nur Einfluß darauf, wen wir anziehen und was wir selbst dabei fühlen, sondern sagt uns vermutlich auch, speziell wen wir besonders anziehend finden. Forschungsergebnisse aus der Crenshaw-Klinik weisen darauf hin, daß DHEA das sexuelle Verlangen erhöht. In diesem Sinn wirkt es als natürliches »Aphrodisiakum« bei beiden Geschlechtern, unabhängig vom Alter. Eine der ersten Erkenntnisse der Forschung war, daß Progesteron, dieses mächtige Anaphrodisiakum, bei den meisten anderen Stoffwechselvorgängen der Gegenspieler von DHEA ist: nachdem Progesteron den Geschlechtstrieb stark herabsetzt, vermutete man, daß DHEA ihn möglicherweise anregt. Diese Vermutung erwies sich als wahr. Aber obwohl im Blut von Männern und Frauen annähernd dieselbe Menge DHEA vorhanden ist, scheint die Wirkung unterschiedlich zu sein.

Frauen: Es sieht so aus, als kämen Frauen stärker in den Genuß der wünschenswerten Effekte, doch um diese Theorie zu bestätigen, muß noch einiges erforscht werden. Zwar weiß man, daß DHEA vor und während der Pubertät steil ansteigt und mit zunehmendem Alter abnimmt, doch wurden diese Verlaufskurven kaum je im Hinblick auf Geschlechtstrieb und sexuelles Verhalten untersucht. Dennoch stellten Forscher an der Crenshaw-Klinik fest, daß bei Mädchen in der Pubertät die Menge an freiem Testosteron beziehungsweise DHEA signifikante Voraussagen über den Geschlechtstrieb und nichtkoitales Verhalten (Masturbation, Gedanken an Sex und sexuelles Verlangen) erlaubt. Ist die Zurückhaltung hinsichtlich des eigentlichen Geschlechtsverkehrs auf die physiologische Wirkung der Hormone zurückzuführen oder vielmehr auf die strengen Vorschriften der Gesellschaft und der meisten Eltern? Manche vertreten die Ansicht, soziale und psychologisch bedingte Zwänge seien dafür verantwortlich. Andere, darunter auch ich, sind der Meinung, daß es sich um eine echte physiologische Reaktion handelt, denn die Masturbation ist vielleicht noch viel stärker tabuisiert als Geschlechtsverkehr (in manchen Religionen ist sie eine Sünde).

Erst gegen Ende der fünfziger Jahre wurde DHEA als Geschlechtshormon bei Frauen identifiziert. Im Sloan-Kettering-Krebsforschungsinstitut wurde an Frauen, deren Eierstöcke im Rahmen einer Krebsoperation entfernt worden waren, eine Untersuchung durchgeführt, die ergab, daß ihr sexuelles Verlangen anscheinend nicht beeinträchtigt war. Wenn die Eierstöcke, die Östrogen produzieren, nicht mehr zur Verfügung stehen, fragten sich die Forscher, was ist dann der Grund für den unverminderten Sexualtrieb? Es zeigte sich, daß die Nebennierenrinde, die (neben einer gewissen Menge Testosteron und anderen Substanzen) DHEA erzeugt, für die Aufrechterhaltung des sexuellen Verlangens verantwortlich ist.

Manche Frauen berichteten nach einer Ovarektomie, ihr Geschlechtstrieb habe sich verringert, die meisten jedoch verspürten keine oder nur eine geringfügige Änderung. Es wurden jedoch auch Krebspatientinnen untersucht, bei denen sowohl beide Eierstöcke als auch die Nebennieren entfernt worden waren, und in dieser Gruppe berichteten vier von fünf Frauen, sie hätten sowohl das sexuelle Verlangen als auch die Empfänglichkeit für Sex vollständig eingebüßt. Da solche einschneidenden Veränderungen nur bei Entfernung der Nebennieren auftraten, folgerten die Forscher, daß Hormone der Nebennieren, insbesondere DHEA, bei der weiblichen Libido eine Schlüsselrolle spielen. Das ist vermutlich auch der Grund, weshalb das sexuelle Verlangen der Frau unmittelbar nach den Wechseljahren nicht drastisch abnimmt, denn die Nebennieren erzeugen auch nach der Menopause DHEA.

Nur bei Frauen – ganz anders als bei anderen Säugetieren – lassen sich die Eierstöcke ohne vorhersehbare Verringerung des Geschlechtstriebs entfernen. Aus dieser Tatsache zogen wir den Schluß, daß beim weiblichen Sexualtrieb eine Verlagerung von den Östrogenen zu Androgenen wie DHEA und von den Eierstöcken zu den Nebennieren stattgefunden hat.

Im Durchschnitt ist der DHEA-Spiegel bei Frauen mit Kindern niedriger als bei kinderlosen Frauen. Wir wissen weder weshalb, noch können wir sagen, was das bedeutet. Zwar beeinträchtigt die Verringerung des DHEA-Spiegels das sexuelle Verlangen nicht so einschneidend wie der erhöhte Prolaktinspiegel während der Stillzeit, doch liefert sie eine zweite Erklärung für das geringe Bedürfnis nach Sex, das eine Frau nach der Geburt ihres Kindes verspürt, und bestätigt die Komplexität der Hormonverschiebungen, die mit Schwangerschaft und Geburt einhergehen. Vermutlich spielt die geringere DHEA-Konzentration auch bei Wochenbettdepressionen eine Rolle.

Wenn sexuelles Verlangen und das Bild vom eigenen Körper sich überschneiden, übt DHEA auf Frauen vielleicht einen stärkeren Einfluß aus als auf Männer. Die Höhe der DHEA-Konzentration wirkt auf den Fettstoffwechsel – in einer, zumindest nach unseren kulturellen Normen, höchst erfreulichen und einzigartigen Weise. DHEA hilft Ihnen, schlank zu bleiben. Es bewirkt einen Abbau überflüssiger Fettsäuren, indem es den metabolischen Grundumsatz erhöht und den Körper dazu bringt, mehr Energie zu verbrennen. Das Ergebnis ist Gewichtsabnahme, *ohne* zu fasten. Je niedriger der DHEA-Spiegel, desto größer ist die Wahrscheinlichkeit von Übergewicht. Je weniger Fett der Körper enthält, desto höher ist der DHEA-Spiegel. Eine Untersuchung an Rhesusaffen zeigte, daß schlanke Weibchen eine doppelt so hohe Konzentration an DHEA aufwiesen wie fettleibige; zwischen dicken und dünnen Männchen hingegen bestand kein Unterschied im DHEA-Spiegel. Aber was ist Ursache und was Wirkung? Anscheinend handelt es sich um einen Kreislauf ohne Anfang und Ende: Wenn Sie schlank sind, besitzen Sie mehr DHEA, was wiederum den spontanen Fettsäureabbau bewirkt. Sind Sie dick, ist Ihr DHEA-Spiegel niedriger, und Sie kommen nicht in den Genuß eines erhöhten Fettumsatzes. Also werden Sie dick bleiben, es sei denn, Sie treiben Sport (was den DHEA-Spiegel erhöhen kann) und/oder Sie reduzieren Ihre Kalorienzufuhr.

Männer: Zwar verfügen Männer über reichliche Mengen DHEA, doch übt dieses Hormon höchstwahrscheinlich einen erheblich geringeren Einfluß auf ihren Geschlechtstrieb aus als bei Frauen. Der Grund ist einfach: Sie sind derart von Testosteron überschwemmt, daß im Vergleich dazu der DHEA-Effekt relativ gering ist.

Bei Männern besteht die Bedeutung von DHEA nicht so sehr im unmittelbaren Einfluß auf ihren Sexualtrieb, sondern vielmehr in der indirekten Wirkung auf andere Aspekte ihrer Gesundheit, die letztlich wiederum das sexuelle Verlangen beeinflussen, wie zum Beispiel Streß, Herzerkrankungen, Veränderungen in der Lebensmitte, sexuelle Attraktivität und Lebensqualität.

Der Einfluß von DHEA auf Haut und Geruch: Die verblüffendste unter all den sexuellen Eigenschaften von DHEA betrifft unsere Haut und unseren Geruch. Durch eine Kombination von Geruch und Berührung verändert DHEA bereits in den ersten Lebenstagen unser Gehirn, indem es entscheidet, welche Zellen leben und welche absterben werden, und bestimmt den Bindungsprozeß zwischen Mutter und Kind. DHEA kann nicht direkt in die Haut eindringen, weil es von bestimmten Geweben nicht vollständig absorbiert wird. Doch es paßt sich den Umständen an: wenn es sich den Hindernissen nähert, die seinem Eindringen in die Haut entgegenstehen, wandelt es sich in andere Hormone um, die von der Haut leicht aufgenommen werden und dort einen bestimmten Zweck erfüllen. Auf diese Weise entstehen aus DHEA die sexuellen Pheromone. Als Vorstufe von Sexualpheromonen bei anderen Tieren steuert DHEA Balzrituale und Paarungsverhalten. Dies scheint auch für den Menschen zuzutreffen; allerdings kommt die Forschung auf diesem Gebiet ungemein langsam voran.

DHEA erzeugt nicht nur Pheromone, sondern spielt auch eine spezifisch sexuelle Rolle insofern, als es Aussehen und Beschaffenheit unserer Haut bestimmt. Bei manchen Tieren, insbesondere dem Pavian, sind die Geschlechtsteile von einer auffälligen, flammend roten Haut überzogen, die sie stolz zur Schau tragen. Der Mensch will hinter seinen Verwandten nicht zurückstehen: Wenn Frauen sich Lippen und Wangen röten, behaupten manche, sie imitieren den leuchtenden Affenhintern. Wie dem auch sei, wir haben unsere eigenen erogenen Hautzonen, und anscheinend verdanken wir dies dem Hormon DHEA. Die herausragendsten Teile sind Brüste und Genitalien, wozu Schamhügel, Schamlippen, Hodensack und Schenkelinnenseiten gehören. Im Fett der Brüste und der Schamgegend ist DHEA ein wenig höher konzentriert als im Fett des Unterleibs, während Östrogene und die meisten Androgenderivate in sämtlichem Körperfett dieselbe Konzentration aufweisen. Aufgrund des hohen DHEA-Spiegels in Brüsten und Genitalien ist ein jäher Anstieg auf zweierlei Art möglich: durch Aussendung erotischer Düfte und die gleichzeitige Wahrnehmung prickelnder Empfindungen. Vielleicht

stimmt es die betreffenden Organe auch auf den Orgasmus
ein.

Auch Ihre Lippen, die Sie vielleicht nicht als speziell erogene Zone einstufen, verraten mehr, als Ihnen klar ist. Zusätzlich zu ihren sonstigen Funktionen senden sie sexuelle Signale
aus. In seinen Büchern *Der nackte Affe* und *Körpersprache*
weist Desmond Morris darauf hin, daß die Lippen bei sexueller Erregung anschwellen, röter werden und stärker hervortreten als normalerweise – und damit sowohl auffälliger als
auch berührungsempfindlicher werden.

Morris hat auch eine Theorie über die Ohrläppchen: Sie
seien deshalb zu erogenen Zonen geworden, vermutet er, weil
Frauen während des Vorspiels etwas brauchten, um daran zu
saugen. Ich meine allerdings, zu diesem Zweck steht ihnen eine breite Auswahl zur Verfügung.

Orgasmen und Bewußtseinsveränderung: Wie bereits erwähnt, können wir sexuelle Reaktionen bei Tieren nur anhand dessen bewerten, was wir beobachten – Masturbation,
Paarungsfrequenz, Penetration, Ejakulation und so weiter.
Was die Funktionsweise von DHEA betrifft, muß die Forschung vermutlich sehr viel subtilere Methoden entwickeln,
um meßbare Verhaltensweisen zu identifizieren, die sich mit
Geschlechtstrieb und Orgasmus in Beziehung bringen lassen.
Viele der nötigen Erkenntnisse über DHEA und Sex können
wir nur durch direkte Forschung am Menschen im Augenblick des Erlebens gewinnen. Dennoch haben uns auch Untersuchungen an Tieren einige zwingende Daten geliefert.

Im Gehirn erregt DHEA das Septum und die supraoptischen Kerngebiete (das im Hypothalamus gelegene Sexualzentrum des Gehirns), die bekanntermaßen aktives und reak-
tives Sexualverhalten fördern. Werden Rattenmännchen sieben Tage lang in ihrem Käfig dem Geruch empfängnisbereiter
Rattenweibchen ausgesetzt, nimmt der DHEA-Spiegel auch in
zwei anderen Gehirnregionen zu: im Mandelkern (einem Teil

des limbischen Systems) und im Hypothalamus. Die DHEA-Konzentration im Gehirn ist bei männlichen und weiblichen Ratten etwa gleich hoch, sofern die Weibchen vor dem oder im Östrus stehen, nehmen jedoch bei den Weibchen ab, wenn sie nicht sexuell aktiv oder empfängnisbereit sind. Ob dies Ursache oder Wirkung ist, wissen wir nicht. Vielleicht beides. In der Blutkonzentration tritt allerdings keine Änderung ein. Auch bei sexueller Erregung nimmt DHEA ausschließlich im Gehirn zu und breitet sich in der Regel nicht auf den restlichen Körper aus.

Auf jeden Fall können wir folgern, daß ein erhöhter DHEA-Spiegel im Gehirn sexuelle Erregung fördert und/oder in Reaktion darauf weiter ansteigt. Außerdem verändert DHEA die Gehirnströme im Septum, dem Bereich des Gehirns, der speziell die orgasmischen Aktivitäten steuert. Das Septum wird übereinstimmend mit Thetawellen in Verbindung gebracht (den langsamen Gehirnwellen, die bei konzentrierter Aufmerksamkeit auftreten und auch für das Traumstadium im REM-Schlaf und den Zustand tiefer Meditation charakteristisch sind). Nachdem DHEA diesen Bereich des Gehirns stimuliert, senkt es die Bewußtseinsschwelle und erleichtert damit vielleicht die natürliche und wünschenswerte rückhaltlose Bereitschaft des Körpers für den Orgasmus.

Bupropion (Wellbutrin) und DHEA: Es dürfte also kaum überraschen, daß Bupropion, ein relativ neues Antidepressivum, den Sexualtrieb steigert, den Orgasmus erleichtert, Gewichtsverlust und Bewußtseinsveränderung herbeiführt. Klingt das bekannt? Bei Frauen steigt der DHEA-Spiegel im Blut durch eine Bupropion-Behandlung, und diese zunehmende DHEA-Konzentration, die ich 1984 zusammen mit Dr. James Goldberg im Rahmen einer Bupropion-Studie untersuchte, wurde mit einer Linderung der sexuellen Funktionsstörung in Zusammenhang gebracht: Frauen mit geringem sexuellem Verlangen erlebten eine mitunter drastische

Verbesserung. Insbesondere zwei Frauen reagierten ungewöhnlich intensiv auf Bupropion.

Eine junge Frau, die religiös erzogen worden war und, laut eigener Aussage, »einen Haufen Komplexe« mitbekommen hatte, war lange überzeugt, über den weiblichen Orgasmus würden ausschließlich Lügen verbreitet. Sie hatte nie einen Orgasmus erlebt. »Ich habe Sex immer nur im Kopf gespürt«, sagte sie. »Im Kopf habe ich alle möglichen Wünsche, aber mein Körper macht einfach nicht mit.« Sexuell habe sie nie etwas empfunden und sei dadurch jahrelang frustriert und verbittert gewesen.

Sie beteiligte sich also an unserem Experiment. Nach ein paar Wochen saß sie einmal an ihrem Schreibtisch und lernte, als ein merkwürdiges, mächtiges Gefühl sie praktisch aus heiterem Himmel überkam. »Ich saß da und dachte über Betriebswirtschaft nach, und auf einmal hatte ich dieses phantastische sexuelle Gefühl«, erinnerte sie sich lächelnd. »Es war warm, pochte ein bißchen, tat weh und war schön.« Ich fragte sie, wo sie dieses Gefühl gespürt habe, und sie sagte: »Na ja, Sie wissen schon, da UNTEN!« Dann fügte sie hinzu: »Ich wollte auf der Stelle Sex haben!«

Tatsächlich dachte sie noch Tage danach an nichts anderes, eine Situation, die ihre Ehe ins Wanken brachte, bis ihr Mann sich mit dem neuen Umstand anfreundete. Sie wollte ihren Orgasmus, und zwar sofort! Diese Frau, die ihr Leben lang Sex vermieden hatte, drohte ihrem Mann, sie werde sich einen anderen suchen, der sie befriedigte, falls er ihr nicht augenblicklich entgegenkäme. Aber sie suchte sich keinen anderen. Und mit der Zeit kam er ihr entgegen.

Eine andere Frau erlebte eine ähnliche Explosion, empfand jedoch zunächst nur Abscheu. Ihre lebenslange Einstellung spiegelte sich in ihrer Äußerung wider: »Sex muß man über sich ergehen lassen und ansonsten um jeden Preis vermeiden.« Verheiratet und über fünfzig, wollte sie ihren Mann nicht einmal berühren, aus Angst, ihn zu ermutigen. Dennoch

157

*hatte sie nach dreißig Jahren leidender Hinnahme eines Min-
destmaßes an Sex das Gefühl, ihr Mann habe mehr verdient.
Aus dem Wunsch heraus, ihr eigenes Verlangen zu steigern,
meldete sie sich zu unserem Experiment. Nach einigen Wochen erlebte sie plötzlich »ein absolut unkontrollierbares Gefühl, das mir ungeheuer auf die Nerven ging. Es quälte mich
von früh bis spät.« Sie spürte ein heißes Pochen in der Vagina,
ein Gefühl, das sie so beschrieb: »Wie wenn ein Kind dringend aufs Töpfchen muß.« Selbst der Geschlechtsverkehr mit
ihrem Mann vermochte dieses Gefühl nicht zu beseitigen, das
in der Folge zwar ein wenig schwächer wurde, aber immerhin
drei Tage lang intensiv anhielt. Im Lauf der nächsten sieben
Tage verebbte es nach und nach und war am zehnten Tag zu
ihrer größten Erleichterung völlig verschwunden.*

Trotz ihres anfänglichen Widerwillens gegen diese unbe-
zähmbaren sexuellen Empfindungen kam die Frau schließlich
soweit, Sex mit ihrem Mann zu genießen.

Die Auswirkung von Bupropion auf das sexuelle Verlangen
ist wahrscheinlich das Ergebnis einerseits eines erhöhten Do-
pamin-Spiegels und andererseits einer verstärkten Konzentration von DHEA im Gehirn. Das bedeutet, daß die Männer
und Frauen, die sich an unserem Experiment beteiligten und
von einer Begierde überwältigt wurden, wie sie ihnen noch nie
in ihrem Leben widerfahren war, vermutlich auf die kombinierte Wirkung von Dopamin und DHEA auf das Gehirn reagierten. Aufgrund dessen, was wir über den Einfluß von
DHEA auf unsere Genitalien wissen, können wir annehmen,
daß die intensiven Empfindungen, die sie beschreiben, das Resultat von DHEA im Gewebe der Geschlechtsorgane waren.
Wenn ein anderes Zielorgan (Gehirn oder Haut) mit derselben Substanz gesättigt ist – wie in diesem Fall mit DHEA –,
variiert die emotionale und/oder physische Reaktion je nach
den Erfordernissen des betreffenden Organs.

Das Gesamtbild

Die Wirkung von DHEA beschränkt sich nicht auf die subtile Steuerung von Geruch und nahezu jeden Aspekt von Sex. Es beeinflußt auch die Länge unseres Lebens und unsere Gesundheit.

DHEA sinkt eindeutig mit zunehmendem Alter, bei chronischem Streß und bei Krankheit. Möglicherweise ist auch umgekehrt das Absinken des DHEA-Spiegels ein Katalysator für Krankheit und den Prozeß des Alterns. Wir wissen noch nicht genug, um mit Bestimmtheit sagen zu können, was die Ursache und was die Wirkung ist, eines aber steht fest: wenn die Umstände sich verschlimmern, nimmt DHEA weiter ab.

Beeinflussung des DHEA-Spiegels

Bestimmte Wirkstoffe und Arzneien beeinflussen DHEA. Achten Sie besonders auf diejenigen, die den Spiegel senken, und gehen Sie ihnen so weit wie möglich aus dem Weg. Hier eine Zusammenfassung:

Alkohol: Häufiger Alkoholkonsum senkt den DHEA-Spiegel bei Männern wie bei Frauen; bei Leberzirrhose ist er niedrig. Untersuchungen haben gezeigt, daß alkoholhaltige Injektionen den DHEA-Spiegel im Gehirn binnen dreißig Minuten senken, während es etwa vier Stunden dauert, bis das normale Niveau wieder erreicht ist. Wenn das alles abschreckend klingt, bleiben Sie jung.

Bupropion: Es gibt überraschend wenig Substanzen, die bekanntermaßen den DHEA-Spiegel erhöhen. Das oben erwähnte Bupropion, ein relativ neues Antidepressivum, ist eine Ausnahme. Es läßt DHEA ansteigen, was eine Erklärung

Leidenschaft für die intensiven vaginalen Empfindungen sein mag, die manche Frauen nach längerer Einnahme des Medikaments verspürten. Bei Männern hingegen erhöhte sich die Konzentration nicht. Auf diesem Gebiet muß noch vieles erforscht werden.

Sport: Körpertraining kann DHEA kurzfristig in die Höhe treiben. Allerdings ist täglich ein dreißigminütiges intensives Training über den Zeitraum von wenigstens einem Monat erforderlich, damit eine meßbare Erhöhung des DHEA-Spiegels eintritt.

Rauchen: Zigarettenkonsum erhöht den DHEA-Spiegel ebenfalls, jedoch werden die Vorteile mit Sicherheit durch die bekannten negativen Begleiterscheinungen des Rauchens aufgewogen.

Transzendentale Meditation (TM): Anscheinend vermag transzendentale Meditation den DHEA-Spiegel zu erhöhen. An der Maharishi University, einem Zentrum für transzendentale Meditation, wurden darüber Untersuchungen angestellt. Diese Wirkung, die jedoch nur bei langjähriger Meditationspraxis eintritt, besteht vermutlich in der Verringerung der negativen Auswirkungen von Streß.

Im Rahmen einer Studie wurde der DHEA-Spiegel bei 252 Männern und 74 Frauen gemessen, die regelmäßig TM praktizierten. Die Ergebnisse wurden mit den Untersuchungen an 799 Männern und 173 Frauen verglichen, die nicht meditierten. In der TM-Gruppe war der DHEA-Spiegel bei Frauen jeder Altersstufe höher, bei Männern jedoch nur, sofern sie über vierzig waren. Mittlere DHEA-Spiegel waren bei siebenundvierzig Prozent der meditierenden Frauen über fünfundvierzig und bei dreiundzwanzig Prozent der meditierenden Männer über vierzig höher als in der Vergleichsgruppe. Auch Berichtigungen, die Unterschieden in der Lebensweise Rechnung trugen (Ernährung, Körpergewicht, Sport und so weiter), vermochten die signifikanten Abweichungen nicht zu regulieren.

Die »Managerkrankheit«, ein Verhalten, das häufig mit Infarktrisiken in Verbindung gebracht wird, scheint den DHEA-Spiegel ebenso zu senken wie chronischer Streß oder Krankheit. Jedoch wurden bei infarktgefährdeten Personen, die zwölf Jahre und länger meditiert hatten, DHEA-Spiegel nachgewiesen, die deutlich über dem Durchschnitt lagen.

Merkwürdigerweise registrierte das EEG bei Personen mit langjähriger TM-Praxis während der Meditation Thetawellen, die periodische Spitzenwerte erreichten (während der Samadhi-Zustände). Diese Feststellung legt nahe, daß bei großer Meditationserfahrung sowohl die Thetawellen im Gehirn als auch DHEA zunehmen, was ein Hinweis auf die Aktivierung des limbischen Systems und eine weitere Bestätigung des bereits bei Tieren erkannten Zusammenhangs zwischen DHEA, Thetawellen, Sex und dem Septum ist.

Streßabbau: TM ist nicht die einzige Möglichkeit, Streß zu reduzieren. Es liegt auf der Hand, daß Biofeedback, Sport, Entspannungstechniken, Massage und ein weites Spektrum verschiedener Therapien sich wohltuend auf den DHEA-Spiegel auswirken. Aber genau wie bei jedem Training zeitigen nur regelmäßige Anstrengungen über lange Zeiträume eine meßbare positive Wirkung.

DHEA-Ersatzstoffe: DHEA-Ersatzstoffe sind in Europa und anderswo erhältlich, wo sie gegen altersbedingte Beschwerden, die Wechseljahre des Mannes, Fettleibigkeit und andere Störungen eingesetzt werden; in den USA hingegen ist diese Therapie nicht zulässig.

Nachdem man eine Verbindung zwischen niedrigem DHEA-Spiegel und Osteoporose – zumindest bei Frauen – erkannt hat, wird in mehreren europäischen Ländern auch Frauen nach der Menopause DHEA zur Vorbeugung gegen

DER EINFLUSS VON DHEA AUF DIE GESUNDHEIT

hoher DHEA-Spiegel
- schützt das Immunsystem
- beugt Tumoren vor
- fördert das Knochen-
  wachstum
- fördert Gewichtsverlust
  ohne Fasten
- verbessert die Energie-
  nutzung
- reduziert Cholesterin,
  Lipoproteine und
  Körperfett
- senkt die Todesfälle aufgrund von Herzkrank-
  heiten
- senkt die Sterbefälle jeglicher Ursache, insbe-
  sondere bei Männern

niedriger DHEA-Spiegel
- geht mit chronischen
  und degenerativen
  Krankheiten einher
- fördert den Knochen-
  abbau
- fördert Gewichts-
  zunahme und Fett-
  leibigkeit
- wird bei 50% der Ova-
  rialtumoren mit Energielosigkeit in Verbindung
  gebracht
- ist neun Jahre im voraus
  ein Hinweis auf Brust-
  krebs
- kann bei Frauen das
  Leben verlängern

steigernd
- Pubertät
- Prolaktin
- Bupropion
- Sport
- transzendentale
  Meditation
- Rauchen
- Digoxin
- Sex

senkend
- Alkohol
- Streß
- chronische Krankheiten
- Fettleibigkeit (Ursache
  oder Wirkung?)
- Altern
- Alzheimer-Krankheit
- Autoimmun-
  erkrankungen

> *senkend*
> - Hypothyreose (Schild-
>   drüsenunterfunktion)
> - Anorexia nervosa
>   (Magersucht)
> - Glukokortikoide
> - Phenobarbital
> - Phenytoin
> - Carbamazepin

Knochenschwund DHEA verabreicht. Es liegen keine vergleichbaren Untersuchungsergebnisse vor, um zu bestimmen,
inwieweit auch Männer im Alter von Osteoporose betroffen
sind.

Bei der Entscheidung für oder gegen eine Behandlung mit
DHEA stellt sich für Frauen vor allem die Frage nach einer etwaigen Maskulinisierung. Die bisher durchgeführten Untersuchungen legen nahe, daß solche Befürchtungen weitgehend
unbegründet sind, doch müssen noch sehr viel mehr Daten ge-
sammelt werden, ehe sich eine zuverlässige Aussage treffen
läßt.

Der allgemeinen Akzeptanz einer Therapie mit DHEA stehen noch weitere Hürden im Weg, zum Beispiel die Sorge, daß
DHEA zur Vergrößerung der Prostata und zur Entstehung
von Prostatakrebs beitragen könnte.

Erinnerst du dich noch an unser Lied ...?

Wir können das Thema Liebe, Lust und Leidenschaft nicht
abschließen, ohne uns ein paar Gedanken über Musik und
Romantik zu machen. Hat es je eine große Liebe ohne ein damit verbundenes Lied, eine Lieblingsmelodie gegeben? »Ta-
ra's Theme« aus *Vom Winde verweht*, »Lara's Theme« aus

Doktor Schiwago, »Unchained Melody« von den Righteous Brothers, »I'll Always Love You«, »Whatever I Do, I Do It for You«, und so weiter. Noch viele Jahre später vermag Musik Erinnerungen in Ihnen zu wecken, die Sie lieber vergäßen. Unerwartet ertönt ein bestimmtes Lied aus dem Radio, oder Sie gehen tanzen, und die Band stimmt »Ihre« Melodie an, und wie im *Raumschiff Enterprise* werden Sie in eine andere Zeit, an einen anderen Ort gebeamt.

Stellen Sie sich die Macht dieser Pawlowschen Konditionierung vor, die Wirkung, die die spezielle Verknüpfung aus Liebe und Musik auf Sie hat. Die Melodie überfällt Sie unerwartet und zwingt Sie reflexartig, an die Liebe zu denken, die Sie einst mit ihr in Zusammenhang gebracht haben. Sie ist nicht übertragbar, nicht austauschbar und nicht auszulöschen. Sie werden sie nicht mehr los.

Das wollen Sie in der Regel auch gar nicht. Deshalb sind Oldies so populär: sie wecken nicht einfach nur kostbare Erinnerungen – sie lösen ein wirkliches Wiedererleben aus, samt allem chemischem Aufruhr, den Sie damals verspürten, als Sie die Verbindung herstellten.

Was ist das für eine Chemie, die von musikalischen Erinnerungen aufgewühlt wird? Lassen Sie mich kurz spekulieren, denn diese Frage wurde kaum je untersucht. Wir wissen besser darüber Bescheid, wie sich Konsumverhalten durch Musik steuern läßt (was Einkaufszentren sich zunutze machen), als darüber, wie Musik auf Liebe und Sex wirkt. Und doch muß im Blut einiges durcheinandergeraten, wenn man bedenkt, wie die Fans bei Beatles- und Elvis-Konzerten in schreiende Verzückung gerieten und heute bei Hardrock- und Heavy-Metal-Veranstaltungen in eine wahnsinnige Raserei aus Bewegung und Sex verfallen. Musik bewirkt sehr häufig den unwiderstehlichen Drang, sich zu bewegen, zu klatschen, zu tanzen.

Was also könnte auf chemischer Ebene vor sich gehen? Ich stelle mir vor, daß zunächst PEA ansteigt. Anscheinend ist das jedesmal die Folge, wenn Sie romantische Anwandlungen verspüren. Außerdem wirkt Musik auf die rechte Gehirnhälfte, genauso wie ein vertrautes Gesicht, und rührt Ihre Gefühle auf. Kortisol sinkt, wenn die Musik Ihnen gefällt; andernfalls steigt es an: Kortisol ist das Streßhormon und der Hauptgrund, weshalb jemand entnervt brüllt: »Stell den abscheulichen Lärm leiser!« Sie verstehen nicht, wieso – in Ihren Ohren klingt es wunderbar.

Wenn Kortisol absinkt, steigt DHEA in der Regel an und versetzt wichtige sexuelle Moleküle in Aktion. Und nachdem Sie so freudig lächeln, muß auch Dopamin am Werk sein. Dopamin motiviert und mobilisiert Sie. Tatsächlich ist ein Dopaminschub vermutlich der Grund, weshalb Menschen springen und tanzen, wenn sie glücklich sind. Vielleicht auch der Grund, weshalb man sich zu Musik bewegt.

Was noch? Oxytozin natürlich. Wo getanzt wird, geht es immer auch um Körperkontakt. Zumindest erwarten Sie Berührungen, die früher oder später stattfinden werden. Peptide gesellen sich dazu, und Oxytozin wallt auf. Ein paar schnelle Tänze – oder auch Sport –, und weitere Hormone steigen an. Sie überhitzen sich. Vasopressin schaltet sich ein und verordnet Ihnen eine Pause. Sie werden müde, und in dem Moment beginnt ein langsamer Tanz. Sie sind schweißnaß und verströmen Pheromone. Sie berühren wieder, diesmal mit absichtlichem, ganzem Körperkontakt – und erhalten eine Überdosis Oxytozin. Ihre Endorphine steigen. Sie sind berauscht.

Sobald Oxytozin im Blut zirkuliert, regt es Östrogen an und umgekehrt. Wenn diese beiden sich in einer Frau zusammentun, seien Sie auf der Hut – im nächsten Kapitel erfahren Sie, weshalb. Sein Testosteron schnellt in die Höhe, während er sie tanzen sieht und ihre Bewegungen spürt. Kein Wunder, daß Mormonen und Mennoniten das Tanzen verbieten. »Gehen wir tanzen« – was so schlicht und harmlos klingt, bekommt nun eine neue Bedeutung. »Ich lege Musik auf, um uns Stimmung zu machen.« Sie wußten nicht, daß Sie in Wahrheit Ihre Chemie manipulieren.

Zukunftsaussichten für PEA, Pheromone und DHEA

Während harte Fakten noch schwer zu fassen sind, können wir doch über manche künftige Behandlungsmöglichkeiten mit Geschlechtshormonen spekulieren, die wirklich verblüffend sind. In sexueller Hinsicht könnten *menschliche* Pheromone in Parfums und Kölnisch Wasser als wahrer »Liebeszauber« wirken und unsere Werberituale genauso beeinflussen, wie liebestolle Kakerlaken den Pheromonen ihrer Artgenossen erliegen – hoffentlich mit glücklicherem Ausgang. Nasensprays und Zerstäuber auf dem Nachttisch stünden in Reichweite bereit, um Verlangen, sexuelles Empfinden und Orgasmen zu steigern, ohne Mithilfe lärmender Vibratoren. DHEA-Ersatzstoffe könnten Männern und Frauen als »Tonikum« dienen, sobald in den Dreißigern der natürliche DHEA-Spiegel zu sinken beginnt: um Ihnen die körperliche Leistungsfähigkeit zu erhalten, um zu verhindern, daß Sie in der Lebensmitte in die Breite gehen, und später, um Krankheiten und den allgemeinen körperlichen Verfall im Alter abzuwehren.

Bisher konzentrierte sich die Forschung speziell auf den physischen und genitalen Aspekt von Sex, insbesondere auf die Hormone Testosteron, Östrogen und Progesteron. Das facettenreiche Profil von DHEA wird die Sexualforschung zwingen, über die rein physische Seite hinaus die entscheidend daran beteiligten Gefühle wie Berührung und Geruch, vielleicht sogar Liebe, Intimität und Bindung mit einzubeziehen. Aus der einfältigen Beschäftigung mit »aphrodisischen« Impulsen aufgrund von Hormonen und anderen chemischen Substanzen könnte eine umfassendere, gereifte und nützliche sexualpharmakologische Forschung und Behandlung hervorgehen.

Zum Glück scheint die Liebe, wie immer man sie definiert,

das beste aller denkbaren Aphrodisiaka zu sein. Da wir nun wissen, daß DHEA mit Hilfe von Pheromonen mitentscheidet, wen wir lieben, und PEA bestimmt, wie sehr wir lieben, werden uns künftige Forschungsergebnisse vielleicht lehren, diese Liebe auch zu bewahren.

4
BERÜHRUNG:
ZUNEIGUNG, BINDUNG,
VERANTWORTUNG

Verwirrte Identitäten
Wem gehört dieser Fuß, ich glaube, es ist meiner
Aber ganz sicher bin ich nicht
Mein Arm ist eingeschlafen, oder ist es deiner
Dieses Herz schlägt an meine Brust
Oder ist es meins, ist es unseres
Ein Magen knurrte und weckte mich auf
Entschuldige, warst du das?
Je näher ich dir komme
Desto schwerer bin ich abzugrenzen
(Theresa Crenshaw, Confused Identities*)*

Haben Sie sich je gefragt, weshalb Sie sich so wunderbar und so sicher fühlen, wenn jemand, den Sie lieben, Sie umarmt? Es ist, als umgäbe Sie mit einem Mal ein unsichtbares Kräftefeld, ein Schutzschild gegen alle Übel. Gefahren verblassen, Probleme schwinden dahin, und in der Magie der Umarmung haben Sie das Gefühl, als könnte nichts und niemand Ihnen je etwas anhaben. Logisch ist das nicht. Es stimmt auch nicht: gegen Erdbeben und Wirbelstürme sind Sie keineswegs gefeit. Aber im Augenblick spielt nichts dergleichen eine Rolle, denn Ihr Wohlbehagen ist überwältigend. Ist es nicht erstaunlich, wie eine schlichte Umarmung auf einmal alle Ihre Sorgen verschwinden läßt?

Fügen Sie diesem mächtigen Gefühl Verliebtheit hinzu, dann sehen Sie, was mit Ihrer Chemie geschieht:

»Ich muß ihn ständig anfassen«, schwärmte Robin beim Gedanken an Eric, den Mann, in den sie sich verliebt hatte. *»Seine Haut ist wie ein Magnet, dem ich nicht widerstehen kann. Wenn er mich berührt, fühle ich mich großartig – es ist elektrisierend und tröstlich zugleich. Am liebsten würde ich ihn nie wieder loslassen.«*

Als ihr neuer Liebhaber geschäftlich für längere Zeit verreiste, glaubte Robin, sterben zu müssen: sie erlebte alle Symptome eines Drogenentzugs. *»Wahrscheinlich löst seine Berührung irgendeine chemische Reaktion aus, die mich süchtig gemacht hat«*, sagte sie.

So ist es! Berührungen verändern die chemische Zusammensetzung Ihres Körpers. Wenn Sie jemanden liebkosen oder er/sie über Ihre Haut streicht, wenn Sie sich aneinanderschmiegen oder Händchen halten, dann setzt eine Kettenreaktion ein, die Ihrem Gehirn mitteilt: »Das tut gut. Sehr angenehm. Es besänftigt mich. Ich will mehr.« Je mehr Sie berühren, desto mehr *wollen* Sie berühren. Und je mehr Sie dieselbe Person berühren, desto stärker wird die Bindung zu ihr, desto mehr wollen Sie mit ihr zusammensein. Berührung macht tatsächlich süchtig.

Die Chemie der Gefühle

Für die heutigen Wissenschaftler ist die Erforschung der Chemie unserer Gefühle ein neues und kühnes Unterfangen. In unserer Gesellschaft gelten Vertrautheit, Fürsorge, Entspannung, gegenseitige Unterstützung und Gewöhnung aneinander als selbstverständlich. Berührungen werden als zufällig, keineswegs als notwendig empfunden. Doch trotz dieser Vernachlässigung hat die Wissenschaft in den letzten zwanzig Jahren erkannt, daß Berührungen – und ihre Ursachen und Beweggründe – weitaus wichtiger sind, als wir uns je vorgestellt haben.

Bleiben Sie durch Berührungen zuversichtlich, gesund, glücklich? Ich glaube schon. Und viele Fachleute sind derselben Meinung. Zwar werden die vielfältigen gesundheitlichen Vorteile gegenseitiger Berührung erst allmählich erkannt, doch schon lange weiß man, welche Folgen der Mangel an Berührung nach sich zieht.

Vitamin »B«

Berührung ist ein Grundinstinkt aller Tiere. Die Natur scheint das so geplant zu haben. Wir sehnen uns nach der Seelennahrung, die Berührungen uns spenden, und brauchen sie wie ein lebenswichtiges Vitamin. Sehen Sie sich zum Beweis nur einmal Ihre Katze oder Ihren Hund an, die Säuglingsstation oder ein Sanatorium. Selbst einzelgängerische Wesen wie Kraken brauchen Berührung; instinktiv suchen sie sich Höhlen und Nischen und heften sich an den Felsen – nicht, um sich zu verstecken, sondern um sich daran zu reiben. Vor einigen Jahren prangte auf dem Titelbild des *National Geographic* Koko die Gorilladame, die zärtlich ein Kätzchen in den Armen hielt. Schlangen schmiegen sich aneinander, sogar Alligatoren kuscheln – um für den Dschungel draußen gerüstet zu sein und dem biologischen Gebot zur Paarung zu gehorchen.

Was uns Menschen angeht, so wissen wir, daß Babys bei Berührungsmangel nicht gut gedeihen und manchmal sogar sterben, selbst wenn sämtliche anderen Grundbedürfnisse erfüllt sind, wie Dr. René Spitz Anfang der dreißiger Jahre im Rahmen seiner Untersuchungen an Waisen feststellte. Diejenigen, die überleben, sind in der Regel körperlich und geistig zurückgeblieben. Ältere Menschen verfallen rapide, wenn sie nicht mehr berührt werden: sie sterben früher und werden schneller senil. Wie wichtig sind Berührungen in unserem Leben, wenn sich Defizite derart einschneidend auf die beiden Pole des Alters auswirken?

Die Wahrheit ist, daß wir ohne Berührung nicht leben können. Wir entwickeln emotionale Mangelerscheinungen, eine Art Skorbut der Seele, obwohl wir das Syndrom mit unterschiedlichen Namen belegen: Depression, Streß, Ängste, Aggression, Midlife-crisis ... und mit allerlei wirkungslosen Psychopharmaka behandeln. Berührungsmangel ist nicht weniger gesundheitsschädlich als der Mangel an Vitamin C und genauso leicht zu beheben. Ich vermute, daß die armen Seeleute, die auf langen Überfahrten litten und ihre Kameraden wie die Fliegen sterben sahen, sich auch nicht vorstellen konnten, daß die Lösung so einfach sei: ein paar Orangen, ein Faß Sauerkraut ... Das Thema Berührung wird erst seit dreißig Jahren wissenschaftlich erforscht, dennoch wissen wir bereits genug, um unsere Lebensqualität im allgemeinen und unser Liebesleben im besonderen drastisch zu verbessern.

Die Chemie der Berührung

Berührung fühlt sich angenehm an, aber das ist noch lange nicht alles. Berührung bewirkt die Ausschüttung von Endorphinen, natürlichen Opiaten, die der Körper erzeugt, um uns vor Schmerz zu schützen. Wenn jemand Sie im Arm hält, steigt Ihr Endorphinspiegel, und Sie strahlen vor Zufriedenheit. Endorphine sind aber nur ein kleiner Ausschnitt des Gesamtbilds. Die Hauptwaffe der Natur, die Substanz, die uns geradezu zwingt, anderen nahe zu kommen, ist wahrscheinlich Oxytozin, ein Peptid mit phantastischer Wirkung. Es nimmt mit jeder Berührung zu. Wenn Sie oft und lange mit einem Menschen zusammen sind, entsteht ein tiefgreifendes, lebenslanges Muster. Allein beim Gedanken an die geliebte Person erleben Sie einen leichten Oxytozinanstieg, der sich verstärkt, sobald Sie mit ihr zusammen sind, und schon bei einer leichten Berührung in die Höhe schnellt.

Unwillkürliche chemische Bindung: Nehmen wir an, Robins Freund hat mit der Ehe nichts im Sinn. Er ist zwar gern mit ihr zusammen, aber sie ist nicht die Frau seiner Träume. Sie jedoch bedrängt ihn, bis er schließlich einwilligt, mit ihr zusammenzuziehen. Es bekommt ihm nicht schlecht: er genießt regelmäßigen Sex, ohne eine lebenslange Verpflichtung eingehen zu müssen. Und Robin ist glücklich. Sie hat ihren Mann, zumindest vorläufig. Für beide scheint es ein Schritt in die richtige Richtung zu sein.

Aber was sie nicht ahnen, ist der chemische Effekt, den ihr Zusammenleben auf sie ausübt: sie berühren sich viel, haben häufig Sex und verbringen praktisch jede Nacht miteinander. Es entstehen Bindungsmuster, die mit der Zeit immer stärker werden, und damit wird auch die Oxytozinreaktion immer ausgeprägter. Er beginnt, ihre *Gegenwart* zu lieben und ist zunehmend auf sie angewiesen. Sie hängt immer mehr an ihm.

Eric hatte einen Kompromiß im Sinn: er zog mit Robin zusammen, um eine endgültige Bindung zu vermeiden; statt dessen gerät er in eine »chemische Bindung«. Nach kurzer Zeit stellt er fest, daß er wirklich an ihr hängt. Daß er sie vielleicht sogar liebt. Er fühlt sich elend, wenn sie nicht da ist, und hat Angst bei dem Gedanken, er könnte sie verlieren.

Wäre dies auch geschehen, wenn er nicht mit ihr zusammengelebt hätte? Er hat seine Meinung nicht eigentlich geändert. Die körperliche Nähe und die Chemie waren es, die den Sinneswandel bewirkten. Hätte er über die vorhersehbare Wirkung der Oxytozinbindung Bescheid gewußt, wäre er vermutlich nicht auf die Idee gekommen, er könne sich durch das Zusammenleben mit ihr eine »Galgenfrist«, einen vorläufigen Selbstschutz verschaffen. Er hätte begriffen, daß ständiger Körperkontakt mit einem Menschen, für den man im Grunde nur lauwarme Gefühle hegt, einen wider Willen und besseres Wissen abhängig machen kann. Nicht anders ist es im umgekehrten Fall: Dank des Oxytozineffekts binden sich Frauen, auch ohne es zu wollen, an Männer, mit denen sie leben und

Nacht für Nacht schlafen – aufgrund der inzestuösen Natur von Oxytozin und Östrogen (mit der wir uns noch eingehend befassen werden) ist das Risiko für sie vielleicht noch größer.

Was aber entscheidet darüber, ob wir bleiben oder in die Ferne schweifen? Wahrscheinlich Vasopressin.

Das Monogamiemolekül

Er ist ein umgänglicher Junggeselle und hat viele Freunde beiderlei Geschlechts. Doch eines Tages trifft er seine Traumpartnerin und verwandelt sich über Nacht. Liebevoll und freundlich zu Hause, wird er gleichgültig gegen andere Frauen und so argwöhnisch gegenüber Männern, daß ihn die Eifersucht packt, wenn einer sich ihr auch nur nähert. Als sein Nachwuchs zur Welt kommt, wird dieser häusliche Familienvater so zärtlich und fürsorglich wie eine Mutter. Der ideale Gatte? Ein Neuer Mann? Nein, er ist eine Wühlmaus, ein winziges steppenbewohnendes Nagetier.

Wenn diese Mäuse sich paaren, bleiben sie für den Rest ihres Lebens zusammen. Raten Sie, welche chemischen Substanzen dafür verantwortlich sind: Oxytozin bei den Weibchen, Vasopressin bei den Männchen. Anscheinend ist Vasopressin mit seiner Tendenz zur Mäßigung und Vernunft auch ein »Bindemittel«, zumindest bei Steppenwühlmäusen. Wenn das Männchen zum ersten Mal ein Weibchen begattet, schnellt sein Vasopressin in die Höhe, und ehe er sich's versieht, ist es vorbei mit dem fröhlichen Junggesellendasein.

Wie viele beständige Männer hat auch diese treue Steppenwühlmaus einen wilden Verwandten, der polygam ist – und viel weniger Vasopressin besitzt.

Vasopressin ist ein erstaunliches Peptid mit zahlreichen reizvollen Eigenschaften. Es ist jedoch auch ein »Kontrollmolekül« zur Verhinderung von Machtmißbrauch und emotionalen Extremen. Während Oxytozin uns impulsiv und sorglos stimmt, scheint Vasopressin uns wieder zur Besinnung zu bringen.

Sind unterschiedlich hohe Vasopressinkonzentrationen der Grund, weshalb manche Männer Bindungen meiden wie die Pest, während andere hingebungsvoll ihr Leben lang an einer einzigen Frau hängen? Es wird noch einige Zeit dauern, bis die Forschung am Menschen uns eine definitive Erklärung hierfür liefert.

Sie werden sich auch fragen, wie es möglich ist, daß Vasopressin einerseits einen Kontrollmechanismus für die oxytozinbedingte Gier nach Berührung und Bindung darstellt und gleichzeitig die Monogamie fördert. Nun, vielleicht hilft es den Frauen, eine zu extreme Anhänglichkeit zu vermeiden, während es die Männer vor dem nicht minder gefährlichen Gegenpol schützt, der Ungebundenheit mit häufigem Wechsel der Partnerin.

Leider wurde Vasopressin bislang wenig erforscht, und sein Profil ist daher lückenhaft. Alles, was wir wissen, wird hier dargestellt, doch das größere Augenmerk müssen wir zwangsläufig auf Oxytozin richten.

Oxytozin und Vasopressin nehmen vermutlich eher in Reaktion auf unsere Partnerwahl und unser Verhalten zu und ab, weitgehend unabhängig von der jeweiligen sexuellen Phase, in der wir uns befinden. Wie oft wir berühren und wiederberührt werden; ob wir mit jemandem zusammenleben; wie häufig wir Sex (Berührungen) haben; wie viele Orgasmen — wenn überhaupt — wir erleben; ob wir, absichtlich oder zufällig, Kinder haben — alle diese Umstände und noch viele andere entscheiden über das Ausmaß der Oxytozin- und Vasopressinschwankungen im Lauf eines Tages, einer Woche, eines Monats, des ganzen Lebens — und bestimmen, ob die beiden Substanzen zusammenarbeiten oder miteinander auf Kriegsfuß stehen.

Dieses Kapitel wird Sie mit den Yin- und Yang-Kräften bekanntmachen, die hinter Zuneigung, Bindung, Zugehörigkeit stehen. Sie werden erfahren, wie Berührung Ihre Gesundheit und Ihre geistige Verfassung beeinflußt – weit mehr, als Sie sich je vorgestellt haben –, und wie Sie umgekehrt Ihren Oxytozin- und Vasopressinspiegel beeinflussen können.

In Ergänzung zu Östrogen und Testosteron prägen und verfeinern Oxytozin und Vasopressin unsere maskulinen beziehungsweise femininen Züge. Sie halten sich gegenseitig in bemerkenswertem Gleichgewicht – oder prallen aufeinander, je nachdem, wie Sie mit sich selbst umgehen. Und darüber hinaus stehen sie in einer oft verwirrenden Wechselwirkung mit einem Heer anderer geschlechtsspezifischer chemischer Substanzen.

Zusätzlich zu ihrem Einfluß auf die Paarbindung sind Oxytozin und Vasopressin ausgesprochen sexuelle Peptide, die auf Sexualtrieb, Erregung, Reaktion der Brustwarzen, Erektion, Orgasmus und Ejakulation einwirken. Peptide sind strenggenommen keine Hormone; sie sind jedoch aktive, mächtige chemische Substanzen, die mit ihnen interagieren. Außerdem verhalten Peptide sich wie Hormone, weshalb die meisten Wissenschaftler sie heutzutage auch als solche bezeichnen. Für unsere Zwecke sind die exakten Unterschiede nicht entscheidend.

Der beste Weg, um Oxytozin und Vasopressin kennenzulernen, besteht darin, ihnen durch unser Leben, unsere Beziehungen und Erfahrungen in ihrer natürlichen Entwicklung zu folgen, und ihre Wirkung auf unsere Gefühle und unsere Sexualität von der Geburt an zu betrachten.

Es ist eine Weltreise mit einem gemeinsamen Nenner – Berührung: das Thema, das die vielfältigen Aspekte dieser Diskussion verbindet. Sie verknüpft unsere frühen Erfahrungen mit späteren Mustern, zieht einen Kreis von der Kindheit und den Berührungen unserer eigenen Eltern bis zu der Art, wie wir als Erwachsene einander berühren – denn letztlich können unsere ersten Prägungen unser späteres Verhalten bestimmen.

Von allen Ausdrucksformen, die uns zur Verfügung stehen, ist Berührung die mächtigste. Die Verweigerung einer Berührung in einem entscheidenden Moment kann eine Beziehung zerstören, während fortgesetzter Körperkontakt in schweren Zeiten in der Lage ist, eine Partnerschaft zu retten. Berührungen können zahlreichen Problemen einer Beziehung vorbeugen und die sexuellen Phasen, die wir durchleben, dramatisch verändern. Abgesehen davon übt Berührung einen direkten Einfluß auf unsere Gesundheit aus.

Bis jetzt haben wir uns mit Kräften wie DHEA und seiner übermächtigen Pheromontyrannei, mit PEA und anderen molekularen Manipulatoren befaßt, die unser Leben beherrschen. *Mit Oxytozin betritt erstmals ein Akteur die Bühne, den wir mindestens ebensosehr beeinflussen können, wie er uns* – indem wir entscheiden, wie wir uns verhalten, wen wir berühren, mit wem wir unsere Zeit verbringen. Wie kein anderer veranschaulicht er die These, daß Sie, sofern Sie Ihr Leben nicht selbst in die Hand nehmen, von Ihren passiven Entscheidungen – die gleichwohl Entscheidungen sind – in die Hand genommen werden.

Oxytozin: unser Bindemittel

Oxytozin ist ein Peptid, das vom Hinterlappen der Hypophyse ausgeschüttet wird. Im Blutstrom gelangt es zu seinen Rezeptoren in verschiedenen Bereichen des Gehirns und im gesamten Fortpflanzungstrakt von Mann und Frau. Ohne gleichzeitige Anwesenheit von Östrogen hat es nahezu keine Wirkung – doch gemeinsam sind sie bärenstark.

Bei Tieren erhöht Oxytozin die Berührungsempfindlichkeit und fördert bei beiden Geschlechtern die Paarungsbereitschaft, die gegenseitige Körperpflege (*grooming*) und das Bedürfnis nach Nähe. Wird Oxytozin Rattenweibchen zum Zeitpunkt der Ovulation verabreicht, erhöht es ihre Bereitwilligkeit, zu Männchen Kontakt aufzunehmen und ihre Geschlechtsorgane zu präsentieren. Infolge östrogenbedingter Sensibilisierung mit dem Geruchssinn verbunden, steuert Oxytozin die Reaktion des Körpers auf Pheromone. Ich vermute, daß dasselbe auch für Menschen zutrifft. Die Tatsache, daß Oxytozin während des Orgasmus bei Frauen (und anscheinend auch bei Männern) jäh ansteigt, vervollständigt das Bild eines Moleküls, das Sie von der ersten Berührung bis zum Höhepunkt führt.

Die Forscherin und Autorin Niles Newton befaßte sich dreißig Jahre lang mit Oxytozin, ehe sie im Jahr 1978 ihren bahnbrechenden Artikel »Die Rolle der Oxytozinreflexe bei drei interpersonalen Fortpflanzungsakten: Koitus, Geburt und Stillen« veröffentlichte. Andere Forscher traten in ihre Fußstapfen und untersuchten die Auswirkung von Oxytozin auf sexuelle Bindungen; ihre Ergebnisse wurden in den achtziger Jahren in einer Reihe von Artikeln veröffentlicht. Wie wir gesehen haben, besteht die wichtigste Funktion von Oxytozin darin, Sexualpartner und ihren Nachwuchs miteinander *in Kontakt* zu halten.

Das allererste Gefühl

Bevor Oxytozin neue Bindungen schafft, durchtrennt es das erste und wichtigste Band unseres Lebens. Es setzt die heftigen Wehen in Gang und treibt uns aus der Gebärmutter aus, trennt uns von unseren Müttern und wirft uns allein in die Welt hinaus.

Die Dehnung der Vagina im Verlauf der Geburt setzt Oxytozin frei und verursacht damit nicht nur die Uteruskontraktionen, sondern übt auch eine schmerzlindernde, euphorisierende, endorphinähnliche Wirkung aus. Selbstverständlich ist der schmerzhafte Geburtsprozeß als Ursache einer Oxytozinausschüttung mit Geschlechtsverkehr nicht zu vergleichen,

DAS PROFIL VON OXYTOZIN

DIE WENIGSTEN WISSEN, DASS OXYTOZIN

- Berührungen herausfordert
- die Paar- und die Eltern-Kind-Bindung fördert
- am Geburtsprozeß, beim Stillen und beim Orgasmus beteiligt ist
- die kognitiven Fähigkeiten herabsetzt und das Gedächtnis beeinträchtigt

OXYTOZIN:

- wird im Hypothalamus gebildet und im Hypophysenhinterlappen gespeichert
- steht in synergetischer Beziehung zu Östrogen
- ist pulsierend
- und Dopamin regulieren sich gegenseitig
- läßt die Haut berührungsempfindlich werden
- kommt überall in Gehirn und Körper vor
- erhöht Dopamin, Östrogen, LH-RH-Prostaglandine, Serotonin, Testosteron, Prolaktin und Vasopressin

OXYTOZIN IN SEXUELLER HINSICHT:

- steigt beim Orgasmus jäh an
- bewirkt die Uteruskontraktionen beim Orgasmus und vor der Geburt
- erhöht die sexuelle Bereitschaft
- beschleunigt die Ejakulation
- steigert die Empfindlichkeit des Penis

OXYTOZIN IM HINBLICK AUF DAS VERHALTEN:

- steigt als Reaktion auf Berührung und fördert Berührung
- bewirkt Fürsorglichkeit
- fördert liebevolles Verhalten
- wird mit Zwangsneurosen in Verbindung gebracht

VERWENDUNGSFORMEN VON OXYTOZIN:
* zur Einleitung der Wehen
* zur Eindämmung von Blutungen nach der Geburt
* zur Behandlung von Schizophrenie, Depression und Zwangsneurosen

WIE KÖNNEN WIR OXYTOZIN BEEINFLUSSEN?

steigernd	*senkend*
• Östrogen	• Östrogenentzug
• Berührung	• Berührungsmangel
• Azetylcholin	• Alkohol
• Stimulation der Genitalorgane und Dehnung der Vagina	
• Geschlechtsverkehr	

doch bemerkenswerterweise sind die (oxytozinbedingten) Uteruskontraktionen während des Orgasmus nicht weniger heftig als die Wehenkrämpfe, wie exakte Messungen, durchgeführt im Labor von Masters und Johnson, eindeutig belegen.

Pitozin, das bisweilen zur Einleitung oder Unterstützung der Wehentätigkeit injiziert wird, ist eine Form von Oxytozin; dieselbe Wirkung läßt sich auf natürliche Weise durch Stimulation der Brustwarzen erzielen, die ebenfalls zu Oxytozinausschüttung führt und als Alternative zur Verabreichung von Wehenmitteln eingesetzt wird. Auf höchst ungewöhnliche Weise veranschaulicht dies die Geschichte eines einunddreißigjährigen verheirateten Mannes mit völlig normalen männlichen Körpereigenschaften, der sich in Behandlung begab, weil er den Wunsch hatte, seine Brüste und Brustwarzen zu vergrößern. Die Reizung seiner Brustwarzen verschaffte ihm sexuelle Lust, und er wollte mehr. Er ging davon aus, daß die

Feminisierung seiner Brust seine Lustgefühle steigern werde, und seine Frau unterstützte seinen Wunsch. Er fand einen Arzt, der seiner Bitte nachkam, und wurde neun Monate lang täglich mit Äthinylöstradiol (einem synthetischen, hochwirksamen Östrogen) behandelt, was zu einer mäßigen Brustvergrößerung und *zwei normal großen weiblichen Brustwarzen* führte. Entzückt war er vor allem von der Intensität der sexuellen Reizempfindlichkeit seiner Brustwarzen: ihre Stimulation verschaffte ihm Erektionen bis hin zur Ejakulation.

Wie Sie sehen, lassen sich Oxytozinreaktionen bei beiden Geschlechtern verstärken. Aber verlassen wir jetzt unseren Mann und kehren zur Normalität zurück. Im Regelfall bewirkt Oxytozin nach der Geburt weitere Gebärmutterkontraktionen, wodurch die Blutung zum Stillstand kommt und der Heilprozeß einsetzt.

Oxytozin setzt den Milchfluß in Gang und sensibilisiert den Körper der Mutter für die Berührung ihres Kindes. Während des Stillens erreicht Oxytozin eine sehr hohe Konzentration; es bewirkt Entspannung und Lustgefühle und verstärkt damit wiederum die Bindung zwischen Mutter und Kind. Manche Frauen beschreiben wunderbare Empfindungen beim Stillen und erleben gelegentlich sogar einen Orgasmus.

Haben Sie je beobachtet, wie als Reaktion auf das Weinen des Babys aus der Brust der Mutter Milch austritt – selbst wenn das Kind in einem anderen Zimmer liegt? Ein klassischer Fall Pawlowscher Konditionierung, unterstützt von Oxytozin: das Ergebnis ist eine physiologische Bindung ersten Ranges.

Oxytozin nimmt noch weiter zu, wenn wir unser Neugeborenes berühren, und bewirkt eine körperliche Sehnsucht nach Hautkontakt mit unserem Nachwuchs. Je mehr wir unsere Kinder berühren, desto inniger binden wir uns an sie, desto mehr brauchen wir sie und sie uns. Starke natürliche Bindungen, sind sie erst einmal entstanden, werden durch Zeit und Berührung ständig intensiver.

Liebe bei der ersten Witterung

Das Neugeborene knüpft ebenfalls ein starkes Band mit seiner Mutter, freilich nicht auf den ersten Blick, sondern durch den Geruch (eine DHEA-bedingte Reaktion). Die Entstehung eines Geruchsgedächtnisses ist nur in den ersten Lebenstagen möglich; tatsächlich sind Änderungen in der Anatomie des Gehirns damit verbunden. Die Erinnerungen prägen sich in weniger als zehn Minuten ein und bleiben ein Leben lang erhalten. Sie sind unvergleichlich tiefer als alle später erworbenen Erinnerungen.

Das Geruchsgedächtnis entsteht jedoch nur, wenn ein neuer Geruch *mit Berührung einhergeht.* Auf diese Weise wird vermieden, daß das Baby mit jedem beliebigen vorbeiziehenden Geruch eine Bindung eingeht, einer Pizza beispielsweise.

Die Gehirnzellen, die diese erlernten Gerüche speichern, überleben, während nichtstimulierte Zellen absterben. Glücklicherweise stecken wir Neugeborene heute nicht mehr unmittelbar nach der Geburt in sterile Brutkästen und berauben damit Mutter und Kind der Möglichkeit einer frühen chemischen Bindung. Manche Neugeborenenstationen nehmen sogar Freiwillige auf, die nichts anderes tun, als Frühgeborene in den Arm zu nehmen.

Aber was ist mit den Vätern? Haben auch sie die Chance, in diesen ersten prägenden Augenblicken eine Bindung zu ihrem Kind zu entwickeln?

Elternschaft

Der Tastsinn ist der erste, der uneingeschränkt funktioniert; er spielt eine entscheidende Rolle für die Ausbildung unserer übrigen Sinne. Fehlende Berührung in der ersten Lebenszeit kann die Persönlichkeit eines Babys und später die Sozialisierung und die Fähigkeit, Zuneigung auszudrücken, unwider-

DAS PROFIL VON PROLAKTIN

DIE WENIGSTEN WISSEN, DASS PROLAKTIN
- die Ursache von geringem sexuellem Verlangen bei stillenden Müttern ist
- bei Streß und traumatischen Erlebnissen wie Übelkeit und Erbrechen, Ohnmacht, Jet-Lag ansteigt

PROLAKTIN:
- wird im Hypophysenvorderlappen erzeugt
- ist an der Spermaproduktion und der Erhaltung der genitalen Gewebe beteiligt
- senkt bei chronisch hohem Spiegel die Testosteronmenge
- setzt die Milchproduktion in der Brust in Gang
- ist pulsierend

PROLAKTIN IN SEXUELLER HINSICHT:
- wirkt in erster Linie hemmend
- steigt bei Geschlechtsverkehr und beim Orgasmus jäh an
- senkt den Sexualtrieb/Drang nach Orgasmen
- nimmt während Schwangerschaft und Stillzeit zu
- senkt den Testosteronspiegel
- erreicht seinen Spitzenwert in der Mitte des Zyklus und hält ihn bis zur Menstruation

PROLAKTIN IM HINBLICK AUF DAS VERHALTEN:
- senkt die Empfindungsfähigkeit und allgemeine Wachheit der Sinne
- kann leichte Depression und Erschöpfung verursachen

WIE KÖNNEN WIR PROLAKTIN BEEINFLUSSEN?

steigernd	*senkend*
• Stillen	• Bromocriptin
• Schwangerschaft	• Testosteron
• prolaktinerzeugende Tumoren der Hypophyse	• Dopamin

steigernd
- Östrogen
- Oxytozin
- Progesteron
- intensives Körpertraining
- psychische/operationsbedingte
  Traumata
- Reizung der Brustwarzen
- Schlaf
- Schilddrüsenunterfunktion
- Geschlechtsverkehr (bei
  Frauen)
- Opiate
- Orgasmen
- proteinreiche Ernährung

ruflich schädigen. Es wurde nachgewiesen, daß extremer Berührungsmangel Gehirnzellen zerstört. Und doch sind Eltern sich oft nicht bewußt, daß die Häufigkeit, mit der sie ihre Kinder berühren, solange sie klein sind, sich auf deren Berührungswilligkeit und Fähigkeit zur partnerschaftlichen Bindung als Erwachsene auswirkt.

Stellen Sie sich vor, Sie könnten Müttern und Vätern eine »Fürsorglichkeitspille« verabreichen, um sicherzustellen, daß sie sich ausreichend um ihren Nachwuchs kümmern! Theoretisch ist das heute bereits möglich. Dieses »Elternhormon« ist Oxytozin.

Bei Tieren kann Oxytozin ein plötzliches mütterliches Verhalten bei ansonsten widerwilligen Kreaturen auslösen. Rattenweibchen, die noch nie geworfen haben, gehen den Jungen normalerweise aus dem Weg; Feldmäuse, Hamster oder Springmäuse greifen Junge sogar an und fressen sie auf. Doch wenn den jungfräulichen Nagerinnen Oxytozin injiziert wird, legen sie innerhalb einer Stunde mütterliche Verhaltensweisen an den Tag, bauen Nester, treiben flüchtige Jungen zu Gruppen zusammen und nehmen die Säugeposition ein.

Werden Rattenweibchen ohne eigene Kinder eine Woche oder länger mit Jungen in engen Kontakt gebracht, entwickeln sie nach und nach diese mütterlichen Verhaltensweisen von selbst. Vierundzwanzig bis achtundzwanzig Stunden brauchen die Rättinnen, um sich in der Gesellschaft von Jungen körperlich wohl zu fühlen. Die Veränderung tritt infolge des natürlich ansteigenden Oxytozinspiegels ein und sorgt dafür, daß verwaister Nachwuchs in den Genuß jungfräulicher Rattenliebe gelangt.

Wird männlichen Ratten Oxytozin verabreicht, benehmen sie sich wie Mütter. Sie bauen Nester für die Jungen und verteidigen sie grimmig. Injiziert man ihnen jedoch einen Wirkstoff, der Oxytozin blockiert, so vernachlässigen sie die Brut, mitunter fressen sie die Jungen sogar auf. Verspürt man da nicht den Impuls, auch dem nichtsnutzigen menschlichen Vater, der seine Kinder im Stich läßt, der es nicht einmal der Mühe wert findet, Alimente zu zahlen, geschweige denn, mit ihnen »in Kontakt zu bleiben«, ebenfalls eine Spritze zu verabreichen? Ein Dilemma! Und was ist mit Müttern, die ihre Kinder vernachlässigen? Leiden sie unter Oxytozinmangel, oder sind sie einfach gleichgültig?

Oxytozin und andere chemische Substanzen sind in der Lage, das Sexualverhalten von der Kopulation auf die Nachwuchspflege umzudirigieren. Und natürlich führt in der Regel das eine zum anderen, sofern nicht Gegenmaßnahmen ergriffen werden. Nachdem Östrogen die Oxytozinreaktion erleichtert, könnte darin die Erklärung liegen, weshalb die Wirkung bei Männern weniger stark ausgeprägt ist und weshalb manche Mütter (zumal wenn sie ohne Östrogenersatz in die Wechseljahre kommen) sich von ihrem Nachwuchs distanzieren; allerdings sind diese Fragen noch nicht untersucht worden. Außerdem ist zu bedenken, daß Oxytozin nur bei vorhandenem Östrogen auftritt und bei Östrogenmangel verschwindet, weshalb Frauen nach den Wechseljahren, die sich für eine Östrogenersatztherapie entscheiden, einen höheren Oxytozinspiegel bewahren als andere. Dennoch ist dies eine der Nutzen-Risiko-Erwägungen, die bei der Diskussion um die Vor- und Nachteile einer Hormonersatztherapie bedacht werden müßten, jedoch nie zur Sprache kommen. Und abgesehen von Frauen nach den Wechseljahren: wie steht es mit jüngeren Frauen, deren Eierstöcke entfernt werden, ohne daß eine Prüfung und Regulierung des Östrogenspiegels stattfindet? Was bedeutet der Eingriff für ihre sexuelle und emotionale Reaktion auf ihren Mann oder Freund? Verändert sich ihr Verhalten und/oder ihre Zuneigung zu ihren Kindern? Hier gibt es gewiß noch viel zu erforschen.

Vasopressin: Vernunft und Beständigkeit

Vasopressin ist ebenfalls ein Peptid, das Oxytozin sehr ähnlich ist und in etwa derselben Gehirnregion erzeugt und im Hypophysenhinterlappen gespeichert wird. Auch strukturell ähnelt es dem Oxytozin, seine Wirkung ist jedoch völlig anders. In nahezu jeder Hinsicht gleicht es den Einfluß von Oxytozin aus oder stellt sich ihm sogar entgegen.

In der Medizin ist Vasopressin, auch ADH (antidiuretisches Hormon) genannt, am besten bekannt als gefäßverengendes und wasserzurückhaltendes Mittel, das dem Verlust von Flüssigkeit und Mineralstoffen vorbeugt. Es vermag den Harndrang zu hemmen. Aus diesem Grund wird es in den USA in erster Linie dazu eingesetzt, Bettnässen bei Kindern zu verhindern, in anderen Ländern werden damit auch altersbedingte Beschwerden behandelt und die Abwehrkräfte gegen Krankheiten gestärkt.

DAS PROFIL VON VASOPRESSIN

DIE WENIGSTEN WISSEN, DASS VASOPRESSIN

- in enger Verbindung mit Testosteron steht
- die kognitiven Fähigkeiten und »vernünftiges Verhalten« fördert
- als das »Monogamiemolekül« gilt
- die Körpertemperatur reguliert/Fieber senkt
- ein Gehirnhormon ist, das mit Gedächtnis, Lernprozessen und Erinnerungsvermögen zu tun hat

VASOPRESSIN:

- wird im Hypophysenhinterlappen gespeichert
- kommt überall im Gehirn und Körper vor
- ist ein Peptid, das in den supraoptischen Kerngebieten des Hypothalamus (dem Sexualzentrum des Gehirns) gebildet wird
- ist während des REM-Schlafs und bei Auftreten von Thetawellen aktiv
- steuert den Winterschlaf bei Tieren
- ist ein antidiuretisches Hormon und beugt Bettnässen vor
- wirkt gefäßverengend

VASOPRESSIN IN SEXUELLER HINSICHT:

- ist möglicherweise ein Auslöser von Orgasmen, verhindert bei Tieren jedoch die Zurschaustellung der Paarungsbereitschaft
- senkt möglicherweise die sexuelle Bereitschaft bei Frauen, ohne die Empfängnisbereitschaft zu beeinträchtigen
- beugt sexuellen Extremen vor
- erleichtert die Aufmerksamkeit für sexuelle Signale

VASOPRESSIN IM HINBLICK AUF DAS VERHALTEN:

- fördert selbstsicheres/aggressives Verhalten in Abhängigkeit von Testosteron

- beugt emotionalen Extremen vor
- verbessert möglicherweise die Konzentration bei Psychotherapien, in dem es die Aufmerksamkeit auf das »Hier und Jetzt« lenkt
- fördert Flankenmarkieren und Flankenreiben bei Tieren, ein zentrales Kriterium für den sozialen Rang
- steigt bei Erregung an und kehrt unmittelbar vor der Ejakulation auf den normalen Stand zurück

ANWENDUNGSGEBIETE VON VASOPRESSIN:

- Bettnässen (Verabreichung in Form von Nasensprays)
- Symptome des Alterns
- männliche Wechseljahre
- sexuelle Funktionsstörungen
- bei Diabetes insipidus zur Erhöhung des Blutdrucks und Verhaltung von Körperflüssigkeiten
- Gedächtnisstörungen aufgrund von Alkoholismus
- posttraumatische Amnesie, Gedächtnisverlust
- altersbedingte Gedächtnisschwäche
- Depression (bei manchen depressiven Patienten wurden niedrige Vasopressinspiegel in der Gehirn-Rückenmarks-Flüssigkeit festgestellt)
- Verlust des Kurzzeitgedächtnisses

WIE KÖNNEN WIR VASOPRESSIN BEEINFLUSSEN?

steigernd	*senkend*
- Testosteron	- Dopamin (bei DA-2-Rezeptor)
- Nikotin (Rauchen)	
- Östrogen	- Progesteron
- Azetylcholin	- Serotonin
- Dopamin (bei DA-1-Rezeptor)	- Opiate
	- Endorphine
- Yohimbin	- Alkohol

Vasopression fördert unsere kognitiven Fähigkeiten – das Vermögen, klar und logisch zu denken (wovon in Kapitel 9 ausführlicher die Rede sein wird), offenbar indem es unsere Aufmerksamkeit und die Wachheit unserer Sinne erhöht und die emotionale Erregbarkeit dämpft. Diese kognitiven Vorteile sind besonders interessant: indem Vasopressin Lernprozesse, Konzentrations- und Erinnerungsvermögen verbessert, schafft es ein gutes Gegengewicht zu Oxytozin, das uns vergeßlich und geistesabwesend stimmt – eine Methode der Natur, uns die Schmerzen der Geburt »vergessen« zu machen. Die Tragweite dieses Phänomens fordert zu allerhand Spekulationen auf.

Zu den wertvollsten Hilfen, die dieses pragmatische Peptid einer Beziehung angedeihen läßt, gehört seine Fähigkeit, unsere Aufmerksamkeit auf sexuelle Signale zu lenken: Augenkontakt zu registrieren, einen auffordernden Blick, ein einladendes Lächeln.

Vasopressin ist auch im septalen (orgasmischen) Bereich des Gehirns aktiv und irgendwie an der Regulierung unseres emotionalen und physischen Thermostaten beteiligt. Anscheinend stellt es sich auf DHEA im Gehirn ein und verstärkt die Wirkung von DHEA im Blutkreislauf. Sind Sie je mitten in der Nacht schweißüberströmt aus einem Alptraum aufgeschreckt? Der Grund Ihres jähen Erwachens ist, daß Sie im Begriff waren, sich durch die emotionale Intensität des Erlebnisses zu überhitzen. Wenn Sie einen äußerst aufwühlenden Traum haben, schaltet das Gehirn den REM-Schlaf (die Traumphase) ab, um Ihren Körper vor Überhitzung zu schützen. Was für eine Rolle spielt Vasopressin dabei? Die Forschung hat ergeben, daß ein Vasopressinmangel eine Verkürzung des REM-Schlafs bewirkt, und dieses Defizit läßt sich durch Verabreichung von Vasopressin ausgleichen. Ein ausreichend langer REM-Schlaf ist unverzichtbar für Gesundheit und emotionale Stabilität. Dies alles beweist den wertvollen Beitrag dieses Peptids zur Mäßigung emotionaler Übererregtheit. Wir können noch nicht genau sagen, auf welche Weise dies geschieht, aber wir wissen immerhin genug, um den Zusammenhang zu erkennen und zu würdigen.

Im Rahmen einer bedeutungsvollen Studie stimulierte ein Forscher das Septum mehrerer Versuchspersonen mit Elektroden, womit er ekstatische, orgasmusähnliche Reaktionen auslöste. Bedenken Sie, daß sowohl während des Orgasmus wie auch während des REM-Schlafs das Gehirn im limbischen System Thetawellen hervorbringt. Vasopressin kann das Thetapotential für sexuelle Reaktionen verstärken. Dies bedeutet, daß Thetawellen, Orgasmus und Vasopressin auf irgendeine rätselhafte Weise miteinander in Verbindung stehen. Übrigens treten nächtliche Erektionen beim Mann und Lubrikation bei der Frau während der REM-Schlafphasen auf.

Die Testosteronverbindung

Während Oxytozin aufgrund der Verbindung mit Östrogen Frauen stärker beeinflußt als Männer, ist Vasopressin hauptsächlich eine männliche Substanz: um seine sexuelle Wirkung entfalten zu können, braucht es Testosteron. Aus Untersuchungen an Tieren wissen wir, daß bei sinkendem Testosteronspiegel auch Vasopressin gebremst wird; steigt das Testosteron wieder an, kehrt auch der Vasopressinspiegel auf seine normale Höhe zurück.

Wenn der Hamster seinen Winterschlaf hält, sinkt sein Testosteronspiegel und setzt die Aktivität von Vasopressin in dem Bereich des Gehirns herab, der für die Regulierung der Körpertemperatur zuständig ist. Der Hamster schläft fest und traumlos.

Die Verbindung mit Testosteron ist sinnvoll insofern, als die beiden Hormone sich im Hinblick auf Selbstsicherheit, Zuversicht, Erkenntnisvermögen und systematisches Denken anscheinend gegenseitig unterstützen. Was hingegen die testosteronbedingte Aggressivität anlangt: Verstärkt oder verhindert Vasopressin ihre Extreme? Vielleicht beides.

Vasopressin verzögert die sexuellen Folgen einer Kastration, es scheint also die sexuellen Eigenschaften von Testosteron zu ergänzen, allerdings mit einer Ausnahme: Monogamie (erinnern Sie sich an das Wühlmausmännchen?). Stellen Sie sich in diesem Fall das molekulare Tauziehen vor – ein Kampf der Giganten, wenn Sie so wollen. Testosteron will in die Welt hinausziehen und Frauen jagen, Vasopressin möchte zu Hause bleiben, und Oxytozin hat nur Umarmungen im Sinn und will sonst an nichts denken.

Testosteron: *Ich bin geil. Ich will die Bars abklappern und ein paar Weiber aufreißen.*

Vasopressin: *Was hast du gegen Robin? Sie ist eine wunderbare Frau, die dich liebt. Sie ist phantastisch im Bett. Was willst du mehr?*

Testosteron: *Hast du sie noch alle? Das ist doch viel zu kompliziert. Ich will diese ganze Verantwortung nicht. Außerdem: Abwechslung ist immer gut.*

Vasopressin: *Krieg dich wieder ein. Sei kein Blödmann, du vermasselst doch alles. Wann merkst du endlich, was wirklich wichtig ist?*

Testosteron: *Hör zu, du verdirbst mir allen Spaß und mischst dich in mein Leben ein. Gut, dann eben nicht. Dann werde ich statt dessen masturbieren.*

Oxytozin: *Komm doch her zu mir. Warum immer allein sein? Nimm mich in den Arm, halt mich ganz fest, streichle mich.*

Testosteron: *Wollt ihr mich bitte alle endlich in Ruhe lassen! Ich halt das nicht mehr aus! Jeder will irgendwas von mir. Ich verschwinde!*

Tiere verfügen über Geruchsstoffe, mit denen sie ihr Revier markieren – besitzanzeigende chemische Substanzen, die territoriale Pheromone genannt werden. Wenn zwei Menschen einander regelmäßig berühren, setzt möglicherweise durch

Geruchsstoffe, die jede Berührung hinterläßt und die auf uns selbst und auf andere eine unterschwellige Wirkung ausüben, ein ähnlicher Besitzergreifungsprozeß ein. Mit Sicherheit beginnen Menschen, die regelmäßig miteinander das Bett teilen, ähnlich zu riechen – genau wie die Bettwäsche Gerüche annimmt. Gibt es womöglich Bindungsmoleküle, die auf regelmäßigen Körperkontakt reagieren und anderen signalisieren, daß die betreffende Person gebunden ist?

Es ist interessant, ein paar Spekulationen über die Existenz und die Funktion von Besitzergreifungs- und Bindungsmolekülen anzustellen, über die Art und Weise, wie sie Zugehörigkeitsgefühl und Liebe beeinflussen. Zum Beispiel könnten häufige sanfte Liebkosungen die Treue fördern und Affären vorbeugen. Wenn Mann und Frau einander häufig berühren, stecken vielleicht beide, ohne es zu wissen, ihr Revier und ihr Eigentum ab, hinterlassen Fingerabdrücke, die potentielle Rivalen unbewußt wahrnehmen. Vielleicht ist es auch einfacher: vielleicht ist es die gegenseitige Befriedigung, die wir erleben, wenn Berührung ein selbstverständlicher und verläßlicher Bestandteil einer Beziehung ist, so daß wir gar nicht erst auf die Idee kommen, uns anderswo umzusehen.

Berührungshunger

Sehen wir uns nun das Gesamtbild von Berührungen im Verlauf unserer sexuellen Phasen und ihre strukturellen Veränderungen an – ohne dabei zu vergessen, daß Männer und Frauen im Lauf ihres Lebens sehr unterschiedliche Erfahrungen machen.

Robin war ein Versehen. Zehn Jahre nach ihrem jüngsten Bruder geboren, war sie ihr Leben lang das Nesthäkchen der Familie. Als einziges Mädchen wurde sie von ihren entzückten Eltern und vier Brüdern, die geradezu in sie vernarrt waren, mit Liebe überschüttet. Immer war jemand zur Stelle, um sie in die Arme zu nehmen, zu wiegen, sie hochzuheben, wenn sie weinte. Für sie gab es kein Leben ohne Berührung. Sie lief ihren Brüdern nach, die sie überallhin mitnahmen, und wuchs zu einem regelrechten Wildfang heran. Ihre Brüder rauften mit ihr, amüsiert über ihr Temperament, ihr Vater hingegen hatte es gern, wenn sie sich in seinen Schoß kuschelte.

Aber als sie in die Pubertät kam, änderte sich alles. Es fiel kein Wort, aber die Balgereien mit den Brüdern hörten mit einem Schlag auf, und ihr Vater gab sein liebevolles Verhalten auf. Sie war jetzt »zu alt«, was immer das bedeutete. Das Ergebnis war akuter Oxytozinmangel. Als sie anfing, mit Jungen auszugehen, war sie nach Berührungen regelrecht ausgehungert. Ihre Eltern hätten über die unmöglichen Burschen, die sie sich aussuchte, nicht so entsetzt sein müssen: zu diesem Zeitpunkt war Robin jeder recht, der ihre Sehnsucht nach Zärtlichkeit halbwegs zu stillen vermochte.

Ein Junge hat bis zu diesem Zeitpunkt Berührung völlig anders erlebt:

Eric wuchs nicht anders auf als die meisten und erhielt so viele Streicheleinheiten wie andere Jungen auch – was hierzulande nicht besonders viel ist. In der Wiege ließ man ihn viel länger brüllen als seine Schwester: damit er seinen Charakter entwickle, hieß es. So kam es auch: Als er laufen lernte, hinfiel und sich weh tat, wurde er nicht tröstend in die Arme genommen, sondern angefeuert: »Hoppla! Komm, schrei nicht, sondern versuch's noch mal. Du bist doch schon ein großer Junge, du kannst es.«

Wer in seiner Kindheit zuwenig Streicheleinheiten bekommt, wird als Erwachsener leicht aggressiv und kriegerisch: So werden aus unseren Jungen Männer. Wenn in unserer Kultur ein Junge vier oder fünf Jahre alt ist, verdorren sämtliche Zärtlichkeiten – sofern es sie je gegeben hat –, und an ihre Stelle treten Raufereien und Mannschaftssport. Fortan ist fast jeder Körperkontakt, den der Junge erlebt, aggressiv. Aus Angst, einen Weichling aus ihm zu machen, unterdrücken Mütter oft ihre Liebe zu ihrem Sohn, und Väter halten ihn sich auf Armeslänge vom Leib, abgesehen von einem gelegentlichen kumpelhaften Schlag auf die Schulter oder einem Händeschütteln. Berührungen mit gleichaltrigen Jungen finden nicht statt, jedenfalls bis zu einem bestimmten Alter, und Mädchen wollen sie nicht anfassen. So wächst der Junge unberührt wie ein Waisenkind zum Mann heran.

Wie wir im zweiten Kapitel erfahren haben, sind männliche Jugendliche – im Unterschied zu Mädchen – an die angenehmen Gefühle, die mit Berührungen und ihrem Gefährten Oxytozin einhergehen, nicht gewöhnt. Aber Jungen müssen, um ihr Ziel zu erreichen – nämlich den Orgasmus, nach dem ihr Testosteron verlangt –, einiges investieren und sich auf Hautkontakte einlassen. Während sie ihrem sehr viel drängenderen Ziel nachjagen, sind die Berührungen, die sie auf dem Weg dorthin mitbekommen, vielleicht das meiste, was sie in dieser Hinsicht Gelegenheit haben zu genießen.

Tatsächlich verschaffen diese Jahre der Beschränkung auf Petting und Vorspiel, in denen man Kinos, die Abwesenheit der Eltern, die Rückbank des Autos und andere finstere Orte von zweifelhafter Intimität ausnutzt, beiden Geschlechtern die meisten Berührungen, die sie in ihrem ganzen Leben je bekommen werden. Von dieser Zeit an nehmen Berührungen zwischen Mann und Frau immer mehr ab, denn der Mann ersetzt sie durch die spezielle sexuelle Befriedigung, nach der er sich jahrelang gesehnt hat. Frauen fügen sich zwar häufig, sind sich aber ihres wachsenden Hungers nach Zärtlichkeiten schmerzhaft bewußt. Männer merken gewöhnlich nicht, was sie versäumen.

Werbung

Oxytozin scheint den »Berührungshunger« auszulösen. Präpariert durch Östrogen und Testosteron und in Zusammenarbeit mit DHEA, spornt Oxytozin uns an und läßt uns auf die Suche nach einem Partner gehen, damit wir jemanden haben, den wir berühren können und der uns berührt. Für die Beschaffenheit und die Qualität jeder sexuellen Phase ist es natürlich von großer Bedeutung, ob solche intimen Berührungen stattfinden oder nicht.

Oxytozin bewirkt nicht nur ein überwältigendes Bedürfnis nach Berührungen, sondern weckt auch den Wunsch, sich schön zu machen: damit trägt es zu Sex-Appeal und Bindung bei und spielt überdies eine Rolle für Wettbewerb und sozialen Status. In dieser Hinsicht verfolgen Oxytozin und Vasopressin ein gemeinsames Ziel, doch auf welche Weise sie zusammenarbeiten, ist noch nicht klar.

Eine Forschungsgruppe untersuchte die Wirkungsweise von Vasopressin bei Hamstern. In der Welt der Hamster ist der Rang jedes Individuums in der sozialen Hierarchie äußerst wichtig. Durch Markierung und Pflege ihrer Flanken teilen sie ihren Status mit und erhalten das Verhältnis zwischen Herrscher und Untergebenen innerhalb der Gruppe aufrecht. Wird bestimmten Bereichen des Hamsterhirns Vasopressin injiziert, so verstärkt sich das Flankenmarkieren; wird hingegen eine Substanz verabreicht, die Vasopressin *blokkiert*, so läßt diese Aktivität nach.

Vasopressin spielt möglicherweise auch beim Menschen eine wichtige, wenngleich noch nicht näher bestimmte Rolle im Hinblick auf Rangordnungen und manifestiert sich in mehr oder minder ausgeprägtem Modebewußtsein: in dem, wie wir uns kleiden, wie wir uns schmücken, vielleicht den Gegenständen, die wir kaufen (mit anderen Worten: in der Dekoration unserer Flanken).

Verführung

Menschen erinnern sich assoziativ an Gerüche und Berührungen. Oxytozin steigt sowohl in Reaktion auf Gedanken als auch auf äußerliche Ereignisse. Über seine Verbindung mit dem Geruchssinn aufgrund östrogenbedingter Sensibilisierung steuert Oxytozin die Reaktion des Körpers auf Pheromone. Das bedeutet, daß die molekulare Erinnerung daran, wie jemand riecht oder sich anfühlt, allein durch den Gedanken an ihn oder sie wieder auftauchen und das damit verbundene Erlebnis heraufbeschwören kann. Dank eines anderen Gehirnbereichs, des vorderen Stirnlappens der Großhirnrinde, können wir uns sogar darauf freuen, eine bestimmte Person zu riechen und zu berühren. Wir nehmen dieses Talent als Selbstverständlichkeit hin und sind uns nicht bewußt, wie einzigartig die Fähigkeit des Wiedererlebens und Vorwegnehmens unter den Tieren ist. Während wir auf diese spezielle Person warten, wird unser Gehirn von Erinnerungsstrukturen überfallen, die uns auffordern, wachsam zu sein (und uns dorthin zu begeben, wo er oder sie voraussichtlich erscheinen wird), also Vorfreude auslösen. Auch Dopamin trägt zu diesem Effekt bei, und während Sie jetzt das Ziel Ihrer Sehnsucht vor Ihrem geistigen Auge erblicken, tritt vielleicht noch PEA hinzu und läßt Sie aufgeregt und nervös werden.

Dies alles will nur den Umstand veranschaulichen, daß Oxytozin sowohl eine Reaktion auf Berührung als auch deren Ursache ist. Die Empfindungen sind so angenehm, daß Sie notfalls einiges auf sich nehmen, um die Erfahrung zu wiederholen – immer wieder. Endorphin verstärkt Ihre »Sucht«, und Dopamin regt Sie an, sie zu befriedigen.

Robin hat unter Erics Abwesenheit sehr gelitten, aber jetzt steht seine Rückkehr bevor. Während sie auf ihn wartet, geschieht folgendes:

Robin freut sich auf Eric, der von einer Geschäftsreise heimkommt. Sie hat sich herausgeputzt wie eine Hofdame –

sie hat gebadet, sich eingecremt, manikürt, frisiert und – spärlich – in hauchdünne, enganliegende Gewänder gekleidet. Während sie sich voller Vorfreude zurechtgemacht hat, traten ihre Hormone und Peptide in Aktion. Viele unserer mittlerweile vertrauten Freunde sind an der Aufführung beteiligt – DHEA, PEA, Östrogen, Testosteron, Dopamin und natürlich Oxytozin.

Der DHEA-Gehalt in ihrem Gehirn steigt und dringt in ihre Haut, sendet Signale in die Atmosphäre und versetzt die Nervenenden ihrer erogenen Zonen in Bereitschaft. PEA fließt in Strömen und stimmt sie überschwenglich und leicht berauscht, während sie sich Erics Lächeln und seine Berührung vorstellt. Zack! Nun schlägt Oxytozin zu. Welche Lust ihr bevorsteht! – sie vergißt, daß er sie zwei Tage lang nicht angerufen hat. Dopamin pulsiert in ihrem Gehirn, sie kann es kaum noch erwarten!

Aber Moment. Vasopressin bringt sie wieder zur Vernunft. Auf einmal gerät sie aus ihrem Fahrwasser, ein typischer Effekt von Vasopressin: Wieso weigert er sich, sie zu heiraten? Schon ist es geschehen: Ärger steigt in ihr auf und schickt einen Schwall Adrenalin aus. Doch Oxytozin gewinnt wieder die Oberhand: Macht doch nichts, denk nicht soviel nach; es spielt keine Rolle. Als sie zum Abschluß ein wenig Parfum auflegt, hört sie Schritte auf dem Weg vor dem Haus. Bereit zur Tat, geht sie ihm zur Tür entgegen, den Rücken durchgedrückt, die Brüste vorgewölbt.

Robins Gehirn schwimmt in einer Suppe aus Sexualhormonen, manche würden sagen: einem Hexengebräu. In ihren Adern rast das Blut, schäumend und brodelnd. Ihre Haut, ihr ganzer Körper brennt vor Sehnsucht und Begierde.

Während Robin sich für ihn geschmückt hat, war Eric auf dem Heimweg vom Flughafen. Er ist häufig geschäftlich unterwegs und verreist gern: diese Reisen verschaffen ihm die Möglichkeit, sich ohne Robins Wissen mit anderen Frauen zu treffen. Auf der Straße regiert Testosteron. Er fühlt sich wie-

der als Single, hat seine flüchtigen Abenteuer, genießt seine Freiheit. Die Frauen sind ihm gleichgültig. Er betrachtet sich nicht als untreu – er und Robin leben zwar zusammen, aber sie sind schließlich nicht verheiratet.

Als er zu dem Haus fährt, in dem sie jetzt beide wohnen, fühlt er sich gereizt und bereit zur Verteidigung. Testosteron hat seinen Höchststand erreicht, Vasopressin verursacht ihm ein gewisses Schuldgefühl. Er freut sich nicht auf das Wiedersehen mit Robin, denn er erwartet Vorwürfe, weil er so lange fort gewesen ist und sich nicht um sie gekümmert hat.

Gewappnet betritt Eric das Haus, in kriegerischer Stimmung, in der Defensive. Dann fallen ihm ihre Vorbereitungen auf, und er bemerkt, wie einladend sie aussieht. Er hätte Blumen mitbringen sollen – statt dessen fährt er sie an. Sie zahlt es ihm nicht heim, sondern überrascht ihn, indem sie ihn umarmt und sagt: »Du bist sicher müde, wie wär's mit einem Glas Wein und einer Rückenmassage?« Oxytozin, hervorgerufen durch ihre Berührung, überflutet ihn. Er lockert seine Krawatte und sinkt in ihre vertrauten Arme wie in Abrahams Schoß, vergißt seinen Ärger, freut sich mit einemmal, zu Hause zu sein, und fragt sich, wieso er es eigentlich so eilig hatte, fortzukommen.

Robin knöpft Erics Hemd auf und massiert seinen Nacken. Oxytozin und Endorphine besänftigen ihn derart, daß er beinahe einnickt. Sein Testosteronspiegel sinkt, und er fühlt sich wie ein nasser Lappen – im Grunde frustriert: Er ist bereit zum Kampf, aber ein Gegner ist nicht in Sicht.

Dann beginnt Robin, ihn zu streicheln und seine Brust zu küssen. Dopamin, Testosteron und Vasopressin kehren zurück. Sie streicht über seine Brustwarzen. Oxytozin wallt erneut empor, und er fühlt sich gut. Er wacht auf – unterhalb der Gürtellinie –, die Lust regt sich, und er verlangt nach mehr.

Wir haben zwar schon lange die weiblichen Brüste als erogene Zonen identifiziert, doch mittlerweile wissen wir, daß auch bei Männern die Reizung der Brustwarzen Oxytozin freisetzt. Erinnern Sie sich an den Mann, der sich größere Brustwarzen wünschte? Tatsächlich ist die Brustwarze des Mannes ähnlich der weiblichen Klitoris: ihr einziger Daseinsgrund ist sexuelle Stimulation. Männliche Brustwarzen erfüllen keinen anderen Zweck, haben keinen anderen Wert. Also sollten wir sie nicht so vernachlässigen!

Ein neunundsechzigjähriger Mann wandte sich einmal an *Medical Aspects of Human Sexuality* und fragte, wie er den peinlichen Drang unterdrücken könne, Erektion und Orgasmus/Ejakulation durch Reizung der Brustwarzen herbeizuführen. Viele Männer schämen sich solcher Wünsche, als bedeuteten sie Unmännlichkeit, Verweichlichung. Dieser Mann erhielt die Auskunft, er solle sich keine Gedanken darum machen, sondern es genießen.

Masters und Johnson riefen unter den Männern, die sichergehen wollten, daß ihre Frauen den Orgasmus nicht vortäuschten, eine ganze Generation von »Brustwarzenbeobachtern« ins Leben, indem sie propagierten, vor dem Orgasmus richteten die Brustwarzen sich auf, und dies sei ein zuverlässiges, sichtbares Anzeichen für den weiblichen Orgasmus. Sie sollten jedoch nicht außer acht lassen, daß Brustwarzen sich auch bei Kälte aufrichten.

Gefährliche Erinnerungen/furchteinflößende Gedanken: Sind wir erst einmal durch Oxytozin und seine chemischen Helfer präpariert, fällt es uns schwer, rational zu denken. So ist es nicht überraschend, daß Groll oder Ärger über irgendein – wirkliches oder eingebildetes – Ereignis sich durch oxytozinbedingte Vergeßlichkeit auflöst. In diesem Zustand selektiver Amnesie haben wir nur den Wunsch, die Lustgefühle beizubehalten und zu verstärken.

Eric begehrt sie jetzt, will sie küssen, berühren, in sie eindringen – Testosteron und Vasopressin sind wieder zum Leben erwacht. Er befindet sich auf einer Bahn, die nirgendwo

anders hinführt als zum Orgasmus. Testosteron bedrängt ihn.
Ein wenig Serotonin tritt hinzu. Oxytozin pulsiert mit jeder
Berührung und läßt ihn seine frühere Feindseligkeit gänzlich
vergessen.

Zu allem Überfluß beeinträchtigt Oxytozin unser Urteilsvermögen, während es uns sexuell empfänglich werden läßt.

Eric wirft seine restlichen Kleider ab, zieht Robins Höschen
aus und berührt währenddessen ihren Hintern. In Erwide
rung wölbt sie sich ihm daraufhin entgegen (östrogenbedingte
Demonstration der Paarungsbereitschaft), und er packt sie
mit beiden Händen an den Hüften und zieht sie zu sich. Bei
beiden steigt die Temperatur.

Temperaturanstieg: Vasopressin beeinflußt die Körpertemperatur bei sexueller Aktivität. Eine Reihe von Rattenexperimenten aus den vergangenen fünf Jahren zeigt, daß Vasopressin das sexuelle Verhalten steuert, indem es Ratten vor »Überhitzung« schützt. In der Umgangssprache ist der Ausdruck
»heiß sein« praktisch ein Synonym für sexuelle Erregung oder
Aggressivität. Überhitzt zu sein kann jedoch zu völliger Erschöpfung führen. Vasopressin kühlt das erhitzte Gemüt und
verhindert Exzesse.

Obwohl Eric hart war, seit Robin begann, seine Brustwar
zen zu reizen, hatte sie seiner Erektion bislang keine besonde
re Beachtung geschenkt. Mit einemmal aber gerät sie ins Zen
trum ihres Interesses – ihrer Hände, ihres Mundes, ihrer Brü
ste.

Erics Penis ist mittlerweile zum Bersten prall, die Eichel
leuchtend rot und zu voller Größe angeschwollen. Er steht
kurz vor dem Orgasmus und versucht, auf andere Gedanken
zu kommen. Langsam, Junge. Wo ist Vasopressin, wenn man
es braucht?

Erektion: Im wesentlichen ist es Oxytozin, das den Penis zum
Leben erweckt. Es ist im gesamten männlichen Genitaltrakt

vorhanden. Möglicherweise fördert Oxytozin die Ausschüttung von VIP (nach dem englischen Namen *vasoactive intestinal polypeptide*: ein gastrointestinales Hormon, das auf die glatte Muskulatur wirkt) im Penis und unterstützt damit die Erektion. Darüber hinaus erhöht Oxytozin die Sensibilität des Penis. Kontraktionen während des Orgasmus beziehungsweise der Ejakulation sind vermutlich auf die pulsatile Ausschüttung zurückzuführen, ganz ähnlich wie bei Frauen.

Rattenexperimente zeigen, daß Oxytozin sowohl bei sexuell normalen wie auch bei lustlosen Ratten die Erektion verbessert und die Ejakulation beschleunigt. Es steigert die Kontraktion des Penisgewebes und erhöht das Ejakulationsvolumen und die darin enthaltene Spermienmenge. Wird Oxytozin blockiert, so verringert sich die Zahl der Spermien. Bei hoffnungslos impotenten Nagern ist Oxytozin von geringem Nutzen, doch vermag es sehr wohl die sexuelle Leistungsfähigkeit alter (sowohl normaler wie auch sexuell träger) Rattenmännchen zu steigern.

Oxytozin hat auch mit einem der amüsantesten sexuellen Phänomene zu tun – der Peniserektion und dem Gähnreflex. Ein Affe gähnt, reckt sich und bekommt eine gewaltige Erektion. Bislang können wir uns den Zusammenhang zwischen Gähnen und sexueller Erregung nicht erklären, obwohl wir manche der chemischen Substanzen identifiziert haben, die Erektionen und Gähnreflexe auslösen. Tatsächlich gibt es heute einige verschreibungspflichtige Medikamente, die als höchst ungewöhnliche und seltene Nebenwirkung beim Gähnen einen Orgasmus auslösen. Wäre es nicht wunderbar, wenn sexuelle Erregung so ansteckend wäre wie Gähnen? Oder wenn Sie nur zu gähnen brauchten, wann immer Sie sich einen Orgasmus wünschen? Vielleicht ist der Gähnreflex irgendein erstes Anzeichen, daß es Zeit ist, miteinander ins Bett zu gehen?

Schon lange bevor die Wissenschaft sich für Pheromone zu interessieren begann, verboten die Mennoniten-Ältesten beim

Entwurf ihres strengen Sittenkodex ihren Kindern, zu gähnen oder sich zu strecken: das sei Teufelswerk. Woher wußten sie das?

Erfüllung

Robin will ihn in sich haben. Oxytozin und Östrogen verlangen nach Penetration. Als er in ihre Vagina eindringt, pulsiert noch mehr Oxytozin durch ihren Körper. Er beginnt zu stoßen. Sie paßt sich seinem Tempo an.

Penetration: Der Kontakt zwischen Penis und Vagina bewirkt bei weiblichen wie bei männlichen Primaten eine Oxytozinausschüttung. In Verbindung mit Östrogen bewirkt Oxytozin bei Frauen den Wunsch nach vaginaler Penetration. Der instinktive Drang, erfüllt zu werden – von einem Partner über seinen Penis oder von einem Baby – geht auf dieses dynamische Duo zurück. Die Verbindung mit Östrogen, diesem »weiblichen Hormon«, erklärt vielleicht, weshalb das heftige Bedürfnis nach Kontakt und körperlicher Nähe bei Frauen anscheinend soviel ausgeprägter ist als bei Männern. Es ist die sexuelle Lust, die mit körperlicher Vereinigung, Bindung und Erfüllung einhergeht – und nicht nur mechanische Stimulierung –, die Frauen sich mehr wünschen als alles andere.

Bei Ratten bestimmt das Weibchen den Stoßrhythmus, sobald der Begattungsakt begonnen hat. Ein Forscher bezeichnete diesen Steuerungsmechanismus als »Vaginalkode«. Er funktioniert nur dann, wenn das Berührungsempfinden erhöht ist, und dies wiederum ist ein Effekt von Oxytozin: es steigert spontan die Aufmerksamkeit für alle Berührungen.

Orgasmus: *Vasopressin kühlt ihn ein wenig ab, aber nicht genug. In Erics Gehirn knistert das Septum vor DHEA, Dopamin und elektrischer Spannung. Thetawellen beginnen zu pul-*

sieren. Die Temperatur steigt. Ausgerechnet jetzt läßt Vaso-
pressin ihn im Stich und wechselt die Seiten. Oxytozin tut sich
mit ihm zusammen und löst eine präzise gesteuerte Bewußt-
seinsveränderung in der rechten Hälfte des Septums aus. Er
zuckt, erbebt und ejakuliert, ob er es will oder nicht.

Am Orgasmus sind Vasopressin und Oxytozin gleichermaßen beteiligt. Bei Tieren nimmt Vasopressin unmittelbar vor
der Ejakulation zu und behält seinen Spitzenwert während
des gesamten Orgasmus bei. Das bedeutet entweder, daß Vasopressin dazu beiträgt, ein Individuum auf den Orgasmus
einzustimmen, oder daß der Vasopressinspiegel infolge zunehmender Erregung ansteigt. Ich vermute, daß beides gleichzeitig zutrifft.

Oxytozin ist eine der relativ wenigen chemischen Substanzen, von denen man weiß, daß sie sich während des Orgasmus
verändern. Unmittelbar vor Orgasmus und Ejakulation erreicht Oxytozin eine Konzentration, die drei- bis fünfmal so
hoch ist wie sonst.

Ausklingen: Oxytozin spielt vermutlich auch eine Rolle bei
der Trägheit, die beim Mann in der Regel auf den Orgasmus
folgt. Vielleicht ist das der Grund, weshalb Männern, wenn
alles vorbei ist, soviel seltener der Sinn nach weiteren Zärtlichkeiten steht als Frauen. Es überrascht nicht, daß diese
Schläfrigkeit typisch für Thetawellen-Gehirnzustände ist, die
übrigens auch beim Stillen auftreten. Bevor jedoch die Beruhi-
gungsphase einsetzt, steigt der Oxytozinspiegel beim Mann
genauso wie bei der Frau noch einmal steil an und erreicht
während des Orgasmus seinen Höhepunkt. Die Beruhigung
unmittelbar danach ist möglicherweise durch den oxytozinge-
sättigten orgasmischen »Rausch« bedingt. Frauen sind an hohe Oxytozinkonzentrationen gewöhnt – wie chronische Alko-
holiker; Männer nicht und werden deshalb trunken davon.

Robin war kurz davor. Eric ist nach der Ejakulation halb
bewußtlos. Sie ist noch nicht fertig, aber es gelingt ihr nicht,

*sein Interesse von neuem zu wecken. In der Glut von Oxyto-
zin, DHEA und Vasopressin schwebend, beginnt sie, sich von
Hand zu stimulieren. Er bemerkt es und reagiert trotz seines
Oxytozinkomas. Sie kommt. Er dringt erneut in sie ein. Sie
erlebt ein paar weitere Orgasmen, während er versucht, ebenfalls zum Höhepunkt zu gelangen. Sie genießt den Ritt. Sie
sind beide berauscht von Oxytozin. Endlich ejakuliert er
noch einmal, und sie sinken einander erschöpft in die Arme.*

Die Oxytozinausschüttung während des Sexualakts sensibilisiert und erhöht das Berührungsempfinden der Frau extrem. Bei Männern ist diese Sinnlichkeit meist weniger intensiv, vermutlich deshalb, weil sie weniger Östrogen als Frauen
haben. Männern fällt es wohl auch schwerer, den Einfluß von
Oxytozin in eine liebevolle Beziehung umzusetzen, denn er ist
ihnen weniger vertraut. Selbst das Erlebnis während und nach
Orgasmus/Ejakulation wird möglicherweise von der funktio-
nalen Vorstellung des Mannes untergraben, die Ejakulation
sei nicht Teil eines emotionalen und biologischen Vorgangs,
sondern »das Ende« des Sexualakts.

Beeinflussung von Oxytozin und Vasopressin

Es gibt sowohl künstliche Methoden (jedenfalls in Form einer
ergänzenden Zuführung) als auch natürliche Wege, diese
Hormone zu beeinflussen. Manche sind provokant, andere
einfach vernünftig.

Nasensprays

Oxytozin: Einige europäische Wissenschaftler erforschen derzeit ein oxytozinhaltiges Nasenspray zur Behandlung von Impotenz und Orgasmusstörungen wie zum Beispiel fehlender

Ejakulation. Warum auch nicht? Bei Frauen wurden oxytozinhaltige Sprays eingesetzt, um die Milchsekretion und -entleerung zu unterstützen, die Wehen einzuleiten und die Gebärmutterblutungen nach der Geburt zu stoppen. Zum Zweck des Stillens ist die empfohlene Dosierung ein einmaliges Einsprühen in beide Nasenlöcher zwei bis drei Minuten vor dem Anlegen des Kindes an die Brust.

Vor Jahren wandten wir uns im Rahmen unserer Untersuchungen über Oxytozin an das Pharmaunternehmen, das ein oxytozinhaltiges Nasenspray unter dem Handelsnamen Syntocinon herstellt, und erkundigten uns nach verschiedenen Indikationen und Einsatzmöglichkeiten. Wir erhielten die Auskunft, es gebe nicht viele, man habe lediglich von Showgirls aus Las Vegas gehört, die das Spray benutzten, weil es eine Erektion der Brustwarzen bewirke. Von dieser kurzsichtigen Betrachtungsweise einmal abgesehen, könnte sich zeigen, daß ein solches Nasenspray ein enormes Spektrum an Behandlungsmöglichkeiten aufweist. Kann es beispielsweise zur Therapie von Funktionsstörungen des Berührungsempfindens eingesetzt werden? Vielleicht zur Behandlung fehlender oder mangelhafter Fürsorglichkeit gegenüber dem Nachwuchs? Zur Therapie von Orgasmusstörungen bei beiden Geschlechtern? Allerdings ist das Spray nicht frei von einigen bedenklichen Nebenwirkungen wie Gedächtnisschwund, Psychosen, Beeinträchtigung des Urteilsvermögens.

Vasopressin: Dem Mann kann dieses Peptid mittels einer Injektion oder in Form eines Nasensprays verabreicht werden. Stellen Sie sich vor, Sie besprühen Ihren Partner, um ihn zu Zärtlichkeiten, Sensibilität und Orgasmen anzuregen! Kann das ein nützliches Hilfsmittel sein, um härtere Erektionen zu bewirken? Durk Pearson, ein Autor, der sich in erster Linie mit der Verlängerung des Lebens befaßt, schwört auf Vasopressin und behauptet, es verschaffe ihm phantastische Erektionen und Orgasmen. Aber könnte Vasopressin, abgesehen von den körperlichen Einsatzmöglichkeiten, verwendet werden, um Untreue oder Promiskuität vorzubeugen? Kann es uns helfen, vernünftigere Entscheidungen bei der Partnerwahl zu treffen?

Natürliche Lösungen

Zwar sind wir vielleicht in der Lage, spezielle klinische Wirkungen durch die ärztliche Verabreichung von Vasopressin zu erzielen, natürlicherweise ist es jedoch wahrscheinlicher, daß Sie von Ihrem Vasopressinspiegel manipuliert werden als umgekehrt. Vasopressin kommt Ihnen automatisch in Streßsituationen oder im Zustand extremer emotionaler Erregtheit zu Hilfe, als Notanker zur Bewahrung Ihres Gleichgewichts. Wie dies geschieht, wissen wir noch nicht. Oxytozin jedenfalls läßt sich viel leichter manipulieren – es ist so einfach: Sie brauchen nur jemanden *in den Arm zu nehmen.*

Es ist Sonntag morgen. Sie schlafen lange. Ihr Kleinkind kriecht zu Ihnen ins Bett und kuschelt sich an Sie. Oder es ist ein ruhiger, beschaulicher Abend. Sie liegen mit einem Buch auf dem Sofa, Ihr Kopf in seinem Schoß, sein Arm um Ihre Schulter. Später, wenn Sie zu Bett gehen, schlafen Sie aneinandergeschmiegt, in der Löffelstellung ein. Das Ergebnis ist eine reichliche Oxytozinausschüttung.

Sie fühlen sich vollkommen zufrieden, ruhig und sicher in Ihrer Zweisamkeit. Sie ordnen sich unter, begeben sich aus freiem Willen in eine Abhängigkeit, die aus Vertrauen geboren ist. Die Umarmung zuzulassen setzt voraus, alle Verstellungen und Ansprüche fallenzulassen, sich zu öffnen und damit verwundbar zu werden. Das ist der Grund, weshalb es manchen Menschen schwerer, anderen leichter fällt. Aber auch den anderen zu umarmen, statt sich umarmen zu lassen, ist eine Form, selbst Lust zu empfinden, während Sie Ihrem Partner Schutz und Trost bieten. Männer empfinden diese

Haltung häufig als psychologisch leichter – das Ergebnis ist genauso gut.

Körperliche Vertrautheit schützt vor unnötigem Streit. Wenn Sie mit jemandem, den Sie eigentlich lieben, einen erbitterten Kampf führen, ist das Allerschwerste, den anderen in diesem Augenblick in den Arm zu nehmen, aber wenn es Ihnen gelingt, wenigstens eine Zeitlang mit ihm in Körperkontakt zu sein, kann es durchaus sein, daß der Konflikt sich von allein löst.

Aber was ist, wenn Sie allein sind? Wieso, glauben Sie, hängen manche Männer so sehr an ihren Polstersesseln? Weil sie umarmt werden – indirekt –, ohne es zugeben zu müssen, weil sie sich in eine weiche Höhle kuscheln können wie der Krake in seine Felsnische. Kinder klammern sich an Decken, Puppen, Teddybären. Frauen hüllen sich in Pelzmäntel, halten den Telefonhörer, Kissen, tragen Nachthemden aus Flanell. Andere Ersatzbefriedigungen sind Steppdecken, Pantoffeln, eine Tasse Tee, ein Schaumbad. Es ist kein Wunder, daß warme Bäder so besänftigend wirken, daß sie uns bei »Körpertemperatur« am wohlsten tun. Wenn jemand sich die Mühe machte, den Oxytozinspiegel des Badenden zu messen, fände er vermutlich recht hohe Werte. Die Oxytozinreaktion auf unbelebte Gegenstände wurde noch nie untersucht, und wahrscheinlich wird auch nicht so bald mit Berichten über Teddybärexperimente zu rechnen sein, dennoch würde ich mich freuen, wenn ich mir irgendwann ein vollständiges Bild machen könnte.

Eine große Rolle spielen natürlich Haustiere – Schoßtiere zumal; denn das ist ihre Hauptaufgabe: auf unserem Schoß zu sitzen und sich streicheln zu lassen.

Mit ein paar Gedanken und nicht allzuviel Mühe können Sie mehr Zärtlichkeit, Nähe und Intimität erleben, als Sie sich je erträumt haben.

Berührung ist beruhigend, tröstend, entspannend. Auf mangelnde Berührung reagieren Männer und Frauen unterschiedlich. Depression ist die häufigste Folge bei den Frauen, die einen Widerwillen gegen jede sexuelle Berührung entwickeln, während Aggressivität die typischste Konsequenz bei Männern ist, die dann häufig jeder nichtsexuellen Berührung abgeneigt sind. Wenn sexuelle Schwierigkeiten ein Paar davon abhalten, miteinander in körperlichen Kontakt zu treten, tauchen die Symptome des Berührungsmangels auf – Depression, Reizbarkeit, erhöhter Puls und Blutdruck und anderes physisches Unbehagen.

Andere Störungen wie die Midlife-crisis und die Wechseljahre können sich durch mangelnden Körperkontakt verschlimmern oder beschleunigen, obwohl der Zusammenhang in der Regel nicht zur Kenntnis genommen wird.

Und doch kann sich auch im Erwachsenenalter Ihr Leben völlig verwandeln, wenn Sie sich auf Berührungen einlassen – unabhängig von Ihrer Erziehung und Ihren Lebenserfahrungen. Berührung vermag Ärger und Depression zu lindern, sie kann zu Freude und Zufriedenheit führen. Tatsächlich ist die Verbindung zwischen Berühren und Heilen auf der ganzen Welt seit Urzeiten bekannt. Das »Handauflegen« gehört seit jeher zur Medizin und ist auch ein wesentlicher Bestandteil aller mystischen Genesungen, von der wunderwirkenden Berührung durch die Hand Jesu Christi bis hin zum modernen Wunderheiler.

Umarmungen, Liebkosungen, Zärtlichkeiten, körperliche Nähe und Berührung – das alles ist gut für Ihre Gesundheit an Leib und Seele und gut für Ihre Beziehung. Berührung macht »süchtig« – die einzige Sucht, die guttut. Im Grunde ist es eine Schande, daß wir ein derart großartiges Mittel meist auf Zeiten schweren Kummers und auf sexuelle Begegnungen beschränken, während es doch die Macht hätte, bei täglicher Anwendung die Qualität unseres Lebens enorm zu verbessern.

Letzten Endes ist Berührung wesentlich für unser Überleben – als Individuen und, in Form von Sex, auch als Spezies. Berührung ist unentgeltlich und stets verfügbar; sie besänftigt nachhaltiger als Valium oder Alkohol und senkt den Blutdruck so gut wie jedes Diuretikum – ohne schädliche Nebenwirkungen. Tatsächlich werden jene, die Alkohol trinken, um sich zu entspannen und ihre Hemmungen zu überwinden, überrascht sein zu hören, daß Alkohol den Oxytozinspiegel senkt (was ihn zu Verführungszwecken weniger geeignet macht, als man gemeinhin annimmt).

Berührung ist Ihr wertvollster und mächtigster Rohstoff. Unterschätzen Sie ihn nicht und sorgen Sie dafür, daß Sie ihn zu Ihrem Vorteil einsetzen.

5

DER AGGRESSIVE SEXUALTRIEB

Die luxuriöse acht Meter lange Bertram-Yacht aus Fiberglas war in wichtiger Sache unterwegs. Mit kompletter Angelausrüstung hielt das Boot Kurs auf die Coronado-Inseln, wo das erste Stachelmakrelen-Sportfischen der Saison stattfinden sollte. Harry war allein unterwegs. Langsam und bedächtig steuerte er das Boot im ersten Tageslicht durch den Kanal von San Diego.

Er genoß die Einsamkeit und die Natur und freute sich auf die Gefahr, die Jagd. In dem engen Kanal herrschte immer heftiger Seegang, aber Harry würde bald das offene Meer erreichen.

Als er die Landmarke eines hoch aufragenden Hotels passierte, erblickte er eine splitternackte Frau, die, für ihn gerade noch sichtbar, in ihrem Zimmer stand, und es verschlug ihm den Atem: offensichtlich war sie in sexueller Ekstase. Harry stellte das Boot auf automatische Steuerung ein, schnappte sich sein Fernglas und ging zum Heck, um sie im Blickfeld zu behalten.

Die Frau stand gegen den Türstock gelehnt und masturbierte. Ihr Rücken bog sich, während sie sich rieb, und ihre Bewegungen wurden immer heftiger. Harry starrte wie gebannt und vergaß alles rund um sich. Das Fernglas brachte sie ihm so nahe, daß er fast meinte, sie berühren zu können. Die Vorstellung, sie zu beobachten, ohne daß sie es merkte, erregte ihn. Er war derart in Bann geschlagen, daß er sich über das Heck beugte, um einen letzten Blick zu erhaschen, – und ins Wasser fiel.

Die Kälte und der Schock brachten Harry wieder zu sich, und ihm wurde die volle Tragweite seines Dilemmas bewußt.

Sein Boot, ein kleines Vermögen, fuhr ohne ihn davon. Er selbst würde der Bank gehören – falls es ihm gelingen sollte, seine Haut zu retten. Er konnte nur versuchen, den Kopf über Wasser zu halten, und zusehen, wie sein Boot in der Ferne verschwand. Bei jeder Bewegung verspürte er einen durchdringenden Schmerz in der Brust, und sein linker Arm war vollkommen gefühllos. Wie um alles in der Welt hatte er sich in eine derartige Lage bringen können?

Wenn ihm nicht bald jemand zu Hilfe käme, würde er nicht nur sein Boot verlieren. Und warum das alles?

Er hatte Glück. Ein Fischkutter kam vorbei und zog ihn wie einen erschöpften großen Fisch aus dem Wasser. Dann machte sich der rostige alte Trawler an die Verfolgung seines schnittigen Bootes, einer von der Mannschaft sprang an Bord und hielt es an. Harry kam mit drei gebrochenen Rippen, einem gebrochenen Arm und einem stark lädierten Selbstbewußtsein davon.

»Was ist dir denn passiert?« fragten seine Freunde.

»Tja, ihr werdet es nicht glauben, aber ...«

Ein äußerst verlegener Freund erzählte mir diese wahre Geschichte. Den Namen habe ich geändert, um das bißchen Würde zu retten, das ihm geblieben ist. Was war nur in ihn gefahren, werden Sie fragen.

Testosteron! Beide Akteure standen in seinem Bann. Sie wollte Sex – keinen Geschlechtsverkehr, sondern Masturbation. Sein testosteronüberflutetes Gehirn konnte nicht mehr klar denken, und der sexuelle Reflex ließ ihn ohne irgendeinen Gedanken Leib und Leben riskieren.

Testosteron ist angeblich das bekannteste Sexualhormon. Aber in diesem Kapitel werde ich mit einigen gängigen Vorstellungen aufräumen und neue Seiten des Hormons präsentieren. Testosteron wirkt auf beide Geschlechter – es beeinflußt Stimmung, Persönlichkeit, Macht, Aggressivität und Sex. Wir werden uns mit dem umstrittenen Einsatz von Testosteron zur Behandlung bestimmter weiblicher Sexualstörungen befassen und natürlich mit den positiven und negativen Auswirkungen von Testosteron bei Männern. Ohne Testosteron fänden Frauen nicht viel Gefallen an ihnen. Mit Testosteron finden wir sie manchmal unausstehlich!

Der Testosteronspiegel folgt einem Tages- und einem Jahresrhythmus. Wir werden sehen, wie diese Zyklen das soziale und sexuelle Verhalten von Männern und Frauen beeinflussen. Neben den Auswirkungen auf Lust, Phantasie, Masturbation und Geschlechtsverkehr spielt Testosteron auch eine Rolle beim Kampf um sozialen Status, bei der Werbung um einen Partner, bei sexueller Nötigung, Affären, häuslicher Gewalt, kriminellem Verhalten, Perversionen, beim Sport, bei Bindungen und Scheidungen.

Können wir Testosteron beherrschen, oder werden wir von ihm beherrscht? Bekommen Frauen, was ihnen zusteht? Können sie noch mehr bekommen, und wenn ja, wäre das wünschenswert?

Männlichkeit

Testosteron ist ein vorwiegend männliches Geschlechtshormon, ein Androgen, das bei Frauen in wesentlich geringerer Menge vorkommt. Der Testosteronspiegel ist bei Männern zwanzig- bis vierzigmal höher als bei Frauen. Das ist einer der Gründe, weshalb unser Sexualtrieb so unterschiedlich ist. Dieses mächtige Hormon ist für die »aktive« Libido verantwortlich – den Geschlechtstrieb, der mit sexueller Lust, Aufmerksamkeit, Motivation und Initiative in Verbindung gebracht wird. Für die sexuelle Empfänglichkeit spielt Testosteron eine geringere Rolle als ursprünglich angenommen, an aggressiven Verhaltensmustern hingegen ist es stärker beteiligt, als uns bisher klar war.

Testosteron verstärkt zwar den Sexualtrieb, weckt jedoch eher die Lust auf Masturbation als auf Geschlechtsverkehr.

DAS PROFIL VON TESTOSTERON

DIE MEISTEN WISSEN NICHT, DASS TESTOSTERON:
- ein Steroidhormon ist, gesteuert von LH-RH, gebildet in den Hoden, den Eierstöcken und den Nebennieren
- in Östrogen umgewandelt werden kann
- tageszeitlichen und jahreszeitlichen Schwankungen unterliegt
- die kognitiven Fähigkeiten verbessert
- die Bildung von Serotonin, Opioiden, Prolaktin und MAO hemmt
- die Bildung von Dopamin, Adrenalin und Vasopressin fördert
- einem Zyklus von fünfzehn bis zwanzig Minuten folgt

TESTOSTERON:
- steuert die Entwicklung maskuliner Merkmale bei Männern
- ist für die Bildung und Haltbarkeit der Spermien verantwortlich
- wirkt bei beiden Geschlechtern als Antidepressivum
- erhöht das Verhältnis von Muskelmasse zu Körperfett
- ist pulsierend

TESTOSTERON IN SEXUELLER HINSICHT:
- führt zu vermehrten sexuellen Phantasien
- reagiert auf alles Neue und regt zu Abenteuern und kurzen Affären an
- erhöht den Sexualtrieb bei Männern und Frauen
- hat wenig Einfluß auf die Erektion, allenfalls indirekt durch Steigerung des sexuellen Verlangens
- weckt eher das Bedürfnis zu masturbieren als den Wunsch nach Geschlechtsverkehr

TESTOSTERON HINSICHTLICH DES VERHALTENS:
- ist aktivierend
- fördert Abgrenzung und Aggression
- stärkt Durchsetzungsvermögen und Selbstbewußtsein
- ist ein mutmaßlicher Auslöser bestimmter Arten von kriminellem Verhalten und häuslicher Gewalt
- kann psychotisches Verhalten bewirken oder verstärken
- erhöht sich in Reaktion auf Erfolg und sozialen Status
- ist bei Karrierefrauen konzentrierter als bei anderen

ERSCHEINUNGSFORMEN VON TESTOSTERON:
- freies Testosteron (stoffwechselaktiv)
- proteingebundenes Testosteron (stoffwechselinaktiv)

TESTOSTERON WURDE EINGESETZT ZUR BEHANDLUNG VON:
- geringem Sexualtrieb bei Männern
- geringem Sexualtrieb bei Frauen, insbesondere bei Frauen nach der Menopause, in selteneren Fällen auch davor
- Erektionsstörungen
- Hypogonadismus (unvollkommener oder fehlender Ausbildung der Geschlechtsmerkmale)
- Hormonmangel bei Frauen nach der Menopause
- Hormonmangel bei Männern im Klimakterium

WIE KÖNNEN WIR TESTOSTERON BEEINFLUSSEN:

steigernd:
- Sieg bei Wettkämpfen/ Konfrontationen
- sexuelle Phantasien, Aktivitäten
- fleischreiche Ernährung
- Sport

senkend
- Niederlage bei Wettkämpfen
- vegetarische Ernährung
- Progesteron

Männer empfinden oft Schuldgefühle oder kommen sich unreif vor, wenn sie auch als Erwachsene noch masturbieren, selbst wenn sie mit einer attraktiven und empfänglichen Frau verheiratet sind. In Wahrheit ist die Masturbation bei Erwachsenen nicht nur die Fortsetzung einer jugendlichen Gewohnheit, sondern das Ergebnis der Einwirkung eines mächtigen, natürlichen Hormons. Fast jeder masturbiert und hat danach ein schlechtes Gewissen. Die Katholiken tun es und beichten hinterher. Orthodoxe Juden legen sich dazu auf den Bauch und reiben sich, ohne die Hände zu benutzen, am Kissen oder an der Matratze – denn sie können ja nichts dafür, solange sie nicht selbst Hand an sich legen. Evangelisten lassen Prostituierte die Arbeit machen, und die Baptisten der amerikanischen Südstaaten masturbieren gar nicht, sondern sind statt dessen vom Teufel besessen, der es an ihrer Stelle tut. Aber nicht der Satan ist am Werk, sondern nur Testosteron.

Testosteron reagiert nicht nur auf körperliche Veränderungen, sondern ist auch extrem abhängig von äußeren Umständen. Sex, Auseinandersetzungen, Wettbewerb, Streß und die Anwesenheit anderer Männer und Frauen sind nur einige der äußeren Einflüsse, die Testosteron in Wallung bringen. Selbst der Tag-und-Nacht-Rhythmus und der Wechsel der Jahreszeiten beeinflußt seine Konzentration und Aktivität.

Testosteron ist in ständigem Fluß, geprägt von typischen Zyklen und Höhepunkten. Unter normalen Umständen ist der Testosteronspiegel morgens höher und abends niedriger, mit Schwankungen während des Tages. Auch im Lauf des Lebens folgt es Zyklen und erreicht Spitzenwerte. Der erste Höhepunkt tritt bei Männern vor der Geburt ein, der zweite, bei beiden Geschlechtern, in der Pubertät. Über die Jahrzehnte nimmt der Testosteronspiegel allmählich ab und erreicht seinen Tiefpunkt ab achtzig Jahren. Bisher schenken die meisten Ärzte dem Testosteronrückgang im höheren Alter wenig Aufmerksamkeit. Ich halte das nicht für richtig und nehme an, daß Sie mir zustimmen werden, wenn Sie weiterlesen.

Eine geringe Menge Testosteron wird bei beiden Geschlechtern in den Nebennieren gebildet, bei Frauen außerdem noch in den Eierstöcken. Aber die Hauptproduktionsstätte der Männlichkeit sind die Hoden.

Als Hauptstimulans der Hoden ist Testosteron für die Spermienbildung verantwortlich. Beim erwachsenen Mann verfügt jeder Hoden über etwa sieben Millionen Leydig-Zellen, die fünf bis zwölf Prozent des Platzes einnehmen. In diesen Zellen wird Cholesterin in Pregnenolon und anschließend in Testosteron umgewandelt.

Wie aus Mädchen Jungen werden

Gäbe es nicht das Y-Chromosom, das dem Testosteron in kritischen Momenten Anweisungen erteilt, wären alle Jungen Mädchen. Tatsächlich gibt es zunächst einmal nur das weibliche Geschlecht. Die Männer sind ein nachträglicher Einfall.

Der Grund ist folgender: Testosteron bewirkt in der Gebärmutter das Wunder der Verwandlung eines weiblichen in einen männlichen Embryo mit all seinen Attributen. Es läßt den Penis und seine Nachbarn, Hodensack und Hoden, entstehen und sorgt für die männlichen Körperformen. Ist das geschehen, begibt sich das Testosteron für ein Weile zur Ruhe.

Bis zur Pubertät ist von diesem sexistischen Hormon nicht mehr viel zu spüren. Dann aber werden die heranwachsenden Jungen von einer Testosteronwelle derart überschwemmt, daß man den Eindruck hat, alle anderen Hormone hätten sich aus dem Staub gemacht. Jungen in diesem Alter sind wandelnde Granaten, die nur darauf warten, gezündet zu werden.

Die seelischen und körperlichen Auswirkungen der ausufernden Testosteronproduktion sind überwältigend. Mehr als jede andere Substanz bestimmt Testosteron die Entwicklung und den Erhalt männlicher Merkmale. Der Bart beginnt zu wachsen, und oft blüht die Akne. Der Stimmbruch beginnt, die Schultern werden breiter und die Hüften schmal. Das Muskelwachstum setzt ein, dazu kommen Körperbehaarung und ein männlicher Körpergeruch. Jetzt werden Spermien gebildet und wollen ins Freie. Und zwar oft.

Etwa zur selben Zeit übernimmt Testosteron die Herrschaft über das männliche Gehirn. Es wird zu einem ständigen Begleiter und Tyrannen und führt dazu, daß die meisten Jungen sich völlig hirnlos benehmen. Testosteron beeinträchtigt das Urteilsvermögen mehr als jede bewußtseinsverändernde Droge.

Hat ein Mann erst einmal die Pubertät überstanden, nimmt der Testosteronspiegel langsam ab. Im Alter von dreißig bis fünfzig oder sechzig bleibt er etwa gleich und geht danach kontinuierlich zurück. Dieser Schwund ist freilich viel geringer, als allgemein angenommen wird, und liefert keine vollständige Erklärung für den nachlassenden Geschlechtstrieb und die verminderte Sexualfunktion, die bei vielen Männern mit zunehmendem Alter auftreten. Allerdings ist Testosteron nicht das einzige Hormon, das den Sexualtrieb beeinflußt – auch andere Hormone spielen eine Rolle, auf die wir später eingehen werden.

Bei jungen Männern ist der Sexualtrieb eine ziemlich geradlinige Angelegenheit, die einem recht einfachen, immer gleichen Muster folgt. Sex beherrscht ihr Denken. Hat ein junger Mann keine Freundin, zieht er durch die Kneipen. Hält er seine Chance für gekommen, beginnt das Balzverhalten. Er setzt alles daran, um sein Ziel zu erreichen, und schläft anschließend ein, am liebsten allein. Klingt das bekannt? Verheiratete Männer verhalten sich praktisch genauso, nur in der Regel mit derselben Partnerin.

Nicht nur für Männer

Anders als wir früher vermuteten, ist Testosteron nicht »nur für Männer«. Frauen lernen die Macht des Hormons erstmals in der Pubertät kennen, wenn ihre Eierstöcke anfangen, größere Mengen Testosteron zu produzieren. Es macht zwar nur etwa zehn Prozent der Menge aus, die im Blut gleichaltriger Jungen zirkuliert, doch ist es Testosteron und nicht Östrogen, das zur Sensibilisierung von Klitoris, Brüsten und Brustwarzen führt. Testosteron sorgt auch für den gesunden Aufbau des Genitalgewebes und bewirkt das neue romantische Interesse an Jungen.

Dank Testosteron wird die Frau eroberungswillig. Es macht die Frau sinnlicher, empfänglicher und selbstbewußter: sie wählt selbst, statt sich erwählen zu lassen. Mit zunehmender Reife richtet Testosteron ihr Interesse auf den Orgasmus – sie kann ihre Genitalien genauso genießen wie erotische Phantasien. Seltsamerweise erhöht Testosteron nicht unbedingt die Häufigkeit des Geschlechtsverkehrs, sondern verleitet anscheinend eher zur Masturbation, und insofern spielt der maskuline Effekt des »einsamen Wolfes« vielleicht auch bei Frauen eine Rolle.

Bei Männern und Frauen ist Testosteron eine Quelle der Verwirrung. Einerseits regt es zur Masturbation an, andererseits fördert es den aggressiven Sexualtrieb und schickt beide Geschlechter auf die Suche nach einem Partner. Bald setzt sich der eine Trieb durch, bald der andere, je nachdem, welche Hormone sonst am Werk sind und ob ein Partner verfügbar ist. Testosteron erhöht die Lust, setzt aber die Berührungsempfindlichkeit (den vibrotaktilen Sinn) herab, insbesondere des Penis. Es macht reizbar und aggressiv, ist aber auch ein Antidepressivum.

Besonders bei Frauen wirkt Testosteron als solches und stärkt Durchsetzungsvermögen und Selbstbewußtsein. Im Zusammenspiel mit Progesteron macht es aber auch reizbar und aggressiv (mehr dazu später). Interessanterweise läßt ein hoher Testosteronspiegel *beim Mann* seinen männlichen Körpergeruch für *Frauen* anziehender werden.

Unterschiedliche Triebe

Der biochemische Drang, den wir Sexualtrieb nennen, tritt in zwei grundsätzlich verschiedenen Formen auf, dem aggressiven und dem rezeptiven Trieb. Der aggressive Sexualtrieb ist entgegen landläufiger Meinung nicht nur von Testosteron bestimmt, sondern auch von Vasopressin, DHEA, Serotonin, Dopamin und LH-RH. Dem rezeptiven Sexualtrieb beim Menschen, mit dem wir uns im nächsten Kapitel näher befassen wollen, wurde bisher weder von Wissenschaftlern noch von Therapeuten viel Aufmerksamkeit geschenkt. Empfänglichkeit ist nicht unbedingt dasselbe wie Passivität – das ist nur das eine Ende des Spektrums: Passivität bedeutet Verfügbarkeit und vielleicht Willigkeit, ohne Neigung, die Initiative zu ergreifen. Das andere Extrem des rezeptiven Sexualtriebs ist die *prozeptive* Haltung: nicht aggressiv, aber selbstbewußt und verführerisch, verfügbar, willig und interessiert, ohne dominant zu sein. Im Gegensatz dazu wird beim aggressiven oder aktiven Sexualtrieb das Ziel oft auch gegen Widerstände verfolgt. Östrogen ist für die Empfänglichkeit verantwortlich, Testosteron für die Aggressivität, aber keines der beiden Hormone arbeitet allein.

Daraus folgt, daß Frauen im allgemeinen empfänglicher und Männer aggressiver sind. Aber das Blatt kann sich wenden, besonders in bestimmten Phasen unseres Lebens. Und in jedem Fall ist die Kluft zwischen weiblich und männlich so tief und notwendig für den Fortgang des Lebens, daß selbst eingeschlechtige Arten ihr unterliegen. Wenn ein Tier sich über seine sexuelle Orientierung nicht im klaren ist, wie das bei einigen der Fall ist, dann findet ein sowohl aktives wie passives Sexualverhalten statt. Die eingeschlechtigen Eidechsen zum Beispiel leiten den Geschlechtsakt ein, indem sie sich abwechselnd wie ein Männchen und wie ein Weibchen benehmen. Warum diese »bisexuelle« Aufteilung bei ihren Werberitualen notwendig ist, wissen wir nicht, jedenfalls hat sie sich im Lauf der Evolution erhalten.

LH-RH: Der Regulator

Wir besitzen ein paar Kontrollmechanismen, die notwendig sind, damit Testosteron nicht Amok läuft. Eine Rückkoppelungsschleife zwischen den Keimdrüsen und dem Gehirn reguliert den Testosteronspiegel im Körper. Wenn alles ordnungsgemäß funktioniert, stimuliert ein Rückgang des Testosteronspiegels die Freisetzung des Hormons LH, das wiederum die Testosteronproduktion in den Hoden anregt. Hat der Testosteronspiegel wieder einen akzeptablen Wert erreicht, erhält das Gehirn die Nachricht, die Sekretion von LH einzustellen. Diese ständige Rückkoppelung sorgt dafür, daß der Mann »allzeit bereit« ist, wenn die Frau ihre Verfügbarkeit signalisiert.

Pulsieren und Pochen

Die Sekretion von LH-RH unterliegt einem etwa neunzigminütigen Zyklus, der nicht nur die Testosteronproduktion beeinflußt, sondern auch von ihr beeinflußt wird. Eine zu hohe, zu geringe oder unzeitige Ausschüttung von Testosteron stört den LH-RH-Zyklus. Wird LH-RH ohne Unterbrechung ins Blut abgegeben, sinkt der Testosteronspiegel drastisch. Ebenso wie die Testosteronproduktion wird auch die Östrogensynthese über einen Rückkoppelungsmechanismus gesteuert. Die durch Einwirkung von LH-RH ausgelöste LH-Sekretion

DAS PROFIL VON LH-RH

DIE MEISTEN WISSEN NICHT, DASS LH-RH:
- sowohl als Kontrazeptivum als auch zur Behandlung von Unfruchtbarkeit eingesetzt werden kann
- paradoxe Wirkungen zeigt, je nachdem, ob es sporadisch oder kontinuierlich verabreicht wird

LH-RH:
- ist pulsierend (in ein- bis zweistündigem Rhythmus)
- löst die Bildung von Testosteron aus
- steuert die Erzeugung und Freisetzung von LH (luteinisierendem Hormon) und FSH (follikelstimulierendem Hormon)
- steuert das Verhältnis zwischen Testosteron und Östrogen
- wird im Hypothalamus gebildet

LH-RH IN SEXUELLER HINSICHT:
- bewirkt vermutlich eine leichte Intensivierung von Erektionen
- verstärkt die Demonstration der Paarungsbereitschaft (Lordosis)
- bewirkt vermutlich eine leichte Steigerung des Sexualtriebs

LH-RH HINSICHTLICH DES VERHALTENS:
- reagiert überempfindlich auf Streß
- unterliegt dramatischen Schwankungen in Reaktion auf visuelle, emotionale und sexuelle Signale aus der Umwelt

LH-RH WURDE EINGESETZT:
- als Verhütungsmittel für Männer
- zur Behandlung gering ausgeprägter Libido
- zur Behandlung von Impotenz

- bei Sexualverbrechern und bestimmten anderen sexuellen Verhaltensweisen zur reversiblen pharmakologischen Kastration
- bei Prostata- und Brustkrebs
- zur Behandlung von niedrigem Testosteronspiegel und fehlender Ovulation
- bei Gebärmutterschleimhautentzündung
- bei Gebärmutterfibromen
- bei Unfruchtbarkeit
- zur Behandlung frühzeitiger Pubertät
- zur Behandlung von PMS

WIE KÖNNEN WIR LH-RH BEEINFLUSSEN:

steigernd:	*senkend:*
- niedriger Testosteronspiegel	- Streß
- niedriger Östrogenspiegel	- Gefahr
- Anblick attraktiver Frauen	
- sexuell eindeutige Videos und vermutlich anderes erotisches Material	
- intensives Körpertraining	

vermehrt die Östrogenproduktion. Ein erhöhter Östrogenspiegel wiederum unterbricht die Bildung von LH und LH-RH.

Wie auch bei vielen anderen Hormonen ist die Gesamtkonzentration von geringerer Bedeutung als die Veränderungen im Hormonspiegel – die Häufigkeit und der Umfang einer Hormonausschüttung sowie das Verhältnis der Hormone untereinander. Dieser Rhythmus bestimmt unser Sexualleben. LH-RH ist dafür ein ausgezeichnetes Beispiel, denn normalerweise unterliegt es einem pulsierenden Rhythmus, ähnlich wie ein Blinklicht.

LH-RH war eines der ersten Hormone, bei dem man die Bedeutung der rhythmisch-pulsierenden Ausschüttung erkannte.

Erst als man diesen chemischen Zyklus verstand, war es möglich, LH-RH gezielt einzusetzen. Je nachdem, ob das Hormon in konstanten Dosen oder in seinem natürlichen Rhythmus verabreicht wird, ist die Wirkung völlig unterschiedlich: Dieselbe Substanz und dieselbe Dosis führen bei unterschiedlicher Verabreichungsform zu verschiedenen Ergebnissen. Dies gilt auch für zahlreiche andere Hormone.

Intermittierende Spitzenwerte, wie sie beim LH-RH-Rhythmus entstehen, bringen das Sexualleben sehr effizient in Schwung. Das liegt daran, daß für die sexuelle Rückkoppelung die heftigen, klaren Signale nötig sind, wie festgelegte hormonelle Rhythmen sie aussenden. Diese sexuellen Rhythmen reagieren sehr sensibel auf Umweltreize und können durch Aufregung und Streß gestört werden.

Beim Mann ist der LH-RH-Produktionszyklus besonders abhängig von äußeren Einflüssen. Der Anblick einer attraktiven Frau zum Beispiel löst die Ausschüttung von LH-RH aus, während ein potentieller Rivale zu einer Unterbrechung des Hormonflusses führen kann.

Bei Frauen können emotionale Aufregungen, die den Rhythmus von LH-RH und anderen entscheidenden chemischen Substanzen stören, zu unregelmäßigen Zyklen führen. Ich kenne eine Frau, die Reisen verabscheut und pünktlich am Tag der Abreise ihre Periode bekommt, ganz egal, auf welchen Tag ihres ansonsten normalen Monatszyklus die Abreise fällt. Packen, Planen, Entscheidungen und die Überzeugung, daß sie auf jeden Fall etwas vergessen wird, verursachen ihr derartigen Streß, daß sie außer der Reihe zu bluten beginnt.

Wir wissen nicht genau, welche chemischen Prozesse dabei ablaufen, aber das Muster hat sich über so viele Jahre wiederholt, daß es gewiß kein Zufall ist. Jedoch können wir daraus den Schluß ziehen, daß der sensible Kreislauf der Sexual- und Fortpflanzungsfunktionen bei Mann und Frau darauf reagiert, wie gut wir mit unserer Umwelt zurechtkommen.

Was macht müde Männer munter?

Ebenso wie Testosteron ist auch LH-RH ein natürliches Stimulans für den Sexualtrieb. Tierversuche in den siebziger und frühen achtziger Jahren haben überzeugend demonstriert, daß LH-RH zuverlässig das Paarungs- und Sexualverhalten bei Fröschen, Eidechsen, Tauben, Mäusen, Ratten, Pferden, Eseln und Menschen anregt. Da es sowohl die Kopulationswilligkeit des männlichen Partners als auch die Lordose (die Zurschaustellung der Paarungsbereitschaft, signalisiert durch durchgedrückten Rücken und aufgerichteten Schwanz) bei den Partnerinnen fördert, nimmt man an, daß es sich um ein universales Sexualstimulans handelt, dessen Wirkung auch der Mensch verspürt.

Lustlose Hengste lassen sich durch eine LH-RH-Injektion anregen; das Ergebnis ist ein ausgeprägtes Paarungsverhalten. Die Hengste zeigen ihr Interesse, indem sie die Nähe der Stuten suchen und sie beschnuppern, belecken, anstoßen, zwikken und häufig flehmen: sie ziehen die Oberlippe hoch, um Gerüche wie Urin, Kot oder Vaginalsekretionen besser aufzunehmen. Wenn der Hengst flehmt, wittert er Pheromone. Selbst Wallache beginnen in der Nähe einer rossigen Stute zu flehmen, wenn man ihnen Testosteron und LH-RH injiziert; LH-RH allein bewirkt jedoch keine Reaktion.

Das Flehmen der Pferde beweist die Verbindung mit DHEA. »Es liegt etwas in der Luft«, das alles andere in Gang setzt. Wir können vermuten, daß bei Mann und Frau dasselbe passiert. Auch wir lassen uns durch die Bildung und Wahrnehmung von Pheromonen erregen. Schon beim ersten flüchtigen Blick löst PEA ein nervöses, begehrliches Zittern aus, dann setzt sich Testosteron mit DHEA in Verbindung und sorgt dafür, daß dem Wunsch die Handlung folgt. Die Begierde steigert sich, bis das Verlangen nach dem Orgasmus so zwingend wird, daß Vernunft und Urteilsfähigkeit in den Hintergrund rücken.

DAS PROFIL VON SEROTONIN

DIE MEISTEN WISSEN NICHT, DASS SEROTONIN:
- bei Frauen einflußreicher und in größerer Konzentration vorhanden ist
- Nervosität und Agressivität verringern kann
- eine ruhige, herzliche Atmosphäre schaffen kann, die anhaltende Intimität ohne sexuelle Höhepunkte fördert

SEROTONIN:
- wirkt in erster Linie dämpfend
- wirkt hauptsächlich in Verbindung mit Östrogen
- begünstigt die Bildung von Opioiden und Progesteron
- erhöht den Prolaktinspiegel

SEROTONIN IN SEXUELLER HINSICHT:
- verursacht körperliche sexuelle Erregung
- hemmt das sexuelle Verlangen
- hemmt den Orgasmus bei beiden Geschlechtern
- schwächt die impulsive sexuelle Erregung

SEROTONIN HINSICHTLICH DES VERHALTENS:
- fördert die Zufriedenheit
- hat paradoxe, unvorhersehbare Wirkungen (das heißt, es kann spontane Orgasmen auslösen)
- verursacht Heißhunger nach Süßigkeiten und Kohlehydraten

ERSCHEINUNGSFORMEN VON SEROTONIN:
- mehrere Rezeptoren mit verschiedenen Eigenschaften und Funktionen

SEROTONIN WURDE EINGESETZT ZUR BEHANDLUNG VON:
- Depressionen
- Zwangsneurosen

- Panik
- Ängsten
- Phobien
- PMS

WIE KÖNNEN WIR SEROTONIN BEEINFLUSSEN:

steigernd:	*senkend:*
• bestimmte Antidepressiva, die den Serotoninabbau hemmen (Fluoxetin)	• Diät
	• PEA
	• Phenylalanin
• Fettleibigkeit	• Lysin
• Kastration	• PCPA

Serotonin: Der Modulator

Hinsichtlich des Einflusses auf den Sexualtrieb sind neben den Pheromonen (und anderen DHEA-Wirkungen), Testosteron und LH-RH zwei weitere Kräfte zu beachten: ein sinkender Serotoninspiegel und/oder eine steigende Dopaminkonzentration (worauf wir noch eingehen werden). Beides führt auf unterschiedliche Weise zu verstärktem sexuellem Verlangen.

Serotonin wird mit Lust auf Süßigkeiten, Appetit, Eßstörungen, Aggressionen, Stimmungsschwankungen, sexuellen Perversionen, ja sogar mit Brandstiftung in Verbindung gebracht. Wir wollen uns hier auf die sexuellen und aggressiven Aspekte dieser interessanten Substanz konzentrieren.

Die häufigen, voraussagbaren Schwankungen des Serotoninspiegels während des Tages sowie die spontanen Ausschüttungen infolge von Sex und Aggressivität stehen in ausgeprägtem Kontrast zu den Serotoninzyklen. Ein hoher Serotoninspiegel hemmt den Sexualtrieb, ein niedriger intensiviert ihn. Die Substanz wird langsam und regelmäßig abgegeben und reagiert nicht auf schnell ansteigende oder abklingende Erregung, wie sie für intensive sexuelle Aktivität typisch ist.

Vieles deutet darauf hin, daß Serotonin und Testosteron sich wie eine Wippe verhalten, wobei bei Männern ein niedriger Serotonin- und ein hoher Testosteronspiegel der Normalzustand ist, bei Frauen ist es umgekehrt. Anscheinend hemmt diese angeborene Reaktion bei Frauen, im Gegensatz zu den Männern, Sexualtrieb und Aggressivität. Verändert sich das Verhältnis der beiden Hormone zueinander in die eine oder andere Richtung, so kommt es zu einem entsprechend verstärkten oder verminderten Sexualtrieb.

Bei erhöhtem Serotoninspiegel können anfängliche Entspannung und nachlassende Abwehrhaltung zunächst einmal zu einer Steigerung des Sexualtriebs führen: Ängste lösen sich auf, der Widerstand sinkt. Hat sich ein erhöhter Serotoninspiegel aber erst einmal etabliert, schwindet die sexuelle Erregung. Genau das passiert bei bestimmten Antidepressiva, die den Serotoninabbau hemmen und folglich den Serotoninspiegel in die Höhe treiben. Sie unterdrücken bei beiden Geschlechtern sexuelles Verlangen und Orgasmus so erfolgreich (manchmal wird ein Orgasmus sogar unmöglich), daß sie häufig zur Behandlung vorzeitiger Ejakulationen eingesetzt werden.

Umgekehrt kann man davon ausgehen, daß Frauen mit niedrigerem Serotoninspiegel leichter erregbar sind und schneller zum Orgasmus gelangen. Das scheint tatsächlich der Fall zu sein: sie ergreifen auch häufiger die Initiative. Wird bei Rattenweibchen der Serotoninspiegel gesenkt, so besteigen sie nicht nur andere weibliche Tiere und kleinere Männchen, sondern verhalten sich generell eher maskulin. Manche führen sogar stoßartige Bewegungen aus, die denen der ejakulierenden Männchen ähneln. Dieses Verhalten verschwindet, wenn der Serotoninspiegel sich wieder normalisiert.

Bei pharmakologischen Eingriffen in den weiblichen Serotoninhaushalt besteht Grund zu der Sorge, dies könne bestimmte sexuelle Störungen und Perversionen auslösen, die in der Regel nur bei Männern auftreten. So hat man chronischen Amphetaminmißbrauch (Amphetamine senken den Serotoninspiegel) mit verstärkter Promiskuität, zwanghafter Masturbation, Prostitution und intensiven sadomasochistischen Phantasien in Verbindung gebracht. Mit leichteren Formen dieser sexuellen Verhaltensweisen ist bei ständigem Mißbrauch von Appetitzüglern zu rechnen, die in der Mehrzahl entfernte Verwandte von PEA sind.

Unabhängig von der Ursache führt ein niedriger Serotoninspiegel, selbst wenn er stabil ist, bei Männern zu instabilem, ja gefährlichem Verhalten. Eines der auffälligsten Merkmale eines niedrigen Serotoninspiegels ist die verminderte Triebkontrolle, die zu gesteigertem bis abnorm aggressivem Sexualverhalten führen kann. In Verbindung mit Alkoholmißbrauch kann es zu sogenannten »intermittierenden explosiven Störungen« kommen. Bei Frauen wird, ob mit oder ohne Alkohol, ein übertriebenes bis pervertiert männliches Sexualverhalten ausgelöst.

PCPA (Parachlorophenylalanin): Der Gewaltverbrecher

PCPA ist eine Substanz, die den Serotoninspiegel drastisch senkt und wegen zu starker Nebenwirkungen beim Menschen nicht eingesetzt wird. Aber aus Tierversuchen haben wir sehr viel über diesen Stoff gelernt. Diese Studien geben wichtige Aufschlüsse über das Sexualverhalten des Menschen.

Bei Tieren führt Serotoninmangel zu aggressivem, perversem und mörderischem Sexualverhalten. Die Tiere quälen und töten ihre Sexualpartner und fressen sie häufig sogar auf. Sie durchbrechen Art- und Geschlechtsgrenzen, suchen sich ihre Sexualpartner wahllos und besteigen sogar tote Tiere. Was sagt uns das über die biochemische Natur eines gewalttätigen Sexualverbrechers? Könnten bei ihm gewisse biologische Störungen der Neurotransmitter vorliegen, die sein Verhalten zwar bestimmen, sich aber mit einer medikamentösen Erhöhung des Serotoninspiegels korrigieren ließen?

Wenn man nachweisen könnte, daß Serotoninmangel beim Menschen mit bestimmtem antisozialem Verhalten einhergeht, so wäre es möglich, dieses Verhalten zu diagnostizieren und zu behandeln. Genau das geschieht bereits bei Depressionen, Ängsten und Schizophrenie: Die fehlenden chemischen Substanzen wurden identifiziert und durch Psychopharmaka ersetzt. Substanzen, die den Serotoninspiegel erhöhen, sind in dieser Hinsicht unsere vielversprechendsten Mittel.

Kann es sein, daß bestimmte Gewaltverbrecher, darunter auch Vergewaltiger in der Ehe, von einem pharmakologisch erhöhten Serotoninspiegel profitieren würden? Ich halte es für möglich, aber das ist ein heißes Eisen, und es gibt viele offene Fragen: Sollte die Behandlung freiwillig oder zwangsweise erfolgen? Wie kann man jemanden, der nicht verurteilt und inhaftiert ist, dazu bringen, die Medikamente regelmäßig einzunehmen? Ist die Verabreichung verhaltensverändernder Medikamente eine Verletzung der Menschenrechte? Oder ist vielmehr der Zugang zu einer solchen Behandlung das Recht jedes Menschen? Die Frage lautet nicht, ob wir gewalttätiges, antisoziales Verhalten beeinflussen *können*, sondern ob wir es *sollen*, und vor allem: wo ist die Grenze zu ziehen?

Das Lustprinzip

Die bisher vorgestellten Substanzen, die beim aggressiven Sexualtrieb eine Rolle spielen, weisen in erster Linie zwanghafte Züge auf: Testosteron treibt uns zur Masturbation, läßt uns Abwechslung und Wettkampf suchen, Serotoninmangel führt zu übersteigerten, wahllos aggressiven Handlungen. Wir geben diesen Impulsen und Bedürfnissen nach, aber sie verschaffen uns weder Freude noch Erfüllung.

Dopamin hingegen bringt uns zum Lächeln. Ohne Dopamin wäre der aggressive Sexualtrieb nicht vollständig. Es führt nicht zu aggressivem oder sonstigem abstoßendem Verhalten, sondern inspiriert und motiviert uns. Es weckt die Vorfreude und regt uns deshalb dazu an, Lust anzustreben und zu erkennen. Auf diese Weise fördert es sowohl den aggressiven Sexualtrieb als auch die Freude am Erlebnis. Dopamin steigert die Libido und *weckt die Lust auf Sex* – ohne Dopamin wäre Sex nichts weiter als eine von vielen Körperfunktionen.

Wie Oxytozin wird auch Dopamin in relativ raschen Schüben freigesetzt, außerdem bedingen und verstärken sie sich gegenseitig: steigt der Dopaminspiegel, wird weniger Oxytozin abgegeben und umgekehrt. Dopamin läßt Sie Lust erleben, und Oxytozin verschafft Ihnen Intimität, Vertrautheit und Sicherheit. Beide erleichtern den Orgasmus.

Dopamin bewirkt emotionale Höhenflüge, bei denen wir freilich auch abstürzen können; aber auch auf die Gefahr eines Absturzes hin sehnen wir uns danach, und deshalb ist Dopamin suchterzeugend. Es ist der gemeinsame Nenner bei den meisten Süchten, von Medikamentenmißbrauch bis zum übersteigerten Sexualtrieb, spielt aber höchstwahrscheinlich auch eine große Rolle bei normalen menschlichen Beziehungen. Wenn Oxytozin, DHEA und PEA ihre Arbeit geleistet haben, tritt Dopamin auf den Plan: es bindet uns an den Menschen, den wir lieben, und hilft uns, schlechte Zeiten zu überstehen. Diese Sucht ist vielleicht auch einer der Gründe dafür, daß der Verlust von Liebe derart schmerzhafte Entzugserscheinungen hervorruft: wir waren tatsächlich süchtig, nicht nach einer Droge, sondern nach einem Menschen, an den wir uns im Zuge der natürlichen Entwicklung einer intensiven Beziehung gebunden haben.

Es gibt jedoch auch Menschen, die sich nicht verlieben können, was vermutlich mit einer fehlenden Reaktion auf Dopamin und vielleicht einer Störung im natürlichen Endorphin-

DAS PROFIL VON DOPAMIN

DIE MEISTEN WISSEN NICHT, DASS DOPAMIN:
- der wichtigste gemeinsame Nenner bei fast jeder Sucht ist, von Zigaretten bis Kokain
- zu spontaner Aktivität und Bewegung anregt

DOPAMIN:
- ist ein Neurotransmitter, der von spezialisierten Nervenzellen in den Nuclei arcuati des Gehirns gebildet wird
- ist pulsierend und wird, wie Oxytozin, in raschen Schüben freigesetzt. Wenn Dopamin in die Höhe schnellt, nimmt Oxytozin ab und umgekehrt
- stimuliert, motiviert und weckt Vorfreude
- motiviert uns, Lust zu erkennen, zu suchen und anzustreben

ERSCHEINUNGSFORMEN VON DOPAMIN:
- zahlreiche Dopaminrezeptoren

DOPAMIN IN SEXUELLER HINSICHT:
- verstärkt das sexuelle Verlangen bei Männern und Frauen
- erleichtert den Orgasmus
- kann vorzeitige Ejakulation auslösen
- ist möglicherweise das fehlende Glied bei der Behandlung einer Abneigung gegen Sex

DOPAMIN HINSICHTLICH DES VERHALTENS:
- veranlaßt uns, Lust/Vergnügen wahrzunehmen und anzustreben
- senkt die Gier nach Alkohol und anderen potentiell suchterzeugenden Substanzen. Wird Dopamin medikamentös verabreicht, läßt das Bedürfnis nach einem

Dopaminrausch durch Drogen nach (ähnlich der Wirkung von Nikotinpflastern bei Rauchern)
* fördert die Aufmerksamkeit und Energie
* kann Schizophrenie verursachen

DOPAMIN WURDE EINGESETZT ZUR BEHANDLUNG VON:
* Parkinson-Syndrom
* Suchtverhalten
* Störungen des Sexualtriebs
* Altersbeschwerden

WIE KÖNNEN WIR DOPAMIN BEEINFLUSSEN:

steigernd:
* Schizophrenie
* Kokain
* L-Dopa
* Eldepryl
* Wellbutrin
* Testosteron
* sexuell empfängliche Frauen
* sexuelle Aktivität

senkend:
* Antipsychotika
* Parkinson-Syndrom
* Kastration

system zusammenhängt: auch wenn sie noch so sehr wollen, gelingt es ihnen nicht, Liebe zu empfinden oder eine Bindung einzugehen. Das ist vielleicht der Farbenblindheit vergleichbar. Natürlich können wir nicht mit Sicherheit behaupten, daß der Dopaminmangel dafür verantwortlich ist, aber wenn wir verstehen, auf welche Weise sich Störungen im Hormonsystem äußern, können wir auch besser beurteilen, wie sie unter normalen Umständen funktionieren.

Und wie immer arbeiten diese Moleküle auf komplexe, aber oft auch vorhersehbare Weise zusammen. Zum Beispiel steigt der Dopaminspiegel nach einer Testosteroninjektion, bei Anwesenheit einer Sexualpartnerin oder auch beim

Geschlechtsverkehr — zumindest bei Tieren. Kastration verringert die Dopaminmenge und hebt den Serotoninspiegel.

Ein hoher Dopaminspiegel ist nicht immer vorteilhaft. Wie bei den meisten anderen Peptiden, Hormonen und Neurotransmittern kann die Wirkung zumindest zweischneidig, wenn nicht sogar problematisch sein. Eine unerwünschte Wirkung ist zum Beispiel die Tendenz zu vorzeitiger Ejakulation. Ein weiteres Problem ist die Verbindung mit Schizophrenie, weshalb die meisten zur Behandlung eingesetzten Medikamente antidopaminerg (dopaminsenkend) sind. Das mag der Hauptgrund sein, weshalb schizophrene Patienten die medikamentöse Behandlung so häufig ablehnen: anscheinend vermissen sie den Dopaminrausch.

Aus demselben Grund ist die Abhängigkeit vieler Frauen von rezeptfreien beziehungsweise ärztlich verordneten Appetitzüglern und Amphetaminen so gefährlich: Manche erleben einen psychotischen Zusammenbruch. Und meine scheinbar flapsigen Bemerkungen über den Zusammenhang von PEA (einem Dopaminstimulans), Liebe und Wahnsinn sind von der Wahrheit vermutlich nicht so weit entfernt. PEA erhöht den Dopaminspiegel, und ein hoher Dopaminspiegel wiederum wird schon seit langem mit Schizophrenie in Verbindung gebracht.

Die elektrochemische Verstärkung von Dopamin im Gehirn ist wichtig für unser Streben nach Glück; bei fehlender Reaktion der betreffenden Zentren werden wir teilnahmslos und apathisch: die Initiative des Partners und das Vorspiel lassen uns kalt, auch die Lieblingsnachspeise oder die Aussicht auf ein Vergnügen erwecken keine Vorfreude. Der Mangel an Vorfreude kann auch das Grundübel bei bulimischem oder anderem Suchtverhalten sein, das nur dann Befriedigung verschafft, während die Aktivität stattfindet beziehungsweise die bestimmte Substanz zugeführt wird. In sexueller Hinsicht wirkt sich Dopaminmangel äußerst hinderlich auf die Vorfreude und das Verlangen aus, insbesondere ist er typisch für ein Problem, das man als sexuelle Aversion bezeichnet: Während des Sexualaktes empfindet man durchaus Lust, reagiert entsprechend und erlebt vielleicht sogar Orgasmen. Unmittelbar danach fragt man sich, weshalb man sich nicht öfter darauf einläßt – es war doch wunderbar. Bei der nächsten Gelegenheit aber versucht man erneut, Sex zu vermeiden. Vorfreude auf künftige Vergnügen ist unmöglich, man empfindet lediglich Beklommenheit und Nervosität.

Jonathan hatte recht häufig mit verschiedenen Frauen Sex. Nach seiner Heirat hielten sowohl die Häufigkeit als auch die Lust am Sex jahrelang an. Entgegen der landläufigen Meinung, die »Chemie« zwischen Eheleuten lasse mit der Zeit zwangsläufig nach, schliefen er und seine Frau Amy ein- bis zweimal am Tag miteinander.

Nach etwa zwölf Ehejahren – Jonathan war Mitte vierzig – begann Amy, sich Sorgen zu machen, weil eine allmähliche, aber einschneidende Veränderung stattgefunden hatte: sie hatten allenfalls noch ein-, zweimal im Monat Sex miteinander. Selbst wenn sie ihn zu verführen versuchte, reagierte er kaum. Doch sobald er seinen anfänglichen Widerstand überwand und sich darauf einließ, hatte er keine Probleme mehr, und ihre Erlebnisse waren genauso erotisch wie früher.

Ein Jahr nachdem diese Entwicklung begonnen hatte, wandte Amy sich an mich, und ich unterhielt mich mit beiden. In jeder anderen Hinsicht war ihre Beziehung gut, die Liebe ungebrochen. Natürlich gab es manchmal Streit, aber sie paßten zueinander und gingen einfühlsamer miteinander um als die meisten Paare. Ich konnte keine unterdrückten Feindseligkeiten feststellen, die seinen sexuellen Rückzug erklärt hätten.

Wie viele Männer, denen ähnliches widerfahren ist, sagte Jonathan während der ersten Sitzung, wie überrascht und entsetzt er über sich selbst sei. Er liebe Sex, habe ihn immer genossen, und daran habe sich auch nichts geändert. Aber er fehle ihm nicht – er habe nicht einmal gemerkt, daß sie immer

*seltener miteinander schliefen und welches Vergnügen er sich
versagt habe. Jetzt fragte er sich, wie es soweit hatte kommen
können.*

Das ist genau die Art von Apathie, die durch Dopaminmangel entsteht. Eine starke Reaktion auf Dopamin bewirkt
nicht nur Vorfreude auf schöne Erlebnisse, die Jonathan nicht
empfand, sondern motiviert uns auch, sie anzustreben und zu
wiederholen.

Der umgekehrte Effekt läßt sich bei Parkinson-Patienten
beobachten, deren Dopaminrezeptoren im Gehirn nicht funktionieren. Der zögernde, schlurfende Gang ist ein Ergebnis
von Dopaminmangel; das ganze Bewegungssystem ist beeinträchtigt. In extremen Fällen wirken die Patienten wie betäubt, bewegen sich in Zeitlupe und vegetieren in einem nahezu katatonischen Zustand vor sich hin. Die Beseitigung des
Dopaminmangels versetzt den Patienten in die Lage, sich wieder normal zu bewegen – das Ergebnis kann so dramatisch
sein wie das Einsetzen einer frischen Batterie in ein elektri-
sches Gerät.

Was Ihr Arzt Ihnen über
Testosteron nicht gesagt hat

Testosteron kommt in gebundener und in freier Form vor.
Beim gebundenen Testosteron handelt es sich um ursprünglich freie Testosteronmoleküle, die mit einem Protein (entweder Albumin oder Globulin) verknüpft sind, sozusagen gefangen und nicht stoffwechselaktiv, bis sie sich freimachen und
wieder als Testosteronmoleküle zirkulieren. Eine Zunahme
an freiem Testosteron läßt den Mann nach sexuellen Abenteuern suchen, macht ihn eroberungslustig und aggressiv gegenüber Rivalen. Er ist potentiell gewalttätig, bereit zum
Kampf mit Nebenbuhlern oder zur Besitzergreifung dessen,
was er freiwillig nicht bekommt.

Die Summe aus gebundenem und freiem Testosteron ergibt die Testosterongesamtmenge. Bis vor einigen Jahren stellte der Arzt bei der Messung des Hormonspiegels nur die Testosterongesamtmenge fest – ein Wert ohne große Aussagekraft, denn aus sexueller Sicht ist der wichtigste Bestandteil das freie Testosteron. Zwar macht es nur etwa fünf Prozent der Gesamtmenge aus, aber dieser kleine Anteil bewirkt sehr viel. Freies Testosteron ist wie eine scharfe Handgranate; beim gebundenen Testosteron ist die Granate noch gesichert. Die Testosterongesamtmenge ist eine Kombination aus etwa fünfundneunzig gesicherten und vier oder fünf scharfen Granaten, die, trotz erheblicher Minderzahl, die gefährlicheren sind.

Ist die Testosterongesamtmenge eines Mannes übermäßig hoch, das freie, aktive Testosteron aber gering, so schlummert sein Sexualtrieb. Die gemessenen Testosteronwerte können also irreführend sein: ist zuwenig freies Testosteron vorhanden, schwindet das Interesse an Sex, unabhängig von der gesamten Testosteronmenge. Bisher lassen nur wenige Ärzte auch das freie Testosteron untersuchen, Sie müssen also gezielt danach fragen.

Forschungsergebnisse aus dem Jahr 1991 weisen darauf hin, daß albumingebundenes Testosteron eine eigene Stoffwechselaktivität aufweist. Sollte sich dies als richtig erweisen, muß unsere Bewertung des Testosteronspiegels völlig revidiert werden.

Mehrere morgendliche Proben sind notwendig

Der Normalwert für die Testosterongesamtmenge im Blut des Mannes liegt zwischen 250 und 1200 ng/dl (Nanogramm). Der Bereich, der als normal gilt, ist also sehr weit.

Angesichts eines derart großen Normalbereichs kann man sich fragen, weshalb überhaupt ein Test durchgeführt werden sollte. Der Hauptgrund besteht darin, den Anteil an freiem Testosteron zu ermitteln (Normalwert: zwischen 1,0 und 5,0 ng/dl beziehungsweise ein Spitzenwert von 41,0 pg/ml in den frühen Zwanzigern und einem Tiefstand von 9,0 in den Achtzigern), um festzustellen, ob die Menge für einen normalen Sexualtrieb ausreicht. Anschließend muß die Testosterongesamtmenge gemessen werden, um zu prüfen, ob diese ausreicht. Liegt der Wert im niedrigen Bereich (unter 400 ng/dl), sollte der Spiegel weiter beobachtet werden. Ist er zu niedrig (unter 250 ng/dl), ist in der Regel eine Hormonersatztherapie nötig. Werte im oberen Normbereich sind kein Grund zur Prahlerei, denn schließlich kommt es vor allem auf die freien Moleküle an; sie haben nur dann eine Bedeutung, wenn sie das Resultat einer übermäßig aggressiven Substitutionstherapie sind: In diesem Fall sollte die Dosis entsprechend korrigiert werden.

Da Testosteron zyklisch freigesetzt wird, ist es kaum möglich, mit einer einzigen Blutabnahme ein genaues Ergebnis zu erhalten. Die pulsierende Testosteronausschüttung (sowie die jahreszeitlichen Schwankungen) geht auf die fluktuierende LH-RH-Sekretion im Gehirn zurück; deshalb schwanken die Testosteronwerte innerhalb von fünfzehn Minuten beträchtlich und weisen Abweichungen von 100 ng oder mehr im Lauf eines Tages auf. Für eine korrekte Bestimmung muß daher in Abständen von fünfzehn bis zwanzig Minuten dreimal Blut abgenommen werden und zwar *am Morgen*, wenn die Testosteronwerte am höchsten sind. Von jeder Probe werden die Werte für freies und gebundenes Testosteron bestimmt. Erst der Durchschnitt aus den drei Werten ergibt ein aussagekräftiges Ergebnis.

Testosteron fluktuiert bei beiden Geschlechtern, aber nachdem die Testosteronwerte bei Frauen wesentlich niedriger sind, ist bei ihnen auch das Ausmaß der Schwankungen wesentlich geringer. Folglich ist auch der Einfluß von Testosteron auf Gefühle und Verhalten in der Regel weniger ausgeprägt, und eine Frau braucht sich diesen Bluttests nur bei übermäßiger Körperbehaarung, Hormonstörungen nach den Wechseljahren oder bei geringem Sexualtrieb zu unterziehen.

Vielleicht liegt es an den höheren morgendlichen Testosteronwerten, daß viele, vor allem ältere Männer, morgens leidenschaftlicher sind als abends. Ausgeschlafen, mit einer Morgenerektion und einer nackten Frau neben sich, nimmt die Natur ihren Lauf.

Und wie steht es mit der Erektion?

Welchen Einfluß haben diese Werte auf die Erektionsfähigkeit des Mannes?

Eine Erektion ist das Ergebnis eines hydrodynamischen Prozesses, abhängig vom Blutfluß in und aus dem Penis. Damit eine Erektion erhalten bleibt, muß mehr Blut ein- als ausfließen oder für eine Weile im Penis gefangen sein. Dieser Vorgang wird hauptsächlich von bestimmten Peptiden und Neurotransmittern ermöglicht. Testosteron hat dabei einen gewissen Einfluß, aber nicht soviel, wie man früher annahm. Das wissen wir nicht nur aufgrund von Forschungen, sondern auch aus alten Geschichten über Eunuchen. Noch im Knabenalter kastriert, wurden sie als Haremswächter angestellt, weil sie aufgrund von nicht vorhandenem Samen (und geringem Testosteron) nicht fortpflanzungsfähig waren und der Genpool damit allein dem Sultan zur Verfügung stand. Die meisten Eunuchen verloren ihren Sexualtrieb (was auch von der jeweiligen Kastrationsmethode abhing) und hatten keine Erektionen, aber einige wenige brachten trotz schwachen sexuellen Verlangens Erektionen zustande. Man schloß daraus, daß niedrige Testosteronwerte zwar den Trieb und die Erektion hemmen können, Testosteron aber einen wesentlich größeren Einfluß auf die Lust hat als auf die Körperfunktion. Es feuert sozusagen unsere Libido an.

Aggression: Liebe und Krieg

Ein Freund erzählte mir die Geschichte eines fünfzigjährigen leitenden Angestellten eines Luftfahrtunternehmens. Er war verantwortlich für Vertragsabschlüsse in Millionenhöhe und verfügte über bedeutende Beziehungen zu Regierungen auf der ganzen Welt. Er war äußerst erfolgreich – mit entsprechendem Gehalt –, hatte einen hervorragenden Ruf, galt als fair und ausgeglichen und wurde allgemein respektiert. Der Freund, der mir die Geschichte erzählte, erinnert sich, daß dieser Mann ihm einmal unter vier Augen gestand, er müsse alle drei oder vier Jahre eine Bar aufsuchen, allein in der Absicht, eine Schlägerei anzufangen. Zu diesem Zweck suchte er sich einen etwa gleichaltrigen und gleich großen Mann, den er meistens mit den Worten ansprach: »Es gefällt mir nicht, wie Sie die Dame da drüben angemacht haben.«

Wenn der Beschuldigte dann protestierte, provozierte er ihn weiter, bis der andere ebenfalls ausfällig wurde. Dann forderte er ihn auf, mit ihm vor die Tür zu gehen, um den Streit handgreiflich auszutragen. Wenn er »Glück hatte«, wie er sagte, und es zu einer richtigen Schlägerei kam, gab ihm das eine unvergleichliche Befriedigung. Dieser »Trieb«, meinte er, habe nichts mit seiner Sexualität zu tun, denn er sei stets ein einfühlsamer und zärtlicher Liebhaber, der einer Frau gegenüber nie derb werde. Aber da irrte er sich.

Der aggressive Sexualtrieb – in erster Linie ein männliches Merkmal, wie wir gesehen haben – ist mit anderen Formen von aggressivem Verhalten eng verknüpft: er ist die rücksichtslose Durchsetzung jedes Ziels oder Bedürfnisses, gleich, worum es sich handelt; und er zwingt Männer – und in geringerem Maße auch Frauen –, für ihre Errungenschaften und die Verteidigung ihres Besitzes zu kämpfen.

Vom Angriff zur Lust

Die Verknüpfung von Aggression und Sexualverhalten verdeutlicht auf sehr anschauliche Weise das Balzverhalten des männlichen Stichlings, eines kleinen ängstlichen Tiers mit einem gewaltigen sexuellen Dilemma: der Stichling kann sich in der Regel nicht entscheiden, ob er angreifen oder sich paaren soll, deshalb beginnen seine Liebesrituale nicht anders als kämpferische Auseinandersetzungen mit anderen Männchen.

Zuerst steckt er ein Revier ab, in dem er herrscht. Sein Testosteron läßt ihn dasselbe Gespür für Raum und Grenzen entwickeln, wie es für die Psyche der männlichen Wesen aller Spezies charakteristisch ist. Die Revierabgrenzung und -verteidigung sind typisch für das männliche Bedürfnis nach Absonderung von Artgenossen, ausgenommen Weibchen, die seine Eigenständigkeit nicht bedrohen.

Jetzt kommt ein zweiter Stichling. Äußerlich unterscheidet sich ein weiblicher Stichling nicht von einem männlichen. Das Weibchen sieht aus und riecht wie ein Männchen — weder Lippenstift noch Kurven, hohe Absätze oder Parfum helfen dem Männchen bei der Entscheidung für Krieg oder Liebe. Was tun? Das Männchen greift an. Handelt es sich bei dem Eindringling um ein anderes Männchen, so setzt es sich zur Wehr oder zieht sich zurück. Ein Weibchen bleibt passiv.

Für den männlichen Stichling ist allein die passive Reaktion auf seinen Angriff sexuell anziehend, tatsächlich ist sie der einzig feminine Zug am Weibchen. Aber das reicht aus, um seine Hormone vom Angriff zur Lust umschwenken zu lassen. Die Dynamik, die sein Verhalten umstellt, ist ihre passive Empfänglichkeit gegenüber seiner Aggressivität – eine komplementäre Beziehung aus Aktion und Reaktion. Ohne diese Gegenseitigkeit wäre die Paarung unter Stichlingen ein reiner Kampf. Jetzt aber ist das Stichlingsinteresse geweckt, und er umkreist zögernd seinen Gast, um ihn sich näher anzuschauen, ohne verletzt zu werden. Hält sie weiterhin still, gerät er in zunehmende Erregung, bis die Paarung unvermeidlich ist. Nach der Ejakulation zieht das Männchen sich wieder zurück. Bindung, Heirat oder auch nur ein Zusammenleben sind nicht seine Sache. Befriedigt kehrt er zu seinem Einzelgängertum zurück. Es folgt eine Zeit, in der er keine Gesellschaft wünscht und sexuelle Annäherungsversuche ihn kalt lassen. Das hat nicht allein mit Erschöpfung zu tun: in dieser Zeit sind sexuelle Aktivitäten für ihn chemisch unmöglich.

Kommt Ihnen das bekannt vor? Kein Wunder. Bei allen Spezies auf Erden ist das Paarungverhalten ähnlich: beim Menschen natürlich, bei unseren nahen Verwandten, den Primaten, bei Katzen, Wölfen, Vögeln und Schlangen – und bei einfachen Fischen wie dem Stichling.

Man braucht nur den Menschen zu betrachten: Er ist ein Einzelgänger auf Frauenjagd. Er sucht sich einen passenden Ort, einen Barhocker, neben dem ein freier Platz ist. Er setzt sich, prüft im Spiegel sein Aussehen, bestellt etwas zu trinken. Dann bemerkt er, daß jemand sich neben ihn setzt. Ihm wird heiß. Die chemische Zusammensetzung seines Blutes verändert sich und drängt ihn zum Handeln. Was wird er tun? Das hängt davon ab, wen er erblickt, sobald er sich umdreht. Ist es ein Mann, wird er nachdrücklich behaupten, er halte diesen Stuhl für jemanden frei, und dem Neuankömmling mittels Körpersprache klarmachen, daß er nicht willkommen ist. Ist es eine Frau, setzt das Verführungsprogramm ein. Sein Körper ist auf beide Reaktionen vorbereitet – auf aggressive Revierverteidigung oder aggressiven Sexualtrieb.

Frustriert und einsam

Die Menschen sind aber keine Stichlinge, auch wenn sich manche Männer so aufführen und sich nach der Begattung schnarchend zur Seite drehen oder sich an den Schreibtisch oder vor den Fernseher setzen. Auf jeden Fall sondert er sich ab, und die Frau fühlt sich allein. Sie möchte die Wärme und Intimität danach genießen und sich an ihn kuscheln, er hingegen fährt seine Stacheln aus. Sie fühlt sich frustriert und einsam.

Die Ejakulation ist der Abschluß, nach dem der Mann sich wieder in sein einzelgängerisches Dasein zurückzieht. Die Männchen einiger Spezies geben sogar Ultraschalltöne von sich, um das Weibchen zu verscheuchen – nicht anders als die Bemerkung: »Nicht jetzt, Liebling, schauen wir mal, was im Fernsehen kommt.«

Egal, ob Ratte, Rehbock oder Rind, nach dem Samenerguß braucht das Männchen Ruhe, bevor es erneut ejakulieren kann. (Diese Ruheperiode ist nur für die Ejakulation erforderlich, nicht für die Erektion.) Nach Ablauf dieses Zeitraums kommt es erneut zu Paarung und Ejakulation. Die folgende Erholungsphase ist länger als die erste, die nächste noch länger und so weiter, bis das Tier endgültig erschöpft ist. Das kommt allen Frauen bekannt vor, die schon einmal ungeduldig darauf gewartet haben, daß ihre Männer wieder in Schwung kommen.

Diese »einzelgängerische Tendenz« von Testosteron ist entscheidend, um Männer zu verstehen. So, wie Testosteron dafür sorgt, daß die Geschlechter sich bei der Geburt körperlich voneinander unterscheiden, läßt es sie als Erwachsene emotional unterschiedlich reagieren. Testosteron bringt den Mann dazu, sich abzusondern – ein Verhalten, das die Frau von ihrer Natur her nicht begreifen kann. Er will allein sein! Sie möchte ihn besuchen, um der seelischen und manchmal auch körperlichen Nähe willen. Er kämpft gegen den Eindringling, diese Störung seiner Privatsphäre, und im Kampf um seine Freiheit kann sich sein Widerstand in aktive Aggression verwandeln, die ironischerweise oft zu Sex führt.

Testosteron ist häufig mit sich selbst und anderen im Widerstreit. Es will Abwechslung und Neuheit, schreckt vor Bindungen zurück, aber stellt Besitzansprüche. Das weibliche Geschlecht braucht Geborgenheit, damit Befruchtung und

Mutterschaft zustande kommen können. Der Mann hingegen sträubt sich vor »Verpflichtungen« (Anpassung) – auch dies eine testosteronbedingte Reaktion. Und auf der anderen Seite legt er Wert darauf, Frauen zu »besitzen«, sein Revier zu haben und zu verteidigen.

Von wildlebenden Wölfen wissen wir, daß sie ihr Revier mit Urin markieren und damit anderen Männchen zu verstehen geben, sich fernzuhalten. Wird die Warnung mißachtet, verteidigen sie ihr Gebiet aggressiv gegen Eindringlinge. Dabei geht es um Besitz: die Wölfinnen sind ihr Eigentum. Gibt man den Wölfen eine testosteronblockierende Substanz, stellen sie ihre Reviermarkierungen ein, verjagen keine Eindringlinge und verteidigen keine Weibchen, im Gegenteil: sie denken sich nichts dabei, ihre Frauen mit anderen zu teilen. Können wir daraus auf den Ursprung der Eifersucht schließen?

Doch was passiert nach langen monogamen Phasen? Wer fängt in der Regel zuerst an, ein Auge auf das andere Geschlecht zu werfen, der Mann oder die Frau? Wer fängt eher ein Verhältnis an? Wer will mehr Zeit allein oder mit seinen Kumpeln verbringen? Wer muß oft auf kindische Weise sein Recht auf Unabhängigkeit unter Beweis stellen? Natürlich derjenige mit dem höheren Testosteronspiegel. Woher kommt es, daß diese besitzergreifenden Wesen meistens die ersten sind, die einen Seitensprung begehen?

Der Coolidge-Effekt

Hormonell betrachtet, wird es jetzt interessanter. Wird bei einer längeren sexuellen Beziehung irgendwann die Partnerin durch eine neue ersetzt, verkürzt sich die Ruheperiode des Mannes auf die anfängliche Dauer. Für uns mag ein Affenweibchen wie das andere aussehen, desgleichen Hennen, Schafe und Stuten. Aber für das Männchen, das den Unterschied vermutlich riecht, ist die Neue ein Jungbrunnen. Das ist der sogenannte Coolidge-Effekt. Er ist nicht nach einem Wissenschaftler benannt, sondern nach dem dreißigsten Präsidenten der Vereinigten Staaten.

Es heißt, Calvin Coolidge habe mit seiner Frau eine staatliche Farm besucht und die große Anzahl von Küken und die hohe Eierproduktion gelobt. Mrs. Coolidge bewunderte die erstaunlichen Leistungen der Hähne. Der stolze Farmer erklärte, die Hähne kämen mehrmals täglich ihrer sexuellen Pflicht nach. »Sagen Sie das einmal Mr. Coolidge«, bemerkte die First Lady.

Daraufhin fragte der Präsident, ob die Hähne monogam seien. »Nein«, antwortete der Farmer. Man setze ihnen jedesmal eine neue Henne vor, die sie in Hochform bringe. Woraufhin der Präsident sagte: »Würden Sie das bitte Mrs. Coolidge mitteilen?«

Der Reiz des Neuen ist also wichtig für den männlichen Sexualtrieb, anscheinend mehr als für den weiblichen. Der aggressive Sexualtrieb scheint sich nach Abwechslung zu sehnen. Sexuell erschöpfte Männer geraten wieder in Höchstform, sobald sich eine neue Möglichkeit auftut – es sei denn, Vasopressin gewinnt die Oberhand: Dann bleiben sie zufrieden zu Hause.

Die Psychologie hinter dem Sexualtrieb

Testosteron wirkt sehr stark auf die Stimmung, aber dieser Effekt wurde bisher wenig beachtet. Es hat antidepressive Eigenschaften, die wahrscheinlich viel stärker sind als die von Östrogen. Aus naheliegenden Gründen ist es nicht einfach, diese Wirkung beim Menschen zu testen, und Tiere bringen ihre Gefühle allenfalls durch ihr Verhalten zum Ausdruck, genau wie viele Männer. Aber gelegentlich erhalten wir durch Zufall oder eine medizinische Behandlung aus anderen Gründen einen wertvollen Einblick in die Rolle von Testosteron:

Eine bildhübsche Revuetänzerin aus Las Vegas kam als Patientin zu mir, weil sie schlimme Depressionen und Selbstmordgedanken hatte. Sie sah phantastisch aus, mit endlos langen Beinen, dichtem rotem Haar und einer makellosen Haut. Aber, sagte sie, wenn sie ihr Problem nicht loswürde, wolle sie nicht mehr leben. Sie war seit zehn Jahren verheiratet; ihr Mann wußte, daß sie früher ein Mann gewesen war. Er hatte es erst erfahren, nachdem er sich in sie verliebt hatte, aber zu dem Zeitpunkt spielte es für ihn keine Rolle mehr. Die Operationen waren damals schon abgeschlossen (Hoden und Penis entfernt, künstliche Scheide konstruiert, Adamsapfel unauffälliger gemacht), und sie nahm Hormonpräparate. Aber einen Aspekt gab es, mit dem sie nicht fertig wurde. Sie erinnerte sich daran, wie es sich anfühlte, ein Mann zu sein: das Selbstbewußtsein, die gute Laune.

Wenn sie ein paar Wochen lang Östrogenpräparate einnahm und ohne Testosteron lebte, bekam sie starke Depressionen, die sie folgendermaßen beschrieb: »Sie kommen aus heiterem Himmel. Ich fühle mich wie eine mausgraue Hausfrau ohne jedes Selbstbewußtsein, kann mich für nichts mehr begeistern und habe kaum die Energie, aus dem Haus zu gehen.« Sie fühlte sich so schlecht, daß sie aus Verzweiflung wieder Testosteronpräparate nahm. Innerhalb von Wochen war sie wieder sie selbst, allerdings wuchsen ihr dann Haare im Gesicht, gegen die jede Epilation machtlos war. Der Gedanke, daß ihre Kolleginnen und ihre Freunde etwas merken könnten, war ihr unerträglich. Das einzige, was funktionierte, war ein Balanceakt zwischen Phasen ohne Östrogen- und Testosteronersatz und Phasen, in denen sie beim ersten Anzeichen von Haarwachstum oder Depression Hormonpräparate einnahm. Sie mußte sich praktisch ihren eigenen hormonellen Rhythmus schaffen. Sie lebte in beiden hormonellen Extremen, aber nie sehr lange. Das ist gewiß ein Ausnahmefall, den ich jedoch höchst bemerkenswert fand.
Die nächste Geschichte beunruhigte mich noch mehr:

Helen war Ende Dreißig. Ihr Hausarzt hatte sie an mich überwiesen, weil sie hinsichtlich der Testosterontherapie, die seit zwei Jahren wegen ihres geringen sexuellen Verlangens durchgeführt wurde, eine zweite Expertise einholen wollte. Helen und ihr Mann wollten wissen, ob die Therapie ihrer Gesundheit langfristig schaden werde, ob sie fortgesetzt oder abgebrochen werden solle. Helen erzählte, vor Behandlungsbeginn sei sie ein anderer Mensch gewesen: in sich gekehrt, schüchtern, ohne Selbstbewußtsein, deprimiert und ohne Verlangen nach Sex. Mit den Injektionen kam die Lust, sie fühlte sich gut und selbstbewußt und verstand sich viel besser mit ihrem Mann, der in entschuldigendem Ton sagte, ich würde ihn hoffentlich nicht mißverstehen, aber während der Testosterontherapie könne er sich mit ihr wie mit einem Mann verständigen. Sie reagiere logisch und vernünftig. Ohne Testosteron sei sie hoffnungslos. Sie hatte die Therapie einmal abgebrochen, weil sie sich wegen der Nebenwirkungen Sorgen machte und bereits Veränderungen an ihrer Figur, ihrer Stimme und ihrer Körperbehaarung bemerkt hatte. Daraufhin waren alle alten unerwünschten Symptome zurückgekehrt.

Selbst nachdem ich sie über sämtliche gesundheitlichen Konsequenzen aufgeklärt hatte, die eine Fortsetzung der Therapie mit sich bringen würde, beschloß sie, weiterzumachen. Sie sagte, sie möge die Person nicht, die sie ohne Testosteron sei.

Als die beiden gegangen waren, mußte ich erst einmal meine Fassung wiedergewinnen. Ich wollte nicht glauben, daß ein Hormon für logisches Denken verantwortlich sei – noch dazu ein männliches! Das konnte nicht sein. Es waren doch immer nur Männer, die behaupteten, Männer seien logisch. Testosteron ist doch alles andere als rational – ein Antidepressivum, das einen aggressiv und angriffslustig macht? Ein Libidoverstärker, der einen unausstehlich werden läßt? Das alles gefiel mir nicht. Wenn dem wirklich so wäre, dann entginge den Frauen von Natur aus einiges. Aber nicht alles.

Mehr über Frauen

Es wird immer deutlicher, was für eine große Rolle Testosteron auch für die weibliche Sexualität spielt. Nimmt der Testosteronspiegel ab, läßt der Sexualtrieb nach. Aber beeinflußt es auch ihre Stellung im Freundeskreis und ihre Beziehungen am Arbeitsplatz? Wie wirkt es sich auf ihre Einstellungen und ihre Gemütslage, ihr Durchsetzungsvermögen und ihre Effizienz aus? Haben die Männer mit ihren höheren Testosteronwerten hier einen Vorteil, der bisher nicht in vollem Umfang erkannt wurde? Wird von den Frauen erwartet, sich in einer Männerwelt zu behaupten, nach männlichen Regeln, aber ohne deren Waffen?

Und wie verändert sich das Spielfeld, wenn Männer und Frauen auf beruflicher Ebene miteinander konkurrieren, Terrain gewinnen und verlieren, eine Hackordnung aufstellen und Macht ausüben? Wie reagiert ihr Testosteronspiegel – wie bei einem Freund oder wie bei einem Feind? Mit Paarungs- oder mit Kampfsignalen? Gibt es hier vielleicht einen Zusammenhang mit den Problemen, die innerhalb der Belegschaft von Betrieben und im Zusammenhang mit sexueller Belästigung am Arbeitsplatz auftreten?

Lassen Sie uns ein wenig spekulieren. Bei Tieren wie bei Menschen steigt der Testosteronspiegel derjenigen, die siegreich aus einem Kampf hervorgehen. Zu der Einstellung »Ich bin der Größte« gehören Selbstvertrauen und Selbstachtung, optimale Problembewältigung und Wohlbefinden. Manche Frauen sind wohl in der Lage, durch eine ehrgeizige, stark wettbewerbsorientierte Haltung ihren Testosteronspiegel auf natürliche Weise zu erhöhen und damit diesen vorteilhaften psychischen Zustand zu erreichen. Kleine Studien, die höhere Testosteronwerte bei beruflich und sportlich erfolgreichen Frauen ergaben, wecken das Interesse an weiteren Untersuchungen.

Merkwürdigerweise üben dominante Primatenweibchen

eine größere sexuelle Anziehungskraft auf die Männchen aus, bekommen mehr Nahrung, erreichen schneller die Geschlechtsreife und pflanzen sich früher fort. Bei den Pavianen sind die selbstbewußten Weibchen jedoch weniger fruchtbar. Sie haben öfter Fehlgeburten als ihre unterwürfigen Schwestern und sind in manchen Fällen sogar unfruchtbar, was bei weiblichen Säugetieren nur sehr selten vorkommt. Vielleicht liegt die Ursache in einem höheren Testosteronspiegel.

Zuviel des Guten

Ist die Gemeinschaft in Gefahr, sind die »Kriegshormone« des Mannes gefragt. In Friedenszeiten hingegen neigen dieselben Männer dazu, das Heim zu zerstören, das sie eigentlich beschützen sollten. Was passiert, wenn Männer abnorm hohe Testosteronwerte aufweisen?

Mit höherem Testosteronspiegel sind sowohl Menschen wie auch Tiere aggressiver als andere mit niedrigeren Werten. Manche Männer sind mit einem genetischen Defekt geboren, aufgrund dessen sie die doppelte Menge männlicher Hormone produzieren und erheblich aggressiver sind als normale Männer: bei der sogenannten gonosomalen Trisomie liegen drei Geschlechtschromosomen vor, nämlich XYY (statt der üblichen XY-Kombination). Das Y-Chromosom ist das männliche Chromosom, und wenn zwei Y-Chromosomen die Testosteronproduktion steuern, schießen die Werte in die Höhe. Ein hoher Prozentsatz der Betroffenen wird kriminell und wegen Gewaltverbrechen verurteilt; sie sind hager, gefährlich und seltsamerweise unfruchtbar.

Leider verursacht soviel Testosteron manchen Frauen weiche Knie. 1991 stellten Forscher an der Universität Ankara fest, daß Männer mit tiefer Stimme – die sie mit dem Anteil an männlichen Hormonen in Verbindung brachten –

den Frauen attraktiver erscheinen (Grund zum Stolz für jeden Bariton).

Vielleicht löst ja ein Testosteronmacho bei Frauen einen tiefsitzenden, primitiven Paarungsinstinkt aus, ein Erbe aus den Zeiten, als ein brutaler Kerl ein guter Fang war, weil er Frau und Kinder vor plündernden Horden und Säbelzahntigern beschützen konnte. Heutzutage erweisen sie sich eher als launische und jähzornige Ungeheuer mit hohem Blutdruck, die jeder Frau nachäugen und früh kahl werden. Das sind die Männer, die nicht lieben können, die Liebhaber, die sich nicht halten lassen, die bindungsunfähigen Männer. Ihre Frauen sind allwöchentlich in den Talk-Shows anzutreffen.

Der Soziologe Alan Booth von der Pennsylvania State University nahm Hormonproben von 4462 Männern und befragte sie dann nach ihren bisherigen Beziehungen. Er stellte fest, daß Männer mit hohem Testosteronspiegel seltener heirateten. Bedenklicher war aber ihr Verhalten, wenn sie es doch taten: sie neigten viel häufiger zu Seitensprüngen, waren rasch bereit, ihre Frauen zu schlagen oder mit Gegenständen zu bewerfen und sie zu verlassen, weil sie mit dem Zusammenleben nicht zurechtkamen.

Eine skandinavische Studie bringt den höheren Testosteronspiegel mit einer höheren Scheidungsrate in Verbindung. Es ist eigentlich kein Wunder, daß ein Mann mit höheren Testosteronwerten eigenbrötlerischer und egoistischer ist und ein ziemlich psychotisches Persönlichkeitsprofil aufweist. Tja – dennoch finden ihn manche Frauen unwiderstehlich.

Mit anderen Worten, diese Supermachos unterwerfen die Frauen durch aggressive Eroberung und Sex-Appeal. Sind sie am Ziel ihrer Wünsche angelangt, benehmen sie sich wie die Axt im Walde.

Ich habe den Verdacht, daß dieses Verhalten, das Frauen verachten und Männer bewundern, ein Zwang ist, kein Zeitvertreib. Die Männer folgen einem Urmuster, dem sie nicht entkommen, das ihnen aber keine Freude verschafft. Vielleicht machen sie sich selbst und anderen etwas vor, aber es geht ihnen damit nicht gut. In mancher Hinsicht sind sie ebensosehr Opfer wie Täter, einsam und isoliert, ohne Intimität, vor der sie Angst haben, unfähig, eine Bindung einzugehen, die ihnen helfen könnte, zur Ruhe zu kommen, und dazu verurteilt, gegen die ganze Welt Krieg zu führen.

Sehen wir uns an, wie das Sozialverhalten entgleisen kann, wenn ein Mann unbewußt ein Testosteronopfer wird.

Sexuelle Nötigung: Der Mann empfindet das passive, zögernde Verhalten der Frau als höchst erregend – nicht anders als dem Stichling erscheint sie ihm in ihrer Passivität nur um so attraktiver. Ihr Widerstand ist für ihn ein Bestandteil des Rituals. Er ist sexuell erregt und schwankt zwischen sexueller Begierde und Kampftrieb. Er fällt über die Frau her und »weiß«, daß sie es so gewollt hat. Wenn sie ihn beschuldigt, wird er wütend und geht in die Defensive. Sein Testosteronfilter nimmt ihm die klare Sicht. Er hat in Übereinstimmung mit seinen primitiven sexuellen und emotionalen Reflexen gehandelt. Dann läßt er die Frau fallen, fragt sich, warum sie sich so aufregt, und geht auf die Suche nach der nächsten. Er hatte seinen Spaß, jetzt ist es vorbei. Wieso stellst du dich so an? Laß mich in Ruhe!

Vergewaltigung: Geht das aggressive Sexualverhalten noch einen gefährlichen Schritt weiter, kommen wir zur Vergewaltigung. Natürlich sind nicht alle Männer Vergewaltiger. Wie wir aber an der Geschichte und Chemie von Testosteron sehen können, haben Männer mit sexuellen Kräften zu kämpfen, für die es bei der Frau keine wirkliche Entsprechung gibt. Zwar haben auch Frauen eine gewisse Menge Testosteron, aber das läßt sich überhaupt nicht vergleichen: sie ist verdünnt und wird von all ihren anderen Hormonen in Schach gehalten.

Vergewaltigung ist eine aggressive Handlung, keine Frage.

Sie ist außerdem (entgegen derzeitiger politischer Meinung) eine sexuelle Handlung. Ähnliche Verhaltensweisen treten auch bei Tieren auf. Was jedoch den Menschen von ihnen unterscheidet, ist seine körperliche und geistige Entwicklung, die ihn befähigt, Leidenschaftlichkeit ohne Gewalt zu erleben, Sex ohne Blutvergießen und Intimität im Rahmen einer sexuellen Beziehung. Wenn ein Mann eine Frau vergewaltigt, handelt er nach einem primitiven Muster, das sich nicht mit der modernen Zivilisation vereinbaren läßt und für den heutigen Menschen inakzeptabel ist. Sicher, einem Mann fällt es nicht leicht, sich sexuell zu zivilisieren und zu einem gewaltfreien Sexualverhalten zu finden. (Aber auch einem Kleinkind fällt es nicht leicht, sauber zu werden. Trotzdem ist es möglich.) Und tatsächlich bedingen *die Entscheidungen*, die ein Mann aufgrund seiner aggressiven Impulse trifft, die Zunahme beziehungsweise Verringerung aggressiver Substanzen in seinem Körper. Mit anderen Worten: Gewalt erzeugt Gewalt, und friedliches Verhalten verstärkt und belohnt sich selbst. Männer (und Frauen) müssen keine hilflosen Opfer ihrer Hormone sein.

Natürlich muß primitives Verhalten nicht immer bis zur Vergewaltigung führen, es kann sich auch auf andere Weise entladen. Manche Berufe sind zum Beispiel berüchtigt für ihre Dschungeltaktiken.

David Margolick stellte in einer Kolumne der *New York Times* die Hypothese des Psychologen James Dabbs vor, der den Speichel von Prozeßanwälten nach ihren Testosteronwerten analysierte:

»Delinquententestosteron: Ebenso wie jugendliche Straftäter, Drogensüchtige, Vergewaltiger, Rüpel und andere Asoziale haben auch Prozeßanwälte möglicherweise zuviel Testosteron. Aber sie haben gelernt, ihre primitive Kraft so zu kanalisieren, daß sie lustfördernd und gewinnbringend einsetzbar ist.« Dabbs stellte auch bei Schauspielern, Entertainern und Fußballspielern höhere Testosteronwerte als bei Pfarrern und Missionaren fest und schloß daraus, daß die hormonelle Beschaffenheit des Menschen unter Umständen auf subtile Weise seine Berufswahl beeinflußt.

Der Sportler

Neben aggressivem Sexualverhalten äußert sich die testosteronabhängige Aggressivität auch in anderen sozialen Formen, die allesamt mit Wettkampf, Macht und Unterwerfung zu tun haben.

Wettkampfsituationen fördern testosteronabhängige Aggressionen zutage. Das läßt sich zum Beispiel im Arbeitsleben, in Singlebars, im Gerichtssaal und am deutlichsten im Sport beobachten, wo Individuen oder Teams um Positionen von hohem Rang und Ansehen kämpfen. Hier ist klar erkennbar, wer die Gewinner und wer die Verlierer sind. Zahlreiche Studien haben gezeigt, daß Testosteron bei Siegen zunimmt und bei Niederlagen sinkt. Hohe Testosteronwerte scheinen also eher das Resultat des Siegs zu sein als dessen Ursache. Zumindest hatte man das bisher angenommen, da sich die Testosteronwerte nicht verändern, wenn der Sieg nicht eindeutig oder auf Glück zurückzuführen ist (wie zum Beispiel in der Lotterie). Diese Annahme ist vielleicht nicht länger haltbar. Zwei neue Studien zeigen, daß sich die Testosteronwerte bei Collegestudenten, die bei einem Glücksspiel fünf Dollar gewannen oder verloren, erheblich veränderten. Die Gewinner hatten deutlich höhere Testosteronwerte als die Verlierer und dazu bessere Laune.

Bei männlichen Affen, die in Gruppen leben, weisen die dominanten Männchen höhere Testosteronwerte auf als die untergeordneten. Ist einmal festgelegt, wer das Sagen hat und wer sich unterordnet, gleichen sich die Werte einander wieder an. Werden die Affen mit Testosteron behandelt oder aber kastriert, so führt das nicht zu unmittelbaren Veränderungen in der Hierarchie. Daraus können wir schließen, daß die Testosteronunterschiede zwischen den Männchen nur auftreten, wenn die Tiere tatsächlich miteinander wetteifern oder kämpfen, aber nicht, solange sie sich auf ihren Lorbeeren ausruhen. Der Testosteronspiegel gibt keine zuverlässige Auskunft darüber, welches Tier gewinnen wird, mit Sicherheit jedoch haben die aggressivsten und kampflustigsten Männchen einen eindeutigen Vorteil.

Diese Studien weisen auf einen wichtigen Aspekt der männlichen Psyche hin: kommt ein Mann durch eigene Anstrengung zu Ansehen, so fühlt er sich gut, sein Hormonspiegel steigt. Aber einmal ist nicht genug. Will er das Gefühl aufrechterhalten, muß er immer wieder gewinnen.

Eine kleine in England durchgeführte Studie zeigt, daß die Siegerpose nicht nur Machtgefühl samt Testosteronschub mit sich bringt, sondern auch aufgrund eines steigenden Prolaktinspiegels Angst hervorruft. Die genaue Bedeutung dieser Studie ist noch nicht ganz klar. Vielleicht kommen zusammen mit dem Erfolg auch der Streß und der Leistungsdruck, sich an der Spitze zu halten.

Gewinnen hat zwar seinen Preis, aber auch Vorteile. Bei den meisten Tiergruppen, unter anderem auch bei den Primaten, ernähren sich die mächtigen Männchen nicht nur besser und beanspruchen die besten Behausungen, sie kopulieren auch öfter. Vielleicht ist es ein Trick der Natur, ihren Testosteronspiegel zu erhöhen, damit sie sich häufiger paaren und ihre Siegergene weitergeben.

Wir können durchaus Vergleiche zwischen Affen und Menschen anstellen. Wie verhalten sich triumphierende Männer mit hohem Testosteronspiegel im Vergleich zu den Verlierern? Man braucht nur nach einem großen Spiel den Campus einer Universität zu besuchen und die Feiern der testosterongesättigten Sieger zu beobachten, die zechend durch die Gegend ziehen. Und nach weiteren Erfolgen gieren, diesmal bei Mädchen. Manche sind so aggressiv, daß sie – vor allem wenn der Alkoholpegel steigt – Schlägereien anzetteln. Vergewaltigung und sexuelle Nötigung sind nur allzu bekannte Auswüchse.

Heute gilt die Assoziation von Sport und Gewalt – sei es nun sexuelle Gewalt oder andere – als politisch nicht korrekt. Das ändert freilich nichts an der psychophysiologischen Realität. Todd Crosset, Professor für Sport an der University of Massachusetts, untersuchte 107 Fälle von Vergewaltigung, versuchter Vergewaltigung und sexueller Belästigung an dreißig Hochschulen, die dem Nationalen Leichtathletikverband angehören. Die Zahlen von zehn Hochschulen aus den Jahren 1990 bis 1993 ergaben, daß die Sportler zwar nur 3,3 Prozent aller männlichen Studenten ausmachten, aber zu 19 Prozent an sexuellen Übergriffen beteiligt waren. In den anderen zwanzig Hochschulen übertrafen die Sportler zwar ebenfalls die Nichtsportler, doch der Unterschied war geringer. Hier müssen offensichtlich noch weitere Studien durchgeführt werden, bevor gesicherte Erkenntnisse vorliegen, doch die bisherigen Ergebnisse sind schon bemerkenswert.

Testopause

Testopause ist ein Begriff, den ich geprägt habe, um einen Aspekt des männlichen Verhaltens zu bezeichnen, der beim Menschen bisher noch nicht beschrieben wurde. Es handelt sich dabei um einen selbstzerstörerischen Testosteronzyklus, ein Muster, das zu jedem Zeitpunkt im Leben eines Mannes auftreten kann, aber während der Viropause (dem männlichen Klimakterium mit einer Reihe seelischer, körperlicher und hormoneller Veränderungen, auf die wir in Kapitel 7 eingehen), am stärksten ausgeprägt ist.

Die Testopause ist das Ergebnis eines *relativen* Testosteronmangels, der auftritt, wenn ein Mann sich einbildet, er sei auf dem absteigenden Ast. Erstaunlicherweise passiert dies auch

Männern, die in jeder Hinsicht erfolgreich sind, sexuell jedoch versagen. Nach außen hin scheinen sie die großen Macher zu sein, zu Hause geht nichts.

Testopause nenne ich das Phänomen deshalb, weil das Testosteron abfällt (pausiert), wenn der Mann sich im Beruf oder im Bett geschlagen fühlt. (Streß irgendeiner Art genügt häufig allerdings auch schon.) Der Testosteronspiegel steigt erst wieder, wenn er einen Feind findet, über den er herfallen kann. Auf der verzweifelten Suche nach einem Schub, um sein Gefühl von Dominanz, Macht und Beherrschung wiederzuerlangen, muß er einen anderen tyrannisieren, um wieder in Stimmung zu kommen. Bekanntlich steigt Testosteron nur während des Kampfs oder Wettbewerbs; folglich muß er Zwietracht säen, um sein Wohlbefinden zurückzugewinnen.

Die meisten Wissenschaftler sind der Ansicht, daß Testosteron wenig mit den männlichen oder weiblichen Wechseljahren zu tun hat. Ich glaube, daß sie sich in beiden Fällen irren. Betrachten wir noch einmal die Fakten, zuerst im Zusammenhang mit dem männlichen Klimakterium. Zwischen dreißig und fünfzig sinkt der Testosteronspiegel nur wenig, zwischen fünfzig und siebzig etwas mehr. Der Rückgang erfolgt nicht jäh, und deshalb meinen viele, die männlichen Wechseljahre könnten damit nichts zu tun haben. Diese Argumentation enthält allerdings mehrere Fehler. Erstens: das freie (aktive) Testosteron wird dabei nicht berücksichtigt. Das freie, wirksame Testosteron nimmt jedoch stärker ab als das gebundene. Zweitens sind die absoluten Testosteronwerte für die Viropause, die männlichen Wechseljahre, nur von geringer Bedeutung, sondern es sind der Rhythmus und die Art kurzfristiger Zu- und Abnahmen von freiem Testosteron, die sich auf die Psyche schlagen. Siege, Erfolg, Bestätigung und Macht üben in jedem Alter einen erheblichen Einfluß auf den Testosteronspiegel aus. Siege und Macht sorgen für hohe Testosteronwerte, Niederlagen bewirken das Gegenteil.

Ich bin der Ansicht, daß die Auswirkungen eines sich wandelnden sozialen Status und Rangs, der bei anderen Spezies, auch bei Primaten, derart bestimmend ist, unter anderem für Männer ein grundlegendes Problem darstellt und sie in eine lebensverändernde hormonelle Katastrophe stürzen kann.

Hackordnungen

Eine Untersuchung bei Soldaten in der Offiziersausbildung ergab, daß die Testosteronwerte während der mühsamen Anfänge zurückgingen, aber wieder anstiegen, sobald sie sich dem Abschluß näherten. Hier zeigt sich deutlich, wie seelischer Streß, Unterdrückung und Beherrschung der Auszubildenden auch deren Hormone unterdrückten. Mit dem Erfolg und dem Aufstieg ging es auch in hormoneller Hinsicht wieder aufwärts.

Ähnlich erging es den verängstigten jungen Fallschirmspringern in der Ausbildung. Sobald sie geübte Fallschirmspringer waren, stieg auch ihr Testosteronspiegel wieder an.

Anscheinend gedeiht Testosteron unter dem Streß des Wettkampfs und ignoriert den Status quo. Der Vorteil von »Hackordnungen« besteht darin, daß das unterlegene Männchen sich schnell wieder erholt, wenn es ein rangniedrigeres Männchen schikanieren kann und durch diese »Affektverlagerung« wieder auf normale Testosteronwerte gelangt.

Das heißt, ein Mann, der den ganzen Tag von irgendeinem Chef unterdrückt wird, kann seine »männliche Überlegenheit« zurückgewinnen, indem er später seine Untergebenen oder seine Frau und die Kinder tyrannisiert.

Und was tun besiegte Sportler und Krieger? Sie schmollen, trinken, baden in Selbstmitleid. Sie trommeln sich nicht auf die Brust und fallen über ihre Frauen her. Ihre Kumpel müssen sie trösten und ihnen gut zureden. Es ist durchaus möglich, daß der Verlierer aggressiv auf solche Mitleidsbekundungen reagiert. Warum? Weil sein Testosteron wieder in die Höhe schnellt, wenn er einen anderen anschreit. Warum, glauben Sie, ertragen es Männer so schlecht, von einem anderen Autofahrer überholt zu werden? Sie geraten in Wut über einen völlig fremden Menschen und müssen sich sofort wieder an die erste Stelle setzen. Gewinnen ist alles. Zur Aufrechterhaltung des Testosteronrausches.

Lösungen:
Wie kommt man dem aggressiven Sexualtrieb bei?

Der aggressive Sexualtrieb läßt sich aus verschiedenen Gründen auf mehrerlei Weise beeinflussen. Die Ergebnisse sind sehr unterschiedlich und reichen von mangelndem bis zu übersteigertem Sexualtrieb.

Verminderung des aggressiven Sexualtriebs

In manchen Fällen ist eine Verringerung des aggressiven Sexualtriebs durchaus wünschenswert, zum Beispiel bei übersteigertem sexuellem Verlangen und bei sexuell aggressiven oder gewalttätigen Männern. Die Unterschiede in der jeweiligen pharmakologischen Therapie beschränken sich dabei mehr oder weniger auf die Dosierung und Stärke des Medikaments. Bei gewalttätigen Männern wäre es theoretisch günstig, die Testosteronwerte zu senken und gleichzeitig die Serotoninwerte zu erhöhen (was sich in der Praxis bewährt hat). Es gibt zahlreiche Medikamente, die den Serotoninspiegel erhöhen; andere Medikamente senken zuverlässig den Testosteronspiegel. Auch eine Senkung der Dopaminwerte könnte sexuell aggressives Verhalten eindämmen, würde aber insgesamt die Fähigkeit zur Lust beeinträchtigen und wäre damit kein geeigneter Therapieansatz. Antipsychotika, die den Dopaminspiegel senken, könnten eine wertvolle Hilfe sein, sind aber für diesen Zweck noch nicht getestet. Das Hauptproblem bei all diesen Medikamenten besteht darin, daß die Patienten sie höchst ungern einnehmen: die Nebenwirkungen sind so unerfreulich, daß es schwer ist, ambulante Patienten bei der Stange zu halten.

Kastrierende Substanzen

Am wirkungsvollsten läßt sich Aggressivität mit Progesteron verringern, einem Hormon, auf das wir im nächsten Kapitel näher eingehen werden. Progesteron beziehungsweise seine synthetischen Verwandten, die Gestagene, wirken im allgemeinen so niederschmetternd auf den männlichen Sexualtrieb, daß man sie zu einer Form von chemischer Kastration einsetzen kann, einer umstrittenen Therapie, die bei bestimmten Triebverbrechern angewandt wird. Auch bei der Behandlung von Prostatakrebs wird bisweilen Gestagen eingesetzt – wenn es um Leben oder Tod geht, fällt die Entscheidung eben gegen die Sexualität.

In den letzten dreißig Jahren wurden in Europa und den USA Sexualtäter mit einem hochwirksamen Gestagen, dem sogenannten Medroxyprogesteron (MPA), behandelt. Manche Sittlichkeitsverbrecher sind nicht gewalttätig, bei vielen Exhibitionisten und Voyeuren eskaliert das Verhalten nicht. Manche, vielleicht sogar die Mehrzahl der Männer, die wegen Kindesmißbrauchs und sexueller Nötigung verurteilt wurden, gingen eher mit Überredung und Einschüchterung vor als mit roher Gewalt. Bei der Behandlung nichtgewalttätiger Verbrecher wurden mit MPA größere Erfolge erzielt als bei der Therapie von Gewaltverbrechern.

Man nimmt an, daß dieser Effekt durch die Unterdrückung

des LH-Signals zurückgeht, das für die Synthese des Testosterons notwendig ist: MPA verhindert einerseits das entsprechende Signal und senkt andererseits den Testosteronspiegel direkt, indem es seinen Abbau beschleunigt. Im ersten Monat der Behandlung mit MPA kann der Testosteronwert um neunzig Prozent sinken, das ist jedoch nicht immer der Fall.

Zwar wird die Wirkung von MPA auf seine testosteronreduzierende Fähigkeit zurückgeführt, doch kann es die sexuelle Lust auch dann dämpfen, wenn der Testosteronspiegel nicht sinkt. So ließen sich sexuelle Perversionen mit Hilfe von MPA langfristig unterdrücken, selbst nachdem die Testosteronwerte wieder im Normbereich lagen, was darauf hinweist, daß hier noch andere Kräfte eine Rolle spielen. Interessanterweise wird die Erektionsfähigkeit nicht wesentlich beeinträchtigt, obwohl MPA den männlichen Sexualtrieb wirkungsvoll lahmlegt. Wir wissen noch nicht, welche Kräfte hier am Werk sind. Ein weiteres Paradox, das noch erforscht werden muß.

Wenige Wochen nach Abbruch der Therapie erreichen die Testosteronwerte in der Regel wieder ihren normalen Wert. Bei einer Progesterontherapie treten neben der erwünschten Wirkung auf den Sexualtrieb auch Schläfrigkeit und Gewichtszunahme auf.

Der Preis der Therapie gegen Prostatakrebs

Manche Formen von Prostatakrebs sind testosteronabhängig, so wie sich manche Formen von Brustkrebs unter Östrogeneinfluß verschlimmern. Progesteron unterbindet diesen Effekt von Testosteron. Das Gestagen Megestrol wird häufig zur Behandlung von Prostatakarzinomen eingesetzt. Bis zu siebzig Prozent der Patienten verspüren dabei jedoch einen nahezu vollständigen Verlust des Sexualtriebs.

Inzwischen gibt es neue Medikamente, deren sexuelle Nebenwirkungen anscheinend geringer sind; die langfristigen Folgen sind allerdings noch unbekannt.

Steigerung des aggressiven Sexualtriebs

Testosteronersatztherapie (TET) für den Mann

Bereits zu Beginn des Jahrhunderts war Testosteron als Geschlechtshormon bekannt, aber erst in den letzten fünfzehn Jahren ließ sich in kontrollierten Experimenten sein erstaunlicher Einfluß auf die Sexualität des Mannes nachweisen. Inzwischen zeigen zahlreiche Studien, daß Männer mit Testosteronmangel in sexueller Hinsicht von einer Substitution außerordentlich profitieren können.

Dies weist darauf hin, daß Testosteron nicht nur ein natürliches Aphrodisiakum, sondern auch ein Antidepressivum ist. Wieso auch nicht? Bekanntlich sinkt bei Depressionen die Libido oft im gleichen Maß wie die Stimmung.

Leidet ein Mann mit *normalen* Testosteronwerten unter gering ausgeprägtem sexuellem Verlangen oder unter Erektionsschwierigkeiten, so verbessern Testosterongaben seine Situation keineswegs, im Gegenteil. Das wissen wir deshalb, weil Testosteron bei sexuellen Funktionsstörungen des Mannes eine der in der Geschichte der Medizin am häufigsten und auch am häufigsten irrtümlich verschriebenen Substanzen ist. Es ist dasselbe, als würden Sie im Motor Ihres Wagens Öl nachfüllen, obwohl noch genügend vorhanden ist. Das Auto fährt deshalb nicht schneller, besser oder anders, im Gegenteil: zuviel Öl kann schaden.

Genauso wie Motoröl kann auch Testosteron überlaufen.

Den meisten Patienten ist nicht klar, daß hochwirksame synthetische Steroide wie Testosteron in den natürlichen Hormonkreislauf eingreifen und ein Zuviel davon ihn zum Entgleisen bringt. Wird einem Mann, der es gar nicht braucht, Testosteron verabreicht, so geraten der LH-RH/LH-Mechanismus ins Stocken und der normale Hormonzyklus in Aufruhr. Die Zyklusdauer der LH-RH-Sekretion dauert, wie erwähnt, etwa neunzig Minuten. Ändert sich die Frequenz oder die Menge an LH-RH, so daß zuwenig oder zuviel kursiert und die optimale pulsatile Frequenz und Amplitude nicht aufrechterhalten werden können, dann steht die Testosteronproduktion still. Beim Versuch, ein Problem zu lösen, erzeugt man ein neues.

Außerdem kann Testosteron zu Salzretention führen, infolge deren der Körper Flüssigkeiten zurückbehält, was Bluthochdruck bewirken oder verschlimmern kann. Nachdem überdies Gereiztheit und Aggressivität proportional zum Testosteronspiegel zunehmen, kann sich ein Mann mit normalen Werten durch zusätzliche Testosterongaben in ein launisches Ungeheuer mit Bluthochdruck, einer Neigung zu Jähzorn und Haarausfall verwandeln. Selbst wenn er nun keine Erektionsschwierigkeiten mehr hätte – wer wollte sich noch in seine Nähe wagen?

Bei Männern und Frauen, deren Testosteronwerte zu niedrig sind, lassen sich durch vernünftige Verschreibung von Testosteron jedoch erstaunliche Ergebnisse erzielen.

Ich hatte einen vierundsiebzigjährigen Patienten, der seit zwanzig Jahren impotent war. Seine Frau war an Krebs gestorben. Einige Jahre nach ihrem Tod lernte er eine zweiundsechzigjährige Witwe mit großer erotischer Ausstrahlung kennen. Seine erste Frau hatte in ihren letzten Jahren kein Interesse an Sex mehr verspürt. Seine neue Freundin sehr wohl, und zu seiner großen Überraschung erwachte auch sein Interesse wieder. Ein paar Monate nach ihrer ersten Begegnung kam er zu mir in der Hoffnung, ich könne ihm helfen.

Ich nahm eine körperliche Untersuchung, Labortests und eine psychosexuelle Analyse vor. Seine Testosteronwerte lagen bei 150 ng/dl (der Normbereich liegt zwischen 250 und 1200). Daraufhin überwies ich ihn zur weiteren Untersuchung an einen Endokrinologen. Kurz danach begannen wir mit Injektionen zur Testosteronsubstitution. Zwei Wochen später hatte er wieder Erektionen, und sein Geschlechtsleben war so befriedigend wie zwanzig Jahre zuvor. Einige Monate später heiratete er zum zweiten Mal.

Zur Zeit ist die Testosterontherapie noch eine etwas mühselige Angelegenheit. Es gibt zwar Tabletten, aber bei ausgeprägten sexuellen Symptomen aufgrund geringer Testosteronwerte sind Injektionen besser. Dazu muß der Patient etwa alle drei Wochen in die Arztpraxis kommen. Die Zu- und Abnahme der Testosteronwerte sind für die meisten Männer spürbar, da hier ein künstlicher Testosteronspiegel geschaffen wird, der mit jeder Injektion ansteigt und dann wieder abfällt. Aufgrund der Testosteronsekretion, die rhythmisch erfolgt, wäre eine Testosteronpumpe die ideale Verabreichungsmethode. Der Mann würde das Gerät ständig tragen, wodurch sich die häufigen Arztbesuche erübrigten, außerdem könnte eine Pumpe das Medikament entsprechend dem natürlichen fünfzehn- bis zwanzigminütigen Sekretionsrhythmus freisetzen.

Manchmal tritt bereits eine Verbesserung ein, bevor die Injektionen tatsächlich wirken: das ist der Placeboeffekt. Vielleicht lassen sich Verlangen und Erektion am einfachsten durch die Macht der Einbildung beeinflussen. Wenn man überzeugt ist, daß irgendein Zeichen, ein Symbol oder ein »Medikament« eine Wirkung auf den Sexualtrieb ausübt, so vermag der Glaube allein das Problem aus der Welt zu schaffen, zumal wenn es sich um ein psychisches Problem handelt. Das läßt sich ganz einfach feststellen: Ein Placeboeffekt tritt bereits am Tag nach der Injektion ein; die medikamentöse Wirkung macht sich erst nach ein bis drei Wochen bemerkbar.

Zur Zeit werden neue Testosteronformen mit weniger Nebenwirkungen sowie neue Verabreichungsmethoden entwickelt. Damit werden wir uns in Kapitel 8 befassen. Aber solange diese neuen Methoden nicht allgemein zur Verfügung stehen, werden wir die Nachteile der Testosteronersatztherapie weiter in Kauf nehmen müssen.

Testosteronersatztherapie für Frauen

Früher war es allgemein üblich, jungen und ansonsten gesunden Frauen mit geringem sexuellem Verlangen Testosteron zuzuführen. Es ist wichtig, sich den Unterschied zwischen einer Testosteron*zufuhr* und Testosteron*ersatz* klarzumachen. Eine Ersatztherapie bedeutet, daß der Testosteronspiegel zu niedrig ist und durch die Behandlung wieder auf einen normalen Wert gebracht wird. Wie wir aus Untersuchungen an Männern wissen, entsteht dabei vermutlich kein großer Schaden, aber auch kein Nutzen, denn das Ergebnis imitiert den natürlichen Zustand und geht nicht darüber hinaus. Eine Zufuhr erfolgt hingegen bei normalen Testosteronwerten, um sie zu steigern und damit eine bestimmte Wirkung zu erzielen. Die überhöhten Werte können zahlreiche Komplikationen nach sich ziehen, ähnlich wie beim Mann. Zwar fördert Testosteron bei Frauen den Sexualtrieb, bewirkt aber auch Veränderungen im Körper. Körperfett und Muskeln verlagern sich, die Schultern werden breiter, die Hüften schmaler, die Brüste kleiner, die Klitoris größer, und es wachsen Barthaare: zu viele Haare an den falschen Stellen und an den richtigen zuwenig.

Auch ist zu befürchten, daß Testosteronpräparate bei Frauen nicht nur zur Entwicklung sekundärer Geschlechtsmerkmale wie tiefer Stimme und vermehrter Körperbehaarung beitragen, sondern auch die negativen psychischen Aspekte der männlichen Sexualität fördern: Aggressivität, Verdrießlichkeit und eine Fixierung auf genitalen Sex. Sogar bestimmte kriminelle Verhaltensweisen wie sexueller Mißbrauch und verschiedene andere Gewaltverbrechen ließen sich auf falsche Testosteronbehandlung bei Frauen zurückführen. Aus einigen Studien geht hervor, daß Gewalttäterinnen unter den ambulanten Patientinnen relativ hohe Testosteronwerte aufwiesen, im Gegensatz zu den nichtgewalttätigen Patientinnen der Kontrollgruppe. Auch ist zu befürchten, daß eine Testosterontherapie bei Frauen Beziehungsprobleme verstärkt, da die Frauen reizbarer und selbstsüchtiger werden, was die Konfliktlösung nicht gerade erleichtert.

Besonders in Europa werden verschiedene Methoden der Testosteronzufuhr bei Frauen intensiver erforscht als in den USA. Aber mit wachsenden Erkenntnissen und weltweiter Aktivität auf diesem Gebiet kommt die Forschung auch in den USA allmählich in Gang. Stehen erst einmal molekulare Transportsysteme zur Verfügung, die Testosteron direkt in die Steuerungszentren im Gehirn befördern, ohne das übrige Gewebe damit zu sättigen, müßten die negativen Nebenwirkungen, nämlich die äußerliche Maskulinisierung, eigentlich ausbleiben. Dann wird die Testosterontherapie bei Frauen mit sexuellen Funktionsstörungen unter Umständen in einem neuen Licht zu beurteilen sein.

Bei Frauen mit normalen Testosteronwerten, die unter sexueller Dysfunktion leiden, kann auch heute schon trotz möglicher Nebenwirkungen in sorgfältig ausgewählten Fällen eine Testosterontherapie durchgeführt werden. Aufgrund der verständlichen Tendenz, Hormontherapien nur zur Substitution bei eindeutigem Hormonmangel einzusetzen, werden nichthormonelle Substanzen wie Bupropion, Deprenyl, Oxytozin und serotoninsenkende Mittel vielleicht eher als Behandlungsmöglichkeiten für Frauen (und Männer) mit sexuellen Funktionsstörungen, mit oder ohne Testosteron, akzeptiert werden. Auch DHEA wird vielleicht bald eine Rolle in der Therapie spielen.

Bei der Diskussion über die Bedeutung von Testosteron im Leben der Frau und als mögliche Ergänzung in bestimmten Fällen ist das letzte Wort noch nicht gesprochen. Es liegen einfach noch nicht genug Forschungergebnisse vor, um zu einer abschließenden Meinung zu gelangen. Allerdings wird Testosteron immer häufiger als *Ersatz*therapie bei Frauen eingesetzt, und ich werde im nächsten Kapitel noch genauer darauf eingehen.

LH-RH

Anfänglich herrschte eine große Begeisterung über LH-RH – in der Hoffnung, daraus das erste reversible Verhütungsmittel *für Männer* herstellen zu können. Die Hoffnung zerschlug sich, denn die Substanz verhinderte nicht nur erfolgreich die Samenproduktion, sondern hemmte auch den Sexualtrieb und die Erektionsfähigkeit. Die konstante Einnahme der erforderlichen relativ hohen LH-RH-Dosen (die nicht der natürlich pulsierenden Ausschüttung im Körper entsprechen) schaltet das körpereigene System der Spermien- und leider auch der Testosteronbildung aus und unterbindet damit Lust und Erektionsfähigkeit.

Jedoch kann sich eine LH-RH-Therapie (mit weniger extremen Dosen) positiv auf die Libido des Mannes auswirken; bei Impotenz ist sie allerdings nicht besonders hilfreich. Sie bewirkt möglicherweise eine leichte Steigerung des Sexualtriebs, aber die Veränderungen sind relativ gering. Zwar intensiviert LH-RH das Sexualleben von Männern mit Hormonmangel, doch die Erektionsfähigkeit verbessert sich allenfalls leicht, wie Tests im Vergleich mit Placebos gezeigt haben.

In einer Studie zur LH-RH-Substitution erreichte der Testosteronspiegel zwischen der zweiten und der vierten Woche Spitzenwerte und fiel dann während der folgenden vier Wochen allmählich wieder ab. Die Erektionsfähigkeit war in der vierten Woche am größten, und der Sexualtrieb nahm bis zur sechsten Woche zu. Dennoch kam es während der Laufzeit der Studie nicht wesentlich häufiger zum Geschlechtsverkehr. Trotz der offensichtlichen Vorteile der Testosteronersatztherapie bei vielen Männern mit Testosteronmangel verbessert sich in einigen Fällen die Erektionsfähigkeit, ohne daß es deshalb entsprechend häufiger zum Geschlechtsverkehr käme. Hier spielen also offensichtlich auch andere Faktoren eine Rolle. Möglicherweise liegt die Ursache des fehlenden Sexualtriebs bei Dopamin (das für Vorfreude, Motivation und Antrieb verantwortlich ist) und bestimmten fehlenden oder verminderten Peptiden. Mit einer Kombination aus Dopamin und Testosteron ließen sich möglicherweise Lust *und* Aktivität steigern.

LH-RH wurde bei Frauen mit sexuellen Schwierigkeiten noch nicht getestet, obwohl zahlreiche Befunde aus Experimenten mit weiblichen Tieren darauf hinweisen, daß LH-RH die sexuelle Aktivität steigert.

Pumpen: Die LH-RH-Therapie läßt sich mittels spezieller Pumpen durchführen. Dadurch steigt der Testosteronspiegel, die Hoden werden größer, es treten vermehrt spontane Erektionen, nächtliche Samenergüsse (»feuchte Träume«) und Akne auf.

LH-RH-Sprays: In Europa wird LH-RH seit Jahren als Nasenspray zur Verbesserung des Sexualtriebs und der Erektionsfähigkeit verwendet. Obwohl LH-RH in der Regel die Testosteronsekretion anregt, hemmen die neuen hochwirksamen LH-RH-Analoga wie Leuprolid (Lupron) und Goserelin (Zoladex) die Testosteronproduktion, indem sie den Rückkoppelungskreislauf durch konstante Stimulierung lahmlegen.

Wie bereits erwähnt, reagieren die LH-RH-Rezeptoren bei einer zu hohen Dosis LH-RH nicht mehr, womit die LH-RH-

und die FSH-Ausschüttung aus der Hypophyse unterbunden und die natürliche Testosteronproduktion verringert werden. Das System ist überlastet und setzt aus. Die Konsequenz ist eine »chemische Kastration« der Männer infolge der LH-RH-Sprays: sie büßen sowohl ihre Libido als auch ihre Erektionsfähigkeit ein.

Die Pille für den Mann: Kontinuierliche LH-RH-Gaben wurden als Verhütungsmittel für den Mann getestet. Da die Mehrzahl der Männer daraufhin aber zusammen mit der Spermienbildung auch die Erektionsfähigkeit und die Lust verlor, funktionierte die Methode zwar, aber aus den falschen Gründen.

Alternativen

Streßverringerung: Im Rahmen einer Studie, die an der Maharishi University durchgeführt wurde, stellte man fest, daß Serotonin und Prolaktin der männlichen Probanden während der transzendentalen Meditation zurückgingen, DHEA hingegen anstieg. Dieser dreifache Effekt steigert den aggressiven Sexualtrieb und fördert die sexuelle Empfänglichkeit.

Serotoninreduzierung:
- Appetitzügler: Die meisten Schlankheitspillen senken den Serotoninspiegel der Frau.
- Diät: Eine erfolgreiche Diät senkt ebenfalls den Serotoninspiegel.
- Sport: Durch körperliche Aktivität steigt DHEA, wodurch indirekt der Serotoninspiegel sinkt.

Dopaminsteigerung: Der rätselhafteste Aspekt von Testosteron bei Männern und Frauen ist der positive Einfluß auf den Sexualtrieb ohne entsprechende Auswirkung auf das sexuelle

Verhalten und auf die Häufigkeit des Geschlechtsverkehrs. Ich vermute, daß Dopamin des Rätsels Lösung ist. Reicht die Testosteronsubstitution allein nicht aus, könnte eine Dopaminzufuhr bei Männern und Frauen Wunder wirken. Wenn die Testosteronersatztherapie Verlangen und Funktionsfähigkeit erhöht, aber zu keiner Verhaltensänderung führt, sorgt ein wenig Dopamin für den nötigen Antrieb.

Wissenschaftliche Belege für meine Theorie liegen noch nicht vor, aber vieles deutet darauf hin, daß sie richtig sein könnte. Die einzige Möglichkeit, sie zu beweisen, wären Doppelblindstudien mit Placebokontrolle bei Männern und Frauen mit geringem Sexualtrieb, bei denen Testosteron mit und ohne Dopamin verabreicht wird.

Substanzen wie Bupropion (Wellbutrin) und Deprenyl/ Eldepryl können den Dopaminspiegel erhöhen. Testosteron steigert ihn ebenfalls.

Bupropion ist ein Antidepressivum, das zur Behandlung verschiedener Formen von Depressionen, besonders bei gleichzeitiger Lethargie und Antriebsschwäche, eingesetzt wird. Seine stimulierenden und dopaminfördernden Eigenschaften bringen die Patienten wieder in Schwung.

Deprenyl/Eldepryl wird zusammen mit L-Dopa zur Behandlung des Parkinson-Syndroms eingesetzt. L-Dopa führt Dopamin zu, Eldepryl bewirkt eine Verlangsamung des Krankheitsverlaufs, indem es auf noch ungeklärte Weise die Dopaminrezeptoren vor weiterer Beschädigung schützt. Dadurch wird das vorhandene Dopamin (zum Beispiel aus L-Dopa) wirksamer. Europäische und amerikanische Ärzte setzen Eldepryl auch bei altersbedingten Störungen kognitiver Funktionen ein (in den USA ist das Medikament von der Arzneimittelbehörde zu dieser Verwendung allerdings nicht zugelassen).

Weitere Faktoren: Wie Sie vielleicht wissen, gibt es noch zahlreiche andere Substanzen, die den Sexualtrieb auf die eine oder andere Weise beeinflussen. Hier beschränken wir uns jedoch auf die Auswirkungen auf den aggressiven Sexualtrieb. Wie bereits erwähnt, trägt die Zunahme der DHEA-, Oxytozin- und Vasopressinkonzentration auf verschiedene Weise zu einer Steigerung des Sexualtriebs bei.

Ich Tarzan, du Jane

Wenn es nur nach unseren Sexualhormonen ginge, würden sich die Männer noch immer von Lianen schwingen und die Frauen dem Ruf der Wildnis folgen. Zum Glück gibt es noch andere Faktoren. Dank DHEA und Testosteron hat auch der Sexualtrieb der Frau eine aggressive Komponente. Und wenn wir uns den rezeptiven Sexualtrieb genauer ansehen, ist er gar nicht so passiv und willfährig, wie er auf den ersten Blick erscheint. Frauen sind wesentlich weiter entwickelt als unsere haarigen Verwandten, und wir sind nicht dazu bestimmt, die Rituale unserer Vorfahren ohne Sinn und Verstand zu wiederholen. Dennoch sollten wir unser Erbe respektieren und die Kräfte kennen, die uns zu primitiven Verhaltensmustern treiben und die Beziehungen beeinflussen, in denen wir heute leben.

Natürlich ist Testosteron nicht das einzige lustfördernde Hormon. Zusätzlich findet eine komplexe Wechselwirkung zwischen chemischen Stoffen, darunter Peptiden, verschiedenen Neurotransmittern und anderen Hormonen statt, die alle eine tragende und/oder unterstützende Rolle spielen. Vermutlich werden wir mit der Zeit herausfinden, daß auch bestimmte Vitamine, Mineralien und uralte Substanzen der Medizinmänner, Kräuterheilkundigen und Alchemisten keineswegs zu unterschätzen sind.

Dieses und das nächste Kapitel befassen sich mit den geheimnisvollen Kräften, die unseren aggressiven und unseren rezeptiven Sexualtrieb bestimmen und erklären, weshalb

Männer und Frauen Lust so unterschiedlich erleben. Inzwischen ist Ihnen vielleicht zum ersten Mal das dynamische Verhältnis zwischen Sex und Wut, Zärtlichkeit und Aggression und die widersprüchlichen Begierden nach Sex mit einem Partner und nach Masturbation klargeworden. Sie wurden hinter die Kulissen geführt und haben den aggressiven Sexualtrieb kennengelernt, wie er typisch für den Mann ist, der aber auch der Frau sehr viel näher ist, als man bisher bereit war zuzugeben.

Als nächstes gehen wir auf die Geheimnisse von Östrogen und den rezeptiven Sexualtrieb ein, der das vorherrschende, aber keineswegs einzige weibliche Sexualmuster ist. Bei der Frau verflechten sich Testosteron und Östrogen wie Yin und Yang ineinander: als einander ergänzende Gegensätze. Sie werden dieses Verhältnis mehr denn je zu schätzen wissen und erstaunliche neue Tatsachen über unseren alten Bekannten Östrogen erfahren – auch wenn viele glauben, sie wüßten schon längst alles.

6

DER REZEPTIVE SEXUALTRIEB

Sie wand sich in ein enganliegendes schwarzes Samtkleid, das sich an ihren Körper schmiegte wie eine zweite Haut – ihr persönlicher Pelz. Ihr Haar hing offen und wild herab, ihre schlanken, muskulösen Beine waren in schwarze Strümpfe gehüllt. In einer anderen Zeit hätte sie lange Satinhandschuhe getragen. Sie fühlte sich beinahe wie ein Raubtier. Ein mächtiger animalischer Instinkt beherrschte sie. Sie wollte etwas und war entschlossen, es zu bekommen.

Der Mann, der sie gleich abholen würde, war ein Arbeitskollege, der sie gebeten hatte, ihn zu einer gesellschaftlichen Veranstaltung zu begleiten. Sie waren lediglich Bekannte, es gab keine Intimität zwischen ihnen, keine chemische Magie. Im Grunde fand sie ihn ein wenig langweilig. Er sah zwar nicht schlecht aus, aber er war fürchterlich ernst und irgendwie schüchtern.

Was also war ihr plötzlich in den Sinn gekommen? Normalerweise konnte sie sich die Männer aussuchen, und er war eigentlich nicht ihr Typ. Außerdem wußte sie, daß er schockiert sein würde. Er hatte sie bisher ausschließlich in ihrer beruflichen Kleidung gesehen, nie in einer Aufmachung wie dieser. In gewisser Weise spielte sie mit ihm, wie die Katze mit der Maus. Sie war gespannt, seine Reaktion zu beobachten, zu sehen, wie er damit zurechtkam. Außerdem war sie »in Stimmung«, und deshalb kam er ihr gelegen.

Als sie ihm die Tür öffnete, prallte er zurück. Sein Blick glitt hinter sie, als suchte er die Frau, die er eigentlich hatte abholen wollen.

Stammelnd stieß er hervor: »Kate! Sie sehen so – anders aus. Ich habe Sie kaum erkannt.«

Sie trat einen Schritt näher und fragte: »*Ist das in Ordnung so? Es ist nicht zu eng, oder?*«

»*O nein, Sie sehen großartig aus.*«

Sie drehte sich um, krümmte den Rücken und hob ihr Haar. »*Würden Sie mir dann den Reißverschluß zumachen?*« *fragte sie.* »*Ich komm nicht hin. Diese Kleider sind nicht dafür gemacht, allein getragen zu werden.*«

Seine Hand bebte. Sie bemerkte es, und ein triumphierendes Lächeln, von ihm unbemerkt, breitete sich über ihr Gesicht.

Ihm hatte es die Rede verschlagen, und er war mit einemmal unbeholfen, was für ihn durchaus ungewöhnlich war. Meine Güte, er würde doch hoffentlich nicht die Treppe hinunterfallen. Als sie das Haus verlassen hatten und in seinem Wagen saßen, fragte sie: »*Hat Ihnen die Katze die Zunge gestohlen?*« *Er lachte und klang wie der Idiot, als der er sich fühlte.* »*Nein*«, *sagte er,* »*aber ich kann's nicht fassen, wie Sie sich verändert haben. Ich habe Sie nie so gesehen – so – weiblich. Nein, nein ... entschuldigen Sie. Das habe ich so nicht gemeint. Ich weiß eigentlich gar nicht, was ich sagen soll.*«

Sie legte ihm die Hand auf den Oberschenkel, während er fuhr, und strich mit leichtem Druck darüber – ein Mittelding zwischen tröstlichem Tätscheln und Liebkosung – und sagte: »*Sie sind süß. Ich mag Sie.*«

Sie ließ ihre Hand liegen, von Zeit zu Zeit seinen Schenkel massierend, fast beiläufig. Zu seinem Entsetzen meldete sich nun seine Erektion und wollte ebenfalls massiert werden. In der Hoffnung, sie habe es noch nicht bemerkt, sagte er: »*Hören Sie lieber auf damit, sonst landen wir am Ende noch im Graben.*«

»*Mmmm, das wäre aber nett*«, *schnurrte sie, und ihre Hand glitt mit sanften Nägeln ein Stück höher. Seine Erregtheit war mittlerweile für beide offensichtlich. Ihre Handkante spürte seine Hitze und ignorierte sie absichtlich.*

Unterdessen war ihr Körper an ihn geschmiegt, ihr Haar

*kitzelte seinen Hals. Irgendwie hatte sie es geschafft, sich un-
ter seinem Arm hindurchzuwinden, so daß er das Steuer nur
noch mit einer Hand hielt. Die andere schwebte in strategi-
scher Position direkt über ihrer rechten Brust in der Luft und
wußte nicht, was sie tun sollte.*

*Sich aus der Tür fallen zu lassen war inzwischen die einzige
Möglichkeit, wie er sich hätte befreien können. Im Moment
konnte er nur an eines denken: Wie sollte es ihr gelingen, ohne ihn aus diesem Kleid zu kommen?*

Vergleichen Sie Kate mit diesem weiblichen Wesen:

*Sie reibt sich an Ihrem Bein und streichelt sich selbst. Sie
marschiert quer über Ihren Körper, als sei das ihr angestamm-
tes Recht, während Sie zu lesen versuchen. Sie streicht mit ihrem Schwanz unter Ihrer Nase vorbei, ihr Fell kitzelt Ihr Gesicht. Sie versuchen, sie zu ignorieren, dann sie fortzuschie-
ben. Sie maunzt, zerknittert Ihre Zeitung, während sie sich
mitten auf dem Artikel, den Sie lesen wollten, zusammenrollt
und schnurrt wie ein Generator. Unmöglich, sich bei einem
derartigen Spektakel zu konzentrieren. Dann springt sie auf
Ihren Schoß und knetet ihn mit den Vorderpfoten, sämtliche
Krallen ausgefahren. In Ordnung! Sie lassen alles stehen und
liegen und schenken ihr Ihre ungeteilte Aufmerksamkeit. Sie
sind wider Willen beeindruckt von ihrer Strategie und Beharrlichkeit, aber als sie nach einer Weile immer noch nicht genug
hat, verlieren Sie die Geduld. Sie entfernt sich von ihnen,
schreitet pikiert von dannen, nicht ohne sich unter Ihrer
Hand hindurchzuwinden, so daß ihr Körper in voller Länge
gestreichelt wird. Sie schmiegt ihre Kruppe in Ihre Hand und
bleibt stehen, wartend. Sie geben nach – gern würden Sie widerstehen, aber sie hat Sie in ihrer Macht. Sie tätscheln sie ein
wenig und verachten sich selbst dafür. Sie krümmt behaglich
den Rücken, schnurrt leise, reibt sich an Ihrer Hand und läßt
den Schwanz hin und her zucken, während sie rückwärts
geht.*

Das ist der fordernde Sexualtrieb. Er macht nicht einfach nur bereit und verfügbar (rezeptiv), sondern verführerisch (prozeptiv). Bei Tieren nennt man die entsprechende Körperhaltung *lordosis* (ein Begriff, der im klinischen Sprachgebrauch eine Wirbelsäulenverkrümmung bezeichnet, nämlich das Hohlkreuz): die Weibchen zeigen ihre Paarungsbereitschaft, indem sie ihre Genitalien zur Schau stellen und, je nach Spezies, mit hochgerecktem Steiß die Begattung verlangen. Wir Menschen scheuen uns, solche Reflexe einzugestehen, obwohl sie uns durchaus bekannt sind. Hohe Absätze betonen die einladende Haltung: sie verstärken das Hohlkreuz, lassen die Brüste hervortreten, den Hintern sich heben. *Verführerisch* ist ein Begriff, der die Haltung am ehesten beschreibt, *katzenhaft* klingt aufregender, *lordosis* ist zutreffend. Dazu kommt es jedoch nicht ohne die Wechselwirkung zwischen Östrogen und Oxytozin. (Bei männlichen Tieren erreichen Sie diese Körperposition auch dann nicht, wenn Sie ihnen Östrogen injizieren.)

Östrogen: bereit und willig

Erinnern Sie sich an den Stichling aus dem letzten Kapitel? Irgendwie muß das geile Männchen in der Lage sein, ein williges Weibchen aufzuspüren und es von einem potentiellen Gegner zu unterscheiden. Dasselbe gilt für einen männlichen Affen, einen Widder – und den Mann, der auf Frauenjagd geht. Die Lordose ermöglicht die Interaktion. Das Weibchen der Spezies sendet Signale aus, die mitunter eindeutig und unmißverständlich sind, manchmal auch subtiler und besagen: »Ich bin zu haben« oder »Vielleicht lasse ich mich überreden«, »Ich werde schon nicht beißen.«

Einladung zum Abendessen oder Fütterungsritual?

Ein Artikel von Helen E. Fisher in *Psychology Today* zieht eine Parallele zwischen den Essenseinladungen der westlichen Kultur und den sogenannten »Fütterungsritualen« bei Tieren. Sie erklärt, angesichts der ungeheuren Bedeutung für die Fortpflanzung sei anzunehmen, daß dieses Werbeverhalten älter sei als die Dinosaurier. Es ist die wichtigste Kriegslist, mit der Männchen zahlreicher Spezies die sexuelle Gunst des Weibchens zu erlangen suchen. Indem sie dem erhofften Partner Nahrung darbringen, beweisen die Männchen ihre Begabung als Jäger, Familienversorger und wertvolle Gefährten.

Die schwarzgefleckte Schwebefliege zum Beispiel legt einen saftigen Köder aus in der Hoffnung, ein vorüberkommendes Weibchen anzulocken: Während sie sich die unerwartete Mahlzeit schmecken läßt, besteigt er sie und kopuliert, ehe sie fertig ist. Auf diese Weise, nehme ich an, bekommt er stets den Lohn seiner Investition.

Denken Sie an die Dinnerszene in Henry Fieldings Roman *Tom Jones* – ein sinnliches Festmahl, ein altmodisches Ritual? Dann weiter im Zeitraffer zu dem Film *Neuneinhalb Wochen*: der Unterschied ist nur ein zeitlicher, an der Sache selbst hat sich nichts geändert. Sieht es nicht in beiden Fällen so aus, als hätten die Beteiligten direkt vor Ihren Augen Sex miteinander? Das sind Fütterungsrituale.

Wenn ein Mann sich um eine Frau bemüht, bezahlt er die Restaurantrechnung, und die Frau weiß instinktiv, daß sie umworben wird. Beim Menschen erwartet der männliche Part in der Regel ein Feedback, sobald er den ersten Schritt getan hat, um sich zu vergewissern, ob sein Eröffnungszug akzeptiert wurde und weitere Vorstöße willkommen sind. Eine moderne Frau, die darauf besteht, selbst zu bezahlen, ahnt nicht, daß sie einem uralten biologischen Gebot in die Quere kommt und Signale aussendet, die sie vielleicht gar nicht so gemeint hat. Es ist nicht unbedingt der beste Weg, Gleichheit zwischen den Geschlechtern herzustellen. Wenn Sie allerdings nicht interessiert sind und der beginnenden Beziehung ein rasches Ende machen wollen, zücken Sie ruhig Ihre Kreditkarte.

Vielleicht finden Sie mich altmodisch, Tatsache ist jedoch, daß trotz der neuen Verhaltensregeln zur Wahrung der *correctness* und zum Kampf gegen Sexismus, die vor jeder weiteren »Intimitätsstufe« ausdrückliche Zustimmung verlangen, die Werberituale zwischen Mann und Frau während der gesamten Geschichte der Menschheit keine gesprochene, geschriebene oder anderweitig abgegebene Einverständniserklärung nötig hatten.

Unabhängig von den gesellschaftlichen Vorschriften, die wir uns heute auferlegt haben, ist das Grundschema in der Regel dasselbe: Sie verlockt, er tut den ersten Schritt oder bittet, sie reagiert positiv, er geht eine Stufe weiter. Testosteron spornt zur aggressiven Jagd nach Sex an. Östrogen treibt den bereitwilligen, empfänglichen, rezeptiven Mechanismus unter Mitwirkung einiger Verbündeter an.

Was ist Östrogen?

Östrogen ist die Marilyn Monroe in uns allen. Es ist das Hormon hauchdünner Kleider, das Molekül mit Dekolleté, schimmernder Haut und rubinroten Lippen. Es verleiht den Frauen ihre Kurven, ihre Weichheit, ihre runden Brüste und ihre feuchte, einladende Vagina. Wenn Östrogen an der Macht ist, signalisieren die weiblichen Wesen sämtlicher Spezies: »Nimm mich, ich gehöre dir.« Der Begriff Östrogen setzt sich aus *östr-* mit der Bedeutung »Brunst« (Östrus) und *-genes*, »hervorbringend, zeugend« zusammen; was dieses Hormon erzeugt, ist sexuelle Erregung, Empfänglichkeit, Brünstigkeit – zumindest bei allen anderen Säugetieren.

Östrogen macht die Frau für den Mann attraktiver – es läßt

sie erglühen, heißt es. Das beobachten wir bei Tieren: Bei Primaten und niederen Säugetieren sind Weibchen mit geringem oder fehlendem Östrogen für die Männchen uninteressant, denn es mangelt ihnen an den östrogenabhängigen »sexuellen Geruchsstoffen«. Wird Primatenweibchen täglich Östrogen injiziert, halten die Männchen sie für wunderschön und verfolgen sie begeistert und in eindeutig sexueller Absicht. Die Weibchen werden daraufhin nicht nur aggressiv auffordernd, sondern viel stärker konkurrenzorientiert und versuchen, ihre Geschlechtsgenossinnen auszustechen. Kommt Ihnen das bekannt vor? Beobachten Sie einmal Besucher irgendeiner Party.

Was den Sexualtrieb betrifft, so spielt Östrogen eine verdeckte Rolle. Das weibliche Hormon diktiert einer Frau Willigkeit und Bereitschaft, regt sie aber nicht zwangsläufig an, den Sexualakt selbst in die Wege zu leiten: das ist »Rambos Job« – er birst schier vor Testosteron.

Östrogen ist mit ein Grund, weshalb, wie manche behaupten, Verliebtheit ein vorübergehender Wahnsinn ist, eine besorgniserregende Gefühlsverirrung. Die Verliebten strahlen einander hingerissen an und benehmen sich wie komplette Narren. Was immer der andere tut, ist wunderbar, entzückend oder klug. Ist er nicht süß, wenn er schnarcht? Seine Schlampereien beweisen doch nur, daß er Sie braucht, damit Sie seine Schmutzwäsche einsammeln und für ihn sorgen. Und so weiter: Fürchterlich, nicht wahr? Und warum bestehen die Frauen dennoch darauf? Weil sie voller Östrogen sind, berauscht von Dopamin und überschüttet von Oxytozin.

Östrogen ist die Hintergrundmusik im Leben der Frau. Manchmal spielt sie lauter und übertönt alle anderen Geräusche, aber sie verstummt niemals ganz. Östrogen ist ein fester Bestandteil im Leben einer Frau, von ihrer Zeugung an bis ins hohe Alter unterliegt es Schwankungen, folgt regelmäßigen Zyklen und erreicht Höhepunkte. Es wird aufgrund des X-Chromosoms gebildet, und da Frauen zwei davon besitzen, verfügen sie über eine reichliche Menge an Östrogen. Während der Schwangerschaft formt es alle Embryonen beiderlei Geschlechts zunächst zu ein und derselben Gestalt – ein Hinweis, daß Gott letzten Endes doch weiblich ist. Erst wenn Testosteron auf den Plan tritt, entweder auf natürlichem Weg durch Aktivierung des Y-Chromosoms oder künstlich, durch Verabreichung von Medikamenten oder durch Krankheit, wandelt sich der Fötus von weiblich zu männlich.

Bei der Geburt verursacht der plötzliche Östrogenentzug (denn das Neugeborene ist von der Versorgung mit dem östrogenhaltigen Blut der Mutter jetzt abgeschnitten) manchmal einen geringfügigen vaginalen Blutfluß – eine Mikromenstruation, die beweist, daß die Fortpflanzungsorgane des weiblichen Babys intakt sind und nur auf Östrogen und andere Hormone warten, um ihre Aktivität aufzunehmen. Östrogen schlummert jedoch bis zur Pubertät; dann beginnt es sich mit einem ganzen Repertoire zu manifestieren – knospenden Brüsten, Regelkrämpfen, Menstruationsblut, Stimmungsschwankungen. Mit diesem dramatischen Debüt beginnt die junge Dame fortan zyklisch zu menstruieren und zu ovulieren, in der Regel den größten Teil ihres Erwachsenenlebens hindurch, es sei denn, ein chirurgischer Eingriff, Streß, Krankheit, exzessiver Gewichtsverlust, körperliche Überforderung oder empfängnisverhütende Maßnahmen stören ihre natürlichen Rhythmen.

Männer besitzen vergleichsweise wenig Östrogen. Es wird in der Prostata aus DHEA und Testosteron umgewandelt und in geringen Mengen von Fettzellen produziert. Falls Männer aus irgendeinem Grund – zum Beispiel Leberzirrhose oder infolge einer Östrogenbehandlung gegen Prostatakrebs – mehr Östrogen besitzen, als sie sollten, entwickeln sie kleine Brüste und dicke Hüften, ihre Haut wird weich, und die Körperbehaarung verändert sich. Leider regt Östrogen bei Männern die Libido nicht in derselben Weise an wie bei Frauen, sondern wirkt genau entgegengesetzt: es verursacht Impotenz.

Wenn die Wechseljahre näherrücken, beginnt der Östrogen-spiegel zu sinken, bis mit der Menopause der Ovulationszy-klus schließlich endet. Die Östrogene nehmen weiter ab – mit allen dazugehörigen Folgen, über die Sie in den nächsten Ka-piteln mehr erfahren werden. Aber sehen wir uns zunächst an, was Östrogen bewirkt, wenn es in voller Blüte steht.

Die weiblichen Eierstöcke sind im wesentlichen Östrogen-fabriken, abhängig von dem Hormon LH-RH (luteinisieren-des Hormon-Releasing-Hormon), das durch das Hypothala-mus-Hypophysen-System gesteuert wird und die Freisetzung von LH (luteinisierendes Hormon) und FSH (follikelstimulie-rendes Hormon, Follitropin) anregt, die wiederum die Aus-schüttung fluktuierender Mengen Östrogen in den Ovarien bewirken. Wenn genug Östrogen im Blut zirkuliert, wird die LH-RH-Ausschüttung gestoppt – auch dies ist eine hocheffi-ziente hormonelle Rückkoppelungsschleife. Die Östrogen-produktion und der Menstruationszyklus im allgemeinen unterliegen der Regulierung durch diese Hypothalamus-Hypophysen-Hormone, durch Streß und die Mondphasen.

Östrogen wird von der Leber verarbeitet und umgewan-delt; deshalb läßt eine Leberschädigung ab einem bestimmten Punkt den Östrogenspiegel steigen, denn in diesem Fall kann Östrogen nicht vernichtet und ausgeschieden werden, son-dern zirkuliert immer weiter im Blut und sammelt sich an. Wurden die Eierstöcke operativ entfernt oder sind sie auf-grund einer Chemotherapie oder infolge der Menopause nicht mehr funktionsfähig, erzeugen unsere Fettzellen und vermut-lich auch das Gehirn immer noch gewisse Mengen Östrogen. Fett unterlegt nicht nur unsere Falten und läßt uns damit jün-ger erscheinen, sondern mehr Fett bedeutet auch mehr Östro-gen, was den Tonus, die Frische und den Geruch der Haut verbessert. Vielleicht ist das der Grund, weshalb manche Männer barocke Frauen bevorzugen.

Nicht nur Verlangen

Der Sexualtrieb einer Frau ist ambivalent und facettenreich. Es gibt vier grundsätzlich verschiedene Ausprägungen (der typische Mann weist nur eine einzige auf):

- aktiv (aggressiv)
- rezeptiv (passiv)
- prozeptiv (verführerisch)
- aversiv (rückwärts gewandt)

Außerdem kann das Verlangen umfassend oder vorwiegend genital sein, ausgerichtet auf Orgasmen, auf Penetration, auf Masturbation oder auch nur liebevolle Berührung. Die Sehnsucht nach Zärtlichkeit kann sich als Lust auf geilen, scharfen Sex oder als Wunsch nach sanften Liebkosungen äußern. Die emotionalen Bedürfnisse beziehen sich einmal auf Intimität, Verbundenheit, ein andermal schnellen Sex mit einem Fremden, den man nie wiedersieht.

Der weibliche Sexualtrieb umfaßt offensichtlich ein breites Spektrum mit zwei Extremen – von den Frauen, die am liebsten nur genitalen Sex haben, bis hin zu jenen, die sich lediglich Berührung und nichtsexuellen Kontakt wünschen. Das Nervensystem hat sich derart entwickelt, daß diese Verhaltensformen, von leidenschaftlichstem Sex bis zur sanftesten Liebkosung, allesamt Teil eines normalen, gesunden Kontinuums sind. Sexuell gut angepaßte Frauen erleben zu verschiedenen Zeiten die gesamte Bandbreite, je nach ihrem momentanen Hormonhaushalt, den Umständen, der jeweiligen Zyklusphase und dem Verhältnis mit ihrem Partner. Viele Amerikaner werden sich noch an den enormen und leidenschaftlichen Widerhall erinnern, den Ann Landers' Umfrage hervorrief: Sie wollte wissen, ob Frauen Kuscheln und Zärtlichkeit »dem Akt an sich« vorzögen und erhielt daraufhin zwanzigtausend Zuschriften! – offensichtlich hatte sie einen empfindlichen Nerv getroffen.

DAS PROFIL VON ÖSTROGEN

DIE WENIGSTEN WISSEN, DASS ÖSTROGEN
- die kognitiven Fähigkeiten verbessert
- die Stimmung erhöht und stabilisiert
- die Leistung, Reaktionsfähigkeit und Wachsamkeit steigert
- vor Schizophrenie schützt
- der Alzheimer-Krankheit vorbeugt

ÖSTROGEN:
- wird in erster Linie in den Eierstöcken gebildet, aber auch in den Fettzellen und im Gehirn erzeugt und gespeichert
- ist ein MAO-Hemmer und damit ein leichtes Antidepressivum
- verstärkt die Wirkung von Oxytozin
- erhält den Hauttonus und Kollagen
- schützt vor Osteoporose
- beugt Herzerkrankungen vor

ÖSTROGEN IN SEXUELLER HINSICHT:
- erhält den rezeptiven Geschlechtstrieb und steigert dessen Häufigkeit
- bewirkt die Attraktivität von Körpergeruch und -gewebe
- erhält die Struktur und die Gesundheit von Vagina und Vulva
- fördert die Lubrikation der Scheide
- verbessert das Gewebe von Vagina, Harntrakt und Geschlechtsorganen
- schützt vor altersbedingter Vaginitis
- fördert die Lordose

ÖSTROGEN IM HINBLICK AUF DAS VERHALTEN:
- beugt Depressionen vor
- verhindert oder verringert Streß
- verbessert Berührungs- und Geruchssinn
- senkt den Appetit

VERWENDUNGSFORMEN VON ÖSTROGEN:
- zur Behandlung von Wechseljahrsymptomen
- zur Behandlung von Prostatakrebs
- als Verhütungsmittel

WIE KÖNNEN WIR ÖSTROGEN BEEINFLUSSEN?

steigernd	*senkend*
• Sojaprodukte	• Ovarektomie
• chronischer Alkoholismus	• Menopause
• Geschlechtsverkehr	• sexuelle Enthalt-
• chronische Lebererkrankun-	samkeit
gen	• Anorexia nervosa
• Fettleibigkeit	
• Oxytozin	

Furcht und Ängste beispielsweise hemmen das Verlangen genauso wie Leistungsdruck. Behaglichkeit erhöht die Lust. Neuheit regt sie an. Zärtlichkeit fördert sie. Gefahr und der Ruch des Verbotenen intensivieren sie. Dann tritt Liebe ins Bild und bringt alles durcheinander. Wenn all diese Kräfte zusammenkommen und auf Sie einstürmen, ist es dann ein Wunder, wenn Sie aus dem Gleichgewicht geraten? Um die Perspektive zurechtzurücken, wollen wir uns nun die vier wichtigsten Manipulatoren des weiblichen Sexualtriebs näher ansehen.

Der Geschlechtstrieb einer Frau ist viel subtiler und komplexer als der des Mannes, durchdrungen von Gefühlen und nicht so einfach zu durchschauen.

Manche mögen's heiß –
Der aktive/aggressive Sexualtrieb

Testosteron ist, wie Sie im letzten Kapitel erfahren haben, für die aktive Suche nach Sex und den Trieb zum Orgasmus verantwortlich. Die Frau besteht darauf und gerät vielleicht sogar in Wut, wenn der Mann ihr nicht dabei hilft. Testosteron motiviert sie, zu verführen und Sex mit einem Partner anzustreben, führt aber auch zu Masturbation. Frauen mit höherem Testosteronspiegel masturbieren häufiger, selbst wenn ihnen ein Sexualpartner zur Verfügung stünde. In dieser Hinsicht unterscheidet sich ihr sexuelles Verlangen nicht sehr von dem des Mannes, aber damit sind die Ähnlichkeiten in der Regel auch schon zu Ende – das ist der Grund, weshalb Männer Frauen oft so verwirrend finden.

Nimm mich, ich bin dein! –
Der rezeptive/passive Sexualtrieb

Ja, ich weiß, sehr viele von Ihnen, meine Herren, würden sich nichts mehr wünschen, als »genommen« zu werden, aber wenn es dann soweit ist, fühlen Sie sich unbehaglich, es sei denn, Sie sind derjenige, der die Initiative ergreift. Der Grund ist, daß der rezeptive Sexualtrieb östrogengesteuert ist: er erweckt den Wunsch, penetriert und genommen zu werden und die Sehnsucht »ein Kind zu haben«. Das Verlangen nach Geschlechtsverkehr und anderen heterosexuellen Aktivitäten wird also durch Östrogen stimuliert. Ein normaler Östrogenspiegel erzeugt in der Regel ein Gefühl von Wohlbehagen, den Wunsch nach Intimität und fürsorglicher Zärtlichkeit. Aber es steckt noch mehr dahinter. Östrogen legt auch den roten Teppich aus, friedlich, zurückhaltend und sanft. Eine Frau, die von Östrogen überflutet ist, kann Sex willkommen heißen und genießen. Zur Verwunderung der meisten Männer

und mancher Frauen wird der Orgasmus dabei zur Neben-
sache.

Bei Primaten und anderen Säugetieren bewirkt Östrogen
Empfänglichkeit, allerdings nur in der Zeit der Brunst. Es erhöht auch die sexuelle Attraktivität des Weibchens für das
Männchen. Beim Menschen hingegen herrscht kein derart
gnadenloses Östrogendiktat, obwohl, wie wir sehen werden,
die Frau innerhalb ihres hormonellen Zyklus immer noch einer erheblichen sinnlichen Kraft ausgesetzt ist: Zu bestimmten Zeiten wirkt sie richtig launisch.

Sexkätzchen –
Der prozeptive/verführerische
Sexualtrieb

Mit Hilfe von Oxytozin, Progesteron und, wie Sie oben gesehen haben, ein wenig LH-RH steuert Östrogen auch den prozeptiven Sexualtrieb der Frau. Wenn Östrogen und Oxytozin
zusammenarbeiten, ist die *lordosis* am stärksten ausgeprägt.
Die Katze ist rollig und auf der Suche nach einem Kater.

Diese verführerische, beharrliche, unverhohlene, aber
gleichwohl sanfte Sexualität äußert sich als das »Sexkätz-
chen« in der Frau – so benannt nach jenem Tier, das diesen
Titel so uneingeschränkt verdient.

An diesem katzenhaften Verhalten ist nichts Passives, dennoch unterscheidet es sich erheblich von der geradlinigen und
freimütigen Annäherung, die von Testosteron verursacht
wird. Unter Östrogeneinfluß will sie einen Mann, keinen Vibrator. Sie wartet nicht darauf, erwählt zu werden, sondern
wählt selbst. Sie fordert zwar nicht, doch sie läßt auch nicht
locker.

Es wird Sie vermutlich überraschen, daß bei einer Umfrage
sechzig Prozent der Männer aussagten, sie hätten Sex mit
Frauen gehabt, auch als sie nicht eigentlich wollten. Das ist

vermutlich das Maximum dessen, was die Mehrheit der Männer vom rezeptiven Sexualtrieb je kennenlernen wird: gezwungen wurden sie nicht, doch die meisten erlagen einfach der Frau, die sie in eindeutiger Absicht berührte. Einer der Befragten erklärte, ein Mann könne nicht nein sagen, wenn eine Frau ihm Avancen mache, sonst müsse sie doch denken, daß mit ihm etwas nicht in Ordnung sei.

Ihre Lordosemanöver weisen eine sehr hohe Erfolgsquote auf. Nebenbei bemerkt: Ist der Umstand, daß Männer stärker sind und sich niemals überwältigt oder in Gefahr fühlen, eine Erklärung dafür, daß die meisten den Begriff sexuelle Nötigung wirklich nicht verstehen können?

Ranzende Ratten, kastrierte Katzen und witternde Ziegen: Wenn ein Mann einer Frau den Hintern täschelt, ist das ein sexueller Eröffnungszug, der aus unserer evolutionären Vergangenheit übriggeblieben ist. Ob sie daraufhin den Rücken durchdrückt – die menschliche Version der Lordose – oder ihn zum Teufel schickt, hängt davon ab, welches Peptid die Oberhand hat – Oxytozin oder Vasopressin (wozu wir gleich kommen werden).

Wenn in den Nervenenden Oxytozin vorhanden ist, erweitert sich die Berührungsempfindlichkeit der Genitalien und der Brüste auf den gesamten Körper. Deshalb spielt Oxytozin eine führende Rolle auf dem Weg zweier Liebender von zärtlichem Behagen bis hin zum Gipfel des Orgasmus und wieder hinab.

Die Lordose bei Ratten ist ein augenfälliges Beispiel für die weibliche Reaktion auf Berührung. Bei Ratten bewirkt schon ein sanftes Streicheln des Rückens eine Oxytozinausschüttung. Es ist ein Reflex, der ausgelöst wird, wenn das Männchen ihre Kruppe berührt. Aber in vollem Umfang entfaltet sich die Reaktion erst dann, wenn das Weibchen durch genügend Östrogen – also in der Brunst, der Phase sexueller Empfänglichkeit – ausreichend sensibilisiert ist.

Auch bei Ziegen wurden Hormonspiegelungen vorgenommen. Während des Östrus, unmittelbar vor der Begattung, wenn der Bock die Ziege mit der Schnauze beschnuppert, steigt Oxytozin an. Der erhöhte Spiegel hält noch fünfzehn Minuten an, nachdem der Bock fortgeführt wurde. Das werbende Beschnuppern, ja der bloße Geruch eines Bocks kann bei der Ziege eine Oxytozinausschüttung bewirken. Das stärkste Signal ist eigentlich die Anwesenheit des Bocks, der Geruch nur das zweitstärkste. Aber sobald der Bocksgeruch die Oxytozinausschüttung in Gang gesetzt hat, zeigt die Ziege bisweilen ihre Paarungsbereitschaft auch dann, wenn kein Bock mehr in der Nähe ist – man kann ja nie wissen.

Eine Rolle spielt auch LH-RH: Bei kastrierten Krallenaffenweibchen, denen ein niedrig dosiertes Östrogen verabreicht wurde, löste LH-RH innerhalb von zwei Stunden eine aktive Paarungsbereitschaft aus. Und nicht zu vergessen Alkohol. Männer mischen gewissermaßen den Frauen LH-RH in den Wein.

Sie denken zuviel? Merkwürdigerweise hemmt Vasopressin die rezeptive Sexualität (Lordose), während es unsere Fähigkeit zu klarem Denken erhöht. Reizend! Untersuchungen haben ergeben, daß Vasopressininjektionen ins Gehirn weiblicher Ratten die Lordose verhindern, während die chirurgische Entfernung jenes Kortexbereichs, in dem diese Hemmung lokalisiert ist, die Lordose *verstärkt*. Mit anderen Worten: Die sexuelle Paarungsbereitschaft nimmt zu, wenn die »Verstandes«bereiche des Gehirns, wie Kortex und Septum, ausgeschaltet sind. Vasopressin hingegen unterbindet sie jäh. Ist Ihnen klar, was das bedeutet? Je weniger Gedanken, desto mehr Lust! Gilt das auch für die Frauen – je weniger sie nachdenkt, desto empfänglicher ist sie? Je dümmer, desto geiler?

Der aversive/gegenläufige Trieb

Ganz anders als Männer haben Frauen noch einen weiteren, nämlich den *Rückwärtsgang.* Vier verschiedene Gänge hat das sexuelle Getriebe: hoch (Testosteron), niedrig (östrogen-oxytozin-prozeptiv), neutral (östrogenrezeptiv) und rückwärts (Progesteron, Prolaktin, Vasopressin und Serotonin). Diese andere Seite der Frau zu akzeptieren fällt vielleicht schwer, aber aus der Sicht von Vasopressin wird das Phänomen nicht verschwinden, indem wir so tun, als existiere es nicht. Manchmal weigern sich unsere Hormone einfach, uns gefällig zu sein. Statt uns durch diesen Aspekt der Natur sabotieren zu lassen, wäre es klug, uns seine Macht zunutze zu machen.

Progesteron:
Sexuelle Desorientierung

Sehen wir uns den widerstrebenden Trieb näher an. Wenn die Hormone der Frau auf die Bremse treten, legt sie den Rückwärtsgang ein. Während Östrogen in ihr das Verlangen nach Sex weckt, zeitigen Progesteron und, in geringerem Ausmaß, Prolaktin den gegenteiligen Effekt. Progesteron sagt schlicht nein zum Sex. Wie viele seiner Verwandten schickt jedoch auch Progesteron zweideutige Botschaften aus. Im Unterschied zu DHEA, das spezielle erogene Zonen sensibilisiert, bewirkt Progesteron an denselben Stellen eine Lähmung oder Betäubung. Wenn eine Frau bei hoher Progesteronkonzentration Sex hat, wird sie vermutlich nicht allzuviel spüren. Dennoch erhöht sich manchmal ihre Empfänglichkeit, sogar ihre (östrogenbedingte) aktive Bereitschaft und bewirkt ein Gefühl von Fürsorglichkeit und Gelassenheit.

Was ist Progesteron?

Progesteron wird in den Eierstöcken, der Nebenniere und während der Schwangerschaft auch im Corpus luteum (Gelbkörper) sowie in der Plazenta gebildet. Es ist ein Enkel von Cholesterin, das sich in Pregnenolon aufspaltet und anschließend zu Progesteron umwandelt.

Progesteron ist ein sexuell desorientiertes Hormon mit einer schizoiden Persönlichkeit. Es weiß nicht recht, ob es Männlein oder Weiblein ist, und wird davon ein wenig verschroben. Ich vermute, es ist bisexuell. Progesteron ist in erster Linie ein Androgen, das heißt ein männliches Hormon (wie Testosteron), das auf heimtückische Weise mit dem weiblichen Menstruationszyklus, mit Schwangerschaft, Sexualtrieb und Stimmung zu tun hat. Am besten bekannt ist es als das Hormon, das während der letzten zwei Wochen des Menstruationszyklus stetig ansteigt und dann, kurz vor der Menstruation, jäh abfällt und damit die Blutung auslöst. Männer besitzen nur sehr wenig davon – und hätten am liebsten gar keine. Kein Wunder: Progesteron wird zur pharmakologischen Kastration sexueller Gewaltverbrecher eingesetzt; es senkt den Testosteronspiegel und unterbindet infolgedessen den Sexualtrieb.

Die sexuelle Wirkung von Progesteron ist zunächst bei beiden Geschlechtern im wesentlichen dieselbe, nach der Pubertät jedoch steigt es bei Mädchen so lange an, bis es den Stand der erwachsenen Frau erreicht hat, bei Jungen hingegen bleibt der Spiegel unverändert, bewirkt aber, genau wie Testosteron, häufige Gedanken an Sex, während Mädchen durch den Einfluß von Progesteron eher abkühlen und die eventuelle Wirkung von Testosteron, die sich ansonsten bemerkbar machen würde, nicht spüren.

DAS PROFIL VON PROGESTERON

DIE WENIGSTEN WISSEN, DASS PROGESTERON
- das sexuelle Verlangen verringern kann
- Depression, Reizbarkeit und Gewichtszunahme verursachen kann
- PMS verschlimmern kann
- krampflösende Eigenschaften hat
- die sexuelle Attraktivität der Frauen senkt (Gerüche)

PROGESTERON:
- ist in erster Linie hemmend
- hemmt LH-RH/LH
- senkt Testosteron
- erhöht die MAO-Aktivität (mildes Antidepressivum)
- ist in niedriger Dosierung ein Sedativum, in hoher Dosis ein Anästhetikum
- ist bei Frauen stärker konzentriert als bei Männern
- senkt Dopamin
- erhöht die Opioide im Gehirn
- steigert die Flüssigkeitsretention und bewirkt Gewichtszunahme
- senkt die Empfindlichkeit gegenüber Oxytozin
- erhöht die Körpertemperatur während des Eisprungs
- setzt LH-RH frei

PROGESTERON IN SEXUELLER HINSICHT:
- senkt den aktiven Sexualtrieb
- erhöht manchmal die passive Empfänglichkeit
- verringert die genitale und die allgemeine Berührungsempfindlichkeit
- verringert die Aussendung und Wahrnehmung von Pheromonsignalen
- reduziert die Kontraktionsfähigkeit der Gebärmutter

PROGESTERON IM HINBLICK AUF DAS VERHALTEN:
- fördert fürsorgliches Verhalten und Verteidigungsbereitschaft
- dämpft die Wahrnehmung
- kann Depression und Reizbarkeit verursachen
- unterstützt die Milchsekretion

VERWENDUNGSFORMEN VON PROGESTERON:
- zur Behandlung von Akne
- als Verhütungsmittel
- im Rahmen der Hormonersatztherapie nach der Menopause
- zur Behandlung von PMS
- zur Behandlung bestimmter Menstruationsstörungen
- zur Verhinderung einer Prostatavergrößerung
- zur Behandlung von Prostatakrebs
- zur pharmakologischen Kastration von Sexualverbrechern
- zur Behandlung bestimmter Schwangerschaftsbeschwerden

WIE KÖNNEN WIR PROGESTERON BEEINFLUSSEN?

steigernd	*senkend*
• Schwangerschaft	• Menopause
• Stillen	
• die zweite Hälfte des Menstruationszyklus	
• orale Empfängnisverhütungsmittel	
• LH	

Auch in folgender Weise beeinflußt Progesteron das sexuelle Verlangen bei beiden Geschlechtern:

- In niedriger Dosierung ist Progesteron ein Sedativum, bei hoher Konzentration wirkt es narkotisierend: es betäubt Ihren Sexualtrieb und macht Sie gleichzeitig aufnahmefähiger.

- Aufgrund seiner erregungsdämpfenden Eigenschaft löscht es Ihre sexuelle Leidenschaft, indem es sämtliche Empfindungen abschwächt, insbesondere an den Geschlechtsorganen.

- Es hat krampflösende Eigenschaften (im Gegensatz zu Östrogen, das die Neigung zu Anfällen fördert). Das klingt wohltuend – wer will schon Krämpfe? Auf der anderen Seite ist Orgasmus zwar kein Anfall, aber dieselben Medikamente, die Anfälle unterbinden, können auch Orgasmen verhindern.

- Es hemmt auch Gebärmutterkontraktionen und dämpft damit die orgasmische Reaktion – im Gegensatz zu Oxytozin.

- Progesteron ist depressionsfördernd. Es erhöht die Aktivität des Enzyms Monoaminooxidase (MAO), das leicht Depressionen verursacht (auch hier im Gegensatz zu Östrogen, das als MAO-Hemmer und leichtes Antidepressivum wirkt). Wenn Sie depressiv sind, schwindet in der Regel auch Ihre Libido.

- Es senkt die Reaktivität von LH-RH, was ebenfalls eine Dämpfung des Sexualtriebs zur Folge hat. Mit anderen Worten, es bewirkt eine Verringerung des sexualtriebfördernden Hormons aus der Hypophyse.

- Es ist für den Temperaturanstieg nach dem Eisprung verantwortlich, auf den alle Frauen sich freuen, die versuchen, schwanger zu werden.

- Sie nehmen zu, denn es bewirkt insbesondere Flüssigkeitsretention, Wassereinlagerung in den Geweben und ein generelles körperliches Unbehagen.

- Es kann unregelmäßige Vaginalblutungen auslösen, was eine körperliche und ästhetische Beeinträchtigung der Sexualität darstellen kann.
- Im entsprechenden Bereich des Rattenhirns reduziert es Dopamin. Falls Progesteron auch beim Menschen dopaminsenkend wirkt, wie manche vermuten, würde es das sexuelle Verlangen und die Lust damit zusätzlich senken.
- Es erhöht die Opioide im Gehirn und verringert damit die Empfindlichkeit für Berührungen.
- Es kann Erschöpfung, verlangsamte Informationsverarbeitung und eine Verminderung des Wortgedächtnisses nach sich ziehen.

Studien an Primaten und Kaninchen deuten darauf hin, daß Progesteron angenehme sexuelle Gerüche vernichtet und statt dessen unangenehme hervorbringt, auch wenn der Sexualtrieb davon nicht beeinträchtigt ist. Eine Ratte riecht also weniger verlockend, auch wenn sie nach wie vor durchaus geneigt wäre, eine andere Ratte zu verführen. Dieser Aspekt von Progesteron wurde noch nicht eingehend untersucht. Wenn dasselbe auch für Frauen gilt, könnte es sein, daß ein erhöhter Progesteronspiegel zwar nicht ihr sexuelles Verlangen verringert, *aber ihren Partner abstößt.* Eine Frau auf Männerfang strahlt Östrogen aus wie ein parfümierter Köder. Progesteron macht diesen Effekt zunichte, weshalb die Frau in der ersten Hälfte ihres Zyklus, vor dem Progesteronanstieg, sehr viel größere Chancen auf einen erfolgreichen Flirt hat. (Mit dem Zyklus werden wir uns später in diesem Kapitel befassen.)

Progesteron ist also ein sexuell ziemlich subversives Hormon! Außerdem ist es – wie Sie erkennen können, wenn Sie sich sein Profil ansehen – widersprüchlich und verwirrend. Wenn Progesteron natürlich auftritt, scheint es das sexuelle Verlangen und Interesse auf seine eigene ambivalente, unzuverlässige Weise zu unterstützen: Die wenigsten Frauen büßen ihr Verlangen oder ihre Empfänglichkeit während der zweiten Zyklushälfte (der Gelbkörperphase), wenn der Progesteronspiegel seinen Höchststand erreicht hat, vollständig ein.

Die janusköpfige Natur von Progesteron läßt sich am Verhalten von Ratten beobachten. Zuerst steigert es den Sexualtrieb der Weibchen, dann senkt es ihn. Wenn zu Östrogen Progesteron hinzutritt, läßt es Rattenweibchen mit intakten Eierstöcken hitzig werden und verstärkt sowohl den passiven wie auch den aktiven Sexualtrieb, das Verhalten der Weibchen gegenüber Männchen wird zunehmend auffordernd. Man ist versucht, daraus den Schluß zu ziehen, daß auch bei Frauen Progesteron in natürlicher Konzentration als Ergänzung zur östrogenbedingten Stimulation fungiert.

Wird ein künstlicher Progesteronersatz zur Empfängnisverhütung oder zur Behandlung des Menopausensyndroms benutzt (auf beide Situationen werden wir noch ausführlich eingehen), so tritt der gegenteilige Effekt ein; zumal in der früher üblichen, höheren Dosierung scheint Progesteron eine ausgesprochen dämpfende Wirkung sowohl auf die Stimmung als auch auf den Sexualtrieb auszuüben.

Zu therapeutischen Zwecken wird Progesteron in zwei grundsätzlich verschiedenen Formen eingesetzt: natürlich und synthetisch. Natürliches Progesteron muß als Injektion oder Suppositorium (Zäpfchen) verabreicht werden, während synthetisches Progesteron (Gestagen genannt) sich zur oralen Einnahme eignet. Gestagene leiten sich von dem männlichen Hormon Testosteron oder dem natürlichen Progesteronverwandten 17α-Hydroxiprogesteron ab. Die aus dem Testosteronzweig stammenden Derivate (zum Beispiel Medroxyprogesteron) entfalten von allen Gestagenen die stärkste Antitestosteronwirkung: sie sind wahre »Sexkiller«. So werden sie zum Beispiel, wie erwähnt, zur pharmakologischen Kastration von Männern eingesetzt. Die Derivate aus dem natürlichen 17α-Hydroxiprogesteron scheinen hingegen von weniger fataler Wirkung zu sein, und auch einige der neueren

Gestagene sind Ihrem Liebesleben freundlicher gesinnt. Tatsächlich scheinen die gegenwärtig eingesetzten niedrig dosierten Gestagene weniger negative Nebenwirkungen auf die Sexualität zu haben, vielleicht sogar ein paar positive.

Die sexuellen Nebenwirkungen von Progesteron sind noch nicht vollständig erforscht. Natürlich variiert die jeweilige Dosierung – ob sie als Verhütungsmittel (relativ hoch) oder als Therapie gegen das Menopausensyndrom und PMS (niedrig) verabreicht wird –, und entsprechend unterschiedlich ist auch die Auswirkung auf den Sexualtrieb. Auf diesem Gebiet muß noch viel untersucht werden. Das Progesteron-Pflaster, das Ciba-Geigy unter dem Namen Estracombi® herstellt und das nur in Europa vertrieben wird, weist vermutlich die wenigsten unangenehmen Folgen auf.

Progesteron, Prolaktin und Schwangerschaft

Während dieses janusköpfige Hormon in der Lage ist, einen Mann weich in den Knien (und anderswo) werden zu lassen, ist es unverzichtbar zum Schutz und zur Erhaltung einer Schwangerschaft. Mit anderen Worten: Es dient zwar der Fortpflanzung, sabotiert aber gleichzeitig deren Voraussetzung, den Geschlechtsverkehr. Mit ein wenig Information und einem gesunden Maß an Vernunft kann jedoch ein Paar eine normale Schwangerschaft mit minimalen Auswirkungen auf das Liebesleben überstehen.

Während der Schwangerschaft arbeitet Prolaktin mit Progesteron eng zusammen. Wenn eine Frau ein Kind austrägt, führt Progesteron gemeinsam mit Prolaktin (über das Stillen) zur Ausprägung des mütterlichen Instinkts. Leider löscht ein steigender Progesteronspiegel die sexuelle Bereitschaft aus, was die beiden Hormone in dieser Hinsicht zu einem tödlichen Duo werden läßt.

Der Prolaktinspiegel unterliegt täglichen Schwankungen (in einem etwa fünfundvierzigminütigen Zyklus bei Männern wie bei Frauen) und sinkt normalerweise nach den Mahlzeiten, doch während der Schwangerschaft erhöht er sich insgesamt von Trimester zu Trimester. Kurz vor der Geburt ist der Prolaktinspiegel der Frau etwa zehnmal so hoch wie sonst. Progesteron läßt die Sensibilität des Uterus für Oxytozin schwinden, womit auch das sexuelle Verlangen und vermutlich die Orgasmusfähigkeit abnehmen, denn die Schwangere erlebt nicht mehr allzu häufig Gebärmutterkontraktionen. Daraus können wir schließen, daß Progesteron vorzeitigen Wehen vorbeugt.

In den ersten Schwangerschaftswochen erreicht LH einen Spitzenwert, auch Östrogen steigt während der ersten drei Monate rapide an (was Sie daran erkennen, daß Ihre Brüste größer und schmerzempfindlicher werden) und nimmt während des weiteren Verlaufs der Schwangerschaft stetig zu. Also ist es wahrscheinlich, daß Sie zwar für Sex empfänglich sind, sofern Sie sich wohl fühlen (was auf die hohe Östrogenkonzentration zurückzuführen ist), jedoch aufgrund des hohen Prolaktin- und Progesteronspiegels Sex *nicht fordern*.

Sex während der Schwangerschaft: Manche Frauen durchleben das erste Drittel der Schwangerschaft in körperlichem und sexuellem Überschwang, doch das ist nicht die Regel. Im zweiten Drittel jedoch erleben sogar Frauen, die sich während der ersten drei Monate elend fühlten, einen angenehmen Aufschwung. Mit Übelkeit und Erbrechen ist es vermutlich vorbei, ihr Bauch ist noch nicht allzu groß, unter Umständen macht sich das typische strahlend gesunde Aussehen der Schwangeren bemerkbar. Vielleicht sind Sie nicht gerade enthusiastisch, aber Sie beteiligen sich und genießen den Geschlechtsverkehr, solange die Stöße des Mannes nicht zu heftig sind.

Im letzten Drittel der Schwangerschaft, wenn der Körperumfang zunimmt, wird es zwar immer schwieriger, sich beim Geschlechtsverkehr einander zuzuwenden, doch es spricht nichts dagegen, sofern die Frau sich bei der Penetration immer noch wohl fühlt; man sollte allerdings eine Stellung finden, bei der der Bauch nicht im Weg ist. Falls der Frau körperlich und seelisch unbehaglich zumute ist, sind bis zur Geburt und der Ausheilung der Gebärmutter durchaus auch andere Formen der sexuellen Befriedigung möglich.

Nimmt die Schwangerschaft keinen normalen Verlauf, so sollte die Frau ihren Arzt oder ihre Ärztin um Rat fragen. Einige allgemeine Überlegungen können als Sicherheitsmaßnahmen dienen. Tritt eine Blutung oder irgendein anderes Zeichen einer drohenden Fehlgeburt auf, sollten Penetration und Orgasmus der Frau unterbleiben, und das gilt auch für die Masturbation. Denn wie erwähnt, erfolgen beim Orgasmus heftige, wehenähnliche Kontraktionen des Uterus, die bei einer instabilen Schwangerschaft möglicherweise zu vorzeitigen Wehen führen könnten.

Dessen können Sie sich vergewissern, wenn Sie schwanger sind und *keinerlei Beschwerden oder Störungen bemerkt haben*: Erleben Sie ein paar Orgasmen, auf welchem Weg auch immer, und beobachten Sie, wie Ihre Gebärmutter sich dabei bewegt und kontrahiert. Sie können förmlich sehen, wie sie sich zusammenzieht: der Effekt ist sehr deutlich, am auffälligsten nach dem fünften Monat. Sie können mit der Hand die Stärke der Kontraktionen spüren, die den schlafenden Fötus normalerweise aufwecken, so daß er Ihnen – zur Erhöhung Ihrer Lust – zusätzlich ein paar Tritte versetzt.

Wenn der Geburtstermin näher rückt und der Muttermund sich zu erweitern beginnt, können ein oder zwei Orgasmen die Wehen auslösen. Manche Ärzte raten überfälligen Frauen sogar eigens dazu, in der Hoffnung, daß die Uterusmuskulatur so stimuliert wird. Besteht jedoch die Gefahr einer Frühgeburt, so stellt jede unnötige Reizung der Gebärmutter, insbesondere durch einen Orgasmus, ein zusätzliches Risiko dar.

Auch während einer völlig normal verlaufenden Schwangerschaft kann es sein, daß Ihr Mann oder Partner aus verschiedenen Gründen Sex vermeidet, in den meisten Fällen aus der irrigen, aber wohlmeinenden Vorstellung heraus, er könne Sie verletzen: Durch Enthaltsamkeit meint er Sie zu schützen. Mitunter empfindet es ein Mann jedoch als psychologisch schwierig, mit einer Frau zu schlafen, sobald er sie in der erhabenen Rolle einer Mutter (Madonna) sieht und, zu Unrecht, annimmt, Sex sei nun unangemessen; und gelegentlich erscheint ihm das intime Beisammensein mit einer Schwangeren sogar körperlich abstoßend. Häufiger ist jedoch genau das Gegenteil der Fall.

Progesteron und die Pille: Die Fähigkeiten von Progesteron beschränken sich nicht auf die Austragung von Babys und die chemische Kastration von Männern. Progesteron kann die Entstehung von Babys auch gänzlich verhindern und ist, mit oder ohne Östrogen, als orales Empfängnisverhütungsmittel für Frauen weit verbreitet. Hunderttausende junger Frauen setzen sich durch die Einnahme von Kombinationspillen wie Microgynon oder Triquilar der stürmischen Wirkung von Progesteron aus, ohne sich dessen bewußt zu sein. Eher bekannt ist Progesteron bei den Verbraucherinnen als sogenannte Minipille, die das Hormon in sehr niedriger Dosierung, jedoch kein Östrogen enthält. In jüngster Zeit wird weltweit auch eine neue, hochgelobte, aber ebenso umstrittene Empfängnisverhütung angewandt, nämlich in Form eines implantierten Hormondepots unter der Haut.

Erinnern Sie sich an Andrea und Will? In der ersten Zeit nach der Heirat streunte er noch, doch nachdem sein Vasopressin- und Oxytozinspiegel ihn immer fester an seine Frau gebunden hatte, hörte er bald damit auf. Tatsächlich hätte ihr Liebesleben gar nicht besser sein können. Auch mit der Zeit änderte sich nichts daran. Wann immer sie zusammen sein konnten – was ihretwegen ruhig öfter der Fall hätte sein kön-

nen –, liebten sie sich. *Doch dann stieg Andrea auf eine ande-re Verhütungsmethode um und wechselte von einem Diaphragma zu einem Implantat. Kurze Zeit später traten Schmierblutungen auf, überhaupt wurden ihre Blutungen unregelmäßig, was ihr sehr lästig war. Außerdem wurde sie reizbar, depressiv und mißmutig, was wiederum Will verschreckte. Er suchte immer seltener den Kontakt mit ihr, weil auch ihm die häufigen Blutungen unangenehm waren und weil ihre Verdrießlichkeit ihn abstieß. Unterdessen löste Andreas Sexualtrieb sich in Luft auf.*

Das Implantat schien hervorragend zu funktionieren, aber nicht wie ursprünglich beabsichtigt. Nach einer Weile schliefen Will und Andrea gar nicht mehr miteinander – sie wegen der Blutungen und dem praktisch nicht mehr vorhandenen Verlangen, er ebenfalls wegen der Blutungen und wegen ihrer Reizbarkeit.

Implantate bestehen aus dem Hormon Levonorgestrel, einem stark wirkenden Gestagen – synthetischem Progesteron. Und wie Sie inzwischen wissen, setzt Progesteron das sexuelle Verlangen herab. Also bedeutete dasselbe Mittel, das eigentlich den Zweck hatte, den Liebesakt zu erleichtern und zu intensivieren, im Endeffekt seinen Ruin. Niemand hatte mit Will und Andrea über die sexuellen Konsequenzen dieser Verhütungsmethode gesprochen, und ihre Ehe geriet in eine schwere Krise. Nach ein paar Monaten entschloß sich Andrea, das Implantat entfernen zu lassen, was im übrigen nicht so einfach war, wie man ihr versichert hatte. Aber nachdem dies erledigt war und ihr Körper die letzten chemischen Überreste ausgeschieden hatte, normalisierte sich ihre Beziehung wieder.

Was können wir daraus lernen? Viele hormonelle Kontrazeptiva enthalten hohe Dosen Progesteron in der einen oder anderen Form. Solange Sie über die Auswirkungen dieser Substanz auf Ihre Sexualität und Stimmung nicht umfassend Bescheid wissen, sind Sie nicht in der Lage, eine vernünftige Entscheidung zu treffen.

Ein Gynäkologe sagte mir kürzlich, in den sechziger Jahren, als er in Kanada lebte, seien die Studentinnen in Scharen in die Klinik geströmt, an der er arbeitete, um sich empfängnisverhütende Pillen verschreiben zu lassen. Sie erhielten ein Rezept für drei Monate, wie es damals üblich war, ließen sich danach aber nie wieder blicken, um das Rezept zu erneuern. Dieses Phänomen gab Anlaß zu lebhaften Diskussionen unter den Klinikärzten, die zu dem Schluß kamen, die anfängliche Sexbegeisterung sei offensichtlich verblaßt. Sie witzelten darüber, welche Sorte von Liebhabern die Mädchen sich wohl ausgesucht hätten, um so rasch die Lust zu verlieren.

Im Rückblick ist klar, was geschehen ist. Die in den Pillen enthaltenen Gestagene verhinderten nicht nur die Fruchtbarkeit, sondern unterminierten auch das sexuelle Verlangen. Höchstwahrscheinlich gingen die Liebesbeziehungen an mangelndem Interesse ein, und die Mädchen benötigten keine Empfängnisverhütung mehr.

Tatsächlich ergaben Untersuchungen aus den sechziger Jahren über die Auswirkungen oraler Empfängnisverhütungsmittel auf die sexuelle Bereitschaft einen Verlust der Libido und zunehmende Depression bei Frauen, die Kontrazeptiva mit hohem Gestagengehalt einnahmen. Doch mit der niedrigeren Östrogen- und Gestagendosierung moderner oraler Verhütungsmittel scheinen sich auch die unwillkommenen Nebenwirkungen auf Stimmung und Libido verringert zu haben. Mittlerweile liegen auch Studien vor, die keinerlei schädlichen Nebeneffekt, sondern sogar eine lustfördernde Wirkung bei geringerer Dosierung nachweisen. Manchmal rufen jedoch auch diese Pillen Übelkeit und Schmerzempfindlichkeit der Brüste hervor, die ihrerseits der sexuellen Lust abträglich sein können.

Bedenken Sie, daß die gewohnten sexuellen Spitzenzeiten einer Frau sich entsprechend verändern, wenn der Eisprung unterdrückt wird und damit die normalen hormonellen Zyklen aus dem Gleichgewicht geraten.

Vergessen Sie nicht, daß stillende Frauen zwar weniger fruchtbar, aber gleichwohl nicht gegen eine neuerliche Empfängnis gefeit sind. Um die Risiken für das Neugeborene zu verringern, werden der stillenden Mutter Verhütungsmittel verschrieben, die ausschließlich Progesteron enthalten. Nun hat Prolaktin ihr sexuelles Verlangen ohnehin herabgesetzt; welche Wirkung läßt sich dann von einer zusätzlichen Progesteronzufuhr erwarten? Wenn Prolaktin ihre Lust noch nicht ganz unterdrückt hat, könnte Progesteron sowohl ihrer Bereitwilligkeit als auch ihrer Genußfähigkeit endgültig den Garaus machen. Bei Untersuchungen ergab sich jedoch, daß Frauen, die drei Monate nach der Geburt noch stillten, einen höheren Oxytozinspiegel aufwiesen als nichtstillende Frauen.

Die Auswirkungen von Progesteron auf das gestillte Kind wurden bisher nicht sehr gründlich untersucht; zwar zeigten sich keine negativen *körperlichen* Nebenwirkungen, doch wird es noch Jahre dauern, ehe wir endgültig sicher sein können. Erinnern Sie sich an die DES-Babys, die in späteren Jahren das sogenannte Stilböstrol-Syndrom entwickelten (ein Adenokarzinom der Vagina bei Mädchen)? Gewiß, das Medikament Diäthylstilböstrol wurden schwangeren Müttern verabreicht, nicht Neugeborenen, aber das Problem ist insofern dasselbe, als wir die Langzeitfolgen erst dann wirklich einschätzen können, wenn die Babys herangewachsen und in ausreichender Zahl untersucht worden sind.

Wird Progesteron in Form von Pillen oder Injektionen abrupt verabreicht oder auch entzogen, kann eine postkoitale Empfängnisverhütung stattfinden – durch die sogenannte »Pille danach«. Sie scheint sehr wirksam zu sein, wird jedoch in der Regel aufgrund verschiedener Nebenwirkungen – Blutungen, Zyklusstörungen und so weiter – nicht sehr gut vertragen. Merkwürdigerweise läßt sich aufgrund der Blockierung von Progesteron durch eine andere chemische Substanz dieselbe Wirkung erzielen – eine paradoxe Reaktion. Unter dem chemischen Namen Mifepristone und der Laborbezeichnung RU-486 wird derzeit ein Antigestagen untersucht, ein *Antagonist* zu Progesteron, was bedeutet, daß die Substanz in jeder Hinsicht das genaue Gegenteil von Progesteron bewirkt: es blockiert die schwangerschaftserhaltende Wirkung von Progesteron in der Gebärmutter, so daß die Uterusschleimhaut abgebaut und die befruchtete Eizelle ausgestoßen wird. Die sexuellen Nebenwirkungen von RU-486 können wir noch nicht vollkommen einschätzen, die Aussichten sind jedoch vielversprechend. Zum Abbruch einer Schwangerschaft ist keine langwierige Behandlung erforderlich. RU-486 könnte jedoch andere klinische Einsatzmöglichkeiten haben, die eine längere Therapie erforderlich machen. Auf jeden Fall wird uns die genaue Beobachtung dieses sehr umstrittenen Medikaments tiefere Einsichten in das Sexualleben von Progesteron vermitteln. Wenn die sexuellen Auswirkungen von Mifepristone jenen von Progesteron entgegengesetzt sind, besteht die Wahrscheinlichkeit, daß RU-486 den aggressiven und prozeptiven Geschlechtstrieb der Frau steigert, die Empfindlichkeit ihrer Genitalien intensiviert, ihren Drang nach Orgasmen fördert und den Orgasmus selbst erleichtert und intensiviert – das alles sind aber derzeit nur Spekulationen.

Progesteron und die Menopause: Ältere Frauen kennen dieses Hormon unter verschiedenen Markennamen in Form von Tabletten, die sie am Ende des Monats einnehmen, ohne eigentlich zu wissen, weshalb. Manche führen sich täglich geringere Dosen zu, um sich nicht an komplizierte Schemata halten und keine Beeinträchtigung ihrer Libido befürchten zu müssen. Mit Hormonersatztherapien werden wir uns in den folgenden Kapiteln eingehend beschäftigen.

Aggression oder Regression?

Unter normalen Umständen sind Männer die Kriegstreiber, Frauen die Friedensstifterinnen. Frauen haben weniger Testosteron als Männer, und deshalb bleiben ihnen die kriegerischen, selbstzerstörerischen Kräfte, von denen Männer häufig heimgesucht werden, weitgehend erspart. Gleichzeitig fehlt ihnen oft die Neigung zu Konkurrenzkämpfen. Aber nachdem Frauen mehr Progesteron als Männer besitzen, sind sie auch leichter reizbar, launischer und verlieren leichter die Lust auf Sex. Mäßigend wirken ein im Vergleich zum Mann relativ hoher Serotoninspiegel, ein reicher Nachschub an Oxytozin und außerdem Östrogen, ein freundliches, in der Regel besänftigendes, antidepressives Hormon.

Dies sind die Hauptkräfte, die ihre aggressiven und passiven Verhaltensmuster bestimmen. Nachdem wir uns im letzten Kapitel mit der männlichen Angriffslust auseinandergesetzt haben, wollen wir jetzt aus weiblicher Sicht die Erfahrungen der Frau mit Aggression, Phantasien, Nötigung und Gewalt betrachten.

Frauen können aggressiv und gewalttätig sein, daran besteht kein Zweifel. Man sehe sich nur Betty Broderick, Lorena Bobbitt und andere mißhandelte Frauen an, die es ihren Peinigern irgendwann heimzahlten. Infolge ihrer hormonellen Beschaffenheit, ihrer Sozialisierung und vergleichsweise geringeren Körpergröße neigen Frauen jedoch verhältnismäßig seltener als Männer zu Wut und Aggressivität. Vielleicht schleudern sie Gegenstände, aber ihre Trefferquote ist miserabel. In der Regel lassen sie sich nicht auf Faustkämpfe ein. Tatsächlich wirken leibliche Angriffe eher lähmend auf sie – wie beim weiblichen Stichling. Vielleicht ist dies ein angeborener evolutionärer Reflex, der bei den frühesten Meereslebewesen begann und sich bis zum heutigen Tag erhalten hat. Stillhalten schützt gegen Angriffe und fordert keine weiteren Gewalttätigkeiten heraus.

Bedenken Sie, welcher Kritik vergewaltigte Frauen immer wieder begegnen: »Wieso haben Sie sich nicht gewehrt? Wir konnten keine Quetschungen und blaue Flecken feststellen. Anscheinend hat es Ihnen gefallen ...« Und wie steht es mit den Männern, die der Ansicht sind: »Nun, insgeheim hast du es doch gewollt. Außerdem wissen wir doch, wenn ihr nein sagt, ist das nur ein Spiel. Ihr zieht euch so an, geht so, bewegt euch so, als wolltet ihr's, und dann erwartet ihr, daß wir Abstand nehmen? Das meint ihr doch nicht im Ernst!«

Was läuft hier schief? Wie kann es in diesem Punkt derart viele Mißverständnisse zwischen Männern und Frauen geben?

Die Antwort liegt auf der Hand. Wir sind nicht gleich. Besonders auf diesem Gebiet stehen wir einander an entgegengesetzten Polen gegenüber. Durch die Brille unserer hormonellen Unterschiede betrachtet, sehen wir folgendes:

Vergewaltigungsphantasien

Soweit wir wissen, sind Phantasien weitgehend testosteronbedingt, was zu erklären scheint, weshalb Männer mehr phantasieren und viele Frauen mit sexuellen Phantasien Schwierigkeiten haben.

Von der Kindheit an entwickeln sich Frauenphantasien dahingehend, daß sie auch Sexualität enthalten, aber fast immer im Rahmen einer Beziehung. Die Frage ist, ob weibliche Vergewaltigungsphantasien einen bewußten oder unbewußten Wunsch nach tatsächlicher Vergewaltigung ausdrücken.

Dies ist die Lieblingsphantasie einer meiner Patientinnen:

»Ich war auf dem Heimweg von der Arbeit und hielt am Supermarkt, um ein paar Sachen einzukaufen. Der Bursche, den ich als einen Nachbarn erkannte, sagte hallo und warf mir einen besonderen Blick zu. Ich fand ihn eigentlich gutaussehend, aber irgendwie finster und ein bißchen gefährlich. An

der Kasse stellte er sich hinter mich und bot mir an, meine Einkäufe zum Wagen zu tragen.

Später am Abend läutete das Telefon. Er war es. Er sagte, er habe mich seit Monaten jeden Abend beobachtet. Sein Fenster liege dem meinen genau gegenüber, und er sitze immer in der Dunkelheit und sehe mir beim Ausziehen zu. Ich machte mir nicht immer die Mühe, die Jalousien herunterzulassen, und jetzt fragte ich mich, ob er mir beim Masturbieren zugesehen hatte, aber ich wagte nicht zu fragen. Der Gedanke erregte mich. Ohne ein weiteres Wort legten wir auf. Ich ging in mein Zimmer und fühlte mich angeturnt. Diesmal ließ ich die Jalousie absichtlich offen. Ich ließ mir sehr viel Zeit, cremte mich am ganzen Körper ein, meinen Brüsten und Brustwarzen widmete ich besondere Aufmerksamkeit und fragte mich, ob er mir wohl zusah. Ich nahm die Lotion mit zum Bett und drehte die Lampe ganz niedrig, so daß er mich gerade noch sehen konnte. Dann nahm ich den penisförmigen Vibrator aus der Schublade.

Irgendwann später klopfte es an der Tür. Ich dachte, das kann nur er sein, und ich habe das Spiel zu weit getrieben. Ich zog mir etwas an und hatte die Absicht, mich zu entschuldigen, ihm zu erklären, daß ich nicht weiter gehen könne. Als ich die Tür öffnete, überrannte er mich förmlich, drängte sich herein, quetschte mich gegen die Schrankwand im Flur und schlug die Wohnungstür hinter sich zu. Ich versuchte zu schreien und ihn wegzustoßen, aber sein Mund preßte sich auf den meinen. Er war in einer Raserei der Leidenschaft und ließ sich durch nichts aufhalten. Er warf mich auf den Boden und bezwang meinen Widerstand mit Leichtigkeit, war abwechselnd grob und zärtlich und tat alles, was er wollte, ließ sich Zeit und genoß jede Bewegung, und sagte: ›Ich mußte dich haben. Ich wollte dich, seitdem ich dich zum erstenmal gesehen habe. Du bringst mich um den Verstand.‹«

Wer hat die Situation in der Hand? Sie wird vergewaltigt, aber nach ihrem Drehbuch ist er derjenige, der hilflos und ausgeliefert ist. Dieser Mann, der jede Frau haben könnte, die er nur will, mußte ausgerechnet sie haben. Die meisten Vergewaltigungsphantasien von Frauen sind keineswegs gewalttätig, sondern in Wahrheit Phantasien über ihre eigene Unwiderstehlichkeit. Sie ist derart begehrenswert, daß er vollkommen den Verstand verliert und nicht anders kann als über sie herzufallen. *Sie* übt die Kontrolle aus – er hat verloren. Er ist ihre Eroberung. Das ist eindeutig eine Männerbeherrschungsphantasie: Ich winke mit dem Finger, du liegst mir zu Füßen.

Die Patientin suchte mich auf, weil sie diese sexuellen Szenen loswerden wollte. Sie fühlte sich als hoffnungslose Heuchlerin: Sie war eine überzeugte Feministin, arbeitete sogar mit Vergewaltigungsopfern, und doch ließ sie sich von solchen abstoßenden Vorstellungen erregen. Was fehlte ihr? Nichts eigentlich: Im wirklichen Leben sehnte sie sich keineswegs nach Vergewaltigung oder Verletzung, ihre Phantasien waren keine Wunschvorstellung, nur erotische Bilder. Frauen, die solche Bilder als Verführungsphantasien erkennen, ohne Schuldgefühle dabei zu empfinden, sind sexueller, leichter erregbar – und in keiner Weise pervers.

Männer haben normalerweise selten Vergewaltigungsphantasien. Sofern sie nicht in den sadomasochistischen Randbereich des sexuellen Spektrums abgleiten, finden sie Phantasien über aktive oder passive Vergewaltigungen durch Männer oder Frauen erotisch nicht besonders anziehend. Ihre Vorstellungen sind eher auf genitalen Sex, oralen Sex und andere speziell genitalfixierte Aktivitäten konzentriert, wobei die Handlung minimal und nebensächlich ist. Häufig benutzen sie Bilder oder lesen Pornos, die (aus weiblicher Sicht) reizlos sind.

Wenn Sie die angebliche Vorliebe der Frauen für Vergewaltigungsphantasien mit ihren von männlichen Schemata so grundverschiedenen Aggressions- und Widerstandsmustern verbinden, dann ist es kein Wunder, weshalb manche Männer »Ja« hören, wenn sie »Nein« sagt – vor allem jene, die Mühe haben, eine Frau ernst zu nehmen, solange sie nicht wütend wird. Das soll keinesfalls heißen, daß Frauen irgendeine Schuld an dieser Situation trifft, Tatsache ist jedoch, daß sich in diesem Punkt ein weites Feld für Mißverständnisse zwischen den Geschlechtern öffnet – zumal wenn Sie zu der Gleichung nicht nur die mißhandelten Frauen hinzuzählen, sondern auch den großen Prozentsatz von Frauen, die dazu erzogen wurden, passiv zu sein und sexuelle Überfälle durch den Mann als unvermeidlich zu akzeptieren.

Vergewaltigungsformen

Meg ist an Alan sehr interessiert, andernfalls würde sie nicht mit ihm ausgehen. Sie legt großen Wert darauf, ihm zu gefallen, denn sie hofft, eine schöne Beziehung mit ihm aufzubauen. Sie kleidet sich aufreizend und streicht ihre besten Seiten heraus. Aber sie braucht auch Zeit, denn sie möchte, daß ihre Beziehung etwas Besonderes wird. Natürlich, wenn alles gutgeht, wird sie am Ende mit ihm ins Bett gehen. Selbstverständlich; schließlich findet sie ihn sehr attraktiv, sie kennt ihn nur noch nicht sehr gut, will ihn besser kennenlernen und hofft, sein Interesse lange genug wachhalten zu können. Deshalb präsentiert sie sich ihm von ihrer reizvollsten und verführerischsten Seite, ohne sich jedoch auf körperliche Berührungen einzulassen.

Alan ist von ihrem Anblick betört. »Sie würde sich nicht so anziehen, wenn sie nichts von mir wollte. Heute abend werde ich Glück haben«, sagt er sich. Das letzte, was seinem testosteronbenebelten Verstand einfiele, ist der Gedanke an Liebe und Bindung. Er hat sie noch nicht einmal berührt. Daran wird er freilich so bald wie möglich etwas ändern.

Sie verbringen einen großartigen Abend miteinander. Sie findet ihn höchst erregend. Er hat das Gefühl, daß alles nach Plan läuft. Sie lacht über seine Scherze und läßt ihn ihre Hand halten. Im Wagen legt er den Arm um sie, denn beim Tanzen hat sie sich ihm nicht entzogen, obwohl sie seine Erektion doch gespürt haben muß.

Östrogen hat ihn willkommen geheißen, aber das ist alles. Zur eigentlichen Paarung ist sie noch nicht bereit – ihm jedoch entgeht dieser Unterschied. Außerdem ist Vasopressin im Spiel und läßt sie klar denken. Sie hat nicht die Absicht, ihren Körper wahllos hinzugeben, und obwohl ihr Östrogenspiegel einer gewissen Leichtsinnigkeit Vorschub leistet, hat sie sich letztlich im Griff.

Später rückt er ihr näher zu Leibe. Sie hält ihn auf Distanz und sagt, sie fühle sich zu ihm hingezogen, aber sie sei noch nicht soweit. Er hört nicht auf, ihr zu schmeicheln und sie zu berühren. Sie wahrt einen gewissen Abstand, meint jedoch, er habe die Botschaft verstanden, und deshalb entspannt sie sich und läßt sich ebenfalls zu einigen Zärtlichkeiten hinreißen, freilich ohne irgendeinen Gedanken an Geschlechtsverkehr. Die Berührungen lassen jedoch ihren Oxytozinspiegel steigen, und ihr klarer Verstand verwirrt sich ein wenig. Er wird immer aufgeregter. Sie hat gewiß nichts gegen Liebkosungen, allerdings nur bis zu der von ihr aufgestellten Grenze – die er immer wieder prüft und übertritt. Unter dem Ansturm von Oxytozin schaltet sie in einen anderen Gang. Meg bemüht sich zwar, ihn sich fernzuhalten, aber das ist alles, was sie unter der Herrschaft von Östrogen und Oxytozin tun kann, um nicht in die Lordosefalle samt allen Konsequenzen zu geraten. Tatsächlich beginnt sie abzugleiten – ihr Gehirn und ihr Körper reagieren auf andere Signale. Anscheinend kann sie nicht mehr klar denken. Er wird allmählich zielstrebiger, denn sein Testosteron verlagert sich von aggressiver Eroberungslust auf den Drang nach Orgasmen. Außerdem wehrt sie sich nicht gegen ihn. Ihr mangelnder Widerstand erregt ihn nur noch mehr. Angesichts der Umstände tut sie ihr Möglichstes, um sich zurückzuhalten und ihn nicht zu ermutigen, aber inzwischen begehrt sie ihn entweder ebenfalls, oder sie fühlt sich durch seinen Angriff und seine Gleichgültigkeit gegen ihre nichtverbalen sowie verbalen Signale emotional gelähmt.

Das Mißverständnis könnte kaum größer sein. Ihr Aufgeben deutet er als Hingabe. Sie macht zwar nicht mit, aber weil sie sich nicht gegen ihn wehrt, ist er überzeugt, daß sie mittlerweile genauso begeistert und willig ist wie er – das heißt, den Orgasmus genauso dringend braucht. Wie hätte sie ihn so lange streicheln können, wenn sie nicht genauso empfände wie er? Also nichts wie ran.

Es ist vorbei. Sie ist verletzt. Er weiß von nichts. Würde er ihre Verstörtheit bemerken, wäre er verärgert, gewiß nicht mitfühlend. Er war dabei, er weiß, was passiert ist: sie hat es genauso genossen wie er.

Der Abend endet mit einem Mißklang. Sie vertraut sich ihren Freundinnen an. Er ruft nie wieder an. Sie war nur eine Eroberung. Je länger sie über sein Verhalten nachdenkt, desto wütender wird sie. Ihre Freundinnen sprechen es aus: Er hat sie nur ausgenutzt.

Ein paar Wochen später, als Alan der sexuellen Nötigung beschuldigt wird, fällt er aus allen Wolken. In seinen Augen ist nichts Schlimmes geschehen. Nicht anders war es mit den meisten Frauen, die er gekannt hat. Diese eine jedoch ist ihm übel gesinnt und will ihm aus irgendeinem Grund etwas anhängen.

Sexuelle Nötigung unter Anwendung von Gewalt ist eine Erweiterung dieser Szene. Sie ist bei einem Mann denkbar, der von Testosteron, Alkohol und Siegestaumel berauscht ist – und auch die Einstellung hat, daß »Nein« »Ja« bedeutet und die Frau tief in ihrem Inneren ja dasselbe will wie er. Dann wird er zu betrunken oder zu berauscht, um sich am Riemen reißen zu wollen.

Vergewaltigung im eigentlichen Sinn ist etwas ganz anderes insofern, als der Vergewaltiger sich keine Illusionen macht, sich nicht einredet, er sei ein anständiger Bursche, der einer verführerischen Frau zum Opfer gefallen sei. Der Vergewaltiger ist aggressiv. Fast immer weiß er, was er tut, auch wenn er den Grund dafür nicht kennt. Die Frau, über die er herfällt, reagiert häufig wie das Stichlingsweibchen und leistet keinen Widerstand, um ihr Leben zu retten. Vielleicht erregt ihr passives Verhalten ihn noch mehr, aber normalerweise veranlaßt es ihn nicht zum Totschlag. Wehrt sie sich jedoch gegen ihn, so reagiert er in der Regel entsprechend.

Bei sexueller Nötigung – und manchmal sogar bei brutaler Vergewaltigung durch einen Fremden – stellt die Frau mitunter fest, daß ihr Körper gegen ihren Willen reagiert. Ähnliches geschieht häufig Männern, die kurz vor ihrem vorhersehbaren Tod ejakulieren. Dabei sind diese Augenblicke alles andere als erotisch. Ein derart intensiver Streß kann einen Orgasmus auslösen. Eine Frau, die vergewaltigt wird, fürchtet um ihr Leben, auch wenn keine sichtbare oder verbale Drohung ausgestoßen wurde. Sie weiß, daß der Mann stärker ist als sie und sie töten kann, wenn er will. Ihre Situation unterscheidet sich nicht sehr von der des Mannes, der vor dem Erschießungskommando steht, die Augen verbunden, und auf den Moment wartet, in dem die Schüsse ertönen – mit der Ausnahme, daß der Vergewaltiger zudem in ihren Körper eindringt und dieselben Körperteile berührt und verletzt, die sonst zu einer ganz anderen, liebevollen Art der Stimulation benutzt werden.

Es ist nicht abnorm, wenn der Körper einer Frau aus Furcht und/oder Gewohnheit sexuell reagiert. Daran trifft sie nicht die geringste Schuld, niemand hat ihr etwas vorzuwerfen, und doch fühlt sie sich oft zutiefst schuldig und kann es keinem sagen. Die Reaktion ihres Körpers hängt davon ab, in welcher Zeit ihres Zyklus sie sich befindet: wenn sie zufällig auf dem Höhepunkt sexueller Empfänglichkeit steht, erlebt sie unter Umständen sogar einen Orgasmus. Dasselbe gilt auch bei relativ hohem Oxytozin- und Testosteronspiegel. Wenn sie unter verstärktem Östrogeneinfluß steht, tritt womöglich gegen ihren Willen eine ausgiebige Lubrikation der Vagina ein, aber wenn die Progesteronkonzentration ihren Spitzenwert erreicht hat, ist eine physiologische Reaktion ihres Körpers sehr unwahrscheinlich, und der Vergewaltiger stellt fest, daß er einen Tiger überfallen hat.

Wie Sie sehen, üben die täglichen und monatlichen Höhepunkte im hormonellen Zyklus der Frau einen tiefgreifenden Einfluß auf ihre Sexualität aus.

Welchen Tag haben wir heute?
Sexuelle Höhepunkte und Zyklen

Irgendwann in naher Zukunft werden Männer sich nicht mehr fragen, welche Signale die Frau aussendet, sondern den Zeitpunkt ihres Zyklus herauszufinden versuchen. »Der zwanzigste Tag? Nein, danke! Ich ruf dich in ein paar Wochen wieder an.«

In einer ihrer Satiren stellt die Komikerin Roseanne einige der achtundzwanzig verschiedenen Personen dar, die jeder Frau innewohnen, und führt uns damit durch unsere allmonatlichen Stimmungen. Kein Wunder, daß die Männer verwirrt sind und behaupten, sie würden nicht schlau aus den Frauen. Mit jedem Tag setzt diese riesige Gruppe von Hormonen sich neu zusammen – häufig ist die Veränderung nur geringfügig, manchmal aber enorm.

Nachdem Sie jetzt die mächtigen Eigenschaften jeder einzelnen dieser chemischen Substanzen kennen, ist Ihnen klar, daß die emotionalen, körperlichen und sexuellen Kräfte sich von Tag zu Tag ändern. Frauen sind auf berechenbare Weise unberechenbar. Ist der Zyklus regelmäßig, läßt sich ein Muster erkennen. Ist der Zyklus unregelmäßig, können wir anhand von Gefühlsäußerungen und Verhaltensweisen jedenfalls mit ziemlicher Treffsicherheit erraten, wie unser Hormonhaushalt im Augenblick aussieht. Dies sind die typischen Erscheinungsbilder einer Frau in Abhängigkeit vom jeweiligen Hormonhöchststand:

TESTOSTERON-HOCHSTAND:

Abendliches Gespräch:	*Heute abend führe ich dich aus.*
Abendkleidung:	*Nackt.*
Sexuelle Einleitung:	*Das Badewasser ist heiß und ich ebenfalls. Laß mich dir die Kleider vom Leib reißen.*

ÖSTROGEN-HOCHSTAND:

Abendliches Gespräch:	*Ich hab dir Appetithäppchen zurechtgemacht und Champagner kaltgestellt. Würdest du uns ein paar Kerzen anzünden und Musik auflegen?*
Abendkleidung:	*Schwarze Spitzendessous.*
Sexuelle Einleitung:	*Soll ich dir den Rücken massieren? Ich werde ein bißchen Öl anwärmen.*

OVULATION:

Abendliches Gespräch:	*Soll ich dir was kochen, Schatz? Was hättest du denn gern?*
Abendkleidung:	*Seidenpyjama.*
Sexuelle Einleitung:	*Ja, gern!*

PROGESTERON-HOCHSTAND:

Abendliches Gespräch:	*Ich mag gar nicht aufstehen, ich bin so müde und deprimiert. Außerdem fühle ich mich aufgeschwemmt, und ausgehen ist das letzte, was ich tun will. Ich*

	passe in kein einziges Kleid. Sieh mich doch an. Ich würde lieber lesen oder fernsehen. Läuft irgendwas Nettes?
Abendkleidung:	*Flanellnachthemd.*
Sexuelle Einleitung:	*Nicht heute abend, Liebling. Halt mich einfach fest.*

PMS:

Abendliches Gespräch:	*Mach dir selber was. Mir ist heute nicht nach Kochen. Und überhaupt, wieso kannst nicht du zur Abwechslung mir mal was machen? Nie rührst du einen Finger, immer sitzt du nur da und glotzt in deine dämliche Sportschau. Immer muß ich alles machen, du fragst nicht mal, ob du was helfen kannst! Ich weiß nicht, wieso ich mich mit dir eingelassen habe. Wann hast du zum letztenmal was Nettes getan? Seit der letzten Beerdigung habe ich keine Blumen mehr gesehen.*
Abendkleidung:	*Ein zerrissenes altes T-Shirt.*
Sexuelle Einleitung:	*Wo ist mein Vibrator? Hast du dir schon wieder meine Batterien ausgeliehen? Ich hab dir hundertmal gesagt, daß ich das nicht ausstehen kann! Was soll ich jetzt machen?!*

Dürfen wir aus diesen Szenarien schließen, daß Frauen wankelmütig und unzuverlässig sind? Selbstverständlich nicht! Im Vergleich zu den Männern sind wir friedliebende, umgängliche Gefährtinnen, nicht reizbare Kriegstreiber, die mehrmals in der Stunde einen Zyklus durchlaufen. Das Argument zählt heute nicht mehr. Wir brauchen nicht zu entscheiden, wessen

Stimmungsschwankungen schlimmer oder besser sind. Mag es genügen, festzustellen, daß wir beide, Mann und Frau, launisch sind, unsere Launen sich aber erheblich unterscheiden.

Wie in Kapitel 1 dargestellt, erlebt die Frau innerhalb ihres monatlichen Zyklus auch etliche Höhepunkte. Hier eine Zusammenfassung der Ergebnisse verschiedener Untersuchungen im Hinblick auf sexuelle Spitzenzeiten während des Menstruationszyklus:

- Erste Hälfte: In achtzehn Studien wurde von Höhepunkten während der Follikelreifung berichtet (sechster bis siebter Tag).
- Ovulation: In acht Studien erlebten die Frauen Höhepunkte während des Eisprungs (dreizehnter bis fünfzehnter Tag).
- Zweite Hälfte: Keine der untersuchten Frauen sprach von einem Höhepunkt zwischen Ovulation und Blutungsbeginn.
- Prämenstruum: In siebzehn Studien wurde von prämenstruellen Höhepunkten berichtet (fünfundzwanzigster bis achtundzwanzigster Tag).
- Vier Studien berichteten von Höhepunkten während der Menstruation.

Wichtig ist auch der Hinweis, daß viele Frauen sich keinerlei sexueller Zyklen bewußt sind. Das bedeutet jedoch nicht, daß sie nicht stattfinden, sondern sie sind lediglich nicht ausgeprägt genug, um wahrgenommen zu werden. Außerdem müssen wir uns darüber im klaren sein, daß es einer Frau nahezu unmöglich ist, das Vorhandensein oder Fehlen eines rezeptiven Sexualtriebs zu erkennen, solange niemand bei ihr ist, der die Initiative ergreift.

La Soupe du Jour

Die ersten zwei Wochen (Östrogen herrscht vor): Östrogen fließt in Strömen. Sie flirtet, fordert auf, nimmt eine einladende Körperhaltung ein und wärmt ihre Sexualmuskeln auf. Sie fühlt sich großartig, zuversichtlich und gesellig, sie ist verführerisch.

Ovulation (hoher Östrogenspiegel; Testosteron und LH haben ihren Spitzenwert erreicht, PEA ebenfalls): LH löst den Eisprung aus und feuert die Libido an. PEA, unser natürliches amphetaminähnliches Stimulans, verstärkt möglicherweise das sexuelle Verlangen und/oder steigert die Sehnsucht nach einem Partner. FSH hat seinen Höchststand erreicht, Östrogen ist bereits auf der Spitze angelangt, doch der Weg dorthin verlief stufenweise. Testosteron und LH dominieren vermutlich zeitweise, denn hier ist die Geschwindigkeit der Veränderung wichtiger als die absolute Menge des jeweiligen Hormons zu einem bestimmten Zeitpunkt.

Bei Frauen steigt der Testosteronspiegel im Blut mit dem Ende der Menstruation stetig an, erreicht beim Eisprung seinen Spitzenwert und nimmt nach und nach ab, während die Menstruation wieder näherrückt. Diesem sanften Auf- und Abstieg der Testosterongesamtmenge unterliegt auch das freie Testosteron. Die meisten Menschen, Wissenschaftler eingeschlossen, sind der Überzeugung, daß zum Zeitpunkt des Eisprungs der aggressive Sexualtrieb am stärksten sei (um eine Empfängnis herbeizuführen und damit letztlich das Überleben der Spezies zu sichern). In Wahrheit erleben nur wenige Frauen einen sexuellen Höhepunkt während der Ovulation, die meisten hingegen bezeichnen die prämenstruelle Phase als sexuell intensivste Zeit. Der entscheidende Unterschied zwischen diesen beiden sexuellen Höhepunkten besteht darin, daß in den fruchtbaren Tagen ein Verlangen nach Penetration auftritt, der Sexualtrieb also rezeptiv ist (was eine Empfängnis natürlich begünstigt). Obwohl Testosteron zu dieser Zeit seinen höchsten Stand erreicht hat und der Progesteronspiegel niedrig ist, ist Östrogen offensichtlich dominierend – allein aufgrund seiner schieren Menge. Dementsprechend steigen mit der Empfänglichkeit für sexuelle Avancen auch Wohlbehagen und Willfährigkeit. Unmittelbar vor der Menstruation richtet sich das sexuelle Verlangen hingegen eher auf Masturbation und ist vorwiegend aktiv.

Zwar kommt es vor, daß die Frau während des Eisprungs aktive Vorstöße unternimmt, doch sind sie sehr subtil im Vergleich zu der Tatsache, daß ihre sexuelle Empfänglichkeit zu dieser Zeit des Monats ihren Höhepunkt erreicht hat – das allein genügt, um eine lustfreundliche Stimmung zu fördern. Merkwürdigerweise ergab eine Studie, bei der die *physiologische* Erregung zu verschiedenen Zyklusphasen untersucht wurde, daß diese zum Zeitpunkt der Ovulation niedriger war als zu allen anderen Zeiten. Hier treten zahlreiche Widersprüche auf, und es gibt noch viel zu erforschen.

Wie immer können wir dem Verhalten von Primaten einige Hinweise entnehmen. Forscher stellten fest, daß die Affenmännchen ihre Weibchen in der Zyklusmitte, wenn der Östrogenspiegel am höchsten ist, am attraktivsten fanden – und folglich zu ihrem fruchtbarsten Zeitpunkt bestiegen.

Zweite Hälfte: Nach der Ovulation, aber vor PMS (Progesteron herrscht vor; Serotonin- und Östrogenspiegel sind niedrig; Testosteron schwindet): Wenn in der zweiten Zyklushälfte der Progesteronspiegel hoch ist (und die Östrogenkonzentration niedrig), fühlt eine Frau sich häufig mütterlich und fürsorglich und zieht zärtliche Berührungen genitalem Sex vor. Sie ist weder besonders interessiert noch besonders rezeptiv, und wenn sie sich auf Sex einläßt, ist ihr der Orgasmus nicht sehr wichtig und tritt vielleicht gar nicht ein.

»Letzte Nacht liebten wir uns, nicht weil ich es unbedingt brauchte, sondern weil es uns irgendwie dazu trieb. Eigentlich war ich zuerst gar nicht sicher, ob ich es überhaupt wollte. Aber nachdem wir einmal angefangen hatten, war ich sehr froh darüber, denn ich war in einem dieser wunderbaren körperlichen Zustände, in dem alle Empfindungen wie aus Samt sind. Überall, wo ich berührt wurde, und überall, wo ich ihn berührte, fühlte es sich an wie ein Schweben, wunderschön. Jede Pore meiner Haut war wie ein winziges Luftbläschen, und jede einzelne kam in den Genuß sanfter Berührung. Am Ende hatte ich keinen Orgasmus, denn es hätte zu lange gedauert. Ich hätte mich die ganze Nacht lang so streicheln und berühren lassen können. Es war wunderbar. Am Morgen stellte ich fest, warum ich mich so sinnlich gefühlt hatte: meine Periode hatte begonnen, zwei Tage zu früh. Wenn jemand herausfände, was für Substanzen in der Nacht vor einer Periode durch den weiblichen Körper fließen, dann würde er damit garantiert zum reichsten Menschen der Welt.«

(Anne Hooper, The Body Electric:
A Unique Account of Sex Therapy for Women)

Ist Ihnen aufgefallen, daß sie für einen Orgasmus zu müde war, aber nichts dagegen gehabt hätte, die ganze Nacht lang zu streicheln und gestreichelt zu werden? Ein natürlicher und wunderbarer Zustand, den praktisch alle Frauen zu bestimmten Zeiten ihres Zyklus erleben.

Paradoxerweise kann Progesteron auch die gegenteilige Wirkung hervorrufen und, statt zu beruhigen und zu besänftigen, zu Reizbarkeit, provokantem und kriegerischem Verhalten führen. Eine plausible Erklärung für diesen Widerspruch haben wir nicht.

Prämenstruum: Für den Höhepunkt des sexuellen Verlangens, den die meisten Frauen vor der Menstruation erleben, gibt es mehrere Erklärungen. Welche auch immer zutrifft, Tatsache ist, daß eine komplexe Kombination von Molekülen den Körper zu dieser Zeit in Angst und Schrecken versetzt, wobei jedes Molekül seinen Teil zu den Qualen beiträgt. Wenn vor der Menstruation der Progesteronspiegel sinkt, verkehrt sich ziemlich abrupt das Verhältnis zwischen Testosteron und Progesteron, was ein neuerliches Aufwallen des aggressiven, testosterongetriebenen sexuellen Verlangens nach sich ziehen kann. Zwar steigt der Testosteronspiegel nicht, doch das Progesteron blockiert jetzt nicht länger die Testosteronrezeptoren, so daß sie wieder reaktionsfähig werden. Während dieser Zeit leben die genitalen Empfindungen wieder auf, ein Orgasmus läßt sich leichter erreichen. Die sexuelle Aktivität beginnt zu sieden. Durch Steigerung der körperlichen Empfindlichkeit, die auf den gleichzeitigen Progesteronentzug zurückgeht, trägt der Endorphin- und Östrogenentzug zu diesem sexuellen Crescendo bei.

Interessanterweise wurden Östrogenentzug und menstruationsbedingte Migräne miteinander in Verbindung gebracht, und Migräne mit sexueller Hypersensibilität und Orgasmen. Also ist es nicht überraschend, daß manche Frauen Orgasmus, sexuelle Lust und Erregung in dieser Zeit am intensivsten erleben.

Häufig verstärkt sich – wie nicht anders zu erwarten – das Bedürfnis nach Masturbation, denn das einzelgängerische Hormon Testosteron fördert eher selbstzentriertes und selbstkontrolliertes Verhalten als Austausch mit einem Partner. Zwar ist der Testosteronspiegel niedrig, doch nun hat auch Östrogen seine niedrigste Konzentration erreicht, während Progesteron praktisch völlig verschwunden ist: Auch hier spielen wieder das *relative* Verhältnis der Hormone zueinander und die *Geschwindigkeit* der Veränderung eine Rolle. Bemerkenswerterweise kann das verstärkte Verlangen nach Sex trotz, vielleicht sogar wegen erheblicher prämenstrueller Spannungen auftreten; es unterscheidet sich freilich von der Spitzenzeit, die manche Frauen vor und nach der Ovulation erleben, wenn der Sexualtrieb vorwiegend rezeptiv ist.

Nachdem Serotonin vor der Menstruation zunimmt, ist es vermutlich nicht nur für eine gewisse Steigerung des Sexualtriebs, sondern auch für die mit PMS einhergehende Reizbarkeit und regelrechte Bösartigkeit verantwortlich. Dazu kommt, daß nun auch der beruhigende Effekt von Progesteron entfällt und die Frau deshalb um so leichter in Aggressivität und Feindseligkeit verfällt. Was für eine Kombination! Unter diesen Umständen ist Masturbation für alle Beteiligten sicherer. Und kann tatsächlich eine höchst willkommene Erleichterung geistiger und körperlicher Spannungen bewirken.

Menstruation: Unmittelbar vor der Menstruation sinkt der Progesteronspiegel noch tiefer und löst damit die Blutung aus. In der katholischen Schule, die ich besuchte, sagte man uns, vor Enttäuschung, kein befruchtetes Ei beherbergen zu dürfen, weine die Uterusschleimhaut Blut.

Wegen der Umstände und des eindeutigen Geruchs empfinden manche Männer und Frauen die Blutung als abstoßend und lassen sich von Sex abhalten. Dabei erleben viele Frauen gerade in dieser Zeit ein verstärktes sexuelles Interesse. Vielleicht deshalb, weil der blutgetränkte, angeschwollene, reizbare Uterus jetzt empfindlicher ist als zu anderen Zeiten des Monats. Vielleicht auch deshalb, weil ein paar orgasmische Kontraktionen, sofern sie stattfinden, dem natürlichen Vorgang der Menstruationsblutung nachhelfen können; vielleicht liegt es auch daran, daß aufgrund von fehlendem Progesteron und relativ geringem Östrogenspiegel das wenige im weiblichen Körper vorhandene Testosteron jetzt mehr Macht gewinnt.

Das prämenstruelle Syndrom (PMS)

Das prämenstruelle Syndrom kann für alle Frauen, die darunter leiden – und für ihre Mitmenschen – eine echte Plage sein. In der prämenstruellen Phase schwindet jeglicher Sinn für Humor. Eine gesunde, ausgeglichene, reizende Person kann sich über Nacht in eine launische, irrationale, jähzornige Hexe verwandeln. Probleme, die ihr am Vortag geringfügig schienen, bringen sie jetzt aus der Fassung. Sie weint ohne Grund, die Zukunft verdüstert sich. Und die Ursache allen Elends ist ihr derzeitiger Partner. Natürlich.

Zu viele Frauen sind sich nicht bewußt, daß ihre Biochemie an dem Zustand schuld ist, und nehmen ihr Unglück sehr ernst. Eine freiberuflich tätige Frau beschrieb ihre prämenstruellen Symptome folgendermaßen:

»Normalerweise bin ich ziemlich ausgeglichen, umgänglich, weich und freundlich und ziemlich durchsetzungsfähig. Aber wenn meine Hormone durchdrehen, verwandle ich mich in ein Nervenbündel, eine Terroristin und Menschenfeindin. Ich nörgle, streite und lege jedes Wort auf die Goldwaage. Ich habe Krämpfe und weine häufig. Mir die Zähne zu putzen wird zu einem unüberwindlichen Hindernis. Waschen kommt gar nicht erst in Frage. Mich bewegen? Undenkbar. Ich habe keine Zukunft. Ich mache nichts richtig. Das Geld rinnt mir durch die Finger. Rechnungen und Kredite, die noch längst nicht fällig sind, nehmen Stephen-Kingsche Ausmaße an.

Ich schwelle an. Bin aufgedunsen. Alles tut mir weh. Jugendliche Akne bricht aus. Keiner ist da, der mich trösten kann. Ich weine aus nichtigem Anlaß und streite ohne Grund: Mama, alle sind so gemein zu mir!

Die Bank hat einen Fehler gemacht und eine Fünftausend-Dollar-Überweisung ans Finanzamt verschlampt. Ich weiß, daß ich dafür eine Million Dollar Strafe zahlen muß und ein Vermögen an Kontogebühren. Die Geologen sagen ein Erd-

*beben voraus. Mein Computer stürzt ab. In meinem Wagen
kocht das Kühlwasser. Das Leben ist ein einziger Hürden-
lauf!«*

Mehr als hundertfünfzig verschiedene Symptome wurden
mit PMS in Verbindung gebracht, manche verbreiteter als andere. PMS kommt auch Ihrem Verstand in die Quere: Sie haben Schwierigkeiten, sich zu konzentrieren, sich zu erinnern,
lassen sich leicht aus der Fassung bringen, sind unfähig, Entscheidungen zu treffen, schwanken, ziehen sich zurück, urtei-
len irrational, kommen sich idiotisch vor, unwirklich wie in
einem Traum.

Eine Patientin beschrieb ihre Verwandlung anhand eines
anschaulichen Beispiels:

*»Kurz vor meiner Periode verliere ich jegliches Interesse an
allem. Nichts zählt mehr. Ich kann keine Entscheidung mehr
treffen. Heute morgen versuchte ich, in der Cafeteria ein
Frühstück zu bestellen, aber ich konnte mich nicht entschließen. Als ich dann endlich eine Wahl getroffen hatte, dachte
ich zwanghaft an alles andere, was mir besser geschmeckt
hätte, und verfluchte mich für meine Entscheidung, aber es
war zu spät, um meine Meinung zu ändern. Außerdem wußte
ich nicht mehr, welche Kellnerin meine Bestellung aufgenommen hatte. Als sie endlich wiederkam, wollte ich zu Würst-
chen und Eiern obendrein noch Rosinenbrötchen und Pfann-
kuchen und bestellte viel mehr, als ich je hätte essen können,
aber mich hatte ein wahrer Heißhunger überfallen.«*

Sie haben Heißhungeranfälle und geben ihnen nach, Ihre
Selbstbeherrschung hat für eine Weile Urlaub genommen. Ihr
Appetit scheint bodenlos. (Der Serotoninspiegel hat sich gesenkt, und Sie können gar nicht genug Kohlehydrate bekommen, um befriedigt zu sein.) Sie stopfen sich wahllos voll mit
Süßigkeiten, Salzgebäck, Erdnußbutter, Kohlehydraten in
rauhen Mengen, trinken, rauchen wie ein Schlot, und zugleich
kommt Ihnen jegliche Energie abhanden. Erschöpfung, Lethargie, Unwohlsein und Schlaflosigkeit wechseln sich ab mit

dem Drang, den ganzen Tag zu schlafen und auch tagsüber ein Nickerchen zu halten.

Auch die Gefühle geraten durcheinander, Sie sind launisch, brechen aus heiterem Himmel in Tränen aus, werden jähzornig, impulsiv, ängstlich, deprimiert, unsicher, traurig, fühlen sich schuldig. Den emotionalen Aufruhr verursachen das Östrogen-Progesteron-Verhältnis und die rasanten Veränderungen in der jeweiligen Menge. Zu den Schwankungen kommt es, wenn die Kurven sich überschneiden: ein hoher Östrogen- und niedriger Progesteronspiegel fördert Beklommenheit und Reizbarkeit; ein hoher Progesteron- und niedriger Östrogenspiegel hingegen bewirkt Depression, Traurigkeit und Verwirrung. Sie werden mit dem Leben nicht mehr fertig, fühlen sich leer und hegen vielleicht sogar Gedanken an Selbstmord. Während der prämenstruellen Phase werden Frauen signifikant häufiger als zu anderen Zeiten des Monats gewalttätig, mißhandeln Kinder, begehen Verbrechen und sogar Morde; bei etlichen Mordprozessen wurde PMS als mildernder Umstand anerkannt. Auch extrem gewalttätiges Verhalten, sexuelle Provokationen und Psychosen wurden mit PMS in Zusammenhang gebracht. Interessanterweise stellten Frauen, die ihre Kinder nur während dieser Zeit mißhandelten, nach einer Progesteronbehandlung fest, daß die aggressiven Symptome nachließen und häufig ganz verschwanden.

Viele Frauen klagen über Unbeholfenheit und eine ausgeprägte Neigung zu Unfällen. Ihre Reflexe lassen sie im Stich, und sie stoßen mit jedem Hindernis zusammen – stellen wir uns lieber nicht vor, welche Folgen diese Tolpatschigkeit am Steuer eines Wagens hat. Zu allem Überfluß erleiden sie mitunter auch Schwindelanfälle und Ohnmachten, Schweißausbrüche und Übelkeit (vermutlich aufgrund eines steigenden Prolaktinspiegels). Dazu kommen Ohrensausen, Prickeln der Haut, Juckreiz, Zittern, Herzklopfen, Kopfweh oder Migräne (dank eines rapiden Östrogenabfalls), Aufgedunsenheit (aufgrund eines hohen Aldosteronspiegels), Gewichtszunahme,

Unterleibskrämpfe (aufgrund von Prostaglandinen), Rücken-
schmerzen, Durchfall oder Verstopfung, Schmerzempfind-
lichkeit und Anschwellen der Brüste, Akne, Gelenk- und
Muskelschmerzen, Wiederaufflammen alter Hefepilz- und
Herpesinfektionen. Außerdem blutet das Zahnfleisch, die
Kontaktlinsen sitzen nicht richtig, die Knöchel schwellen an.
Wer wäre imstande, sich bei solchen Zuständen noch wohl zu
fühlen?

Aber was passiert eigentlich? Es gibt viele Theorien und
keine allgemein befriedigende Antwort. Mögliche Erklärungen lauten: Störungen des hormonellen Gleichgewichts (was
freilich ein natürlicher Zustand ist), Prolaktinüberschuß, ge-
störter Endorphinstoffwechsel, Fehlfunktionen bei Neurotransmittern, Störungen im Prostaglandinhaushalt. (Prostaglandine sind hormonähnliche Substanzen: Fettsäuren, deren
Ausschüttung Gebärmutterkrämpfe bewirkt, Wehen und
möglicherweise auch den Orgasmus einleiten.) Bestimmte Erkrankungen könnten die prämenstruellen Symptome verschlimmern, zum Beispiel chronische Hefepilzinfektionen,
leichte Gebärmutter- oder chronische Beckenentzündungen,
Störungen im Säure-Basen-Verhältnis und ernährungsbeding-
te Defizite. In der Praxis bedeuten all diese Theorien lediglich,
daß niemand sich das Gesamtbild der Symptome erklären
kann und daß es keine zuverlässige Therapie gegen das Syndrom an sich gibt, obwohl eine Kombination verschiedener
Mittel manchen Frauen sehr gut bekommt.

Trotz aller dieser körperlichen und seelischen Symptome,
von denen viele – nicht alle – Frauen berichten, besteht ein
großer Teil der Ärzteschaft nach wie vor darauf, PMS sei eine
psychische Störung. Wiese ein Mann nur die Hälfte dieser
Symptome auf, würde man ihn auf die Intensivstation verlegen, eine Frau hingegen wird einfach als »neurotisch« abgetan. »Unverwüstlich« trifft es eher.

Zeichnen Sie Ihre eigene Stimmungskurve

Medizinische Fachbücher sind sich über den Prozentsatz der Frauen, die unter PMS leiden, nicht einig: Manche behaupten, weniger als fünf Prozent, anderen zufolge sind es achtzig bis neunzig Prozent. Ich vermute, daß nahezu alle Frauen von Zeit zu Zeit mehr oder weniger intensive Symptome verspüren, aber meist nicht mit ihrer Zyklusphase in Verbindung bringen. Zu häufig kamen in den letzten zwanzig Jahren Patientinnen zu mir, die über Beziehungskonflikte oder Stimmungsschwankungen klagten, aber darauf beharrten, sie hätten niemals unter PMS gelitten. Ich forderte sie daraufhin auf, drei Monate lang jeden Streit und jede Störung im Kalender festzuhalten und anschließend mit ihrem Zyklus zu vergleichen. Im Rückblick ergab sich nahezu immer ein eindeutiger Zusammenhang.

Wenn Sie nicht glauben, daß auch Sie PMS verspüren, prüfen Sie Ihre Wahrnehmung auf folgende einfache Weise: Bewerten Sie jeden Morgen und jeden Abend Ihre Stimmung und Gemütsverfassung auf einer Skala von -10 bis +10 und machen Sie sich eine Notiz im Kalender. Wenn Sie irgendeines der im Zusammenhang mit PMS beschriebenen körperlichen oder seelischen Symptome bemerken, schreiben Sie es auf. Wenn PMS zeitweise Ihr Leben sabotiert, Sie sich dessen aber nicht einmal bewußt sind, können Sie auch nichts dagegen unternehmen.

Kampf gegen die allmonatlich drohende Krise

Es wurden zahlreiche natürliche Methoden zur Behandlung von PMS vorgeschlagen, die alle einige Erleichterung verschaffen. June Konopka, eine Ernährungswissenschaftlerin aus San Diego, Kalifornien, erteilt allen, die ihre gesamten natürlichen Ressourcen ausnutzen wollen, folgende Ratschläge:

»Der Verzehr von Fleisch, Milchprodukten, Geflügel und Eiern kann aufgrund der darin enthaltenen Fettsäuren, die zum Teil entzündungsfördernde Prostaglandine erzeugen, die Symptome von PMS verschlimmern. Nachtkerzen- und Flachssamenöl kann bei gleichzeitiger Vermeidung der obengenannten Nahrungsmittel die Prostaglandinausschüttung verringern und die Symptome lindern. Vitamin B_6 und Magnesium sind ebenfalls wichtige Nährstoffe für alle, die unter PMS leiden; sie sind insbesondere in Vollkorngetreide und grünem Gemüse enthalten. Ein dritter bedenkenswerter Faktor ist die Fähigkeit der Leber, überschüssiges Östrogen wirksam auszuscheiden, denn man nimmt an, daß viele prämenstruelle Symptome auf Störungen im weiblichen Hormongleichgewicht zurückgehen. Wenn beispielsweise eine Frau häufig Alkohol konsumiert und/oder sich sehr fettreich ernährt, könnte die Leber überlastet, träge oder sogar beschädigt sein und damit nicht in der Lage, überschüssiges Östrogen aus dem Körper auszuscheiden. Und schließlich ist es entscheidend, auch auf das Körpergewicht zu achten, denn wie man weiß, erzeugen auch Fettzellen Östrogen, die ebenfalls zu den Störungen im Hormonhaushalt beitragen könnten.«

In den schlimmsten Fällen helfen diese Methoden freilich meist nicht. Mittlere bis schwere Symptome sollten ärztlich untersucht werden, um etwaige sonstige Störungen ausschließen zu können.

Viele der wirksamsten Heilmittel beruhen ganz einfach auf gesundem Menschenverstand.

- Achten Sie auf gesunde Ernährung.
- Verlegen Sie belastende Ereignisse und kritische Entscheidungen in Privat- und Berufsleben, sofern möglich, auf einen späteren Zeitpunkt.

- Erziehen Sie Ihren Partner und Ihre Familie. Stecken Sie sich notfalls einen PMS-Button an mit der Aufschrift: »Kommt mir nicht zu nahe.« Sehen Sie sich nach einer PMS-Selbsthilfegruppe um.
- Geben Sie den Heißhungeranfällen nicht nach. Verzichten Sie auf übermäßiges Essen und Trinken und vermeiden Sie insbesondere Süßigkeiten, Kohlehydrate in exzessiver Menge. Erhöhen Sie den Anteil an komplexen Kohlehydraten und Ballaststoffen in Ihrer Nahrung: Sie sättigen, ohne dick zu machen.
- Verzichten Sie soweit möglich auf Salz, Kaffee, Tee, Cola und Schokolade. Salz fördert die Wasserretention im Körper und bewirkt Aufgedunsenheit. Koffein erhöht die Reizbarkeit und Schmerzempfindlichkeit. Alkohol macht Sie depressiv und senkt den Spiegel vieler Hormone. Die gefährlichste Konsequenz zu diesem Zeitpunkt besteht jedoch in seiner enthemmenden Wirkung: Wenn Sie ohnehin zornig sind, bringt er vielleicht die letzte Schranke Ihrer Selbstbeherrschung zum Einsturz, und Sie fallen über jemanden her. Nikotin intensiviert eine bereits vorhandene Reizbarkeit und *verstärkt* die Menstruationsbeschwerden.
- Machen Sie drei- bis viermal wöchentlich leichte Aerobic-Übungen.
- Darüber hinaus empfehle ich Ihnen, sich soviel wie möglich zu verwöhnen: Ruhen Sie sich aus, machen Sie hin und wieder ein Nickerchen, nehmen Sie ein Schaumbad, reduzieren Sie Ihren Tagesplan, lassen Sie sich maniküren oder massieren. Was immer Ihnen zu anderen Zeiten guttut, wird Ihnen jetzt um so besser bekommen.
- Besonders wertvoll sind Vitamin B_6, Vitamin-B-Komplex, Vitamin A oder Beta-Karotin und Vitamin E.

Andere Methoden zur Linderung der Symptome sind Schmerzmittel, Diuretika zur Entwässerung und zur Entlastung zerebraler Stauungsödeme (Gehirnschwellungen), nichtsteroide entzündungshemmende Mittel (um die Wirkung der Prostaglandine aufzuheben), Verhütungsmittel in Form von Kombipräparaten mit Progesteron (um den Prostaglandinspiegel zu senken), Antidepressiva zur Kurzzeittherapie – insbesondere solche, die den Serotoninspiegel erhöhen –, Kalzium und Magnesium zur Linderung der Muskelreizbarkeit und zur Vorbeugung von Krämpfen. Auch Therapien mit hellem Licht wurden erfolgreich gegen die mit PMS einhergehenden Ängste und Depressionen eingesetzt. Nachdem man auch den jäh absinkenden, jedenfalls zu niedrigen Progesteronspiegel bei manchen Frauen als Ursache von PMS ansieht, besteht eine der beliebtesten Behandlungsformen in der Verabreichung von zusätzlichem Progesteron, obwohl die Wirksamkeit dieser Methode umstritten ist.

In extremen Fällen besteht die Behandlung darin, drei bis sechs Monate lang durch LH-RH den Zyklus gänzlich zu unterbinden. Verschlimmert sich PMS durch eine Krise wie Scheidung oder Todesfall, so stabilisiert diese Methode das Hormongleichgewicht immerhin lang genug, um der Betroffenen die Möglichkeit zu geben, die belastenden Faktoren zu erkennen und Kompensationsmöglichkeiten zu entwickeln.

Das Wichtigste ist Ihre Einstellung. Glauben Sie an sich selbst. Lassen Sie sich nicht einreden, Sie seien verrückt oder neurotisch oder irgendwie unzulänglich. Machen Sie es sich so bequem wie möglich. Und benutzen Sie diese Zeit nicht als Vorwand, um Menschen, die Sie lieben, anzugreifen. Üben Sie sich ihnen gegenüber in Selbstkontrolle, aber versichern Sie sich ihrer Hilfe, indem Sie ihnen erklären, weshalb es klüger wäre, Sie ein paar Tage lang lieber mit Samthandschuhen anzufassen.

Unterziehen Sie sich vor allem keinen Operationen, solange Sie sich unmittelbar vor oder während der Menstruation befinden. Weshalb sollten Sie sich solchen Traumata aussetzen, solange Sie in Ihrer schlechtesten Verfassung sind? Untersuchungen deuten darauf hin, daß in diesem Fall die Genesung häufig länger dauert und die Erfolgsquote geringer ist. Auch bestimmte Arzneien wirken in der prämenstruellen Phase anders als sonst, insbesondere Beruhigungsmittel und Antidepressiva – aber auch Alkohol. Zur Erreichung der gewünschten Wirkung genügt eine viel geringere Dosis.

Pikantes Blut: Es gibt noch etwas, das Sie für sich tun können. Masturbieren Sie! Denn der dreitägige sexuelle Höhepunkt während der prämenstruellen Phase läßt sich teilweise durch den Progesteronentzug erklären, wodurch sich das Blut mit sensorischen Peptiden wie Oxytozin anreichert, was wiederum zur Freisetzung von Prostaglandinen führt. Sie haben nun »pikantes« Blut, das Schmerzen und Krämpfe (wie bei den Wehen und beim Orgasmus) verursachen kann, aber auch die Empfindungen sexueller Erregtheit imitiert, wie sie entstehen, wenn das Blut zur Vagina und in den Uterus strömt.

In Wirklichkeit fließt immer mehr Blut zur Gebärmutter, je näher die Menstruation rückt, und läßt sie anschwellen und prall werden (genau wie bei sexueller Erregung). Die Gebärmutter ist nicht besonders schlau und schickt mißverständliche Signale zum Gehirn. Dieses wiederum interpretiert die Signale prämenstrueller Spannung als sexuelle Erregung und löst den Drang nach einem Orgasmus aus. Masturbation verschafft auf bequeme Weise Erleichterung, die explosiven Kontraktionen während des Orgasmus lindern die körperliche Empfindung eines Blutstaus im Uterus, bisweilen lösen sie auch den »Pfropfen« im Hirn, und die Menstruation beginnt. Das Problem ist nur, daß Masturbation dem verkrampften Uterus nur kurzfristig Erleichterung verschafft, so daß manche Frau vor der Menstruation sehr häufig masturbieren müßte. Eine Verlegenheitslösung, gewiß, aber sicher angenehmer als die Alternativen.

Der Vorhang fällt

Nun haben Sie alle Darsteller kennengelernt, die gesamte Besetzung des Stücks. PEA, den Anstifter. Östrogen, die zärtliche Verführerin. Progesteron, den Schizoiden, der fürsorglich und psychotisch zugleich ist. Testosteron, den Rambo, der auch viel von einem Terminator hat. LH-RH, den Regisseur, der sich nicht zu fein ist, seine Schauspieler auszubeuten. Prolaktin, die Anstandsdame oder Matrone, die den Sexualtrieb unterdrückt und mütterliche, beschützende, nährende Gefühle hegt. Oxytozin, den heimlichen Sog, der durch Sinnlichkeit und Berührung mitreißt, ob man es will oder nicht. Vasopressin, den Vernünftigen, den Familienvater, der Streuner einfängt und vor Extremen bewahrt.

Ganz zu schweigen von DHEA, das auf vielfältige Weise am Sexualtrieb sowohl von Männern wie von Frauen beteiligt zu sein scheint und durch die Sensibilisierung der erogenen Zonen für Berührungen und die Aussendung angenehmer sexueller Gerüche die Libido erhöht. Auch Dopamin und Serotonin spielen eine Rolle – manchmal reizend und manchmal heimtückisch, je nach ihrer relativen Menge. Dopamin verstärkt den Drang, während Serotonin die Bremse zieht. Noch weitere molekulare Kräfte, die wir heute noch nicht durchschauen, beeinflussen den Sexualtrieb. Und während wir nach und nach die Geheimnisse von Oxytozin und Vasopressin lüften, wachsen auch unsere Einsichten in die damit verbundenen Gefühle und Empfindungen.

Sie sehen jetzt, daß die vorherrschende Auffassung, der Geschlechtstrieb sei allein von Testosteron und Östrogen bestimmt, ziemlich veraltet ist. In den Sexcocktails, die wir mit unseren natürlichen Hormonen in unserem Blut mischen, spielt jeder einzelne Bestandteil eine charakteristische Rolle, aber gemeinsam bringen sie derart viele verschiedene Kombinationen zustande, daß sie schier den Verstand benebeln – geistig und sexuell, im wörtlichen wie im übertragenen Sinn.

Eine weitere, von zahlreichen Experten gestützte Annahme, die wir endgültig aus der Welt schaffen sollten, geht davon aus, daß der Geschlechtstrieb von Männern und Frauen im wesentlichen gleich sei, und wir nur jemanden finden müßten, dessen Libido mit der unseren vereinbar sei.

Zwischen dem männlichen und dem weiblichen Sexualtrieb bestehen mehr Unterschiede als Gemeinsamkeiten. Das ist normal. Stellen Sie sich einen Mann auf der Suche nach einer Frau vor, die genauso häufig wie er das Bedürfnis nach Sex hat. Welchen Tag ihres Zyklus sollte er sich aussuchen, und was wird er daraus lernen?

Der normale Geschlechtstrieb ist immer verschieden – von Tag zu Tag, von Mensch zu Mensch und vor allem von Mann zu Frau. Doch wenn ein Paar in der Lage ist, miteinander zu kommunizieren und zusammenzuarbeiten, wird es ihm nicht schwerfallen, ein erfülltes Liebesleben zu führen. Nicht so sehr das Verhältnis unserer Hormone, sondern vielmehr unser Umgang miteinander und die Häufigkeit der Berührungen bestimmen die Quantität und die Qualität unserer sexuellen Erlebnisse. Unsere Hormone sind derart anfällig für unsere körperliche und seelische Umgebung, daß wir sie mit allem, was wir sagen und tun, erheblich beeinflussen können – zum Guten wie zum Schlechten.

Da Sie nun die Hormone, die Sie auf sexueller, seelischer und körperlicher Ebene antreiben, kennengelernt haben, sind Sie besser in der Lage, zu entscheiden, von welchen Akteuren Sie sich lieber trennen würden und mit welchen Sie den Vertrag verlängern wollen. Zweifellos besitzt jedes Hormon auch Eigenschaften, auf die nahezu jede Frau liebend gern verzichten würde – die Schmerzempfindlichkeit der Brüste durch Östrogen, die Launenhaftigkeit von Progesteron, die Reizbarkeit von Testosteron. Männer wären vermutlich gern bereit, testosteronbedingte Eigenschaften wie Jähzorn und Einsamkeit einzutauschen, freilich ohne das damit verbundene Selbstbewußtsein, Machtgefühl und die Lust aufgeben zu müssen. Aber wenn mit zunehmendem Alter unsere Hormone schwinden, nehmen sie auch Eigenschaften mit, die uns seit der Jugend ein vertrauter und wichtiger Bestandteil gewesen sind.

Die – mit Ausnahme der Pubertät natürlich – einschneidendsten hormonellen Veränderungen treten in der Lebensmitte ein, insbesondere für Frauen. Aber dank moderner medizinischer Techniken bedeutet dieser Einschnitt nicht zwangsläufig eine völlige Umstellung des Lebens. Wir haben dabei durchaus etwas mitzureden: Das Menopausensyndrom ist heute vermeidbar – es sei denn, Sie ziehen es vor, alt zu werden, ohne sich einer Hormonersatztherapie zu unterziehen.

Zuerst werden wir jedoch sorgfältig betrachten, was geschieht, wenn die Menopause und die Viropause (die männlichen Wechseljahre) »natürlich« vor sich gehen. Anschließend diskutieren wir, wie wir dem Wechseljahrsyndrom vorbeugen können, indem wir die neuesten und besten Techniken der modernen Medizin zu unserem Vorteil einsetzen.

7
DIE WECHSELJAHRE:
MENOPAUSE UND VIROPAUSE

at war nie eitel gewesen. Das Leben hatte ihm ein von Natur aus gutes, wenn auch nicht außergewöhnliches Aussehen mitgegeben, das ihm den Weg erleichtert hatte. Aber seit er den Vierzigsten hinter sich hatte, blieb der Spiegel nicht mehr stumm: »Sieh dir deine Augen an. Tränensäcke! Von Krähenfüßen kann gar keine Rede sein, das sind Adlerklauen! Deine Augen brauchst du gar nicht erst zu schließen, deine Lider hängen ohnehin so tief herab, daß nur noch Schlitze übrig sind.« »Und meine Taille?« »Wie, deine Taille? Du meinst diese Müllkippe in deiner Mitte, wo sich all das giftige Zeug sammelt, das du ißt?«

»Wie kam es, daß mich ohne Vorwarnung das Alter überfallen hat? Schlank, sehnig und straff war ich und wurde über Nacht fett, weich und schwammig. Mein ganzes Leben lang habe ich gegessen, worauf ich Lust hatte, Bier getrunken, und nie hat es mir geschadet – bis jetzt. Der Arzt sagt, meine Arterien seien verkalkt, und ich solle anfangen, Golf zu spielen.

Ich habe schon daran gedacht, einen plastischen Chirurgen aufzusuchen. Es heißt, sie könnten Fett schneller absaugen, als man die Kalorien runterschlucken kann. Kein Problem. Eine kleine Bastelei im Gesicht, eine Farbauffrischung der Haare, und ich gehe wieder für dreißig durch.

Aber was mich wirklich deprimiert, ist die Sache mit dem Sex. Vielleicht könnte man etwas von diesem Fett weiter abwärts verlagern, meinen Penis vergrößern. Es ist erstaunlich, was heutzutage alles machbar ist. Bloß – ich glaube nicht, daß er davon wieder steif wird.

Und das ist ja noch längst nicht alles, auch sonst gehen jede

Menge Veränderungen mit ihm vor, die mir wirklich auf die Nerven gehen: Ständig tröpfelt er und juckt, ich habe Infektionen, wie ich sie noch nie hatte. Der Arzt spricht von ›seniler Penisitis‹ und meint, das sei unvermeidlich. Selbst wenn ich noch hart werden könnte, wollte ich gar nichts anderes, als meinen Penis in Verbände zu wickeln. Ohnehin will keine Frau mehr mit ihm was zu tun haben. Zumal, seitdem sie seine kleinen Überraschungen kennengelernt haben. Außerdem verliere ich jedesmal Harn, wenn ich lache. Wer kann sich da noch über einen Witz freuen? Der Witz bin ich.

Dann ist da diese kleine rosarote Knospe, die aus der Spitze meines Penis ragt. Sie hat mich zu Tode erschreckt. Der Arzt sagt, es sei ein ›Blasenvorfall‹. Nicht ungewöhnlich in meinem Alter. Es sei aber nicht schmerzhaft. Er meint, ich müsse lernen, damit zu leben. Er hat leicht reden.

Außerdem schrumpft mein Penis, die Hoden ebenso – sie sind kaum noch zu spüren. Nicht mehr genug da, um sich anständig am Sack zu kratzen. Wohin sind all die Freuden des Lebens verschwunden?

Mein Penis ist nicht das einzige, das weint … Ich selber fange manchmal einfach an zu flennen – mitten in einer Vorstandssitzung kommen mir aus heiterem Himmel die Tränen. Ältere Herren sollten immer einen ausreichenden Nachschub an Taschentüchern bei sich haben, als festen Bestandteil ihrer Uniform. Auch für plötzliche Schweißausbrüche wären sie recht nützlich. Eine Hitzewallung, und mein Kragen wellt sich, meine Brille beschlägt, und das Hemd klebt mir am Leib.

Und das sind nur die äußerlichen Zeichen. Ich frage mich, was inwendig vor sich geht. Wenn mein Herz nicht aussetzt, werden früher oder später meine morschen Knochen zerbröseln. Vielleicht läßt mich mein Verstand als erstes im Stich. Wenn ich's recht bedenke – mein Gedächtnis ist jetzt schon miserabel.«

Mittlerweile werden Sie denken, ich sei nicht mehr ganz bei Trost. Welcher Arzt würde mitansehen, wie ein Mann in einen derartigen Zustand gerät? Seine Geschichte klingt so, als müsse er augenblicklich in ein Krankenhaus gebracht werden – man weiß nur nicht recht, ob in die internistische oder die neurologische Abteilung.

Pat sollte eigentlich gar kein Mann sein: Mehr als 43 Millionen Frauen in den USA erleben Variationen dieses Themas, das gemeinhin als Menopausensyndrom bezeichnet wird. Gleich, ob eine Frau die Wechseljahre auf »natürliche« Weise oder infolge einer Operation erlebt, man rät ihr jedenfalls, die Zähne zusammenzubeißen und es zu ertragen. Die Ärzte behaupten, das sei normal, und die Gurus stimmen in den Chor ein: »Da muß man durch.« Selbst jene, die sich leidenschaftlich für die Sache der Frauen einsetzen, verteidigen den »natürlichen Weg«, darunter auch Germaine Greer:

Um der Tatsache des Klimakteriums klar ins Auge sehen zu können, gilt es, Gelassenheit und Kraft zu erwerben. Die Schwierigkeiten des Übergangs wären geringer, wenn die jugendlichen Frauen diesseits des Klimakteriums einen Blick darauf werfen könnten, was dieser Zustand friedvoller Kraft sein kann. Ruhe und Sicherheit fallen der Frau in der Postmenopause aber nicht einfach in den Schoß; sie muß darum kämpfen. Wenn der Kampf vorüber ist, wirkt ihr veränderter Zustand in den Augen einer jüngeren Frau vielleicht eher wie Erschöpfung, in Wahrheit aber ist er alles andere. Der Unterschied zwischen den lautstarken Gefühlen der Jüngeren und den Gefühlen der schweigsamen, offensichtlich zurückgezogenen älteren Frau ist derselbe wie der zwischen dem Anblick des Meeres aus der Sicht der Springerin, die sich ins Wasser stürzt, und dem aus der Perspektive der Taucherin, die sich so tief hat hinabsinken lassen, daß sie in der Kehle den Tod gespürt hat. […] Um nichts auf der Welt möchte ich die Erfahrung missen.
(Germaine Greer, Die Wechseljahre)

Der »natürliche Weg« zur Menopause ist wie eine Expedition ins Unbekannte. Eine Frau wird ohne die Hilfsmittel und Werkzeuge, auf die sie sich bisher verlassen hat, in der Wildnis ausgesetzt, und man erwartet von ihr, daß sie sich einen Weg durch das gefährliche Gelände bahnt – ohne die Hormone, den Körper, das Bewußtsein, auf die sie früher zählen konnte.

Männer erleben eine »Light«-Version der Menopause, die wir die Viropause nennen wollen; häufig ist sie gering ausgeprägt oder ohne beeinträchtigende Symptome. Die männlichen Hormone und Neuropeptide schwinden ebenfalls, aber allmählich, weniger abrupt. Der Körper gibt nach und verändert seine Form. Charakteristische Beschwerden treten auf, wie zum Beispiel eine Prostatavergrößerung. Häufig ist aufgrund von hormonellem Ungleichgewicht, Krankheit, verordneten Medikamenten, seelischer Labilität und Verstimmtheit die sexuelle Funktionsfähigkeit gestört. Auch das Temperament verändert sich, die Widerstandskraft läßt nach. Auf emotionaler Ebene erleben manche Männer, wie ihre Altersgenossinnen, die Auswirkungen des Klimateriums in katastrophalem Ausmaß – einschließlich schwerer Depression und Neigung zum Selbstmord. Doch häufig sind sie noch weniger gut gerüstet als Frauen, mit solchen Extremen zurechtzukommen.

Die Tragödie ist nicht, daß derlei geschieht, sondern daß es nicht geschehen *muß*. Die moderne Medizin kann nahezu allen diesen Problemen vorbeugen.

Das Klimaterium ist eine Übergangsphase, die von endokrinen Störungen geprägt ist, nicht das Phantasieprodukt eines Neurotikers. Werden die fehlenden Hormone nicht ersetzt – genau wie bei Diabetes und Schilddrüsenfehlfunktionen –, wird der Patient akut krank, dann chronisch krank, und am Ende stirbt er frühzeitig. Gewiß sind manche Symptome therapierbar, aber ohne Behandlung treten Veränderungen auf, die irreversibel sind. Im Unterschied zu anderen endokrinen Störungen sind sowohl das weibliche als auch das männliche Klimakterium *vorhersehbar* und folglich *abwendbar.*

Die Kapitel 7 und 8 führen Sie durch Menopause und Viropause, die damit verbundenen Symptome, die Kontroversen, die darüber geführt werden, Behandlungsmöglichkeiten und Lösungen. Während das vorliegende Kapitel beide Syndrome definiert und erläutert, wird Kapitel 8 Möglichkeiten aufzeigen, um dem Klimakterium vorzubeugen. Zunächst aber wollen wir uns mit den körperlichen und seelischen Symptomen der weiblichen und der männlichen Wechseljahre befassen.

Die Menopause

Mit Ende vierzig erlebte Destiny erstmals Hitzewallungen und nächtliche Schweißausbrüche, ihre Menstruation wurde unregelmäßig. Mit fünfzig war ihr Klimakterium in vollem Gang. Ihre Ärzte hatten ihr die Vorteile einer Hormonersatztherapie dargelegt, aber sie lehnte ab. Nachdem sie sämtliche Zeitschriftenartikel über die Wechseljahre gelesen und alle Ratgeber zu dem Thema studiert hatte, fürchtete Destiny sich vor synthetischen Östrogenen. Ihr Leben lang war sie Vegetarierin gewesen, hatte stets lieber zu Naturheilmitteln als zu Tabletten gegriffen und empfand Abscheu gegen jegliche Fremdsubstanz in ihrem Körper. Dieser Widerwille verstärkte sich noch durch die Broschüren und Bücher über Homöopathie und Naturheilkunde, die sie im Naturkostladen fand. Außerdem war in ihrer Familie häufig Brustkrebs aufgetreten.

Destiny bereitete sich auf ein natürliches Altern vor und sah dem Prozeß mit Zuversicht und Entschlossenheit entgegen. Ihre Familie jedoch war weniger optimistisch. Sie hatte schon erlebt, wie ein einzelner schmutziger Teller in der Spüle Destiny in Tränen ausbrechen ließ. Eines Morgens bat sie ihre ältere Tochter, vorbeizukommen und sie ins Büro zu bringen,

denn sie habe, sagte sie, die Autoschlüssel im Wagen einge-
sperrt, – nur um im Verlauf des Tages festzustellen, daß die
Schlüssel wie immer in ihrer Handtasche lagen.

Tim empfand sie als geistesabwesend, und Sex war so gut
wie kein Thema mehr. Sie erteilte ihm zwar keine Abfuhr,
aber sie war auch nicht erfreut über seine Avancen.

Die Vorstellung von Sex war Destiny gewiß nicht unange-
nehm – aber sie dachte eben nicht sehr häufig daran; und das
Erlebnis selbst konnte sie kaum genießen. Sie wußte zwar,
daß mit den Wechseljahren die Schleimhäute trockener wer-
den und die Gleitfähigkeit der Vagina abnimmt, doch der Ge-
danke, unnatürliche Gele und Salben zu verwenden, war ihr
zuwider. Wegen einiger kürzlicher Infektionen, die zwischen
Vaginitis und Zystitis wechselten, waren Intimitäten ihr zu-
sätzlich unbehaglich. Mit fünfundfünfzig schließlich verur-
sachte Geschlechtsverkehr ihr derart heftige Schmerzen, daß
sie nicht mehr dazu bereit war.

Unterdessen war Tim das Musterbeispiel des verständnis-
vollen Ehemanns. Stets trat er zu ihrer Verteidigung an, wenn
Destiny aus einer jähen Laune heraus über Freunde oder ihre
Kinder herfiel. Doch mit der Zeit wurde sogar er müde, und
ihre Depression riß ihn allmählich mit in die Tiefe. Ein Ende
war nicht in Sicht, und zum ersten Mal fragte er sich, ob er
diese Situation für den Rest seines Lebens ertragen würde.

Eine langjährige Klientin, die sich kürzlich Destinys Gunst
verspielt hatte, bat sie eines Tages zu einem Gespräch und
sagte: »Ich habe einige Veränderungen an Ihnen festgestellt
und mache mir Sorgen. Ich weiß, daß Sie auf natürliche Er-
nährung und all das Zeug schwören, und bitte Sie, mir meine
Indiskretion zu verzeihen, aber ich habe das alles vor nicht
allzu langer Zeit selber durchgemacht. Ich brauchte ziemlich
lang, um eine Ärztin zu finden, die es schaffte, meine Hormo-
ne endlich wieder ins Gleichgewicht zu bringen. Ich würde Sie
gern an sie verweisen und hoffe, daß Sie sich einfach mal an-
hören, was sie zu sagen hat.«

Destiny war sprachlos, daß eine Klientin sich auf derart privates Gelände vorwagte, aber zum ersten Mal erkannte sie, daß ihr Zustand sich offensichtlich auf ihren Beruf auswirkte, und deshalb rief sie widerstrebend in der Praxis an. Nach einem Gespräch mit der Ärztin, die ihr die verschiedenen Methoden einer Hormonersatztherapie erklärt hatte, beschloß sie, sich selbst zu überzeugen, ob eine Behandlung helfen konnte oder nicht.

Es dauerte ein Jahr, bis ihr Hormonhaushalt wieder vollkommen ausgeglichen war, doch schon nach wenigen Monaten fühlte sie sich deutlich besser. Die Ärztin meinte, es könne ein wenig länger dauern, bis die unregelmäßigen Schmierblutungen völlig unter Kontrolle seien. Erst im nachhinein wurde Destiny sich bewußt, wie elend sie sich die ganze Zeit über gefühlt hatte.

Sie erkannte es an Andeutungen und Kommentaren ihrer Familie und Freunde, die in ihrer Gegenwart endlich nicht mehr auf Eiern tanzen mußten. Vor allem Tim war erleichtert, die Frau wiederzufinden, die er geheiratet hatte.

Die natürliche Menopause

Noch vor knapp zwei Jahrzehnten galten prämenstruelle Spannungen, wie man damals sagte, und die Symptomatik der Menopause als weibliche Hirngespinste oder als Signal einer seelisch labilen Frau. Dem ist nicht so. Beide Zustände sind reale, klinische Syndrome, die Körper und Geist in dramatischer Weise beeinträchtigen. Der hormonelle Aufruhr, den die meisten Frauen erleben, greift direkt in bestimmte Gehirnbereiche ein, sabotiert die emotionale Ausgeglichenheit und ruft körperliche Beschwerden hervor.

Vor noch nicht allzu langer Zeit wurde den meisten Frauen der Eindruck vermittelt, die Wechseljahre begännen als unbestimmter und kaum merklicher Prozeß, der allmählich und sanft voranschreite und nur von jenen Frauen als belastend empfunden würde, die ohnehin seelisch unausgewogen seien. Niemand erwähnte je die Blitzschläge aus heiterem Himmel oder den Weckruf mitten in der Nacht – das höchst beunruhigende Gefühl, schweißnaß und erhitzt aus dem Schlaf gerissen zu werden –, der verkündet: »Hallo, soeben hat dein Klimakterium angefangen!« Viele Frauen beschrieben mir einen jähen und manchmal erschreckenden Überfall von Symptomen, während andere einen allmählicheren Beginn erlebten.

Nach der üblichen Definition ist die Menopause das Ausbleiben der Menstruation, der ein Jahr lang kein weiterer Menstruationszyklus (Blutung und Ovulation) mehr folgt. Diese Definition wird wohl bald veraltet sein, denn immer mehr Frauen entscheiden sich schon vorher für eine Therapie. Die Begriffe Perimenopause und Postmenopause beziehen sich auf die Zeiten unmittelbar davor und danach, das Klimakterium beziehungsweise die Wechseljahre, die zwischen fünf und fünfzehn Jahren dauern können.

Der auffälligste und unmittelbarste Effekt des Östrogenentzugs (und des Absinkens anderer Hormone) sind Hitzewallungen und Schweißausbrüche. Je weniger Östrogen vorhanden ist, desto stärker ist die Transpiration. Der körpereigene Thermostat gerät durcheinander. Jähen Rötungen der Gesichtshaut gehen Wallungen voraus, die subjektiven Empfindungen, die man unmittelbar vor deren physiologischem Ausdruck erlebt. Anders als bei einer Schamröte, spürt man das Erröten, ehe man es sieht.

Die Hitzewallung ist das Ergebnis eines plötzlichen Blutandrangs zur Haut und dauert durchschnittlich eine bis fünf Minuten. Aufgrund des dichten Geflechts von Blutgefäßen in Gesicht und oberem Hals äußern sich Wallungen und die darauffolgende Röte hier am häufigsten. Die Hauttemperatur steigt um ein paar Grad. Eine Frau sagte mir, sie habe in diesen Momenten das Gefühl, als entströme ihr ein Dampfschwall. Zusammen mit den Hitzewallungen gehen in der

Regel nächtliche Schweißausbrüche, abnorme Transpiration und Herzklopfen einher, die häufig den Schlaf beeinträchtigen und tagsüber eine erhöhte Reizbarkeit auslösen. Schlafstörungen treten meist etwa alle neunzig Minuten auf, entsprechend dem Östrogenzyklus. Unter diesen lästigen Temperaturänderungen leiden ungefähr fünfundsiebzig Prozent der Frauen während und unmittelbar nach den Wechseljahren. Ein weiterer unerwünschter Nebeneffekt ist Gewichtszunahme.

Mehrere Studien bestätigen, daß Östrogenentzug Depressionen verursachen kann, die sich durch Hormonersatz beheben lassen. Manche Studien stellen allerdings auch das Gegenteil fest, und deshalb herrscht unter den Ärzten immer noch eine weitverbreitete Skepsis hinsichtlich einer Verbindung zwischen Menopause und Depression, obwohl die Mehrheit der Untersuchungsergebnisse für einen Zusammenhang spricht. Frauen in den Wechseljahren sind häufig unglücklich, müde, niedergeschlagen, angespannt, nervös und reizbar. Viele berichten von Gedächtnisschwäche, Konzentrationsmangel, Antriebslosigkeit, Alpträumen und Weinkrämpfen. Neuere Ergebnisse deuten auf eine erhöhte Anfälligkeit für die Alzheimer-Krankheit bei Östrogenmangel hin. Manche Frauen fühlen sich in ihren Grundfesten erschüttert und »entwurzelt«, ohne eigentlich zu wissen, weshalb. Andere denken an Selbstmord. Ohne angemessene Behandlung, ohne Verständnis und Unterstützung setzen manche ihren Impuls in die Tat um.

Leider unterziehen sich weltweit nur zehn bis fünfzehn Prozent aller Frauen einer Hormonersatztherapie. Den übrigen wurde die Möglichkeit gar nicht erst angeboten, oder sie sind so ängstlich und verwirrt durch die vielen Mythen und verschiedenen Meinungen, daß sie eine Therapie ablehnen. Diese Einstellung hilft zwar den Forschern, Daten zu gewinnen — aus naheliegenden Gründen erhalten wir die meisten Erkenntnisse über die Wirkungsweise von Östrogen bei jungen Frauen, indem wir untersuchen, wie es älteren Frauen bei Östrogenmangel ergeht –, doch den fünfundachtzig oder neunzig Prozent der Frauen, die sich ohne Beistand durch die Wechseljahre quälen, entzieht sie die große Hilfe, die eine ÖET (Östrogen-Ersatz-Therapie) ihnen sein könnte.

Mittlerweile wissen Sie, welchen Einfluß Östrogen auf das Leben der Frau ausübt. Ohne dieses entscheidende Hormon wird die Frau schrittweise immer weniger weiblich, weniger robust, weniger gesund und weniger glücklich. Ich spreche von Krankheit und Verfall, nicht bloß von einem kosmetischen Effekt.

Jene Leserinnen, die sich noch nicht über Östrogenmangel beklagen können, mögen bei der weiteren Lektüre die Vor- und Nachteile dieses Hormons bedenken und sich ihre Meinung bilden. Und wenn Sie die Geschichte interessant finden, dann warten Sie ab, bis Sie von Testosteron hören.

Gail Sheehy, Autorin von *Wechseljahre – na und?*, beschreibt in ihrem beredten Stil, wie das Klimakterium als ein höchst unwillkommener Eindringling über sie hereinbrach:

Man kann sich keinen unpassenderen Zeitpunkt vorstellen als den Abend, an dem die erste Bombe in der Schlacht mit der Menopause bei mir einschlug. Es war ein Sonntagabend. Behaglich eingebettet in eine Wiederverheiratung, die noch kein Jahr alt war, saß ich gemütlich in einem samtbezogenen Lehnstuhl und las. [...]

Dann ging die kleine Granate in meinem Gehirn los. Ein Aufblitzen, ein Schock, ein plötzlicher Stromstoß zischte durch meinen Kopf und ließ mich zitternd, ängstlich und aus dem Gleichgewicht gebracht zurück.

[...] Ein mächtiger Schalter war betätigt worden. Ich versuchte weiterzulesen. Es fiel mir schwer, mich zu konzentrieren. Als ich auf die Seiten sah, die ich gerade gelesen hatte, merkte ich, daß der Eindruck der Schrift in meinem Gehirn verblaßt war. Es war mir heiß, dann

fühlte ich mich klamm. Ich versuchte mich hinzulegen, aber kein Schlaf konnte die Erschütterung dämpfen. Mein Herz raste, aber wovon? Vollkommene Ruhe? Vielleicht das erste Mal seit meinem dreizehnten Lebensjahr fühlte ich mich zutiefst unwohl in meinem Körper.

[...] Normalerweise optimistisch, hatte ich nun Anfälle von Depression. Dann Einbrüche von Müdigkeit. Da ich mich immer auf einen Überfluß an Energie verlassen hatte, war ich zutiefst beunruhigt, nach einem Tag am Schreibtisch feststellen zu müssen, daß ich mich nur noch nach Hause schleppen konnte. Zu Hause wollte ich nur schnell ein Schläfchen machen und wurde aus dem Tiefschlaf kaum noch wach, um zu Abend zu essen.

[...] Zum ersten Mal seit meinen frühen Teenagerjahren, als die sexuelle Flamme mich ansprang und ich gewarnt wurde, Sex nicht zu sehr zu wollen, fing ich jetzt an, mir Sorgen darüber zu machen, daß ich Sex nicht genügend wollte. [...]

Ich ging zu meinem konservativen Gynäkologen, der als hervorragender Arzt bekannt ist und ansonsten ein wortkarger Gesprächspartner ist. Er machte einen Hormonspiegel. Der Östrogengehalt war sehr niedrig. [...]

»Wie wäre es mit einer Hormontherapie?« erkundigte ich mich.

[...] »Sie sind noch nicht in den Wechseljahren, weil Sie immer noch Ihre Menstruation haben. Ihre letzte Menstruation muß ein Jahr zurückliegen, bevor ich Ihnen Östrogenersatz geben kann.«

»Aber diese – äh – Wirkung auf meine sexuelle Lust«
– ich war verlegen und suchte nach Worten –, »könnte das nicht daher kommen, daß ich mehr Östrogene brauche, wie Vitamine?«

»Es gibt nichts, womit ich Ihnen helfen kann. Das Nachlassen der sexuellen Aktivität ist ein natürlicher Teil des Alterungsprozesses.«

Der kurzangebundene Arzt entledigte sich meiner. Ich verließ seine Praxis mit dem Gefühl, als hätte man mir hiermit eine einfache Fahrkarte zur Müllhalde ausgestellt.

Heute nehmen die meisten Ärzte die körperlichen Symptome der Menopause ernster als noch vor einem oder zwei Jahrzehnten. Die seelischen Anzeichen jedoch werden immer noch nicht in dem Maß respektiert, wie sie es verdient hätten. Aber nachdem die Frauen sich nun freier äußern und sich auch miteinander austauschen, geht es auch auf diesem Gebiet schneller voran.

Die Männer liegen ziemlich weit hinter uns zurück.

Viropause (auch männliche Wechseljahre oder Klimakterium virile genannt)

Die Midlife-crisis unterscheidet sich in nichts von der Pubertät, mit der einzigen Ausnahme, daß man keine Pickel, dafür aber mehr Geld hat.
(Howell Raines, Fly Fishing Through the Midlife Crisis)

Was die männlichen Wechseljahre betrifft, so stecken wir noch im Mittelalter. Die Männer haben heute noch weniger Wegweiser als die Frauen eine Generation früher. Erst vor kurzem haben wir begonnen, die Biochemie ihrer Symptome zu verstehen, und allmählich kristallisiert sich eine physiologische Erklärung heraus.

Will war achtundfünfzig, als sein Leben praktisch über Nacht aus dem Gleis geriet. Er war einer der erfolgreichsten, durchsetzungsfähigsten Geschäftsleute von New York geworden und hatte in seiner Karriere alles verwirklicht, was er sich erträumt hatte, ja sogar noch mehr. Aber das bedeutete ihm nichts mehr. Sein sexuelles Versagen in jüngster Zeit ging ihm so tief unter die Haut, daß es ihm jegliche Aussicht verdunkelte. Trotz seines beruflichen Erfolgs konnte er an nichts anderes mehr denken. Zwanzig Jahre lang hatte er demselben Unternehmen gedient, seit kurzem gehörte er zum Top-Management und hatte vor, sich eines Tages mit allen erworbenen Lorbeeren zur Ruhe zu setzen. Aber sein Aufstieg hatte ihn einen erheblichen Preis gekostet. Seine Ehe war ins Wanken geraten, und seine zwei Kinder – nun, er kannte sie kaum. Seine Karriere hatte immer an erster Stelle gestanden. Er arbeitete oft bis in die Nacht hinein und war mehr geschäftlich unterwegs als zu Hause.

Sein Liebesleben jedoch war bis jetzt in Ordnung gewesen – so dachte er jedenfalls. Seine Frau Andrea beklagte sich nie. Vielleicht war es ein wenig eintönig, aber was kann man erwarten nach zwanzig Jahren Ehe? Will war Andrea viele Jahre treu gewesen, doch nach und nach wieder in alte Gewohnheiten verfallen. Sex auf Geschäftsreisen. Das ließ ihm die Monogamie erträglich erscheinen. Ansonsten bedeutete es nichts.

Dann fand Will heraus, daß Andrea ein Verhältnis hatte, und war am Boden zerstört. Obwohl sie dasselbe tat wie er, schien es ihm etwas völlig anderes zu sein. Gewiß, es war nicht alles perfekt, aber er liebte sie doch. Und hatte er nicht bestens für sie und die Kinder gesorgt? Schließlich tat er alles nur für seine Familie. Wozu brauchte er Geld und Erfolg, wenn er beides nicht mit seiner Familie genießen konnte? Seitdem er von Andreas Affäre erfahren hatte, funktionierte er nicht mehr, wenn er mit ihr zusammen war – und auch mit keiner anderen Frau. Er war vollständig und eindeutig impotent.

Der sexuelle Schock stürzte ihn in die Tiefen der Wechseljahre, und er steckte bis über die Ohren in der Krise.

Wie schon erwähnt, tritt Testosteron bei Männern auf dreierlei Weise in Erscheinung. In jüngeren Jahren leiden sie unter einer hinterhältigeren Form von PMS: der Testopause, die von einem Moment zum anderen eintritt, wie in Kapitel 5 beschrieben. Im Jahresrhythmus werden sie von der saisonalen Form der Testopause geplagt. Und schließlich haben Männer noch ein weiteres Hindernis zu überwinden: die letzte Testosteron-Hürde, die sie in der Mitte des Lebens erwartet, ist die Viropause.

Unter dem Begriff Viropause verstehen wir die biologischen, physiologischen und chemischen Veränderungen, die in einem Mann vor sich gehen, im Zusammenhang mit seinen beruflichen, sozialen und partnerschaftlichen Werten. Das männliche Klimakterium fällt in der Regel in die Zeit zwischen vierzig und fünfzig, kann aber auch zu beinahe jedem anderen Zeitpunkt beginnen.

Die Viropause kann allmählich oder abrupt eintreten, ausgelöst durch den Verlust der Arbeitsstelle, durch Witwertum, Scheidung, Krankheit, körperliche Verletzung, finanzielle Schwierigkeiten, Haarausfall, schwindendes sexuelles Verlangen oder Impotenz – um einige der verbreitetsten psychologischen Gründe zu nennen. Aber gleichzeitig findet auch ein physiologischer Prozeß statt, dessen Mechanismen immer deutlicher zutage treten.

Mit zunehmendem Alter sinkt DHEA rapide ab (um jährlich etwa drei Prozent), bei einem Achtzigjährigen ist es praktisch nicht mehr nachweisbar. Eine Studie, die sechzig gesunde Männer zwischen zwanzig und vierundachtzig mit sechzig gesunden Frauen gleichen Alters verglich, ergab bei den Männern einen signifikant *niedrigeren* DHEA-Spiegel. Auch die Menge an freiem und gebundenem Testosteron verringert sich mit jedem Jahr, allerdings gemächlicher (um jährlich etwa zehn Prozent). Freies Testosteron schwindet rascher, vielleicht aufgrund der Zunahme an serumbindenden Proteinen um jährlich etwa ein Prozent. Der Endorphinspiegel steigt. Nächtliche Erektionen werden seltener.

Eine in Massachusetts durchgeführte Studie über den Alterungsprozeß bei Männern zwischen vierzig und siebzig ergab Impotenz unterschiedlicher Art (minimal, mäßig, vollständig) bei zweiundfünfzig Prozent der untersuchten Personen. Zwischen dem vierzigsten und dem siebzigsten Lebensjahr verdreifachte sich die Häufigkeit vollständiger Impotenz von fünf auf fünfzehn Prozent. Zum großen Teil war die sexuelle Dysfunktion krankheitsbedingt, aber die Impotenz stand umgekehrt proportional mit dem DHEA-Spiegel in Zusammenhang, was bedeutet, daß die Wahrscheinlichkeit von Impotenz um so größer ist, je weniger DHEA im Blut zirkuliert. Bei Männern mit Herzkrankheiten und Bluthochdruck, die zudem Raucher waren, bestand eine größere Wahrscheinlichkeit vollständiger Impotenz.

Es ist schwierig, zwischen den Auswirkungen einer Krankheit und den sexuellen Folgen »natürlichen« Alterns zu unterscheiden, denn zu diesem Thema liegen zu wenige Studien vor. (Die Suche nach Fachpublikationen über die physiologischen Aspekte der männlichen Wechseljahre unter ihren sämtlichen Bezeichnungen ergab nicht einmal hundert Veröffentlichungen seit 1985, im Vergleich zu nahezu dreitausend Studien über die Wechseljahre der Frau.) Dennoch hat sich gezeigt, daß viele Veränderungen unabhängig von einer bestimmten Krankheit, allein aufgrund zunehmenden Alters eintreten – was meiner Ansicht nach die Existenz eines männlichen Klimakteriums mit klar ausgeprägten physiologischen Zügen bestätigt.

Wenn ein Mann ohne tröstliche Wegweiser und Spielregeln mit seelischen, sexuellen und körperlichen Veränderungen konfrontiert ist, gerät er innerlich in Panik, weiß nicht, wohin er sich wenden soll, und hat niemanden, mit dem er sprechen kann. Ärzte neigen dazu, seine Sorgen nicht recht ernst zu nehmen – sofern der Mann überhaupt den Mut hat, sie zur Sprache zu bringen. Sicher ist es nicht falsch zu behaupten, daß die meisten Ärzte heute nicht an eine physiologische Grundlage der Midlife-crisis glauben und statt dessen Psychotherapien und Antidepressiva verordnen – genauso, wie vor Jahrzehnten die weiblichen Wechseljahre behandelt wurden.

Nachdem Ihnen nun manche Ursachen des männlichen Klimakteriums besser verständlich sind und Sie wissen, daß sowohl die Menopause als auch die Viropause durch hormonelle Umstellungen ausgelöst werden, wollen wir uns mit den jeweiligen sexuellen Konsequenzen befassen.

Sexuelle Auswirkungen der Wechseljahre auf Frauen

An einer Londoner Klinik für Wechseljahrbeschwerden wurde eine Umfrage durchgeführt, die sich in erster Linie auf die sexuellen Auswirkungen der Menopause bei Frauen konzentrierte. 185 Frauen wurden befragt; aus dieser Gruppe ergaben sich folgende Feststellungen:

- Erstmaliges Auftreten sexueller Schwierigkeiten während der Perimenopause: 68 Prozent.
- Verlust des sexuellen Interesses: 39 Prozent.
- Abneigung gegen Sex jeder Art: 9 Prozent.
- Trockenheit der Vagina: 31 Prozent.
- Schmerzen beim Geschlechtsverkehr (zu 50 Prozent auf Vaginismus zurückzuführen): 37 Prozent.
- Verlust der klitoralen Empfindungsfähigkeit: 17 Prozent.
- Unfreiwilliger Abgang von Harn/Angst vor Inkontinenz: 9 Prozent.
- Veränderte Berührungsempfindlichkeit (Irritation bei Berührung): 31 Prozent.
- Verminderte Orgasmusfähigkeit: 23 Prozent.

Sexuelle Geruchsstoffe: Wenn Sie versuchen, einen neuen Mann oder auch Ihren gewohnten Partner zu verführen, spielt ein angenehmer Körpergeruch – beziehungsweise dessen Fehlen – in den meisten Fällen eine erhebliche Rolle, auch wenn er nur unterschwellig wahrgenommen wird. Wie bereits erwähnt, bewegen sich Primaten und die meisten anderen Tiere in einer Wolke aus Pheromonen – sexuellen Geruchsstoffen, die bestimmte sexuelle Reaktionen und insbesondere Anziehung hervorrufen. Zwar ist nicht bewiesen, daß auch die Frau östrogenbedingte vaginale Pheromone aussendet, doch ist die Annahme keineswegs abwegig, daß bei sexueller Aktivität, während des ganzen Tages und auch im Schlaf Geruchsstoffe freigesetzt werden. Vielleicht ist das der Grund, weshalb jugendliche Liebespaare so gern ihre T-Shirts tauschen.

Mit der Menopause müßte demnach die Ausschüttung von Geruchsstoffen abnehmen, die bei Tieren, wie wir wissen, von der Höhe des Östrogenspiegels abhängt. Folglich vermindern sich Intensität und Ausmaß der Anziehung – mit verheerenden körperlichen Folgen. Vielleicht fühlt sich die Frau weniger attraktiv und gibt sich selbst die Schuld daran, weil sie nicht weiß, daß das Phänomen hormonell bedingt ist.

Berührungsängste: Das Austrocknen und Dünnerwerden der Haut – des größten Sexualorgans unseres Körpers – geht sehr zu Lasten der Romantik, denn damit schwinden sowohl die sexuelle Anziehungskraft als auch die Lust am Berühren und Berührtwerden. Infolgedessen werden Zärtlichkeiten spärlicher – zum Nachteil aller. Vielleicht findet dann auch kein Sex mehr statt, wie es häufig der Fall ist; aber selbst wenn das Sexualleben nicht völlig stirbt, so schwindet häufig die Lust.

Philip Sorel hat sich mit einem Symptomkreis der Peri- und Postmenopause befaßt, den er »Berührungsscheu« nennt und auf den Östrogenschwund zurückführt. Sehr anschaulich beschreibt er sexuelle Berührungs- und Empfindungsdefizite und schließt daraus auf eine verlangsamte Übertragung von Nervenreizen, was zu einem unbestimmten Taubheitsgefühl der ganzen Haut, einschließlich der erogenen Zonen führt. Es ist nicht überraschend, daß diese »abgestumpfte Liebe« mit anderen Symptomen der Menopause einhergeht – Verlust der Libido, Hitzewallungen und Schlaflosigkeit.

Berührungsangst hat mehrere Aspekte. Mit der Abnahme von Östrogen sinkt auch der Oxytozinspiegel, der von Östrogen abhängt. Damit verringert sich das Bedürfnis nach Berührung. Finden dennoch Hautkontakte statt, sind sie wegen der infolge Östrogenmangels veränderten Empfindung weniger angenehm als früher. Reizbare, trockene, juckende Haut – ebenfalls ein Ergebnis des Östrogenschwunds – ist auch nicht sehr dazu angetan, den Wunsch nach Berührung zu steigern.

Finden dennoch Berührungen statt, die schließlich zu Geschlechtsverkehr führen, steigert sich die verringerte sexuelle Empfindungsfähigkeit im Genitalbereich manchmal zu »seniler« Vaginitis mit Juckreiz, brennenden Schmerzen und oberflächlichen Blutungen, was der betroffenen Frau zusätzliche Scheu vor Berührung einflößt und ihr mit Sicherheit die Lust nimmt. Außerdem ist der rezeptive Sexualtrieb östrogenabhängig: Bei niedrigem Östrogenspiegel ist eine Frau ohnehin nicht sehr einladend oder bereitwillig. Ist zugleich ihr Testosteronspiegel gesunken, kommt ihr auch der aktive (aggressive) Sexualtrieb abhanden. Übrig bleibt allein Progesteron, das, wie wir aus dem vorhergehenden Kapitel wissen, den »Rückwärtsgang« einlegt. Kein Wunder also, daß Berührungen und Sex weit in den Hintergrund rücken.

Verlust der Spannkraft: Mit sinkendem Östrogenspiegel verliert die Vagina ihre Elastizität. Sie wird weich und nachgiebig, weniger dehnbar. Die Scheidenwände sind mit mehrschichtigen, schuppenartigen Zellen ausgekleidet, die Querfalten bilden. Ohne die Einwirkung von Östrogen verschwinden die Falten, und die Scheidenwände werden glatt und weich. Infolge nachlassender Spannkraft wird Geschlechtsverkehr schwieriger und weniger lustvoll, nicht nur für die Frau, sondern auch für den Mann: in dem Augenblick, in dem er die Stimulation am meisten braucht, bekommt er sie am wenigsten.

Aber das ist nicht das Schlimmste. Ohne Hormonersatztherapie steigt die Gefahr von Entzündungen und anderen unangenehmen Beschwerden.

»Senile Vagina«: Dieser Terminus bezeichnet eine Reihe ziemlich abscheulicher Begleiterscheinungen der Wechseljahre, die so gut wie jedem für immer die Lust an Sex verleiden können, besonders den betroffenen Frauen.

Östrogenmangel läßt die Vagina schrumpfen, dünner, trokkener und schmerzempfindlicher werden. Risse und Verletzungen der Scheidenwände können auftreten, die einen idealen Nährboden für Keime bilden. Der pH-Wert des Scheidenmilieus wechselt von sauer zu basisch, wenn die Anzahl der für die Aufrechterhaltung des sauren Milieus wichtigen Laktobazillen (die sogenannten Döderlein-Vaginalstäbchen) abnimmt; die Hautschichten, die Vagina und Blase umkleiden, werden dünner. Die Zunahme des pH-Werts bei sinkendem Östrogenspiegel verursacht Austrocknung, reduziert die Gleitfähigkeit und Lubrikation, verstärkt den Juckreiz und schafft eine Angriffsfläche für Entzündungen. Hefepilzinfektionen (Candida albicans) treten nach der Menopause zwar nicht mehr auf, doch viele andere Infektionen werden zu einer häufigen Plage. Das Fehlen von Orgasmen läßt trichomonale Vaginitis gedeihen.

Auch die Vulva verändert sich – langsamer und weniger auffällig, aber unerbittlicher. Der Verlust von Fett und Feuchtigkeit führt zu einer Abflachung der Gewebe. Kleine Blutgefäße unterhalb der Hautoberfläche reagieren auf geringfügige Gewebereizungen, die schon ein heißes Bad bewirkt. Sogar die Reibung des Handtuchs beim Abtrocknen oder das sanfte Eindringen des Penis kann Blutungen verursachen. Der Juckreiz fordert zum Kratzen auf, und Kratzen wiederum löst ebenfalls Blutungen aus. Dann bilden sich kleine Narben rund um die Schamlippen, die Falten kleben zusammen. Soviel zu den erogensten Zonen der Frau!

Nach langer Pause kann Sex für die zarten Gewebe trauma-
tisch sein und die Haut aufreißen. Eine Frau nach der Menopause, die jahrelang mit keinem Mann mehr geschlafen hat,
sollte ihren Arzt aufsuchen, ehe sie wieder Sex hat, um ihre
geschrumpften Gewebe behandeln, den »Rost« und die
»Spinnweben« entfernen zu lassen.

In einer Zeit, als es noch nicht genügend Ärztinnen gab, um
dagegen zu protestieren, bezeichnete jemand diese wechseljahrbedingten Symptome wie chronischen Ausfluß, Juckreiz
und andere Beschwerden als *senile Vaginitis.* Der Name ist
noch nicht ausgestorben. Genausowenig wie die Symptome.
Ich meine, wir sollten in beiden Fällen eine Alternative finden.

Die »gefallene Frau«: Aufgrund der allgemeinen Gewebe-
schwäche kommt es manchmal zu einem Uterus»vorfall« –
die Gebärmutter senkt sich, manchmal so weit, daß ein Teil
aus der Vulva austritt, und manchmal sogar in Gesellschaft:
wie der Uterus kann auch die Blase durch die Öffnung der
Harnröhre austreten – ein unerfreulicher und vor allem ziemlich erschreckender Anblick. Östrogen erhält den Tonus dieser Gewebe, so daß sie bleiben, wo sie hingehören.

Zu allem Überfluß treten häufig heftige Blasenentzündun-
gen und andere Beschwerden auf, wie erhöhter Harndrang
und streßbedingte Inkontinenz. Diese Symptome zeigen sich
manchmal ganz unvermittelt, manchmal auch bei Geschlechtsverkehr. Sie sind zwar nicht unvermeidlich, aber bei
Frauen mit Östrogenmangel durchaus verbreitet. Zehn bis
fünfzehn Prozent der über Sechzigjährigen leiden unter immer
wiederkehrenden Infektionen der Harnwege. Bei mehr als der
Hälfte aller Frauen über fünfundsiebzig treten nach den
Wechseljahren gynäkologische Probleme auf.

Manche Frauen leiden unter einer weniger schweren Form
von Inkontinenz und verlieren nur ein paar Tropfen Urin,
wenn sie niesen. Das Trigonum vesicae, das dreieckige Feld
am Blasengrund zwischen den Einmündungen der Harnleiter

und dem Abgang der Harnröhre, weist eine hohe Dichte von Östrogenrezeptoren auf und reagiert daher sehr empfindlich auf den Östrogenschwund. Tatsächlich verschlimmert Östrogenentzug chronische interstitielle Zystitis (auch Trigonitis oder Hunner-Zystistis genannt). Die eingeschränkte Blasenkapazität zwingt die Frau, mehrmals in der Nacht aufzustehen und sich tagsüber durch Einlagen gegen unfreiwilligen Harnaustritt zu schützen, wenn sie hustet, lacht oder tanzt. Auch beim Orgasmus tritt bisweilen Harn aus – das allein ist manchen Frauen Grund genug, auf Sex zu verzichten.

Zu heiß zum Anfassen: Die indirekten Auswirkungen des Östrogenentzugs auf die Sexualität betreffen nahezu jeden Lebensbereich. Eine Frau, die unter Schwindelgefühl, Herzklopfen, Reizbarkeit, Ängsten, Schlaflosigkeit, Depression und Kopfweh leidet, ist keine sehr willige oder empfängliche Sexualpartnerin. Wenn Sie nun noch die unmittelbaren sexuellen Komplikationen hinzuzählen, die aufgrund von Gewebeatrophie zu einer leckenden Blase und Schmerzen beim Verkehr führen können, ist es nicht schwer zu verstehen, wie sehr eine Beziehung unter der Situation leidet.

Nicht nur zahlt das Paar einen unerträglich hohen Preis bis hin zur Trennung beziehungsweise Scheidung, sondern die weiblichen Wechseljahrsymptome können bei mangelnder medizinischer Betreuung zumindest zeitweise dem Mann die Gesundheit rauben, indem sie ihn ebenfalls ins Klimakterium stürzen, sofern er nicht ohnehin schon mitten drin steckt.

Alan sah, wie seine Frau sich vor seinen Augen von einer reizenden, friedliebenden Dame, die ihn immer zu besänftigen wußte, wenn er in Wut geriet, in eine wahre Furie verwandelte. Sie hatte freilich einen guten Lehrmeister und zahlte ihm alles mit gleicher Münze heim. Ihre Stimmung und ihre Einstellung ließen sie schneller altern als ihre Jahre, und in dem Spiegel, den sie ihm bot, sah er sich selbst alt werden. Ihre

Depression und ihr Zorn zermürbten ihn. Ständig litt sie unter irgendwelchen Frauenkrankheiten – aber vielleicht war das auch nur eine Ausrede. Jedenfalls lautete ihre Antwort stets Nein. Sie hatte offenbar keine Verwendung mehr für ihn. Die Feststellung, daß er, der auf seine Bereitschaft und Leistungsfähigkeit immer so stolz gewesen war, keine Erektion mehr zustande brachte, war eine böse Überraschung für ihn.

Alans berufliche Verantwortung schwand zusehends, je näher er dem Ruhestand kam. Trotzdem hätte er vermutlich noch etliche sehr viel stabilere Jahre vor sich gehabt, hätte er nicht mit all den ehelichen Schwierigkeiten fertig werden müssen, die er nicht im geringsten begreifen konnte. Die zusätzliche Last überstieg seine Toleranzgrenze, und er war nicht mehr in der Lage, seine Frau oder irgend jemand anderen zu unterstützen. Die seelische Überlastung stürzte ihn ins Klimakterium.

Sexuelle Konsequenzen der Viropause für Männer

Mittlerweile wissen wir, daß die sexuelle Reaktionsfähigkeit sowohl aus physiologischer wie aus psychologischer Sicht sehr viel komplexer ist, als man früher glaubte. Sie haben inzwischen eine ganze Reihe chemischer Substanzen kennengelernt, die daran beteiligt sind, doch ein Hormon, das in jedem Alter, vor allem aber während der männlichen Wechseljahre, große Macht ausübt, wurde Ihnen noch nicht vorgestellt: Adrenalin. Der Adrenalinreflex (auch als Leistungsangst bezeichnet), den ich erstmals 1984 in meinem Buch *Bedside Manners* beschrieb, ist die Ursache *psychologischer Impotenz*. Er funktioniert folgendermaßen:

Alan betritt das Schlafzimmer, einen inzwischen bedrohlichen Ort. Er hat ein paar Gläser Bier getrunken, um sich Mut zu machen. Er ist, gelinde ausgedrückt, besorgt (Adrenalin steigt), aber er schlendert betont lässig herein, während er insgeheim befürchtet, daß sie ihm den Kopf abreißen wird. Zu seiner größten Überraschung verweigert sie sich nicht. Trotzdem nähert er sich ihr in einer ähnlichen Geisteshaltung wie der Stichling dem Weibchen. Seine Angst-Kampf-Flucht-Reaktion hat in vollem Umfang eingesetzt. Adrenalin patrouilliert in seinem Kreislauf, riegelt die Festung ab und alarmiert die Wachtposten. Seine Pupillen weiten sich, damit er mit dem vergrößerten peripheren Blickfeld Gefahren rascher erkennen kann. Sein Herz rast, um das Blut in die entscheidenden Körperteile zu pumpen – fort vom Gehirn und der Haut zu den tiefer gelegenen Muskeln und den Lungen: Der Mann ist bereit zu Kampf oder Flucht.

Derselbe Grund läßt Sie kalt und starr werden, wenn Sie sich fürchten: Die Haargefäße in der Haut, die für Wärme sorgen, werden abgeriegelt. Genauso kann die Blutzufuhr zum Penis unterbrochen werden. Befehl der Kommandozentrale: Zum Überleben nicht notwendig!

Alan stellt fest, daß eine erhebliche Stimulation seitens seiner Frau erforderlich ist, bis er zumindest eine Erektion hat – mit Händen, Brüsten, Mund, Zunge. Ihm ist klar, daß sie ein schweres Stück Arbeit vor sich hat, und ihre Frustration ist nicht zu verkennen. Sie läßt einen erbitterten Kommentar fallen, und er welkt auf der Stelle dahin. Kaum hat Alan bemerkt, daß seine Erektion verschwunden ist, entlassen seine Nebennieren infolge tiefen Entsetzens einen weiteren Schwall Adrenalin in den Kreislauf, und er ejakuliert durch einen schlaffen Penis, ehe er überhaupt die Chance hatte, in sie einzudringen. Bitterböse stürmt sie aus dem Zimmer.

Erinnern Sie sich an den Mann vor dem Erschießungskommando? Der Adrenalinreflex kann, sofern er intensiv genug ist, auch eine Ejakulation bewirken. So kann ich häufig erraten, ob ein Mann unter vorzeitigen Ejakulationen leidet, einfach indem ich ihm die Hand gebe: an seinen kalten, schweißfeuchten Handflächen.

Tatsache ist, daß die Potenz eines Mannes in den Wechseljahren sehr viel anfälliger für psychische Einflüsse ist als je
zuvor in seinem Leben. Fügen wir noch die durch Arteriosklerose verengten Penisarterien hinzu, die »liebestötenden« blut-
drucksenkenden Mittel, die er vielleicht einnimmt, ein paar
Gläser Alkohol und die Zigaretten, die interessanterweise die
Arterien in seinem Penis und anderswo ebenfalls verengen,
dann erkennen wir, daß dieser Herr ein aussichtsreicher Kan-
didat für sexuelle Funktionsstörungen ist.

Normal betriebsfähig, aber derzeit im Streik: Nehmen wir jedoch an, daß er nicht unter Krankheiten leidet, keine Medikamente mit ungünstigen sexuellen Nebenwirkungen einnimmt
und eine bewährte, bereitwillige, erregende Partnerin an seiner Seite hat. Er ist gleichwohl in der Lage, den Adrenalinreflex uneingeschränkt zu entfalten und einfach durch un-
sachgemäßen Umgang mit den normalen, altersbedingten
Veränderungen seinen sexuellen Ruin herbeizuführen:

* Es dauert länger, bis eine Erektion zustande kommt.
* Normalerweise benötigt er direkte mechanische Stimula-
  tion, um eine Erektion zu bekommen; ein aufreizender An-
  blick oder entsprechende Phantasien reichen nicht mehr
  aus.
* Die volle Erektion ist nicht mehr so fest wie in jüngeren
  Jahren, der Winkel nicht mehr so steil.
* Sein Drang zu ejakulieren ist nicht mehr so stark wie frü-
  her. Manchmal verspürt er gar nicht erst das Bedürfnis
  nach einem Orgasmus.
* Die Stärke der Ejakulation hat ebenfalls nachgelassen. Die
  Menge des Ejakulats ist geringer, und es enthält weniger
  Spermien.
* Das Bedürfnis nach Masturbation und deren Häufigkeit
  nehmen ab.

- Die Hoden schrumpfen ein wenig, aber nachdem der Hodensack schlaffer herabhängt, sehen sie unter Umständen größer aus. Bei Erregung heben sich die Hoden nicht mehr so stark wie früher.

Dies sind die normalen Veränderungen, die mit zunehmendem Alter eintreten, solange keine Krankheit vorliegt. Eine Herzkrankheit oder Diabetes ist jedoch eine ernstliche Gefahr für die sexuelle Aktivität. Die meisten Experten behaupten immer noch, der Sexualtrieb sei im Alter unvermindert, auch an der Qualität des Verkehrs und der Empfindung des Orgasmus müsse sich nichts ändern. Das mag für Männer zutreffen, die sich sexuell und seelisch ungewöhnlich fit halten: Für sie kann das sexuelle Erlebnis – sowohl hinsichtlich der physischen wie auch der emotionalen Empfindungen – befriedigender sein als je zuvor.

In der Regel ist dies jedoch nicht der Fall, und die Beweise für die Annahme eines vorhersehbaren, meßbaren Klimakteriums bei Männern häufen sich. Unwissen und Ängste verschlimmern die Symptome. Häufig geschieht folgendes:

Alan sieht ein hübsches Mädchen; keine Erektion. Er fragt sich, was mit ihm los ist (winzige Adrenalinausschüttung). Als er am Abend neben seiner Frau im Bett liegt, beschließt er, sich zu vergewissern. Seiner Sorge kaum bewußt, wendet er sich ihr zu, doch er pumpt gerade genug Adrenalin in seinen Kreislauf, um die beginnende Erektion im Keim zu ersticken. Als er keine Reaktion in seinem Penis verspürt – er liegt im Winterschlaf –, gerät er regelrecht in Panik und sieht seine schlimmsten Befürchtungen bestätigt. Noch mehr Adrenalin strömt durch seinen Körper und vernichtet auch seine letzte Chance auf ein ordnungsgemäßes Funktionieren.

Es sei denn, er ändert seine Einstellung.

Glücklicherweise verläßt Adrenalin den Körper genauso rasch, wie es eintrifft, freilich nur, sofern die Aufregung nachläßt, was bei den meisten Männern unter solchen Umständen nicht der Fall ist. Im Gegenteil: es ist unwahrscheinlich, daß sich beim nächsten Mal überhaupt noch etwas rührt. Am Ende ist er so fest von seiner Impotenz überzeugt, daß er tatsächlich impotent ist. Ob ein Mann sich wegen der nachlassenden Festigkeit seiner Erektionen, seines mangelnden Wunsches nach Ejakulation oder wegen seiner fehlenden körperlichen Reaktion auf reizende junge Mädchen Sorgen macht, spielt keine Rolle – kaum setzt der Adrenalinreflex ein, wird die Impotenz zur unabänderlichen Tatsache.

Sobald ein Mann in den Wechseljahren aus irgendeinem Grund Unsicherheiten hinsichtlich seiner Erektionsfähigkeit entwickelt, setzt er weitere Reflexe in Gang, die ihn in eine andere sexuelle Phase gelangen lassen. Er greift auf eine in seiner Jugend libidofördernde Methode zurück: Abwechslung. Er beginnt an Affären zu denken, selbst wenn er seine Träume nicht in die Tat umsetzt; aber viele tun es. Er entwickelt ein neues oder erneutes Interesse an Pornographie. In der Hoffnung, bei seiner Frau eine begeisterte Reaktion auszulösen, und in der Meinung, daß weitere Stimulation seinem Penis auf die Sprünge hilft, bringt er eine Zaubertüte nach Hause – sexuelles Spielzeug, das vibriert und kreist, vielleicht auch ein paar Filme. Manche Frauen sind entsetzt. Die meisten sind von solchen »unpersönlichen«, mechanischen und in der Regel geräuschvollen Hilfsmitteln alles andere als angetan.

Dennoch sucht er nach immer stärkerer visueller oder mechanischer Stimulation, wozu auch Magazine, Prostituierte, sexuelle Experimente, Gruppensex und immer jüngere Partnerinnen gehören.

Durch seine Impotenz aus der Bahn geworfen, begann Alan ein Verhältnis mit einer Frau, die jünger war als seine Töchter, und zog sich damit die Mißbilligung ihrer Familie, seiner Bekannten und völlig Fremder zu. Er dachte sich, er könne noch einmal von vorn anfangen, durch sie seine verlorene Jugend zurückgewinnen und das Zuhause und die Familie gründen, die er sich immer gewünscht hatte.

Kommt Ihnen das bekannt vor?

Alans Verhalten imitiert die Muster seiner virilen Tage, an die er sich so gern erinnert: ein neuerlicher Zeugungswunsch, schnelle Autos, Mißachtung sozialer Konventionen und altersgemäßer Aufmachung, statt dessen jugendliche Kleidung oder ein Bart und ein wenig Farbe, um das Grau zu übertönen, damit er zumindest von hinten noch jung aussieht. Vielleicht beginnt er sogar zu trinken, Drogen zu nehmen wie einst in seiner Jugend. Er geht in den Fitneßclub, findet eine Frau, die halb so alt ist wie er und geradewegs seiner Phantasie entsprungen zu sein scheint, und versucht in nahezu jeder Hinsicht einen Neuanfang.

Diese sexuelle Phase ist typisch für viele Männer in ihren Vierzigern, Fünfzigern und Sechzigern, die das Klimakterium durchleben. Physiologisch ist der Mann zwar weniger widerstandsfähig, doch immer noch ohne weiteres in der Lage, auf sexueller Ebene normal zu reagieren. Das Problem (oder der Vorteil, je nach Betrachtungsweise) ist, daß seine Erektion viel eher auf seine Gefühle als auf seine Befehle reagiert.

Mit dem Versuch, jugendliche Testosteronhöhen wiederzuerlangen, geht ein Rückfall in das emotionale Verhalten des Teenagers einher: Ungeduld, Ärger, Schmollen, Jähzorn. Dasselbe Testosteron, das Männern Macht verleiht, fügt ihnen bisweilen auch Niederlagen zu.

Manche Männer entwickeln sogar ein Interesse an genitalienverändernden Prozeduren wie Penisimplantaten, Vergrößerungsmaßnahmen, Testosteronspritzen und Penisinjektionen. Sie geraten unter den Druck, mit dem Leben, das sie sich geschaffen haben, Schritt halten zu müssen, und der alte Adrenalinreflex setzt von neuem ein …

Tim und Destiny blühten wieder auf, nachdem sie ihre Wechseljahre überstanden hatte. Als Anwältin ging es ihr so gut, daß sie sich selbständig machte. Sie waren wie frisch Verliebte, und alles schien wie am Schnürchen zu klappen. Nie war ihr Liebesleben besser gewesen — bis Tim unerwartet in seiner Firma auf einen neuen Posten versetzt wurde, der eine Degradierung war. Er fürchtete, gekündigt zu werden (Adrenalinausschüttung). Er wußte zwar, daß sie von dem Einkommen seiner Frau ohne weiteres leben konnten, aber das zählte nicht. Auf einmal kam er sich überflüssig vor. Er war deprimiert, voller Ängste, aber er konnte sich niemandem mitteilen. Er wollte stark sein und verhielt sich so, wie er glaubte, sich verhalten zu müssen, aber in der wettbewerbsorientierten Welt, in der wir leben, spürte er insgeheim, daß er die Schlacht verloren hatte (Testosteronschwund).

Er begann, die Schuld bei der Frau zu suchen, die er liebte und mit der er dreißig Jahre glücklich verheiratet gewesen war, nörgelte wegen jeder Kleinigkeit an ihr herum, vor allem wegen ihrer Arbeit. Tatsächlich war er über den unerwarteten Rollentausch derart verstört, daß er kündigte und sich in einer anderen Stadt eine neue Stelle suchte. (Vielleicht wird sein Testosteronspiegel wieder ansteigen, wenn er allein ist.) Sein dringendes Bedürfnis, die Stadt zu wechseln, war der Wunsch, ein neues Revier zu markieren (Suche nach Testosteron).

Sein Fortgehen machte Destiny schwer zu schaffen. Der Oxytozinentzug und die Verwirrung überwältigten sie. Ihre Beziehung litt stark unter der räumlichen Distanz. Er wurde defensiv, unkommunikativ und zunehmend wütend über ihren Mangel an Verständnis (und seinen relativen Mangel an Testosteron). Seine gesamte Persönlichkeit veränderte sich. Sein energisches, positives, freundliches Wesen war verschwunden, er hatte sich in eine Art Mr. Hyde verwandelt. Dieser früher so umgängliche Mann, der sich selbst als »verbannt« betrachtete, begann, auf das nächstbeste Ziel einzudreschen (Testosteronschub) – seine Frau, seine Liebe. Er brauchte viele solche Angriffe, denn der Hormonschub hielt nicht lange vor. Sie wußte nicht, ob er einen Therapeuten oder einen Exorzisten aufsuchen sollte.

Das letzte, was Destiny mit diesem Menschen anfangen

wollte, war Sex. Wann immer er sich ihr näherte, was nicht häufig vorkam, reagierte sie kalt und abweisend. Entsprechend verhielt auch er sich. Als sein Penis in dieser feindseligen Atmosphäre die Mitarbeit verweigerte, gab er ihr allein die Schuld. Er steckte mitten in den Wechseljahren.

Tim leidet unter einem relativen Testosterondefizit und unternimmt alles mögliche, greift nach jedem Strohhalm, um sich von der Qual seiner Gefühle zu erlösen. In den Augen anderer ist er ein starker und fähiger Mann, er selbst aber sieht sich als erledigt, geschlagen und ohne Hoffnung auf die Zukunft. Was noch schlimmer ist: er hat nicht nur im Beruf gegen andere Männer verloren, sondern glaubt, von einer Frau besiegt worden zu sein, die ihm überlegen ist. Das ist der Fluch der modernen Welt.

Selbstbestrafung / Selbstvernichtung: Eine andere Verhaltensweise besiegter (testosteronbedürftiger) Männer besteht darin, die Aggression gegen sich selbst zu richten. Es mag widersprüchlich klingen, aber Aggressivität ist ein weitgehend soziales Phänomen. Um *erfolgreich* aggressiv zu sein, muß sich das Tier oder der Mensch niederträchtig gegen ein anderes Gemeinschaftsmitglied verhalten. Ein hoher Testosteronspiegel fördert die Angriffslust gegenüber anderen. Niedertracht gegen sich selbst zählt nicht: Ein Tier, das sich seine eigene Pfote abbeißt, würde niemals als aggressiv oder dominant angesehen.

Manchmal richten Tiere, die einen Kampf verloren haben, ihre Aggression tatsächlich auf krankhafte Weise gegen sich selbst. Beim Menschen ist die dramatischste Entsprechung dieses Verhaltens natürlich der Selbstmord. Vermutlich war der Testosteronspiegel der Männer, die nach dem Börsenkrach im Jahr 1929 aus dem Fenster sprangen, so niedrig wie die Aktienkurse. In die Kategorie Selbstbestrafung nach einem einschneidenden Verlust zählen beim Menschen wohl auch Drogenmißbrauch, »Unfälle«, die Zerstörung von wertvollen Dingen – einer Arbeitsstelle, einer glücklichen Ehe. Aber beobachten Sie, was geschieht, wenn ein grollender Mann wenigstens einen kleinen Sieg erringt: Sein Selbstvertrauen lebt auf, seine Zukunft erscheint ihm wieder strahlend, zumindest vorläufig, seine Libido flammt erneut auf. Dies alles dank eines vorübergehenden Testosteronschubs.

Wie steht es also mit Tims Liebesleben? Nun, mit der Depression, der Niederlage und dem darauffolgenden Testosteronmangel hat er natürlich jegliches Interesse an seiner Frau verloren, abgesehen von den wenigen Augenblicken, in denen er sie beschimpft und die kleinen Siege, die er davonträgt, ihm ein kurzfristiges Hoch verschaffen. Er braucht seinen Testosteronschub derart dringend, daß er ein dankbares Opfer für praktisch jede Frau ist, die seinen Weg kreuzt, ihm ein wenig Sympathie entgegenbringt und mit seinem Lebensplan, so verworren er sein mag, halbwegs übereinstimmt. Abwechslung, Neuheit? Er weiß instinktiv, was er tun muß, um seine Hormone in Bewegung zu setzen. Aber in seinem Körper zirkuliert auch Vasopressin. Wenn die Reaktion der Steppenwühlmaus auch für uns zutrifft, dann ist er eine Bindung eingegangen, die er zwar gern lösen würde, die aber ein fester Bestandteil seiner selbst geworden ist und zumindest solange bestehen bleibt, solange Vasopressin am Werk ist. Doch je länger er sich von Destiny fernhält, desto schwächer wird die Bindung. Auch die Oxytozinreaktion wird in nicht allzu langer Zeit nachlassen. Durch seine Distanzierung von ihr (eine Möglichkeit, Testosteron zurückzugewinnen) wird er sich schließlich endgültig von ihr trennen, ob es ihm guttut oder nicht. Sofern er es nicht schafft, den Bruch herbeizuführen, wird sie es über kurz oder lang an seiner Stelle tun.

Destiny hat sich eine erfolgreiche Karriere aufgebaut. Nachdem sie sich ihren Wechseljahren gestellt, danach einen beruflichen Höhenflug erlebt hat und sich ihre Ehe in Auflösung befindet, ist sie gezwungen, ihr Leben neu zu überdenken.

Manche Frauen, in der Regel zielstrebige, wettbewerbsorientierte Persönlichkeiten, erleben mitunter ihre eigene Version der männlichen Wechseljahre – freilich in geringerem Ausmaß und natürlich nur deren psychologische Seite.

Sie erreichen einen Punkt, an dem sie derart kampfesmüde sind, daß sie ihre Prioritäten neu setzen müssen. Sie blicken zurück auf das emotionale Ödland ihres Lebens, ihrer Familie und Gesundheit und kommen zu dem Schluß, daß die Kosten zu hoch waren. Lily Tomlin hat dies sehr gut in ihrer Broadway-Show *In Search of Intelligent Life in the Universe* veranschaulicht. Sie porträtiert eine Frau Mitte dreißig mit Kindern, einer aufstrebenden Karriere und einer streßbedingten Trunksucht, die sagt: »Ich wollte alles und habe es bekommen. Wenn ich gewußt hätte, wie es ist, hätte ich mich mit weniger zufriedengegeben.«

Mit anderen Worten: Wie viele ihrer männlichen Kollegen arbeitete Destiny so schwer für ihren Erfolg, daß sie dabei fast zugrunde ging – mit den Kindern, die sie aufzuziehen hatte, und einem Beruf voll enormer Verantwortung, stand sie unter chronischem Streß, trank zuviel. Sie verdiente gut, hatte aber keine Zeit, ihren Wohlstand zu genießen. Wie Gloria Steinem in der Mitte ihres Lebens sagte: »Ich bin einer von diesen Männern geworden, die ich früher immer verabscheut habe.« In einem Leben wie diesem kommt irgendwann der Zeitpunkt, an dem Sie (ob Mann oder Frau spielt keine Rolle) innehalten und einen sehr kritischen Blick auf die Qualität Ihres Lebens werfen. Dies ist die psychologische Seite der Viropause, die in der Regel schmerzhaft ist, aber auch eine Gelegenheit bietet, einige wichtige Änderungen in die Wege zu leiten.

Die chirurgisch bedingte Menopause

Wir müssen zwischen zwei verschiedenen Arten weiblicher Menopause unterscheiden: der natürlichen und der chirurgischen Menopause. Nach allgemeiner Auffassung ist die operative Entfernung der Eierstöcke und der Gebärmutter nichts anderes als ein vorzeitiges, aber gleichwohl natürliches Ereignis. Das stimmt nicht: Die chirurgisch bedingte Menopause ist *absolut*. Die natürliche Menopause ist dagegen unvollständig und vergleichsweise mild.

Bei einem Drittel aller Frauen in den USA wird vor dem sechzigsten Lebensjahr der Uterus entfernt. Tatsächlich werden die meisten Hysterektomien bei Frauen Anfang vierzig durchgeführt – *vor* der natürlichen Menopause. Anders die Männer: jene, die ohne wertvolle Teile ihrer Genitalien durchs Leben gehen, machen keineswegs ein Drittel der männlichen Bevölkerung aus. Bei vielen Ärzten besteht ein erheblich größerer Widerstand gegen die Kastration eines Mannes – selbst bei bösartiger Erkrankung der Hoden – als gegenüber der Entfernung der Eierstöcke und des Uterus einer Frau aus vergleichweise harmlosen Gründen. Ich weiß aus persönlicher Erfahrung, daß Ärzte oft verzweifelt mit der Entscheidung ringen, wenn es darum geht, einen Hoden zu entfernen – nur einen, und nur bei Krebs! –, obwohl der Patient mit dem anderen ausreichend bedient ist. Die Eierstöcke hingegen werden oft von wohlmeinenden Chirurgen »vorsorglich« mit entfernt, wenn sie schon dabei sind, die Gebärmutter zu amputieren.

In einer jüngst erschienenen Publikation zitiert Gail Sheehy eine geschiedene Frau aus Seattle, die sich kurz zuvor einer Hysterektomie unterzogen hatte: »Mein Arzt war ein Säuberer, kein Retter.« Dazu Sheehys Kommentar: »Es klingt wie ein harmloser Hausputz in der Mitte des Lebens, aber in Wahrheit ist die Entfernung beider Eierstöcke eine Kastration.«

Die meisten Frauen, denen einen Hysterektomie bevorsteht, sind sich des Ausmaßes und der Konsequenzen dieses chirurgischen Eingriffs nicht vollständig bewußt. Die folgenden Begriffe sollte jede Frau kennen; sie sind medizinische Zungenbrecher, aber lassen Sie sich nicht davon entmutigen. Es ist sehr wichtig, über die Unterschiede Bescheid zu wissen, falls der Arzt Ihnen die eine oder andere Version nahelegt.

Überblick

Partielle (subtotale) Hysterektomie – Entfernung der oberen zwei Drittel der Gebärmutter bei Erhaltung der Cervix, des Gebärmutterhalses (wird heute nur noch selten durchgeführt)

Totale Hysterektomie – Entfernung des Uterus und der Cervix

Ovarektomie – Entfernung der Eierstöcke

Salpingektomie – Entfernung der Eileiter

Adrenalektomie – Entfernung der Nebennieren

Radikale Hysterektomie mit beidseitiger Salpingo-Ovarektomie – Entfernung von Uterus, Cervix, Eierstöcken mit Eileitern; nur die Vagina bleibt erhalten

Die Frau, der eine – mehr oder weniger radikale – Operation bevorsteht, weiß zwar, daß Gebärmutter und Eierstöcke davon betroffen sind, doch meist hat sie keine klare Vorstellung davon, was der Eingriff körperlich und seelisch für sie bedeutet. Durch Untersuchungen an Frauen nach einer operativen Kastration wissen wir inzwischen einiges. Folgendes kann geschehen:

Symptome nach einer totalen Hysterektomie

Entfernung des Uterus: Wird lediglich die Gebärmutter entfernt, so kommt es nicht unmittelbar zum Menopausensyndrom; allerdings beginnen dann die Wechseljahre früher. In der Wirkung ähnelt dieser Eingriff am ehesten einer vorzeitigen natürlichen Menopause. Selbst wenn die Eierstöcke erhalten bleiben, stellen sie ihre Funktion früher ein, als es ohne Operation der Fall gewesen wäre. Tatsächlich führen manche Gynäkologen im Rahmen einer Hysterektomie bei einer Frau in der Perimenopause routinemäßig auch eine Ovarektomie durch, weil sie davon ausgehen, daß die Eierstöcke ohnehin bald nicht mehr funktionieren werden.

Eine Untersuchung an 164 Frauen ergab folgende Symptomhäufigkeiten:

- Reizbarkeit – 44,5 Prozent
- Nervosität – 43,9 Prozent
- Schlaflosigkeit – 22,0 Prozent
- Gelenk-, Knochen- oder Muskelschmerzen – 38,7 Prozent
- Kopfschmerzen – 33,5 Prozent
- Herzklopfen – 30,5 Prozent
- Depression – 27,4 Prozent
- Beklemmungen – 24,4 Prozent
- Schwindelanfälle – 23,8 Prozent
- Unbehagen beim Geschlechtsverkehr – 17,7 Prozent.

Ovarektomie: Hüten Sie sich vor Ärzten, die Ihre Eierstöcke nur deshalb entfernen wollen, weil sie eben vorhanden sind. Bei der Frau wird Testosteron in den Eierstöcken und in der Nebennierenrinde gebildet. Während der natürlichen Menopause nimmt der Testosteronspiegel ein wenig ab. Nach einer Ovarektomie wird der Frau jedoch die normale Testosteronmenge entzogen, die ihr andernfalls für den Rest ihres Lebens zur Verfügung stünde. Die jähe Einbuße von Testosteron und Östrogen infolge des chirurgischen Eingriffs scheint stärkere Depressionen auszulösen als der natürliche Östrogenentzug. Bei manchen Frauen schwindet der Sexualtrieb, allerdings nicht bei allen, denn die Nebennierenrinde setzt immer noch eine gewisse Menge Testosteron und viel DHEA frei.

Der abrupte Testosteronentzug infolge einer Ovarektomie, wenn die Frau ihre Fähigkeit zur Testosteronerzeugung weitgehend verloren hat, macht sich am stärksten bemerkbar: deshalb spielt Testosteron bei einer Hormonersatztherapie nach der Menopause eine so große Rolle. Angesichts der Häufigkeit des Eingriffs ist erschreckend, wie wenig klinische Studien durchgeführt wurden, um die sexuellen und psychologischen Auswirkungen und insbesondere die Folgen von Testosteronmangel zu untersuchen.

Normalerweise ist Östrogen das einzige Hormon, das Frauen nach einer operativ herbeigeführten Menopause (wenn überhaupt) verabreicht wird; dabei dürfte jedoch Testosteron gerade wegen seiner potentiellen sexuellen und psychologischen Funktion nicht außer acht gelassen werden.

Adrenalektomie: Sofern keine Erkrankung der Nebennieren selbst vorliegt, werden die Drüsen normalerweise nicht entfernt, außer im Fall bestimmter Tumorarten wie Brust- und Eierstockkrebs: In diesen Fällen dient der Eingriff dazu, einige der dort erzeugten Hormone auszuschalten, die möglicherweise zum Wachstum des Tumors beitragen. Mit den Drüsen verschwindet in der Regel jedoch auch das Testosteron und fast die gesamte Menge an DHEA – und damit das sexuelle Verlangen.

Radikaloperation – Uterus, Eileiter, Eierstöcke: Die chirurgische Entfernung von Gebärmutter, Gebärmutterhals, Eileitern und Eierstöcken (radikale Hysterektomie mit beidseitiger Salpingo-Ovarektomie) bietet eine Gelegenheit, die extremsten sexuellen Veränderungen infolge der Menopause zu untersuchen.

Bei diesem Verfahren bleibt lediglich die Vagina erhalten. Sie verkürzt sich allerdings, wenn der Gebärmutterhals entfernt wird, so daß manchmal Schmerzen beim Geschlechtsverkehr auftreten. Bei Entfernung des Uterus samt Eierstöcken kann innerhalb von zwei Jahren Osteoporose auftreten. Nach vier Jahren ist bei über sechzig Prozent der Patientinnen Osteoporose aufgrund von Östrogenmangel festzustellen.

Chemisch bedingte Menopause: Eine Chemotherapie hat in der Regel einen vorzeitigen, sehr abrupten Beginn der Wechseljahre zur Folge, ähnlich wie eine radikale Hysterektomie, denn die dabei eingesetzten chemischen Substanzen können die Funktion der Eierstöcke und zum Teil wohl auch der Nebennieren zerstören. Dieser Aspekt der Chemotherapie – die chemische Kastration – wurde bisher kaum untersucht, und wir wissen noch nicht, welche »Chemococktails« in dieser Hinsicht besser und welche schlimmer sind. Es kommt häufig vor, daß eine Frau, der eine Chemotherapie bevorsteht, von der Aussicht auf eine eventuelle Beschleunigung oder Verschlimmerung des Menopausensyndroms nichts weiß und eine böse Überraschung erlebt, ohne die Möglichkeit zu haben, sich darauf vorzubereiten.

Sex nach chirurgischen Maßnahmen: Wir haben über die Auswirkungen eines Hormonentzugs auf die Sexualität gesprochen, doch auch die Mechanik eines chirurgischen Eingriffs kann in dieser Hinsicht sehr folgenreich sein. Unter Umständen beeinträchtigen zufällige Nervenbeschädigungen die Sensibilität der Genitalgewebe. Bei manchen Frauen ist die Cervix, die reich an Sinnesnerven ist, angenehm empfänglich für tiefe Stöße beim Verkehr – eine Reaktionsfähigkeit, die sie bei Entfernung des Gebärmutterhalses einbüßt. Die meisten Frauen erleben außerdem beim Orgasmus Kontraktionen der

Gebärmutter, die allerdings nur wenige wirklich spüren. Für jene Frauen jedoch, die Kontraktionen wahrnehmen und als Bestandteil ihres Orgasmus genießen, kann der Verlust schmerzlich sein.

Und wie steht es mit dem G-Punkt? Gibt es ihn überhaupt? Manche Frauen sind felsenfest davon überzeugt. Die meisten Ärzte bezweifeln seine Existenz. Wie auch immer: Bei einer Hysterektomie und bestimmten anderen Eingriffen wie zum Beispiel einer Repositionierung der Organe bei Gebärmutter- oder Blasenvorfall kann es sein, daß der Chirurg ihn ebenfalls entfernt, ohne es zu wissen. Wenn Sie an Ihrem G-Punkt hängen, schützen Sie ihn.

Eine mir bekannte Arztgattin ließ sich ihre Gebärmutter nur deshalb entfernen, weil sie die allmonatlichen Blutungen leid war. Das mag erstaunlich klingen, aber es ist nicht ungewöhnlich. Je nachdem, wieviel tatsächlich entfernt wird, erlebt eine Hysterektomie-Patientin auf einmal die unerwünschten Symptome der Menopause, mit denen sie nicht gerechnet hatte. Ohne es zu ahnen, tauscht sie mitunter eine gesunde oder nur leicht erkrankte Gebärmutter gegen sexuelle Probleme, gesundheitliche Beschwerden aller Art und eine geringere Lebenserwartung ein.

Angesichts der Tatsache, daß die hormonellen Konsequenzen einer operativ bedingten Menopause in der Regel einschneidender sind als die der natürlichen Menopause, selbst wenn die Eierstöcke nicht entfernt werden, sollten chirurgische Maßnahmen so konservativ wie möglich, also stets auf Erhaltung bedacht sein. Natürlich muß bei Erkrankungen der Gebärmutter die Behandlung der Krankheit gegen die sich daraus ergebenden medizinischen Folgeprobleme abgewogen werden. Außerdem sollte die Patientin nicht einfach nur in Kenntnis gesetzt werden, welche »Strukturen« von der Operation betroffen sind, sondern umfassende Information über alle denkbaren postoperativen Konsequenzen erhalten. In Kalifornien gibt es immerhin ein staatliches Gesetz, wonach Ärzte gezwungen sind, vor Eingriffen am Fortpflanzungsapparat die Patienten ausführlich zu informieren, auch über Alternativtherapien, und ihre Zustimmung zu erhalten.

Manchmal tritt aus unerklärlichen Gründen, vielleicht auch erblich bedingt, zwischen dem zwanzigsten und dem vierzigsten Lebensjahr eine vorzeitige Menopause ein. In diesem Fall muß eine gründliche endokrinologische Untersuchung stattfinden, um mögliche Krankheitsursachen auszuschließen. Ansonsten läßt sich die vorzeitige Menopause mehr oder weniger genauso behandeln wie die normalen Wechseljahre.

Schutz der Prostata

Ich bin mir bewußt, daß meine bisherigen Ausführungen klingen, als wären die Frauen eine von der Medizin stiefmütterlich behandelte Minderheit, Opfer aller möglichen chirurgischen Eingriffe, aber damit sind sie nicht allein. Der wunde Punkt des Mannes ist seine Prostata. Schützen Sie sie.

Mit zunehmendem Alter vergrößert sie sich. Eine Prostataerweiterung führt zu verstärktem Harndrang bei Tag und Nacht, was eine Beeinträchtigung nicht nur für den Schlaf, sondern auch für das Ego des Mannes ist. Als Auslöser für Gedanken an »Alteisen« und Unterlegenheit im sozialen Wettbewerb kommt die unruhige Blase gleich nach dem Haarausfall. Gleichgültig, wie jung ein Mann aussieht, wie viril er wirkt – sich während eines Abendessens bei einem anderen Mann oder, Gott bewahre, einer Frau entschuldigen zu müssen, ist ein Testosteron-Tiefschlag.

Eine vergrößerte Prostata verlangt ärztliche Beobachtung. Die Medikamente, die zur Vorbeugung gegen fortschreitende Prostataerweiterung eingesetzt werden, sind im allgemeinen testosteronsenkend, also weder stimmungshebend noch lustfördernd. Auch die Aussicht auf chirurgische Maßnahmen ist nicht gerade erbaulich, doch bei korrekter Durchführung erweist sich der Eingriff meist als sehr wirksam.

Wenn Blasenentleerungsstörungen, nächtlicher Harnverlust oder andere Symptome so gravierend werden, daß sie das Alltagsleben erheblich beeinträchtigen, bietet der operative Eingriff eine gute Lösung. Empfohlen wird er in jedem Fall bei Harnverhaltung und wenn die Untersuchung einen drohenden Verschluß ergibt. Die sogenannte transurethrale Prostatektomie, bei der die Operation durch die Harnröhre durchgeführt wird, hört sich zwar schlimm an, ist aber die beste Methode, sofern kein größerer Eingriff erforderlich ist. Die blutigen Details will ich Ihnen ersparen, nur soviel: Mit einer durch den Penis eingeführten Schlinge wird die Prostata wie ein Apfel ausgehöhlt, wodurch der Weg für den Harnfluß wieder frei wird. Bei der neuen, verbesserten Version benutzt man eine winzige Rolle, die schneiden und gleichzeitig kauterisieren kann, wodurch sich die Blutungen und die Zeit der Ausheilung erheblich reduzieren. In der Regel verspürt der Patient eine erhebliche Verbesserung ohne Komplikationen. Manchmal wird jedoch der Blasensphinkter (die Verschlußklappe) beschädigt, so daß es beim Orgasmus zu retrograden Ejakulationen kommt. Das klingt schlimmer, als es ist: Bei einem ansonsten normalen und angenehmen Orgasmus ergießt sich der Samen nicht aus der Penisspitze, sondern in die Harnblase, bleibt also zunächst im Körper. Manche Frauen sagten mir, sie fänden den Effekt höchst angenehm: Nach dem Sex rinne nichts aus, und bei oralem Sex sei kein Ejakulat zu schlucken. Wenn der Mann das nächste Mal uriniert, ist der Harn trüb von Sperma. Manche sind darüber verstört, solange sie nicht über die Ursache Bescheid wissen; problematisch wird die Sache lediglich, wenn sie noch Kinder haben wollen. Abgesehen davon beeinträchtigt dieser Eingriff die Sexualität in keiner Weise: Laut Aussage der betroffenen Männer fühlt sich der Orgasmus so gut an wie immer.

Wird eine Prostatektomie hingegen durch den Unterleib (suprapubisch) oder durch den Damm, den Raum zwischen After und Hoden (perineal) durchgeführt, so ist das Risiko einer Nervenschädigung größer.

Das zweite, schwerwiegendere mögliche Problem ist Prostatakrebs. Davon und von den verschiedenen Behandlungsmöglichkeiten wird im nächsten Kapitel die Rede sein.

Die Rolle der verschiedenen Hormone bei Menopause und Viropause

Die sichtbaren Symptome der weiblichen Wechseljahre sind die unverkennbaren Anzeichen einer bevorstehenden Schädigung der Gewebe, Knochen- und Muskelmasse durch Östrogenentzug. Im selben Ausmaß wird der Weg des Mannes durch die Wechseljahre weitgehend durch den Testosteronschwund bestimmt.

Aber das ist noch nicht alles. Auch Progesteron und DHEA sind zu bedenken, ganz zu schweigen von Oxytozin, dem Wachstumshormon STH (somatotropes Hormon) und verschiedenen anderen.

Das Wachstumshormon wird im Hypophysenvorderlappen erzeugt und pulsierend, normalerweise in sechs bis acht Schüben pro Tag, freigesetzt. Der stärkste Schub erfolgt kurz nach dem Einschlafen. Die Häufigkeit der Schübe ist anscheinend unabhängig von Geschlecht und Alter, jedoch verringern sich mit zunehmendem Alter deren Dauer und die jeweils freigesetzte Menge. Diese Veränderungen lassen sich bereits bei dreißigjährigen Männern feststellen. Nach dem fünfzigsten Lebensjahr hört bei der Hälfte der Bevölkerung die Produktion von STH gänzlich auf. Sowohl bei Männern als auch bei Frauen machen sich infolge des Hormonschwunds Änderungen bemerkbar: Abnahme der Knochenmasse und -dichte sowie der Muskelmasse, Zunahme der Fettgewebe um bis zu vierzig Prozent. Nieren, Magen, Leber, Dünndarm und Milz schrumpfen. Die Widerstandskraft läßt nach.

DHEA, das bei beiden Geschlechtern ab dem dreißigsten Lebensjahr abnimmt, spielt vermutlich auch eine wesentliche Rolle bei den wechseljahrbedingten Veränderungen beider Geschlechter. Bei Frauen tritt dieser Effekt hinter dem größeren Trauma des Östrogenentzugs zurück, zumal DHEA gleichzeitig die Schwere mancher Symptome, die eine Frau anfänglich erlebt, zu dämpfen vermag. DHEA steht jedoch in engerer Verbindung mit Testosteron, und sein Schwinden verstärkt deshalb wahrscheinlich die nachteiligen Auswirkungen des Testosteronentzugs beim Mann. Jedenfalls bewirkt der sinkende DHEA-Spiegel bei beiden Geschlechtern Gewichtszunahme, Depression und vermindertes sexuelles Verlangen und trägt damit teilweise zu dem komplexen Prozeß bei.

Wie verhalten sich Oxytozin und Vasopressin mit zunehmendem Alter? Das ist schwer zu sagen, denn bislang wurden an Menschen sehr wenige Untersuchungen durchgeführt, und bei Tieren läßt sich kein Menopausensyndrom beobachten. Anscheinend erleben sie keine Wechseljahre. Wir wissen aber, daß bei LH und FSH, die beide Geschlechter in unterschiedlicher Menge besitzen, Änderungen eintreten.

Ohne Hormonersatztherapie wird der Hormonspiegel bei Männern und Frauen zunehmend ähnlich. Beide Geschlechter erzeugen annähernd dieselbe Menge DHEA. Die jeweiligen Testosteron- und Östrogenspiegel unterscheiden sich immer noch erheblich, beim Mann jedoch hat die Testosteronmenge ab-, die Östrogenmenge vermutlich zugenommen, während der Testosteronspiegel der Frau relativ höher ist, seit ihr Östrogen schwindet. Von diesem Augenblick an verbessern sich die Aussichten auf eine erfolgreiche Beziehung erheblich, denn auf hormoneller Ebene nähern sich Mann und Frau einer sehr viel kompatibleren Phase.

Tatsächlich scheint der uralte Konflikt zwischen den Geschlechtern zu verschwinden, während sich das Kräfteverhältnis vom Mann weg ein wenig zur Frau hin verlagert. Dieser neue Mann kann es eher genießen, ihr häufiger die Initiative zu überlassen, er lernt sich zu entspannen und den Duft der Rosen wahrzunehmen. Und sie spielt ihre neue Rolle mit Eleganz, nicht mit Kraft, und läßt ihre Stärke in die Beziehung einfließen. Vielleicht gehen sie jetzt zum ersten Mal in ihrem Leben gemeinsam, Seite an Seite.

Wie können Sie die Vorteile der modernen Medizin und der neuesten Technologien ausnutzen, um die mit den Jahren sinkenden Hormonspiegel auszugleichen und sich die Qualität des Lebens, der Sexualität und der Partnerschaft zu erhalten? Das nächste Kapitel wird sich mit diesen Themen befassen.

Es ist von wesentlicher Bedeutung, daß Frauen und Männer über ihre Hormone und deren Wirkungsweise ausführlich Bescheid wissen, um die Möglichkeiten der medizinischen Versorgung als aufgeklärte, intelligente Konsumenten beurteilen und annehmen zu können. Beschwerden an der Vagina und am Penis lediglich als lokale Symptome zu betrachten und zu behandeln heißt, nur einen Teil des Problems zur Kenntnis zu nehmen. Wo nach außen hin nichts zu sehen ist, können innerlich schlimme Verwüstungen vor sich gehen.

8
PRÄVENTION DER
WECHSELJAHRE

Zothara war Biohistorikerin und leitete Molekulare Zeitreisen. Sie erforschte und rekonstruierte die biologischen Gegebenheiten des frühen Menschen, nicht anders als man einst Dinosaurierskelette wieder zum Leben erweckt hatte. Innerhalb der Föderation leitete sie außerdem die Abteilung Subjektive Erfahrungsausbildung. Seit Jahrhunderten hatte kein Mensch mehr eine natürliche Meno- oder Viropause erlebt. Zotharas Föderation hatte die Wechseljahre ausgemerzt und deren Unannehmlichkeiten genauso wie die damit verbundenen gesundheitlichen Risiken bezwungen. Mit der Fähigkeit, selbst die feinsten Hormonschwankungen präzise zu messen, und den technischen Möglichkeiten, die Hormone eines Mannes und einer Frau entsprechend den rhythmischen Mustern der Blüte des Lebens zu ersetzen, waren ewige Jugend, Gesundheit und hervorragender Sex Wirklichkeit geworden.

Zothara war über zweihundert Jahre alt (ihr genaues Alter verschwieg sie), doch sie hatte die Biochemie und hormonelle Verfassung einer Dreißigjährigen – natürlich ohne deren Fruchtbarkeit. Doch auch das hätte sich ändern lassen, hätte sie den Wunsch gehabt, noch einmal ein Kind auszutragen. Dazu hätte sie bei ihrer monatlichen makromolekularen Analyse lediglich einen fruchtbaren Zyklus beantragen müssen – es sei denn, sie hätte die bequemere Lösung vorgezogen, ein Ei zur extrauterinen Zucht zu spenden –, und zu hoffen, daß ihrem Antrag stattgegeben würde.

Durch geschlechtsspezifische molekulare Manipulation ließ sich jeder beliebige Hormonzustand herstellen, und fast *alle entschieden sich dafür, ihren Hormonostat auf die Zeit irgendwo zwischen dem zwanzigsten und dem dreißigsten Lebensjahr einzustellen. Falls beispielsweise ein Mann in Vorbereitung auf einen Wettbewerb oder einen kongenitalen Besuch in einem seiner Heimathäfen ein wenig mehr freies Testosteron wünschte, brauchte er lediglich mit Hilfe eines EFM (eines Elektronenstärkemikroskops) die Konzentration in seinem Kreislauf entsprechend zu regeln. Durch leichtes Abtasten der Haut mit dem Sensor des Apparates ließen sich präzise atomare und molekulare Messungen sämtlicher Körperflüssigkeiten oder Gewebe zur Feststellung des biologischen Alters und Gesundheitszustandes vornehmen. Im Rahmen der lunaren Diagnose – denn bekanntlich beeinflußt die jeweilige Mondphase die hormonellen Schwankungen – wurden Mängel festgestellt und fehlende Mengen durch eine Vielzahl verschiedener komplexer Medikationssysteme ersetzt, üblicherweise durch den sogenannten Transdermalen Elektromolekularen Transport. Mit dieser Methode wurden Hormone durch elektrische Pulse in exakten Intervallen entsprechend den natürlichen Rhythmen in den Kreislauf freigesetzt. Die alten subkutanen Verabreichungsformen waren mittlerweile seit vielen Generationen außer Gebrauch.*

Der wissenschaftlichen Technologie war es gelungen, nicht nur ideale biochemische Zustände zu reproduzieren und für unbegrenzte Zeit aufrechtzuerhalten, sondern sie hatte auch einige Verbesserungen erzielt. So konnten Männer und Frauen zeitweise oder für immer ihre biochemischen Plätze tauschen. Falls sie ihren geschlechtlichen Zustand oder ihre sexuelle Orientierung als unbefriedigend oder unangemessen empfanden oder auch nur den Wunsch nach neuen Erfahrungen verspürten, konnten sie eine spezifische Umwandlung beantragen, die es in dreierlei Varianten gab: nur geistig, nur körperlich oder beides zugleich. Es ließ sich praktisch jede denkbare Kombination verwirklichen: der Geist eines Mannes im Körper einer Frau, die vollständige Umwandlung mit den passenden geklonten Körperteilen oder auch jeder mögliche Zwischenzustand durch entsprechende Rheostatregelungen; außerdem konnten zwei Partner sich entschließen, ihre zentralen Nervensysteme (Gehirne) innerhalb der angebotenen Bandbreite auf jeder beliebigen Position einander anzugleichen, während ihre Körper ihre geschlechtsspezifische – männliche beziehungsweise weibliche – Form behielten.

Dennoch kam es immer noch vor, daß Uromaten über ihre jeweilige Einstellung stritten:

»Liebling, würdest du bitte deinen Oxytozinspiegel erhöhen, oder muß ich mein Progesteron steigern? Wenn du mich nicht berührst, werde ich unberührbar! Und vergiß nicht, daß du versprochen hast, auf deiner nächsten Reise in den Hyperraum deine Vasopressinkonzentration zu erhöhen. Ich möchte dich ganz für mich allein haben.«

»In Ordnung, aber nur wenn du deinen Serotoninspiegel anhebst, sobald ich wieder heimkomme. Ich finde, du solltest deinen Aggressionsquotienten senken.«

Die meisten wechselten wenigstens einmal im Leben für einen oder zwei Monate ihr »geistiges« Geschlecht, ohne ihre körperlichen Eigenschaften zu verändern, nur damit ihre Uromaten nicht mehr sagten: »Du wirst nie verstehen, wie es ist ...«

Zothara hatte sich schon öfter in den männlichen Molekularmodus versetzt und trug sich auch jetzt wieder mit dem Gedanken daran, um die Abwesenheit ihres vierten Uromaten Galen besser zu ertragen. Bei langen Trennungen war der endokrine Status eines Mannes sehr viel angenehmer. Galen war für unabsehbare Zeit auf dem Planeten Darth stationiert, und Zothara waren nur seine Hologramme, Gerüche und Zellmuster aus strategischen Geweben geblieben, um ihre Zyklen regelmäßig, ihre Sinnlichkeit wach und sich selbst bei Laune zu halten. Seit den Zeth-Kriegen war das Klonen ganzer Menschen gesetzwidrig, erlaubt war lediglich die Herstellung von Ersatzkörperteilen. Trotz der Möglichkeit, in der

*virtuellen Realität die molekulare Erinnerung an ihre eroti-
schen Abenteuer wiederaufleben zu lassen, und trotz ihres
tragbaren Orgasmatrons war sie unzufrieden: So altmodisch,
wie ihr Wunsch auch sein mochte, sie sehnte sich danach, in
seinen warmen Armen zu liegen.*

Science-fiction? Natürlich. Aber nach Meinung einiger Experten ist diese Zukunft gar nicht mehr weit. Wir haben bereits den Vorläufer meines fiktiven EFM: Betriebsfähige
Atomstärkemikroskope (AFM), die molekulare Oberflächen
abtasten, Moleküle spalten, aufnehmen und mit verblüffen-
der Präzision anderswo einfügen können. Der Physiker Eric
Drexler ist davon überzeugt, daß die Menschheit, dank der
Entwicklung der Nanotechnologie, biologischer Systeme und
synthetischer Chemie fähig sein wird, in nicht allzu ferner Zukunft Materie auf atomarer und molekularer Ebene zu beherrschen.

Wir verfügen auch über Systeme zur Verabreichung von
Medikamenten, bei der Moleküle durch batteriebetriebene
elektrische Ströme durch die Haut befördert werden, mit Hilfe von Pflastern, subkutanen Pumpen, Implantaten in Form
von Kügelchen, Inhalatoren, Nasensprays, Augentropfen,
Medikationstransportmolekülen, die ihre »Passagiere« zu bestimmten Zielorten bringen, Sublingualtabletten und etlichen
anderen Methoden. Und bis dahin? Was wird aus jenen, die
den großen Durchbruch nicht mehr erleben?

Prävention der Menopause

Wir sind heute bereits in der Lage, die chemische Zusammensetzung unseres Hormonhaushalts so wiederherzustellen und
aufrechtzuerhalten, wie er in der Blüte unseres Lebens war.
Unsere Methoden sind noch nicht so ausgefeilt wie oben dargestellt, aber immerhin ausreichend, um die klinischen Symptome der Wechseljahre – beim Mann wie bei der Frau – voll-

ständig zu vermeiden. Ich habe es selbst erlebt und meinen Patienten geholfen, den Prozeß zu überstehen. Für eine Handvoll Ärzte, die über die ganze Welt verstreut sind, gehört dies zur alltäglichen Praxis. Die Wechseljahre müssen kein Schrecken mehr sein.

Willkommen in der Welt der Hormonersatztherapie (HET), einem vielversprechenden Zweig der modernen Medizin – Ihre Fahrkarte zu besserem Sex, weniger Wallungen und einer glücklicheren Gemütslage. Aber so einfach ist es leider nicht. Vorbehalte wegen eines erhöhten Krebsrisikos und widersprüchliche Ansichten der Ärzte erschweren den meisten Frauen die Entscheidung für eine Hormontherapie zu Beginn ihrer Wechseljahre.

Welche Frau hätte noch nicht mit Schaudern an ihre bevorstehende Menopause gedacht, hätte nicht den Verlust ihrer Sexualität befürchtet? Welcher Mann mußte noch nicht – zusätzlich zu seinen eigenen Sorgen – mit einer Frau zurechtkommen, die ein Opfer hormonellen Aufruhrs war? Hat er sich je gefragt, welche Veränderungen in seinem Sexualleben seine Frau ihm mit zunehmendem Alter bescheren wird? Ganz zu schweigen von jenen, die in seinem eigenen Körper vor sich gehen. Ich halte es für besser, die Symptome von vornherein zu umgehen, wann immer es medizinisch vertretbar ist, statt nur abzuwarten, was passieren wird.

Kürzlich traf ich eine Frau, die mir berichtete, ihr Arzt habe ihr, als sie auf die Vierzig zuging, eine niedrig dosierte Empfängnisverhütungspille verschrieben, um ihr das Menopausensyndrom zu ersparen und ihr den Übergang zu erleichtern. Sie litt nie unter Hitzewallungen, jähen Stimmungsumschwüngen und anderen Beschwerden, wie sie im letzten Kapitel dargestellt wurden. Vergleichen Sie ihre Erfahrung mit den Erlebnissen von Gail Sheehy und anderen Frauen, die um Hilfe baten, nur um sich sagen zu lassen, sie müßten erst ein Jahr lang menstruationsfrei sein.

Männer werden meist gar nicht erst ernstgenommen, wenn

sie mit Wechseljahrsymptomen eine Arztpraxis aufsuchen. Jeder Arzt, der nach Lösungen sucht, stellt die traditionellen Denkweisen in Frage und riskiert den Hohn seiner Kollegen. In London praktiziert ein kühner, abenteuerlustiger und zunehmend bekannter Arzt namens Malcolm Carruthers, der in der Hoffnung, den Kode zu knacken und die fehlenden Zutaten zu ersetzen, die männlichen Wechseljahre mit verschiedenen experimentellen Hormonkombinationen behandelt. Unter den traditionellen Medizinern ist er mehr oder weniger verrufen, doch die meisten seiner Patienten schwören auf seine Behandlungsmethoden.

Vielen Männern und Frauen wird die Hormonersatztherapie, die sie eigentlich brauchen, vorenthalten, und *niemand sagt ihnen, daß es nicht länger nötig ist, das Wechseljahrsyndrom durchzumachen.* Wir können die Symptome gänzlich vermeiden, beinahe wie Zothara. Folgender Brief erschien in der Ratgeberkolumne *Liebe Abby*:

Liebe Abby,

meine Frau und ich sind Ende Fünfzig und seit sechsunddreißig Jahren verheiratet. Wir führten eine stabile und glückliche Ehe und hatten bis vor ein paar Jahren eine befriedigende sexuelle Beziehung: Damals hatte ich auf einmal Potenzprobleme. Wir haben uns beide körperlich fit gehalten und passen immer noch in unsere Hochzeitskleider, deshalb konnte ich mir nicht erklären, wie das Problem zustande kam. Ich litt unter enormen Schuldgefühlen.

Aus Verzweiflung suchte ich schließlich einen Urologen auf, der sich auf sexuelle Funktionsstörungen spezialisiert hat. Ich schämte mich und war sehr niedergeschlagen, und nach vielen Tests und etlichen Laboruntersuchungen lautete das Urteil, ich hätte aufgrund des männlichen Klimakteriums eine Veränderung durchgemacht. (Bis dahin dachte ich, das passiert nur Frauen, aber ich habe mich geirrt. Auch Männer sind nicht dagegen gefeit.)

Für mich bestand die Lösung in einer Injektion alle drei Wochen und einer kleinen Pille dreimal am Tag.

Jetzt fühle ich mich wieder wie fünfundzwanzig – und meine Frau ebenso.

Ich schreibe Ihnen, um andere Männer zu ermutigen, bei diesem Problem Hilfe zu suchen. Es gibt viele Behandlungsmöglichkeiten. Was für den einen Mann richtig ist, muß für den anderen nicht stimmen, aber es gibt immer eine Lösung für den, der Manns genug ist, um sie zu suchen.

Wird *beizeiten* eine angemessene Behandlung angeboten, kann unsere Generation die meisten Beschwerden, die unsere Eltern und Großeltern noch ertragen mußten, einfach umgehen. Erschreckend, nicht wahr? Wenn dem so ist, warum pfeifen nicht alle Spatzen die frohe Kunde von den Dächern? Vielleicht deshalb, weil noch nie eine angesehene Autorität die Tatsache offen und unmißverständlich, schwarz auf weiß verkündet hat. Tatsächlich gilt die Vorstellung, die weiblichen Wechseljahre ließen sich vermeiden, als radikal und wird vermutlich von Frauen (und der Mehrzahl der Ärzteschaft), die sich gegen eine Hormonersatztherapie zugunsten natürlicher Methoden aussprechen, als Verrat angesehen.

Im vorigen Kapitel bezeichnete ich die Menopause und die Viropause nicht als natürliche Zustände, sondern als *endokrine Störungen*, wie zum Beispiel Diabetes. Dr. Paul Brenner, Professor und Vizepräsident der Abteilung für Geburtshilfe und Gynäkologie an der University of Southern California, betrachtet die Menopause ebenfalls als endokrine Mangelerscheinung und ist der Ansicht, sie müsse behandelt werden wie jede andere Erkrankung. Außerdem betont er: »Amerikanische Frauen haben eine durchschnittliche Lebensspanne von nahezu achtzig Jahren. Ein Drittel ihres Lebens fällt in die

Zeit nach der Menopause. Eine Hormonersatztherapie (HET) verlängert ihr Leben und verbessert ihre Lebensqualität.«

Tatsächlich vermag eine Östrogenersatztherapie das Leben einer Frau erheblich zu verlängern. Laut Statistik verringert sich nach siebeneinhalbjähriger Behandlung die Sterblichkeitsziffer bei Frauen insgesamt um zwanzig Prozent. Bei längerer Behandlung sinkt die Mortalität noch weiter. Unter den derzeitigen Anwenderinnen, die sich seit mehr als fünfzehn Jahren einer Östrogenersatztherapie unterziehen, nahmen die Sterbefälle um vierzig Prozent ab.

Dr. M. E. Ted Quigley, klinischer Assistenzprofessor in der Abteilung für Fortpflanzungsmedizin der University of California in San Diego, spezialisiert auf die Endokrinologie in Geburtshilfe und Gynäkologie sowie in der Reproduktionsmedizin, ist einer der wenigen Ärzte in den USA, die routinemäßig den Wechseljahren ihrer Patientinnen zuvorkommen und den Symptomen vorbeugen. Manchmal beginnt er mit der Behandlung einer Frau, wenn sie noch in ihren Dreißigern ist und erhält ihren Hormonspiegel während der folgenden Jahre aufrecht.

Dr. Nancy S. Cetel, ebenfalls aus San Diego, sagt dazu: »Es stehen viele verschiedene Behandlungen und Präventivtherapien für Frauen zur Auswahl. Ein Allheilmittel, das für jede Frau geeignet wäre, gibt es nicht. Ärzte sollten sich für ihre Patientinnen viel Zeit nehmen, um sämtliche Fragen abzuklären. Eine flüchtige Untersuchung wird der Situation nicht gerecht.«

Manche Ärzte setzen im Rahmen einer Ersatztherapie auch Testosteron ein, mitunter sogar synthetische Schilddrüsenhormone. In Europa werden DHEA und LH-RH verwendet. Wahrscheinlich wird man demnächst auch Somatotropin, Oxytozin, Vasopressin und ein paar andere Hormone in Betracht ziehen. Deshalb sollten Sie sich auf dem laufenden halten, sobald neue Informationen zur Verfügung stehen – nicht um sich auf jedes flüchtige Versprechen zu stürzen, sondern um in der Lage zu sein, Ihr Programm bei Bedarf zu verändern, wenn gesicherte Erkenntnisse vorliegen. Der neueste Trend besteht zum Beispiel darin, zur Vorbeugung gegen Gebärmutterkrebs einer Östrogentherapie auch Progesteron hinzuzufügen.

Schaffen Sie eine Nachfrage

Um die Jahrhundertwende brauchte man sich um die Wechseljahre weniger Gedanken zu machen, denn viele Menschen starben lang vor dem Auftreten der ersten Symptome. Heute verbringen wir ein Drittel unseres Erwachsenenlebens im Stadium der Postmenopause, und deshalb ist es an der Zeit, das Thema nachdrücklicher anzugehen, die Forschung voranzutreiben und die Aufmerksamkeit der Ärzte zu fordern. Warten Sie nicht, bis jemand anderes die Initiative ergreift.

Als Carolyn ihrem Gynäkologen berichtete, sie leide unter Hitzewallungen, Stimmungsschwankungen und etlichen anderen Symptomen, sagte er, das habe mit ihrem Hormonhaushalt nichts zu tun. Sie gab zurück, ihre emotionalen Störungen seien so heftig, daß sie zuzeiten regelrecht arbeitsunfähig sei, woraufhin er ihr riet, einen Psychiater aufzusuchen. Seiner Ansicht nach sei es viel zu früh, um ein Menopausensyndrom anzunehmen und zu behandeln.

Sie aber blieb beharrlich und lehnte seinen Vorschlag ab mit den Worten: »Ich bin nicht verrückt, ich war es auch in der Vergangenheit nicht. In meinem Körper geht etwas vor, das nicht normal ist, irgendeine medizinische Störung, die auch meinen Geist beeinflußt. Wenn Sie meine Symptome nicht ernst nehmen, werde ich mir einen anderen Arzt suchen.«

Kühne, aber vernünftige Worte. Doch um einem Experten die Stirn bieten zu können, müssen Sie gut informiert sein und über die medizinischen Alternativen zu den Wechseljahren ebenso Bescheid wissen wie über die möglichen Risiken und Nutzen verschiedener Behandlungsmethoden. Es ist äußerst wichtig, daß eine Frau nicht einschneidende medizinische Entscheidungen aufgrund veralteter Informationen trifft. Nur so können Sie die richtige Entscheidung für sich selbst treffen.

Schwer vorstellbar, daß ein Arzt seinem männlichen Patienten nicht sofort eine Behandlung angedeihen ließe, falls die Verweigerung der Therapie zur Schrumpfung seiner Geschlechtsorgane, zur Verkümmerung seiner Muskeln und zur Lähmung der geistigen Fähigkeiten führte. Tatsächlich verschreiben viele Ärzte beim ersten Anzeichen von Impotenz vorsorglich Testosteroninjektionen, die der Mann vielleicht gar nicht braucht.

So, wie Männer sich häufig weigern, sich mit emotionalen Problemen auseinanderzusetzen, sind Frauen leider allzuoft bereit, sie für alles verantwortlich zu machen, und entwickeln einen nicht minder heftigen Widerwillen gegen die naheliegende Lösung, das Problem auf hormoneller Ebene zu suchen. Aber kein Mann würde je durchmachen, was Frauen jahrtausendelang ertragen haben, ohne etwas dagegen zu unternehmen. Treten Sie genauso selbstbewußt auf wie Carolyn, nehmen Sie nicht so leicht hin, daß die Veränderungen, die mit Ihnen vorgehen, »Einbildungen« seien.

Männer haben einen anderen Kampf zu führen. Einen Mann braucht man nicht zu selbstsicherem Auftreten vor seinem Arzt zu ermutigen, solange er weiß, worum es geht. Das ist das Problem. Die Symptome des männlichen Klimakteriums sind vage und kaum definiert. Auch Männer müßten auf mehr Forschung und Untersuchungen über die männlichen Wechseljahre dringen, so wie die Frauen es in eigener Sache seit kurzem tun. Derzeit finden sich Männer noch zu rasch mit mechanischen Lösungen ab wie Vakuumpumpen, Penisinjektionen, Implantaten – womit sie die Identifizierung und entsprechende Behandlung der dahinterstehenden hormonellen Störungen verhindern.

Erinnern Sie sich an die Zeit, als die erste Empfängisverhü-
tungspille auf den Markt kam? Die Ärzte weigerten sich zunächst, sie zu verschreiben, aber die Frauen bestanden darauf
und bekamen sie schließlich. Wir brauchten die Kooperation
mit unseren Ärzten, aber es ist immer der Konsument, der die
Nachfrage schafft. Ärzte und Patientinnen akzeptierten damals Östrogen- und Gestagendosierungen zur Schwanger-
schaftsverhütung, die viel höher waren, als die Natur erlaub-
te. Aber ironischerweise scheuen sich viele derselben Ärzte
und Patientinnen, eine *sehr viel geringer dosierte Ersatztherapie* zu verschreiben beziehungsweise anzunehmen, die den
Zweck hat, eine Frau gesund, glücklich und am Leben zu erhalten. Männer und Frauen müssen dieses Thema genauso
beharrlich verfolgen, wie die Frauen damals die Empfängnisverhütung vorantrieben, und dafür sorgen, daß Mediziner
und Pharmakologen auf ihre Bedürfnisse eingehen.

Dieses Kapitel soll als Munition im Kampf um die hormonelle Gesundheit dienen – zu ihrem Erhalt sowie zu ihrer Wie-
dererlangung. Ausgestattet mit den nachfolgenden Informationen, sind Sie für Diskussionen mit Ihrem Arzt besser gerüstet. Sie werden die richtigen Fragen stellen, die beste Hilfe
bekommen und sich mit nichts Geringerem zufriedengeben.

Erwarten Sie aber keine absoluten Antworten. An Tieren
können wir keine Menopausensymptome untersuchen, deshalb erhalten wir den größten Teil unserer Erkenntnisse über
die Hormonersatztherapie, indem wir sie anwenden beziehungsweise Patientinnen untersuchen. Um eine neue Methode
bewerten zu können, ist ein vollständiger Lebenszyklus notwendig. In dreißig oder vierzig Jahren werden Sie vermutlich
nicht mehr in der Lage sein, von den Ergebnissen der Forschung zu profitieren, die gegenwärtig beginnt. Dies vorausgeschickt, gibt es freilich eine Menge, was wir schon heute
wissen und anwenden können. Wenn sich manche Abschnitte
dieses Kapitels nur an Frauen wenden, so liegt dies einfach
daran, daß wir über Frauen derzeit mehr wissen.

Prävention des Viropausensyndroms

Die Forschung über das männliche Klimakterium hinkt etwa zwanzig Jahre hinter der über die weiblichen Wechseljahre her. Dennoch haben wir viel anzubieten und noch mehr, um darüber nachzudenken.

Bedenkenswerte Überlegungen

Mit einigen grundsätzlichen Überlegungen sollten sich Männer am Beginn der Viropause besonders befassen, und zwar im Hinblick auf ihre allgemeine Gesundheit: Wenn Sie trinken, rauchen und übergewichtig sind, ist Ihr Sexualleben in Gefahr und Ihr Herz ebenfalls. Mit den Symptomen der Viropause brauchen Sie sich in diesem Fall gar nicht zu beschäftigen; hier gilt es, dem plötzlichen Tod vorzubeugen.

Kardiovaskuläre Funktionen: Beim Mann ist die Gesundheit des Herz-Kreislauf-Systems für den Penis so wichtig wie für das Herz. Tatsächlich sind Herz-Kreislauf-Erkrankungen, ihre Komplikationen und ihre Behandlung die am weitesten verbreitete Einzelursache sexueller Funktionsstörungen und verminderter Lebensqualität. Die meisten Medikamente, die zur Behandlung kardiovaskulärer Beschwerden verschrieben werden, machen die Sache meist noch viel schlimmer. Fragen Sie Ihren Arzt nach etwaigen sexuellen Nebenwirkungen der Ihnen verschriebenen Medikamente; vielleicht gibt es Alternativen.

Eine nützliche Information mag sein, daß das niedrig dosierte Aspirin (Aspirin 100), das Sie vielleicht zum Schutz Ihres Herzens einnehmen, auch die Durchblutung des Penis fördert. Es liegen zwar keine Studien vor, die genau diesen Effekt beweisen, doch die Wirkung auf das übrige Kreislaufsystem ist gut erforscht – und weshalb sollten die Genitalien eine Ausnahme bilden?

Depression: Auch die Gemütsverfassung ist zu bedenken. Wie bei Frauen üben die seelischen und körperlichen Veränderungen, die zu dieser Zeit des Lebens eintreten, einen großen Einfluß auf die innere Einstellung eines Mannes aus. Wie wir gesehen haben, gehören der Verlust der Arbeitsstelle, Degradierung oder der nahende Ruhestand zu den mächtigsten Katalysatoren der Viropause.

Männer erkennen oft nicht, wenn sie deprimiert sind. Eine Depression zeigt sich häufig als chronischer Ärger, Reizbarkeit, Feindseligkeit. Angst, Depression und Wut sind verbreitete Züge der Viropause und sollten vorzugsweise nicht mit den traditionellen Medikamenten behandelt werden, von denen die meisten die eine oder andere Form von sexueller Dysfunktion hervorrufen. Lassen Sie es nicht soweit kommen. Achten Sie auf Ihre seelische Verfassung, halten Sie die Kommunikationskanäle mit Ihrer Partnerin offen, begeben Sie sich notfalls in Behandlung.

Bei ernsteren seelischen Störungen könnten Antidepressiva unumgänglich sein. Die beiden Substanzen, bei denen ein besonderes Risiko negativer Auswirkungen auf Ihr Sexualleben besteht, sind Bupropion und Trazodon. Bei beiden wurde zwar ein gewisser positiver Einfluß auf die Sexualität berichtet, doch wie bei allen Medikamenten können auch hier unerwünschte Nebenwirkungen auftreten.

Sexualität während und nach der Viropause: Wie erwähnt, haben Männer in ihren Vierzigern und Fünfzigern häufig mit einer Abnahme der sexuellen Reaktionsfähigkeit auf psychischer und physischer Ebene zu kämpfen, bedingt durch die Wechseljahre, verschiedene Krankheiten und deren medikamentöse Behandlung. Darüber hinaus bringt die Perimenopause und Menopause der Frau eine Zeitspanne mit sich, in der häufig sexuelle Störungen innerhalb der Partnerschaft auftreten und sich leicht zu einem permanenten Muster verfestigen.

Die beiderseitige Verschlechterung der sexuellen Funktionsfähigkeit kann Depression, Ängste, Ärger, Aversion, Frustration und Abwendung vom Partner nach sich ziehen. Schlafstörungen und Reizbarkeit führen zu weiteren Spannungen. Verbittert über ihren eigenen sexuellen Niedergang, machen Männer nicht selten ihre Frauen für ihre Schwierigkeiten verantwortlich, weil sie »alt und unansehnlich« werden. Während sie sich anderswo umsehen, machen sich aber auch manche Frauen, ohne Wissen der Männer, auf die Suche nach jüngeren Partnern.

Es ist nicht so schwer zu begreifen, weshalb manche Männer einen derart extremen Aufwand treiben und allem nachjagen, was sexuelle Stimulation verspricht – ein Vermögen ausgeben, allerlei Drogen schlucken, sich exotische Substanzen in den Penis injizieren lassen. Als seine Partnerin neigt die Frau vielleicht zu der Annahme, in diesem Zustand sei ihr Mann von seinem Ego, von Schwachsinn oder oberflächlichem Machodenken geleitet. In manchen Fällen mag das zutreffen. Aber es gibt einen sehr viel mächtigeren Beweggrund: Geschlechtsverkehr. Um ihn praktizieren zu können, ist der Mann auf die Kooperation seines Penis angewiesen.

Eine Frau braucht im Grunde nichts anderes zu tun, als sich zur Verfügung zu halten. Sie kann daliegen und währenddessen ihre Finanzlage berechnen, obwohl sie in dem Fall vermutlich ein wenig Hilfe in Form von künstlicher Lubrikation benötigt. Wenn ihr Körper nicht von Natur aus reagiert, kann sie sogar nach Belieben einen Orgasmus vortäuschen, wie Sally in dem Film *Harry und Sally* überzeugend demonstrierte.

Solche Täuschungsmanöver stehen dem Mann nicht zur Verfügung. Ohne Erektion ist ihm Geschlechtsverkehr unmöglich. Um eine Erektion zu haben, muß er aufmerksam sein. Wenn er über juristische Schriftsätze nachdenkt, wenn ihm einfällt, daß der Rasen gemäht werden müßte, hat sein Penis keine Lust mehr, und seine Erektion bricht zusammen. Das untergräbt seine Fähigkeit, eine Beziehung aufrechtzuerhalten und Intimität zu erleben. Er braucht zuverlässige Erektionen; andernfalls fühlt er sich unzulänglich, was sein Selbstwertgefühl natürlich herabsetzt, ihn sogar häufig in Verzweiflung stürzt.

Solange er jedoch bei guter Gesundheit ist, dürfte keines der im letzten Kapitel beschriebenen Anzeichen und Symptome der Wechseljahre dauerhafte sexuelle Störung nach sich ziehen. Der Mann wird weder impotent, noch wird er zwangsläufig Sex weniger genießen – es sei denn, er ist in Ermangelung rechtzeitiger Information über die Veränderungen und ihre Bedeutung blind für die Signale seines Körpers. Wenn sie ihn erschrecken und unter Druck setzen, wird er geradewegs in die Adrenalinfalle stolpern und tatsächlich impotent werden.

Um diese Entwicklung zu vermeiden, sollten Sie sich *beizeiten* (möglichst schon in Ihren Dreißigern) über die sexuellen Veränderungen und deren Konsequenzen informieren, die Sie mit zunehmendem Alter erwarten. Machen Sie sich darauf gefaßt, daß Ihr Penis mehr physische Stimulation brauchen wird als lediglich Ihre Phantasie und daß Ihre Reaktion auf visuelle Reize abnimmt. Sprechen Sie im voraus mit Ihrer Partnerin darüber, damit Sie beide später nicht aus der Fassung geraten. Lernen Sie, zwischen den normalen Veränderungen und möglichen krankheitsbedingten Auswirkungen auf Ihre Sexualität zu unterscheiden.

Vernünftigerweise sollten Sie auch darauf achten, daß Ihre Partnerin nicht von ihren eigenen Problemen überrumpelt wird. Wenn Ihre Frau oder Partnerin auf die Wechseljahre zugeht, begleiten Sie sie in die gynäkologische Praxis, um über ihre sexuelle Gesundheit und jedes bestehende oder bevorstehende Problem zu sprechen. Sexuelle Schwierigkeiten sind ansteckend: die Probleme des einen übertragen sich leicht auf den anderen.

Sollte der Adrenalinreflex Sie von Zeit zu Zeit plagen, erziehen Sie sich selbst dazu, der Falle zu entgehen, damit sie nicht zur permanenten Einrichtung wird. Die beste Methode besteht darin, sich auf den Augenblick zu konzentrieren. Wenn Ängste und Befürchtungen um Ihre Erektion oder vorzeitige Ejakulation Sie überkommen und den Adrenalinreflex auslösen, versuchen Sie es mit gedanklicher Kompensation: Beschwören Sie ein erotisches Bild herauf, das Sie anregt und an die Stelle Ihrer Furcht tritt. Die schädlichen Gedanken spüren Sie an Ihren Händen, die kälter und vielleicht feucht werden. Sprechen Sie mit Ihrer Partnerin über Ihre Ängste, denn manchmal reicht es schon, ein Gefühl in Worte zu fassen, um es zum Verschwinden zu bringen. Ein anderer Weg, sich der Adrenalinfalle zu entziehen, besteht darin, Ihre gesamte Aufmerksamkeit auf Ihre Fingerspitzen zu richten, die den wunderbaren Körper Ihrer Frau berühren. Gelingt es Ihnen, sich ganz auf die Berührung zu konzentrieren, blenden Sie die störenden Gedanken mühelos aus.

In Zeiten, in denen Sie aus irgendeinem Grund länger als eine oder zwei Wochen keinen Sex haben, masturbieren Sie ein-, zweimal in der Woche, sofern dies mit Ihrem Wertesystem vereinbar ist, denn Übung macht den Meister: Sie verringern damit das Risiko, Impotenz zu entwickeln.

Testosteronersatztherapie für den Mann

Verschiedene Studien an Männern mit niedrigem Testosteronspiegel haben bestätigt, daß eine Ersatztherapie sexuelles Verlangen, Erektion, Orgasmus, Ejakulation und nächtliche Erektionen wiederherstellt. Am stärksten beeinflußt die künstliche Hormongabe den Geschlechtstrieb, wie die Zunahme sexueller Gedanken und Phantasien zeigt. Interessanterweise läßt sich auch eine allgemeine Verbesserung der Gemütslage feststellen, was darauf hindeutet, daß Testosteron nicht nur ein natürliches Aphrodisiakum ist, sondern auch ein Antidepressivum. Wieso auch nicht? Depression beeinflußt nicht nur die Stimmung, sondern läßt auch die Libido schwinden. Doch wie in Kapitel 6 erwähnt, bewirkt die Verabreichung von Testosteron bei normalem Hormonspiegel in sexueller Hinsicht gar nichts, sondern verstärkt lediglich die negativen Begleiterscheinungen. Auch kann Testosteron nicht den Adrenalineffekt kompensieren. Die gemessene Testosterongesamtmenge sagt über den Einfluß des Hormons auf die Sexualität leider nichts aus; kritisch scheint hingegen der Anteil an freiem oder verfügbarem Testosteron zu sein: Offenbar existiert hier eine Mindestgrenze, unterhalb deren der Mann seine sexuelle Funktionsfähigkeit einbüßt. Der Unterschied zwischen freiem und gebundenem Testosteron ist erst seit einigen Jahren klar, deshalb gehen die meisten der vorliegenden Forschungsberichte nicht darauf ein. Inzwischen unterscheiden Forscher in der Regel jedoch zwischen freiem und gebundenem Testosteron, so daß unser Verständnis von dessen Einfluß in Zukunft sehr viel präziser sein wird.

Beim Mann bewegt sich die Testosterongesamtmenge im Blut (in freier und gebundener Form) im Normalbereich von 250 bis 1200 ng/dl. Der Normalwert von freiem Testosteron bewegt sich im Bereich zwischen 1,0 und 5,0 ng/dl beim Mann (beziehungsweise einem Spitzenwert von 41,0 pg/ml in seinen frühen Zwanzigern und einem Tiefstand von 9,0 in den Achtzigern) und 0,1 bis 0,5 ng/dl bei der Frau.

Bei Männern, die eine Gesamtmenge unterhalb von 250 bis 300 aufweisen, stellt die Testosteronersatztherapie in der Regel den Sexualtrieb und die Erektionsfähigkeit wieder her. Wenn die Konzentration an freiem Testosteron einen Wert von 1,5 erreicht, empfehle ich eine Behandlung.

Derzeit läßt sich Testosteron auf fünf verschiedene Weisen verabreichen:

- durch Injektion
- oral (in Tablettenform)
- sublingual (unter der Zunge)
- mittels Implantat (Kügelchen)
- durch ein transdermales Pflaster

Injektion: Die übliche Verabreichungsform einer Testosteronersatztherapie für Männer ist die intramuskuläre Injektion alle zwei bis vier Wochen; die typische Dosierung beträgt 250 mg alle drei Wochen. Testosteroninjektionen (Testosteronenthanat) können den Testosteronspiegel auf das Dreifache erhöhen und zu einer signifikanten Abnahme von LH und FSH führen. Das bedeutet, daß der Körper die natürliche Testosteronbildung einstellt. Aus diesem Grund wird eine Testosterontherapie nur dann verabreicht, wenn der Mann sie wirklich braucht. Die Wirkung hält auch nach der Behandlung noch an. Die höchste Blutkonzentration tritt innerhalb der ersten Woche auf und nimmt danach allmählich ab.

Injektionen sind derzeit die wirksamste Verabreichungsform, sie erzielen die höchste Konzentration im Blut. Die Nachteile sind die häufigen Besuche in der Arztpraxis und das Unbehagen der Spritze, vor allem aber der Achterbahneffekt eines jähen Emporschnellens und Absinkens im Verlauf des Injektionszyklus, weshalb diese Methode nicht gerade ideal ist.

Wie in Kapitel 5 dargestellt, unterscheiden sich die künstlich herbeigeführten Hoch- und Tiefstände des Testosteronspiegels sehr vom normalen Testosteronrhythmus des Mannes. Man weiß zwar, daß der aggresive Geschlechtstrieb in der Regel entsprechend der Testosteronkonzentration im Blut zu- und abnimmt, doch die Auswirkungen auf die Stimmung wurden viel weniger eingehend untersucht. Bedenkliche Folgen sind deshalb der potentielle Jähzorn und die Reizbarkeit, die ein abnorm hoher Testosteronspiegel über einen längeren Zeitraum hervorrufen könnte, und die Wirkung, die ein solcher Spitzenwert auf eine Beziehung ausübt, vor allem bei Männern, die zu Gewalttätigkeiten neigen.

Oral: Oral verabreichtes Testosteron muß durch den Verdauungstrakt resorbiert werden. Das bedeutet, daß es eine Weile dauert, bis die Konzentration im Blut ansteigt. Die Resorption ist nicht voraussagbar, die Dosierung läßt sich daher schwer kontrollieren. Dennoch ist die orale Verabreichungsform nicht zu unterschätzen, insbesondere für Männer mit einem geringen Testosteronmangel, die vor Injektionen zurückscheuen.

Testosteronundecanoat (TU) wird in Europa (nicht in den USA) von dem Pharmahersteller Organon unter den Bezeichnungen Restandol, Andriol und verschiedenen anderen Namen auf den Markt gebracht. Die übliche Dosierung beträgt 120 bis 160 mg pro Tag (bei zweimaliger Einnahme von je 60 bis 80 mg), was eine bequeme Verabreichungsform ist, die keine Injektionen und häufigen Arztbesuche erfordert.

Andere oral wirksame Androgene sind Mesterolon (unter dem Handelsnamen Proviron), Fluoxymesteron (Halotestin – 5 bis 20 mg pro Tag) und Methyltestosteron (Virilon, Testred und so weiter – 10 bis 50 mg pro Tag). Zur Behandlung des Klimakteriums bei Männern zwischen fünfundvierzig und sechzig wird eine Dosis von täglich 75 mg Mesterolon empfohlen.

Die orale Einnahme von Testosteron hat jedoch auch Nebenwirkungen; dazu gehören Leberschäden, ein erhöhter Cholesterinspiegel, Salzretention, Gewichtszunahme, Vergrößerung der Brust (infolge der Umwandlung von überschüssigem Testosteron in Östrogen), Ödeme, Akne, Bluthochdruck und Prostatahypertrophie.

Diese Nebenwirkungen treten natürlich nicht in jedem Fall auf. Genau wie Aspirin und Penizillin unter Umständen sogar zum Tod führen können, sind die Nebenwirkungen der oralen Testosterontherapie so selten, daß sie hinter dem Nutzen für die männliche Bevölkerung insgesamt weit zurücktreten. Dennoch werden wir eine erhebliche Verbesserung erzielt haben, sobald wir neue Verabreichungsformen oder neuere, reinere Medikamente ohne Nebenwirkungen anbieten können.

Sublingual: Die dritte, auf der ganzen Welt populäre Verabreichungsform von Testosteron sind Sublingualtabletten (Testosteral), die unter die Zunge gelegt werden, wo sie rasch, unter Umgehung des Magen-Darm-Trakts und der Leber, direkt in den Kreislauf aufgenommen werden. Die Konzentration im Blut ist dabei leichter voraussagbar als bei oraler Einnahme, erreicht jedoch nie den Spitzenwert, den man mit einer Injektion bewirkt.

Transdermale Testosteronpflaster: In den letzten Jahren sind transdermale Pflaster zur Verabreichung von Wirkstoffen recht populär geworden, zum Beispiel zur Nikotinentwöhnung, als Nitroglyzerinpflaster (bei Angina pectoris), Clonidin (zur Senkung des Blutdrucks), Scopolamin (als Sedativum bei Seekrankheit) und Östradiol (bei der Menopause). Derzeit wird ein Testosteronpflaster entwickelt, das bald auf den Markt kommen soll.

Es ist ein selbstklebendes Hormonpflaster, das direkt auf die Haut des Hodensacks appliziert wird. Die Zu- und Abnahme des Testosterons, das aus dem täglich erneuerten Pflaster resorbiert wird, entspricht eher dem normalen Rhythmus der natürlichen Testosteronausschüttung. Die extremen Höhen und Tiefen, wie sie bei Injektionen auftreten, lassen sich daher weitgehend vermeiden.

Außerdem fällt relativ wenig überschüssiges Testosteron an, das sich in Östrogen verwandelt; das Risiko einer Brustvergrößerung ist also geringer. Aus demselben Grund kann für Frauen, bei denen Östrogengaben aus medizinischer Sicht nicht ratsam sind, diese Form der Testosteronverabreichung sicherer sein als andere. Ein möglicher Nachteil für Männer besteht darin, daß die direkte Applikation von Testosteron im Genitalbereich möglicherweise das Risiko gutartiger sowie bösartiger Prostatakomplikationen erhöht, denn die Wirkung einer hohen Testosteronkonzentration in den Genitalien ist noch nicht erforscht.

Andere Methoden: Neben neuen Verabreichungsmethoden werden derzeit auch neue Formen von Testosteron mit geringerem Nebenwirkungsrisiko entwickelt. Nachdem Testosteron natürlicherweise in stündlichem Rhythmus ausgeschüttet wird, ist die ideale Verabreichungsform wahrscheinlich eine Testosteronpumpe. Dieses mechanische Gerät wird heute schon klinisch angewendet und bei bestimmten Erkrankungen wie zum Beispiel Diabetes eingesetzt: In regelmäßigen Abständen gibt es kleine Dosen eines Wirkstoffs (in diesem Fall Insulin) ab. Die Pumpe wird unter der Haut eingesetzt und ist, sobald sie implantiert ist, sicher und schmerzlos.

Testosteron läßt sich auch an spezielle Trägermoleküle binden, die seine Beförderung direkt zum Gehirn übernehmen. Auf diese Weise kann Testosteron direkt auf das Gehirn einwirken, ohne in den Körperkreislauf zu gelangen und womöglich verstärkte Körperbehaarung, Glatzenbildung, Bluthochdruck und Prostatatumoren zu verursachen. Solange jedoch diese neuen Methoden noch nicht allgemein verfügbar sind, hat die Testosteronersatztherapie ihre Grenzen.

Sprechen Sie mit Ihrem Arzt oder Ihrer Ärztin über die Vor- und Nachteile einer Testosterontherapie, um schon im voraus, ehe Sie eine Behandlung brauchen, seine/ihre Einstellung und Vorgehensweise kennenzulernen. Sie wollen einen Arzt, der einer Therapie unvoreingenommen gegenübersteht, sofern sie angezeigt ist. Stellen Sie Fragen wie: »Unter welchen Umständen empfehlen Sie eine Testosteronbehandlung? Was könnten Sie tun, wenn ich irgendwann Erektionsschwierigkeiten habe?«

Bitten Sie Ihren Arzt auch, Ihre Testosteronwerte zu ermitteln (die freie und die Gesamtmenge) und außerdem die Steroidhormone DHEA, FSH und LH alle paar Jahre und nach vierzig einmal jährlich zu bestimmen. Daran erkennen Sie die Entwicklung im Lauf der Zeit und können Veränderungen im Hormonspiegel ablesen und ihnen entgegenwirken, ehe sich unangenehme sexuelle Symptome zeigen. Dies ist eine der Möglichkeiten, der Viropause zuvorzukommen.

Die Rolle von Testosteron bei der Entwicklung von Prostatakrebs

Wie schon erwähnt, kann Testosteron zu Bluthochdruck, Leberschäden und Hypertrophie (einer gutartigen Vergrößerung) der Prostata führen. Außerdem bewirkt Testosteron zwar nicht die Entstehung eines Prostatatumors, kann jedoch dessen Wachstum beschleunigen. Bei routinemäßig durchgeführten Autopsien an Männern über sechzig, die aus anderen Ursachen gestorben waren, zeigte sich bei vielen ein Prostatakrebs, der sich noch nicht voll entwickelt hatte. Wären sie nicht beispielsweise an Herzversagen gestorben, so hätte früher oder später der Tumor sie umgebracht. Nachdem so viele Männer ein latentes Prostatakarzinom ohne klinische Symptome beherbergen, wäre die Verabreichung von Testosteron ohne dringende Notwendigkeit nichts anderes, als würden wir Unkraut düngen.

Ungefähr fünfundzwanzig Prozent aller Männer, die das achtzigste Lebensjahr erreichen, entwickeln irgendwann eine zwar gutartige, aber behandlungsbedürftige Prostatavergrößerung. In den USA werden jährlich mehr als vierhunderttausend Prostatektomien vorgenommen, von denen die meisten (96 Prozent) transurethral durchgeführt werden.

Vor der Entscheidung für oder gegen eine Testosteronersatztherapie sind daher folgende Bluttests und Untersuchungen unerläßlich:

- Testosteronspiegel im Blutserum – in freier und in gebundener Form –, um festzustellen, ob eine Therapie überhaupt notwendig ist.
- Prostataspezifischer Antigen(PSA)-Test zum Nachweis etwaiger Metastasen eines Prostatakarzinoms.
- Ultraschalluntersuchung der Prostata auf versteckte Tumoren.
- Rektaluntersuchung der Prostata zur Ertastung ihrer Größe und eventueller Tumoren.

Etwa sechzig bis siebzig Prozent der Prostatakarzinome, die größer als 5 mm sind, lassen sich durch eine Ultraschalluntersuchung nachweisen. Durch Bestimmung prostataspezifischer Antigene im Blut werden etwa siebzig Prozent aller Prostatatumoren erkannt. In Kombination liefern beide Verfahren eine sehr zuverlässige Information, eine hundertprozentige Garantie gibt es jedoch nicht. Die körperliche Untersuchung, zu der auch die manuelle Abtastung der Prostata (Rektaluntersuchung) gehört, ist ein notwendiges Übel. Alle zusammen ergeben das beste Vorsorgeprogramm, das uns heute zur Verfügung steht: Durch regelmäßige ärztliche Untersuchung ist eine Früherkennung des Prostatakarzinoms möglich, der Tumor selbst heilbar.

Behandlung von Prostatakrebs: Die Behandlung eines Prostatakarzinoms führt häufig zu Impotenz. Es gibt jedoch auch nervenschonende Operationsmethoden wie zum Beispiel das Whipple-Verfahren, bei dem sich der Tumor ohne Beschädigung der Sexualnerven entfernen läßt. Für den Chirurgen ist diese Methode mühsamer und zeitaufwendiger, doch Sie sollten sich bei Ihrem Arzt danach erkundigen. Ich frage mich, weshalb bei Männern nicht die Möglichkeit einer Rekonstruktion mittels eines Penisimplantats noch während der Operation besteht, so wie es bei Brustkrebspatientinnen durchaus üblich ist. Stellen Sie sich vor, wie Ihre Stimmung sich hebt, wenn Sie nach der Operation nicht nur keinen Krebs mehr haben, sondern auch – statt Impotenz – eine aufblasbare, zuverlässige Erektion, die Sie nach Ihrem Willen beherrschen können. Das aufblasbare Implantat ist permanent, die Erektion jedoch erfolgt nur, wenn Sie es wollen. Es gibt auch halbstarre Implantate, die permanent installiert werden und eine dauerhafte Erektion bewirken. Die meisten dieser Verfahren sind freilich nur im dringendsten medizinischen Notfall angebracht.

Gestagene und ihre Verwandten, die, wie wir gesehen haben, dem Mann im allgemeinen so übel gesinnt sind, daß sie zur pharmakologischen Kastration verwendet werden können, lassen sich jedoch auch – wenn es um Leben oder Tod geht – zur Behandlung eines Prostatakarzinoms einsetzen.

Wie ich bereits erwähnt habe, sind manche Prostatakarzinome testosteronbedingt, ähnlich wie bestimmte Formen von Brustkrebs unter Östrogeneinfluß gedeihen, mit anderen Worten: Je mehr Testosteron zur Verfügung steht, desto schneller wächst wahrscheinlich der Tumor. Das Gestagen Megestrol wird häufig zur Behandlung von Prostatakrebs eingesetzt. Gestagene blockieren den Effekt von Testosteron, ziehen jedoch auch schädliche sexuelle Nebenwirkungen nach sich, darunter eine erhebliche Einbuße an sexuellem Verlangen bei siebzig Prozent der damit behandelten Männer.

Seit kurzem werden in der Hoffnung, die sexuellen Nebenwirkungen zu verringern, auch neu entwickelte Antiandrogene wie Flutamid (Proscar) eingesetzt. Flutamide blockieren die Androgenrezeptoren ohne Beeinträchtigung der Testosteronzirkulierung, die langfristigen Konsequenzen sind jedoch noch nicht bekannt.

Prävention des
Menopausensyndroms

Manche Frauen vertragen synthetische Hormone hervorragend, andere können sie nicht einnehmen, selbst wenn sie wollten, denn die Nebenwirkungen sind zu unangenehm.

Lena Gorwood aus Lafayette, Tennessee, sagte über ihre Hormonersatztherapie:

Ich bin achtzig Jahre alt. Schon seit den sechziger Jahren nehme ich Östrogen und schwöre darauf. Einmal fiel ich eine Treppe hinunter, acht Stufen von oben bis unten, auch fiel ich zweimal von einem Golfwagen, ohne mir je etwas zu brechen. Ich bin immer noch aktiv, habe keine Arthritis, spiele Golf und erledige meinen Haushalt weitgehend selbst. Ich bin fest überzeugt, daß die Einnahme von Östrogen mich achtzig Jahre so fit gehalten hat. Einmal im Jahr lasse ich mich ärztlich untersuchen, und das Ergebnis ist stets zufriedenstellend. Sonst gehe ich nur zum Arzt, wenn ich erkältet bin oder irgendwelche geringfügigen Beschwerden habe.

Pat Stotts aus Manchester, Tennessee hingegen vertrug kein Östrogen:

Ich bin achtunddreißig. Mit dreißig mußte ich mich einer Hysterektomie unterziehen. [...] Vor ungefähr drei Jahren erklärte mir meine Gynäkologin anläßlich der jährlichen Untersuchung, daß meine regelmäßigen Depressionen vermutlich auf Östrogenmangel zurückgingen. [...] Kurz darauf begann ich mit der Einnahme von Hormonen, fühlte mich jedoch nur kurzfristig besser. Innerhalb von zwei Wochen hatte ich eine schlimme Migräne entwickelt. [...] Also setzte ich die Östrogenpräparate wieder ab.

*Vor kurzem erlebte ich dieselben Symptome wieder:
Depression, Verlust der Konzentrationsfähigkeit, Schlaf-
störungen. [...]*
(*Aus* The Tennessean, *15. November 1994*)

Frauen stehen zur Vorbeugung gegen die Symptome der Menopause drei verschiedene Hormone zur Verfügung, die weltweit angewandt werden: Östrogen, Gestagen (Progesteron)
und Testosteron. Gemeinsam können sie den meisten sexuellen, emotionalen und physischen Aspekten dieser endokrinen
Störung vorbeugen oder sie beseitigen – sofern nicht bereits
irreversible Veränderungen aufgetreten sind.

Nachdem Östrogen bereits in den frühen Dreißigern zu
schwinden beginnt und FSH sowie LH ansteigen, sollten Stra-
tegien gegen das Menopausensyndrom im Idealfall schon
vorher einsetzen. Ein Schlüsselfaktor ist natürlich auch die
Lebensweise. Ein gesundheitsbewußtes Verhalten das ganze
Leben hindurch macht sich auf jeden Fall bezahlt.

Zwei Konstanten sollten Frauen ab dreißig beachten:

• Gute Ernährung, einschließlich allmählicher Erhöhung der
  Kalziumzufuhr, und
• Fitneßtraining mit Gewichten.

Beides fördert nicht nur Ihren allgemeinen Gesundheitszustand, sondern versetzt auch Ihre Knochen in die Lage, die negativen Folgen der Osteoporose in späterer Zeit abzufangen.

Eine weitere Methode, sich die sexuelle Gesundheit über
die Menopause hinaus zu erhalten, ist der größtmögliche
Schutz vor den zahlreichen Scheiden- und Blasenentzündun-
gen, die junge Frauen so häufig befallen. Nicht selten plagen
sie eine Frau ihr Leben lang und bereiten den Boden für einige
der unangenehmeren Beschwerden, die mit den Wechseljahren einhergehen, wie etwa »senile Vaginitis« und Inkontinenz, die ihrerseits jedes chronische Problem verschlimmern.

Der effizienteste Weg, frühe Infektionen zu vermeiden, ist die Beschränkung auf eine geringe Zahl von Sexualpartnern, was zusätzlich einen Schutz vor Gebärmutterhalskrebs gewährt. Jede Infektion ist beim ersten Anzeichen sofort zu behandeln.

Zur Vermeidung des Menopausensyndroms sollte der Frau schon beim ersten Hinweis auf eine hormonelle Veränderung im Blut (nicht erst dann, wenn die Symptome bereits auftreten) ein Östrogenersatz verabreicht werden. Spätestens ab Mitte dreißig sollte der FSH-Spiegel geprüft werden: Dieses Hormon ist der erste leicht meßbare Hinweis auf eine Veränderung, obwohl er flüchtig ist und auch weiterhin, solange die Frau regelmäßig menstruiert, in Abständen untersucht werden sollte. Der Östrogen- und Testosteronspiegel sollte alle zwei bis drei Jahre, ab vierzig jährlich gemessen werden.

Die benutzerfreundlichste Methode, den schwindenden Östrogenspiegel zu ergänzen, besteht darin, der Frau zwischen Mitte und Ende dreißig ein niedrig dosiertes Empfängnisverhütungspräparat zu verschreiben, das sowohl Östrogen als auch Gestagen enthält und mehrere Wirkungen zugleich erzielt: Es verhindert eine Schwangerschaft in dieser schwer kalkulierbaren Zeit; es reguliert ihren Zyklus und ihre Gemütslage in der Perimenopause, die andernfalls von zunehmender Unregelmäßigkeit geprägt wären; und es beugt der schweren Anämie vor, die so häufig mit heftigen unregelmäßigen Blutungen während der Perimenopause einhergeht. Auf diese Weise umgeht die Frau die meisten, häufig sogar sämtliche Symptome der Wechseljahre, sie leidet nicht unter Hitzewallungen, und der sexuelle Reaktionszyklus läuft ab wie immer. Für Frauen, denen die Pille gut bekommt, ist der Übergang nahezu problemlos. Es ist ganz einfach. Wenn keine gesundheitlichen Faktoren dagegen sprechen, kann eine Frau irgendwann in ihren späten Dreißigern oder frühen Vierzigern auf ein Kontrazeptivum eingestellt werden.

Die Pille enthält auch Gestagen, so daß zugleich der Uterus (sofern noch vorhanden) vor Krebs geschützt ist. Wir wissen noch nicht genau, weshalb dies so ist, vermuten jedoch, daß Östrogen allein ein übermäßiges Wachstum des Endometriums, der Schleimhautauskleidung der Gebärmutter, auslösen kann, was eine Anfälligkeit für Gebärmutterkrebs bedingt. Gestagene bewirken den gegenteiligen Effekt: Das Endometrium bleibt dünn und straff. Bis vor kurzem wurden Hysterektomiepatientinnen keine Gestagene verschrieben, denn sie hatten ja keine Gebärmutter mehr zu schützen. Doch angesichts der sonstigen günstigen Wirkung von Gestagen auf den Stoffwechsel wurde diese Einstellung mittlerweile revidiert.

Zur Vermeidung beziehungsweise Behandlung des Menopausensyndroms sollte man auch Testosteron in Erwägung ziehen, der Zeitpunkt freilich ist in diesem Fall variabel. Deshalb ist es günstig, regelmäßig Messungen der Konzentration im Blutserum durchzuführen, um bei einem jähen Absinken mit der Ersatztherapie beginnen zu können. Bei der Frage, ob ein Ersatz allein ausreicht oder eine zusätzliche Testosterongabe erforderlich ist, herrscht Uneinigkeit unter den Medizinern. Anhand der wenigen vorhandenen Studien läßt sich sagen, daß der therapeutisch erstrebenswerte Bereich zwischen dem normalen Spiegel und einer um zwanzig Prozent erhöhten Konzentration liegt.

Eine zusätzliche Kalziumzufuhr ist in der Perimenopause wichtig. Die Kosteneffektivität von Knochendichtemessungen ist zwar umstritten, ich halte sie jedoch für nützlich, sowohl zur Ermittlung eines Richtwerts als auch zur regelmäßigen Überwachung der weiteren Entwicklung. Mammographien und Brustuntersuchungen sollten entsprechend den geltenden Altersempfehlungen durchgeführt werden, die Selbstuntersuchung der Brust sollten Sie einmal im Monat vornehmen.

Sobald eindeutig feststeht, daß eine Frau ihren fruchtbaren Zyklus abgeschlossen hat, also kein Eisprung mehr stattfindet, ist es vernünftig, sie von der Empfängnisverhütungspille auf die niedriger dosierte kombinierte Hormonersatztherapie umzustellen. Vorausgesetzt, es liegen keine Gegenanzeichen vor, spricht nichts gegen die Anwendung einer HET. Kompliziert ist lediglich die Ermittlung der jeweils richtigen Dosierung aller Hormone, die der Frau am besten bekommt. Möglicherweise ist es nötig, ein paar Monate lang zu kombinieren und jeweils andere Zusammenstellungen auszuprobieren, was Geduld und Beharrlichkeit und eine enge Zusammenarbeit zwischen Arzt oder Ärztin und Patientin voraussetzt. Abgesehen davon ist der Prozeß allerdings nur ein Windhauch im Vergleich zum Sturm der Wechseljahre.

Östrogenersatztherapie: Pro und Kontra

Dieses Buch befaßt sich ziemlich ausführlich mit den verschiedenen Wirkungsweisen von Östrogen, insbesondere mit der Östrogenersatztherapie beziehungsweise den Alternativen für Frauen, die Östrogen nicht vertragen. Der Grund dafür liegt auf der Hand: Ein Drittel bis die Hälfte ihres Lebens verbringt die Frau in der Postmenopause, und Östrogen, oder sein Mangel, hat eine enorme Wirkung auf die Gesundheit, Sexualität, Lebensqualität und Lebensdauer der Frau – und indirekt auch auf die ihres Partners und ihrer Familie.

Die Perimenopause ist die eigentlich Schuldige, die den ganzen Ärger verursacht. Sobald Sie die Schwelle einmal überschritten haben und in der Menopause sind, werden Sie sich eine Zeitlang auch ohne Hormone durchaus wohl fühlen. (Weshalb ich die Einstellung der Ärzte, Frauen erst dann zu behandeln, wenn sie mitten in den Wechseljahren sind, für einigermaßen sadistisch halte.)

Die Perimenopause kann höchst abenteuerlich verlaufen. Sie ist wie eine Kanufahrt durch die Stromschnellen am Zusammenfluß zweier starker Wildbäche: Sie beschert Ihnen alles auf einmal, den Genuß von PMS, unerwarteten Blutungen und der ganzen Palette von Wechseljahrsymptomen. Stellen

Sie sich die Fahrt vor: Manchmal bleibt Ihnen nichts anderes übrig, als sich an Ihr Boot zu klammern und zu hoffen, daß Sie durchkommen. In der Regel gelingt das. Aber es kann – buchstäblich – zum Alptraum werden.

Eine Frau, die ich kenne, beschrieb diese Phase so:

»Als ich achtundvierzig wurde, stand ich völlig unvorbereitet vor einem außer Kontrolle geratenen Schnellzug. Er walzte mich förmlich nieder: körperlich und geistig, es hätte gar nicht schlimmer sein können.

Soweit ich weiß, äußerten sich die Wechseljahre bei mir auf viererlei Weise: Ich nahm zu, ich verlor mein Gedächtnis, ich hatte meine finanziellen Angelegenheiten nicht mehr im Griff und ich wurde von Alpträumen geplagt und praktisch lahmgelegt.

Erstens, das Gewicht: Innerhalb eines Jahres, nachdem diese ›Hitzewallungen‹ begonnen hatten, nahm ich an die fünfunddreißig Kilo zu, fast ausschließlich am Gesäß, den Hüften, den Schenkeln. Nachdem meine Beine ziemlich lang sind, brachte mich diese Last buchstäblich aus dem Gleichgewicht, denn mein Schwerpunkt hatte sich dadurch verlagert. Eine Treppe oder hohe Absätze führten zu Katastrophen. Meine Gewichtszunahme war derart plötzlich und grotesk, daß ich das blanke Entsetzen im Gesicht der Leute sah, die mich mein Leben lang gekannt hatten und mich jetzt nicht mehr wiedererkannten, wenn sie mich trafen. Ich versuchte natürlich, mein Gewicht zu regulieren, ich aß nur noch ein Drittel dessen, was ich früher gegessen hatte; trotzdem nahm ich zu. Früher war ich so schlank gewesen, daß ein Mann mit den Händen meine Taille umfassen konnte, jetzt wurde ich anscheinend schon beim bloßen Gedanken an Essen immer dicker.

Zweitens, meine finanzielle Misere. Ich hatte immer recht besonnen und sparsam gelebt und war überhaupt nicht auf eine Entwicklung gefaßt, die man nur als vollkommen unverantwortlich bezeichnen kann. Ich zahlte keine Rechnungen mehr. Ich weigerte mich, mir überhaupt Gedanken darüber zu machen, wovon ich eine Rechnung denn bezahlen sollte. Ich legte den Telefonhörer neben den Apparat. Ich warf Briefe weg, ohne sie zu öffnen. Meine Art, mit finanziellem Druck umzugehen, bestand darin, mich ins Bett zu legen und es tagelang nicht mehr zu verlassen. Ich schäme mich, zuzugeben, daß ich mich wie der sprichwörtliche Strauß benahm, meinen Kopf in den Sand steckte und hoffte, meine ganzen Scherereien würden sich von selbst verflüchtigen. Ich stürzte mich zwar nicht in übermäßige Schulden, doch ich ließ Verbindlichkeiten schleifen, bis sie außer Kontrolle gerieten. Mein Verhalten entsetzte mich, weil es so untypisch war. Ich war nicht mehr ich selbst.

Drittens, mein Gedächtnis. Ich war an ein beinahe fotografisches Gedächtnis gewöhnt. Als die Wechseljahre zuschlugen, war ich überzeugt, ich hätte Alzheimer. Manchmal wußte ich meine eigene Telefonnummer nicht mehr, was mich wirklich in Panik stürzte. Beruflich wichtige Telefonate ›vergaß‹ ich ganz einfach, manchmal innerhalb von zehn Minuten. Es war, als verfolgte mich jemand mit einem Schwamm in der Hand und löschte jedes Wort aus, das ich gehört oder gesprochen hatte.

Und schließlich meine Alpträume. Sie waren das Schlimmste. Ich bin noch immer nicht in der Lage, zu sagen, wie grauenhaft sie waren. Sie hörten nie auf. Ich konnte nicht schlafen, ohne von Dämonen überfallen zu werden. Es war reinstes, brutalstes, unaussprechliches Grauen. Ich wurde geschlagen, verbrannt, zerstückelt, zermalmt, aus schwindelerregenden Höhen hinabgestoßen und unter Bergen begraben. Ich hatte immer ein lebhaftes ›Nachtleben‹ gehabt, aber meine Träume in den Wechseljahren waren keine Träume mehr, sondern eine Folter. Ich bin ausgebildete Psychologin und überzeugt, daß meine Alpträume psychotische Halluzinationen waren – visuelle und akustische Verzerrungen.

Als ich anfing, Östrogen einzunehmen (acht Jahre nach Beginn der Symptome), empfand ich eine enorme Erleichterung.

Ich konnte wieder denken. Ich konnte wieder schlafen. Ich konnte wieder verantwortlich handeln und mein Leben aus der Hand von Gläubigern zurücknehmen. Ich gewann mein Gedächtnis zumindest zum größten Teil wieder. Leider kam mein Stoffwechsel nie mehr ganz in Ordnung, und bis heute kämpfe ich mit meinem Gewicht. Trotzdem habe ich immerhin mehr als zwanzig Kilo abgenommen und nicht die Absicht, mich damit zufriedenzugeben.«

Die gute Nachricht

Mit Östrogen *gibt es* ein Leben nach der Menopause. Etliche Studien weisen nach, daß Frauen in den Wechseljahren sowohl sexuell wie auch emotional von einer Östrogentherapie profitieren: Zu den Vorteilen gehören das allgemeine Wohlbefinden und die Stimmungslage, die kognitiven Fähigkeiten, der Appetit und das Fehlen körperlicher Beschwerden (wie Kopfschmerzen) und insbesondere genitaler Beeinträchtigungen wie zum Beispiel der Drang zu urinieren (zum falschen Zeitpunkt!). Mit anderen Worten: Die »Neurosen« verschwinden – weil sie überhaupt keine Neurosen sind, sondern schlicht Östrogenmangel.

Mit Östrogen verringert sich auch die Aggressivität erheblich. Ohne Östrogen gewinnt Testosteron sehr viel Einfluß und läßt die Frau nach typisch männlichem Muster angriffslustiger, egozentrischer, selbstbewußter und »sexuell fixiert« werden. Ein mir bekannter Arzt sagte mir einmal, er verabreiche seiner Frau ausschließlich Östrogen in hoher Dosierung, Gestagene und Testosteron lehne er ab, denn: »Ich will eine richtige Ehefrau und werde ihr mit Sicherheit nichts geben, was sie ermutigt, mir zu widersprechen oder ihre Launen an mir auszulassen.« (Nachdem es mir kurzfristig die Sprache verschlagen hatte, gab ich ihm eine Kostprobe meines Testosterons, gewürzt mit einem Schuß Progesteron!)

AUSWIRKUNGEN DER ÖSTROGEN-THERAPIE – ZUSAMMENFASSUNG

Vorteilhafte Folgen

- verbessert und stabilisiert die Stimmungslage
- verbessert die kognitiven Fähigkeiten
- erhöht die Leistungs- und Reaktionsfähigkeit sowie die Aufmerksamkeit
- senkt Reizbarkeit und Ängste
- verbessert Gedächtnis, Wohlbefinden, Zuversicht
- wirkt als leichtes Antidepressivum (MAO)
- schützt vor Schizophrenie
- schützt vor der Alzheimer-Krankheit
- senkt den Appetit
- verhindert Hitzewallungen
- verbessert den Geruchs- und Tastsinn
- erhält Hauttonus, Vulva, Kollagen
- beugt Osteoporose vor
- verhindert und verringert Streß

Sexuelle Folgen

- erhält den rezeptiven Sexualtrieb und begünstigt die Häufigkeit des Geschlechtsverkehrs
- bewirkt Attraktivität des Geruchs und des Körpers
- erhält die Struktur der Scheidenwände
- fördert die Lubrikation der Scheide
- beugt seniler Vaginitis vor
- verbessert das Gewebe der Scheide, des Harntrakts, der Genitalien
- fördert Berührung und Berührbarkeit durch Oxytozin

Mögliche schädliche Folgen

- Übelkeit
- Unwohlsein
- besondere geschmackliche Abneigungen
- Schmerzempfindlichkeit der Brüste
- kann den Tryptophanabbau stören

- verhindert Inkontinenz sowie Harnröhren-, Blasen- und Gebärmuttervorfall
- beugt Herzkrankheiten vor

- Vitamin-B-Mangel, der zu Depression, Erschöpfung, Reizbarkeit führt – korrigierbar durch erhöhte Vitamin-B_6-Zufuhr
- kann das Risiko von Brust- und Gebärmutterkrebs erhöhen
- Migräne

Eine Östrogentherapie beseitigt auch hormonell bedingte geistige Defizite, die durchaus subtil sein können. Tatsächlich demonstrierten bestimmte Tests, bei denen das Kurzzeit- und das Zahlengedächtnis, die Geschwindigkeit und Korrektheit des Schreibens und die Erinnerung an Texte gemessen wird – allesamt geringfügige Symptome, die keine offensichtliche Beeinträchtigung der beruflichen Leistung oder alltäglicher Verrichtungen darstellen –, daß bei Frauen mit vorzeitiger Menopause infolge einer Operation diese Fähigkeiten reduziert waren. Das Leben wird in der Tat komplizierter, wenn man sich Namen nicht merken kann, wenn überhaupt das Wortgedächtnis nachläßt. Eine Östrogenersatztherapie vermag solche Schwierigkeiten zu beseitigen: Sie schärft die verbale Ausdrucksfähigkeit und verbessert die Geschicklichkeit, Reaktionsgeschwindigkeit und Aufmerksamkeit. Wir kennen zwar noch nicht das volle Ausmaß der Defizite aufgrund von Östrogenmangel, doch was wir bisher wissen, ist erschreckend genug.

Erst vor ein paar Jahren traten angesehene Wissenschaftler mit der Erklärung an die Öffentlichkeit, Östrogendefizite führten nicht zu einer Beeinträchtigung der geistigen Fähigkeiten. Diese Auffassung wurde mittlerweile revidiert: Östro-

genmangel sabotiert nicht nur Gedächtnis und Denkvermö-
gen, sondern verursacht auch Depressionen und erhöht die
Anfälligkeit für die Alzheimer-Krankheit, in manchen Fällen
sogar für Schizophrenie.

Östrogen ist ein natürliches Antidepressivum, wofür es eine
eindeutige Erklärung gibt: MAO-Hemmer werden häufig zur
Behandlung von Depressionen eingesetzt, und Östrogen besitzt MAO-hemmende Eigenschaften. Östrogene können
ausreichen, um leichten emotionalen Beeinträchtigungen vorzubeugen; schwere Gemütsstörungen vermögen sie jedoch
vermutlich nicht zu beheben. Bei einem Tierversuch zeigte
sich, daß Mäuseweibchen in Hilflosigkeit und Starre verfie-
len, nachdem ihre Eierstöcke entfernt worden waren, nach
Verabreichung von Östrogen jedoch fanden sie ihr ursprüng-
liches Mäuse-Ich wieder.

Einem Arzt steht eine recht verwirrende Auswahl an Medikamenten zur Behandlung von wechseljahrbedingten seelischen Störungen zur Verfügung. Statt mit Östrogenen werden
Wechseljahrsymptome häufig mit verschiedenen Psychopharmaka bekämpft, unter anderen werden Benzodiazepine
(Tranquilizer) gegen Schlaflosigkeit und Beklemmungen eingesetzt, trizyklische Antidepressiva gegen Niedergeschlagen-
heit und Substanzen wie Fluoxetin, die den Serotoninabbau
hemmen, für nahezu jede sonstige emotionale Störung, von
Phobien bis hin zu Eßsüchten. Häufig erhält eine Frau von
verschiedenen Fachärzten Medikamente, deren jeweilige Wirkung – beziehungsweise Wechselwirkung miteinander – keineswegs so sorgfältig überwacht wird, wie es nötig wäre.
Wäre es nicht besser, zunächst eine Östrogentherapie zu versuchen, solange aus medizinischer Sicht nichts dagegen
spricht? Sehr viele, vielleicht sogar *sämtliche* seelischen Störungen einer Frau in den Wechseljahren lassen sich bereits
durch eine Östrogenersatztherapie beseitigen.

Sex: Leider bringen reifere Frauen sexuelle Schwierigkeiten häufig nicht mit ihrem niedrigen Östrogenspiegel in Zusammenhang, und selbst wenn sie einen Verdacht haben, sind sie häufig zu gehemmt, um mit ihrem Arzt über das Problem zu sprechen.

Verlegenheit dieser Art – gegenüber dem Arzt und dem Partner – führt zu immer selteneren sexuellen Begegnungen, bis Sex am Ende vielleicht überhaupt kein Thema mehr ist. Wenn der Verkehr schmerzhaft ist, die Libido genauso abnimmt wie die Sensibilität für Berührungen, wenn Depressionen und eine Fülle weiterer Beschwerden auftreten – wem fiele es da noch ein, an Orgasmen zu denken?

Unter diesen Umständen entwickeln manche Ehemänner eine verständliche Furcht, ihre Frauen zu verletzen – körperlich ebenso wie seelisch. Angst vor möglichen Blutungen, Unsicherheit, Gekränktheit über Zurückweisung und Groll sind eine ungesunde Mischung, die den Mann normalerweise überfordert. Selbst wenn seine Frau sich später einer Östrogentherapie unterzieht, könnte bereits zuviel Schaden entstanden sein: Vielleicht haben sich verletzte Gefühle und negative Verhaltensmuster zu dem Zeitpunkt schon derart festgesetzt, daß sie sich kaum noch umkehren lassen.

Das ist einer der vielen Gründe, weshalb es für ein Paar so ungemein wichtig ist, ein befriedigendes Liebesleben aufrechtzuerhalten – besonders in der Mitte des Lebens. Mit Ende vierzig, Anfang fünfzig ist sexuelle Intimität manchmal das einzige Band, das ein Paar in die Lage versetzt, die Kluft zu überbrücken, die Kinder, Beruf und sonstige Lebensumstände in ihre Beziehung geschlagen haben. Wenn die sexuelle Kontinuität in dieser heiklen Situation durch ein hormonelles Chaos unterbrochen wird, geht unter Umständen auch die Ehe in die Brüche: Wäre dem Paar vor der Scheidung eine Östrogenersatztherapie angeboten worden, so hätte sich die Abnutzung der Beziehung vielleicht vermeiden lassen.

Dank seiner emotional besänftigenden Wirkung schafft

Östrogen eine Atmosphäre, die weitaus lustfördernder ist als Depressivität und Verdrießlichkeit – wer geht schon gern mit einem Miesepeter ins Bett? Tatsache ist, daß eine Frau durch eine Östrogenersatztherapie stärkeres sexuelles Verlangen, mehr Genuß empfindet und häufiger Orgasmen erlebt als mit Progesteron allein, geschweige denn mit einem Placebo.

Wird ausschließlich Östrogen verabreicht, ist dies zwar zur Aufrechterhaltung des Wohlbefindens und der sexuellen Aktivität häufig ausreichend, doch muß um der Zuverlässigkeit des sexuellen Verlangens und der Reaktionsfähigkeit willen die Hormontherapie oft auch Testosteron enthalten. Progesteron reduziert den Nutzen von Östradiol ein wenig – vielleicht dämpft es den Geschlechtstrieb und läßt die Frau reizbarer werden; allerdings sind diese Symptome keinesfalls dramatisch oder entmutigend, solange Progesteron in niedriger Dosierung eingesetzt wird.

Östrogenersatz normalisiert den pH-Wert und fördert die Durchblutung und Lubrikation der Vagina: Tatsächlich können östrogenhaltige Vaginalsalben viele örtliche Symptome binnen einer Woche zum Verschwinden bringen. Innerhalb weniger Tage kräftigt sich das Scheidengewebe, und der Juckreiz, unter dem viele Frauen in den Wechseljahren leiden, läßt nach. Sie müssen allerdings bedenken, daß vaginal verabreichte Östrogene auch in den Blutkreislauf gelangen; wenn also eine Hormontherapie aus medizinischen Gründe nicht ratsam ist, erstreckt sich die Kontraindikation auch auf Vaginalpräparate. Manchmal ist zur Beseitigung sämtlicher Symptome auch eine testosteronhaltige Salbe erforderlich, denn die Beschaffenheit der Genitalgewebe ist teilweise von Testosteron und nicht von Östrogen abhängig.

Auch die Gewebe des Harntrakts und anderer Genitalbereiche profitieren von einer Östrogenersatztherapie. Viele Frauen mit streßbedingter Inkontinenz in der Postmenopause kommen mit vaginal verabreichtem Östrogen aus. Zwar kann auch orale Hormoneinnahme das Problem lösen, doch die lo-

kale Therapie ist in diesem Fall meist aussichtsreicher, denn
dadurch wird das betroffene Gebiet gezielt behandelt, während das im Blut resorbierte Östrogen in schwächerer Konzentration dorthin gelangt. Ist dies allein noch nicht genug, so
hilft vielleicht Phenylpropanolamin (PPA), das die Muskeln
des Harntrakts stimuliert, so daß sie am rechten Ort und zur
rechten Zeit kontrahieren. Hilfreich ist auch die Kräftigung
der Beckenbodenmuskulatur durch gymnastische Übungen
(wenn Sie Kinder haben, werden Sie sich von Ihrer Schwangerschaft her daran erinnern).

Noch besser aber ist Sex: Ein höherer Östrogenspiegel
erhöht die sexuelle Bereitschaft, und häufiger Geschlechtsverkehr läßt den Östrogenspiegel noch weiter steigen. Sexuelle Aktivität lindert Unzulänglichkeiten des weiblichen
Fortpflanzungssystems, wie zum Beispiel Zwischenblutungen.

Bei fehlendem Östrogen vermag auch Oxytozin keine Wunder zu wirken; aus Gründen, die noch nicht vollständig geklärt sind, üben die beiden Hormone einen erheblichen Einfluß aufeinander aus. Was bedeutet das für Frauen in den
Wechseljahren? Rekapitulieren wir die Wirkung von Oxytozin:

Bei beiden Geschlechtern erfolgt während des Orgasmus
ein jäher Oxytozinanstieg, desgleichen bei Stimulation der
Brustwarzen, was Männer wie Frauen auf den Orgasmus vorbereitet. Bei Frauen bewirkt Oxytozin die Gebärmutterkontraktionen während des Orgasmus, bei Männern beschleunigt
es sowohl Erektion wie Orgasmus und intensiviert die sexuelle Reaktion. Ergänzend zur besonderen Berührungsempfindlichkeit der erogenen Zonen sensibilisiert es die Haut des
ganzen Körpers und verursacht unsere Sehnsucht nach Berührungen und Bindung. In Zusammenarbeit mit den Geschlechtshormonen Testosteron und Östrogen motiviert uns
Oxytozin, einen Partner zu suchen und zu halten.

Wenn Östrogenmangel Oxytozinschwund nach sich zieht, dann ist höchstwahrscheinlich auch das Gegenteil der Fall: noch ein Grund, sich für eine ÖET zu entscheiden, denn der Verlust all dieser wunderbaren Wirkungen wäre verheerend. Oxytozinmangel kann das sexuelle Verlangen, die Orgasmusfähigkeit, die Berührungsempfindlichkeit und den Wunsch nach Intimität und nicht zuletzt nach Zusammengehörigkeit verringern oder ganz auslöschen.

Viele Frauen, die Sex nie genießen konnten, sehen den Wechseljahren mit großer Erleichterung entgegen: Für sie bedeutet die Menopause den sexuellen Ruhestand. Dennoch sollten auch sie die Vor- und Nachteile einer Östrogenersatztherapie im Hinblick auf ihre allgemeine Gesundheit, ihr Wohlbefinden und ihre Lebensdauer sorgfältig erwägen.

Morgendlicher Atem: Östrogene stärken die Zähne und beugen Zahnverfall und -verlust vor. Bei Östrogenmangel trocknen die Mundschleimhäute aus, der Speichelfluß nimmt ab, und die Folge sind verringerte Empfindlichkeit, schlechter Geschmack und Mundgeruch: keine kußfreundlichen Voraussetzungen. Östrogen erspart Ihnen dies – dafür sind Sie in der Lage, Ihren Mann besser zu riechen und zu schmecken.

Kosmetische Wirkung: Die kosmetischen Aspekte einer Hormon- und insbesondere Östrogenersatztherapie waren häufig Zielscheibe des Spotts und der Verachtung. Konservative Ärzte sträuben sich meist, einer Frau um des kosmetischen Effekts willen Östrogene zu verschreiben. Ich will nicht der Eitelkeit das Wort reden, sondern eine andere Betrachtungsweise vorschlagen.

Wenn eine Substanz bereits die äußere Erscheinung verbessert und zu gesundem und frischem Aussehen verhilft, halte ich die Frage für angebracht, wie vorteilhaft sie sich dann wohl auf das Innere eines Menschen auswirkt. Von den Männern heißt es, sie würden besser alt, stürben aber jünger. Heute beginnen die Frauen, die länger leben, die Kluft zu schließen – sie altern auch besser.

Sehen Sie sich um, vor allem unter den Frauen. Sehen Sie noch häufig einen »Witwenbuckel«? Wohl kaum. Diese Deformierung ist eine unmittelbare Konsequenz der Osteoporose, die sich heute durch eine ÖET weitgehend vermeiden läßt. Erinnern Sie sich noch an Ihre Kindheit? Damals sahen Frauen in ihren Vierzigern und Fünzigern *wirklich alt* aus. Heute wirken so viele jung, energiegeladen, sogar strahlend.

Östrogen erhält Tonus, Elastizität und Kollagen der Haut, was sich in einer besseren Hautstruktur und weniger Falten äußert. Ohne Östrogen verliert die weibliche Haut an Kollagen, wird dünn, trocken und schuppig, und es entstehen leichter blaue Flecken. Während der ersten fünf Jahre nach der Menopause geht am meisten Kollagen verloren (bis zu dreißig Prozent), danach stabilisiert es sich. Eine Östrogenersatztherapie beugt dem Kollagenverlust nach der Menopause vor, ja, bei älteren Frauen normalisiert sie sogar die Kollagenmenge – was sehr viel weniger kostenintensiv ist als kosmetische Kollageninjektionen.

Nichts ist perfekt

Allerdings hat Östrogen auch Nachteile. Zu den Nebenwirkungen zählen Übelkeit, Unwohlsein, Schmerzempfindlichkeit der Brüste, besondere Geschmacksaversionen, Östrogenintoleranz, PMS nach der Menopause und wiederkehrende Menstruation durch bestimmte Östrogen-Progesteron-Ersatzpräparate. Unter Umständen treten auch Depressionen auf – das Ergebnis eines gestörten Tryptophanstoffwechsels, der zu Vitamin-B_6-Mangel führt, und dieses Defizit kann wiederum Depressivität, Erschöpfung und Reizbarkeit auslösen. Ein diagnostizierter Mangel an Vitamin B_6 läßt sich freilich leicht beheben. Manche Frauen halten zwar einige dieser Nebenwirkungen für positiv, denn die Übelkeit senkt den Appetit und fördert die Gewichtsabnahme, doch aus klinischer Sicht müssen sie zweifellos als negativ angesehen werden. Östrogen ist zweifellos ein umstrittenes Hormon. Während ihrer fruchtbaren Jahre entscheidet sich eine Frau vielleicht, Östrogen als Empfängnisverhütungsmittel einzunehmen, was in manchen Kreisen an sich schon als fragwürdig gilt. In der Medizin wurde eine fortgesetzte Debatte über die langfristige Sicherheit einer Behandlung mit Kontrazeptiva und das erhöhte Krebsrisiko einer Östrogenbehandlung gegen das Wechseljahrsyndrom geführt. Heute verändert sich die Sichtweise. Mittlerweile wird hormonellen Empfängnisverhütungsmitteln eher ein gewisser Schutz vor Eierstock- und Brustkrebs zugeschrieben. Die heute verwendeten Dosierungen sind im Vergleich zu früher so niedrig, daß sich auch die Nebenwirkungen reduziert haben. Zum Beispiel ist die Thrombosegefahr, die früher soviel Anlaß zu Befürchtungen gab, heute weitgehend in den Hintergrund getreten. Natürlich könnten neue Forschungsergebnisse die Sichtweise abermals verändern, doch im Augenblick gelten hormonelle Verhütungsmittel als sicher.

Viel umstrittener ist der Einsatz von Östrogenen in den Wechseljahren. Im Hinblick auf ihre Gesundheit ist für eine Frau die Entscheidung, sich einer Östrogenersatztherapie zu unterziehen oder nicht, vielleicht eine der folgenschwersten ihres Lebens, und um eine kluge Wahl zu treffen, sind umfassende Information und Beratung unabdingbar. Doch vor die Entscheidung gestellt, erlebt die Frau, daß die hochangesehenen Experten sich keineswegs einig sind, was gut für sie ist.

Oft wissen Frauen nicht, wem sie Glauben schenken, wessen Urteil sie sich anschließen sollen. Viele Ärzte weigern sich kategorisch, Östrogen zu verschreiben, oder sind so vorsichtig, daß sie nur im äußersten Notfall dazu bereit sind. Merkwürdigerweise scheint diese Einstellung eher von der Geographie und den jeweiligen gesellschaftlichen Konventionen als von medizinischen Erwägungen abhängig zu sein: Zum Beispiel ist es leichter, im Süden von Kalifornien, wo ein ungeheurer Jugendkult betrieben wird, eine Hormonersatztherapie zu bekommen, als in Alabama, einer konservativeren Gegend. In den USA, wo das Honorar der Ärzte sich nach den einzelnen Leistungen richtet, werden mehr Hysterektomien durchgeführt als in Großbritannien, dessen Ärzte ein vom staatlichen Gesundheitswesen festgelegtes Pauschalhonorar erhalten. Die medizinische Praxis steht eindeutig unter dem Einfluß von wirtschaftlichen Beweggründen und Modetrends.

Auch beeinflussen Frauen sich gegenseitig. Manche Frauengruppen sind militante Gegnerinnen jeglicher Hormontherapien und ziehen es vor, den Wechseljahren mit »natürlichen Methoden« beizukommen. In dieser Einstellung zeigen sich zwar eine bewundernswerte Bereitschaft, »Verantwortung für das eigene Wohlergehen« zu übernehmen, und unbestreitbar die besten Absichten, doch erkennen die Anhängerinnen der natürlichen Methode oft nicht, in welchem Maß ein Östrogenentzug Beziehungen und das seelische Gleichgewicht unterminieren und die körperliche Gesundheit kompromittieren kann. Natürlich sind auch hormonfreie Heilmittel hilfreich, dem Kern des Problems aber rücken sie nicht zu Leibe, genausowenig wie ein Mann seinen niedrigen Testosteronspiegel durch Körpertraining, Vitamine und fleischlose Ernährung wettmachen kann.

Ein Beispiel für den zwar wohlmeinenden, aber irregeleiteten Rat von Frauen an Frauen findet sich in *The Ms. Guide to a Woman's Health* von Dr. Cynthia W. Cooke und Susan Dworkin (1979), wo es heißt: »Warnung! Lassen Sie sich auf eine kurzfristige Östrogenersatztherapie nur unter folgenden Umständen ein:

1. Bei ausgeprägten, langanhaltenden Hitzewallungen;
2. in Salbenform bei schwerwiegender Scheidentrockenheit und Gewebeatrophie;

3. bei vorzeitiger Menopause infolge chirurgischer Kastration oder Eierstockversagen vor dem vierzigsten Lebensjahr (nur einzunehmen bis zum fünfundvierzigsten, maximal fünfzigsten Lebensjahr).«

Die Autorinnen empfehlen Sedativa oder milde Tranquilizer (zur Kurzzeitbehandlung) und sogar Gestagene, die »... Hitzewallungen oft weitgehend verhindern und für Frauen vermutlich viel sicherer sind, zumal für jene, die unter zusätzlichen Beschwerden wie Gewichtszunahme, Bluthochdruck, Zystenbildung in der Brust, Herzerkrankungen und Diabetes leiden«. Dieser siebzehn Jahre alte Rat ist heute immer häufiger und immer vernehmlicher zu hören.

Nebenbei bemerkt: Gestagene reichen selten aus, um Hitzewallungen zu unterbinden. Hingegen können sie Gewichtszunahme, Bluthochdruck, Herzerkrankungen, sexuelle Funktionsstörungen, Depressionen und andere Beschwerden, die bei einer Östrogenersatztherapie häufig ausbleiben, erst *verursachen*. Außerdem kann vaginal verabreichtes Östrogen je nach Dosierung im Blutkreislauf eine ebenso hohe, manchmal höhere Konzentration erreichen wie Östrogen in oraler Form. Solche Empfehlungen sind aus medizinischer Sicht ganz einfach nicht haltbar. Wem sollen Sie glauben?

Das relative Risiko: Wenn wir *sämtliche* gesundheitlichen Auswirkungen in Erwägung ziehen, so überwiegen die Vorteile der Östrogenersatztherapie gegenüber den Risiken. Erstens steigt die Verbreitung von Osteoporose und Herzkrankheiten nach den Wechseljahren, und es ist klar erwiesen, daß Östrogen die Häufigkeit dieser Erkrankungen senkt. Sehen wir uns an, wie die Statistik aussieht: Bei Frauen zwischen fünfzig und vierundneunzig beträgt das kumulative Sterberisiko aufgrund von Brustkrebs oder Oberschenkelhalsbruch 2,8 Prozent, aufgrund eines Endometriumkarzinoms (Krebs der Gebärmutterschleimhaut) 0,7 Prozent – Herzerkrankungen als Todesursache machen hingegen einunddreißig Prozent aus! Eine Östrogenersatztherapie schützt Frauen vor Herzinfarkt und Osteoporose, die beide eine häufigere Todesursache sind als Brust- *und* Gebärmutterkrebs. Anders ausgedrückt: Herzerkrankungen sind zehnmal häufiger als Brust- und Gebärmutterkrebs zusammen. Aber glauben Sie nicht mir. Stellen Sie Ihrem Arzt, Ihrer Ärztin folgende Frage: »Wie wahrscheinlich ist es, daß ich ohne Östrogen an einem Herzinfarkt oder an den Folgen einer Osteoporose sterbe, gegenüber der Wahrscheinlichkeit, an Brustkrebs oder anderen Komplikationen zu sterben, wenn ich Östrogen einnehme?« Wenn er oder sie Ihnen sagt, um wieviel höher Ihre Chance ist, ohne Östrogen an einem Herzinfarkt zu sterben, dann fragen Sie: »Wenn dem so ist, wieso raten Sie mir dann von einer Östrogentherapie ab?«

Das Verhältnis zwischen diesen beiden Risiken ist eindeutig. Eine Östrogenersatztherapie hält die Mehrzahl der Frauen länger am Leben, selbst wenn die Anfälligkeit für Brustkrebs dabei ein wenig zunimmt.

Dies vorausgeschickt, gibt es Frauen, für die eine Hormonersatztherapie nicht in Frage kommt. Um ihrer Gesundheit willen ist unter bestimmten Umständen der Abbruch oder völlige Verzicht auf eine Hormontherapie notwendig.

Östrogenersatz und Brustkrebs

Im Jahr 1994 wurde in den USA bei etwa 182 000 Frauen Brustkrebs festgestellt; die meisten von ihnen erhielten daraufhin den Bescheid, sie dürften keine Hormone einnehmen. Die mit ihnen verwandten Frauen stehen nun aufgrund der Familiengeschichte einer Hormontherapie ablehnend gegenüber, was ihre weitere Lebensqualität erheblich beeinflussen wird, und deshalb brauchen sie zweierlei: umfassende Information über die Brauchbarkeit der Daten, die hinter diesen Empfehlungen stehen, und die bestmögliche Beratung über Methoden, wie die Wechseljahre auf natürliche Weise zu überstehen sind.

Es ist wichtig, das Brustkrebsrisiko ins rechte Licht zu rükken, ohne es zu bagatellisieren. Mit ÖET reduzieren sich krebsbedingte Sterbefälle um zwanzig bis dreißig Prozent, was auf eine gesundheitsfördernde und lebensverlängernde Wirkung der Östrogenersatztherapie hindeutet – aus welchen Gründen auch immer. Die geringere Sterberate aufgrund von Krebs mag teilweise auf die Tatsache zurückzuführen sein, daß eine Hormonersatztherapie in erster Linie den weniger gefährdeten Frauen verschrieben wird und daß ferner diese Patientinnen häufiger und eingehender untersucht werden, so daß Veränderungen in der Brust vermutlich sehr viel früher festgestellt werden – häufig noch im ersten Stadium, in dem Brustkrebs in der Regel vollkommen heilbar ist.

Die statistischen Daten hinsichtlich ÖET und Brustkrebs deuten darauf hin, daß eine konventionelle Östrogenersatztherapie mit 0,625 mg Östrogen (Presomen oder analoge Präparate) mit oder ohne Gestagen das Brustkrebsrisiko nicht erhöht und die Sterberate durch Krebs insgesamt sogar verringert.

1994 veröffentlichte das *Journal of the American Medical Association* einen Artikel über ÖET und Brustkrebs und schloß mit der Feststellung, es gebe keinen überzeugenden Beweis, daß eine Östrogenersatztherapie das Wachstum eines Brustkarzinoms beschleunigt, sogar bei östrogenabhängigen Tumoren. Andere Forscher schließen sich dieser Meinung jedoch nicht an.

Bedenken Sie auch den Umstand, daß die auffälligste Zunahme von Brustkrebsfällen bei Frauen zwischen Ende dreißig und Anfang fünfzig zu verzeichnen ist: in einer Phase also, in der die natürliche Östrogenkonzentration abnimmt. Ein erhöhtes Risiko besteht während der gesamten Postmenopause trotz deutlich niedrigeren Östrogenspiegels. Außerdem ist das Brustkrebsrisiko in den letzten Jahren bei Patientinnen *mit und ohne* Östrogenersatztherapie gestiegen, was darauf hindeutet, daß auch andere Faktoren eine Rolle spielen.

Die Vernunft gebietet jedoch Vorsicht, und solange wir es nicht besser wissen, sollten wir sicherheitshalber das Schlimmste annehmen – nämlich daß immer noch ein letztes, nicht meßbares Risiko besteht. Und in diesem Licht wollen wir dann die Vor- und Nachteile gegeneinander abwägen.

Diese Diskussion geht nicht nur Frauen mit Brustkrebs an, sondern jede Frau, die irgendwann davon betroffen sein könnte.

Ich spreche aus Erfahrung. Meine Großmutter mütterlicherseits starb in ihren Fünfzigern an Brustkrebs. Bei meiner Mutter wurde dieselbe Diagnose 1991 und bei mir im Jahr 1993 gestellt.

Brustkrebspatientinnen erhalten stets noch am Tag der Diagnose den Rat, auf der Stelle ihre Hormontherapie abzubrechen; das Ergebnis ist ein Östrogenentzug zu einem Zeitpunkt, zu dem sie ihren Verstand am meisten brauchen. Sie stehen vor wichtigen Entscheidungen über chirurgische, chemische und medikamentöse Therapien, die ihre gesamte Kraft beanspruchen und eine große seelische Stabilität erfordern – selbst wenn ihr Hormonsystem im Gleichgewicht ist.

Mein Arzt gab mir denselben Rat. Nachdem ich bereits jahrelang Hormone eingenommen hatte und die Folgen eines jähen Abbruchs für schlimmer hielt als eine Fortsetzung der ÖET, beschloß ich, noch ein paar Monate damit weiterzumachen, bis die wichtigsten Entscheidungen gefallen wären und ich die Operation hinter mir hätte. In dieser Zeit brauchte ich sowohl den körperlichen wie auch den emotionalen Puffer von Östrogen.

Nach einer beidseitigen Mastektomie nahm ich weiterhin eine Kombination von Östrogen, Provera und Testosteron ein, denn ich hatte mich für eine besonders radikale Operationsmethode entschieden, und die Knoten, die entfernt wor-

den waren, wiesen keine Anzeichen von Metastasten auf.
Meine Ärzte betrachteten mich als geheilt, obwohl immer
noch die geringe Möglichkeit eines Irrtums bestand. Ich war
der Meinung, daß die negativen Auswirkungen auf mein Leben und meine Gesundheit aufgrund eines Östrogenentzugs
sehr viel schlimmer sein würden als die statistische Chance eines Rückfalls. *Beim geringsten Anzeichen einer Krebsausbrei-
tung wäre ich das Risiko jedoch nicht eingegangen.*

Die meisten meiner Ärzte mißbilligten meine Entscheidung,
doch manche hielten sie für vernünftig. Einer hatte eine Lang-
zeitstudie über fünfzehn Jahre durchgeführt und Brustkrebspatientinnen beobachtet, die ihre Östrogenbehandlung nach
dem Eingriff fortsetzten, ohne einen Rückfall zu erleiden.

Trotzdem machte ich mir immer noch Sorgen über die Folgen. Vom Verstand her war meine Entscheidung logisch. Aber
jeden Morgen, wenn ich die Pille schluckte, hatte ich das Gefühl, mich zu vergiften. Ich war von einem Östradiolpflaster
auf ein konjugiertes Östrogen umgestiegen in der Hoffnung,
den Einfluß auf das restliche noch vorhandene Brustgewebe
damit so gering wie möglich zu halten. Wie so viele andere
Frauen in dieser Lage stand ich vor dem Problem, ohne genügend verläßliche Daten eine Entscheidung über eine Frage von
Leben und Tod treffen zu müssen. (Selbst bei einer radikalen
Mastektomie können die Ärzte nicht jede einzelne Zelle entfernen.) Ist Östron für die Brust sicherer als ein Östradiolpflaster? Das wissen wir nicht mit Sicherheit. Letztendlich können wir nur Vermutungen anstellen. Wird der Östrogenersatz
zu einer erneuten Tumorbildung führen? Auch das wissen wir
nicht.

Nach der Operation erfuhr ich, daß mein Tumor auf
Östrogenrezeptoren untersucht worden war, der Befund war
positiv. Also beschloß ich, auf Östrogene zu verzichten und
zu sehen, ob ich ohne sie zurechtkam. (Das Tumorgewebe
wird histologisch untersucht, um festzustellen, ob es Hor-
monrezeptoren enthält: Das ist manchmal, aber nicht immer

der Fall. Man nimmt an, daß Tumoren mit Rezeptoren unter Einfluß von Östrogen, das wie ein Dünger wirkt, schneller wachsen. In meinem Fall wäre das nur dann von Belang gewesen, wenn sich der Tumor durch Verschleppung unerkannt bereits anderswo angesiedelt hätte, also metastasiert wäre, obwohl die Untersuchungsergebnisse anders lauteten.)

Folgendes geschah: Ich stellte zunächst keine negativen Auswirkungen fest und war sehr erleichtert – zu früh, wie sich zeigte. Etwa zwei Wochen später überfielen mich die Symptome mit voller Wucht. Unerträgliche Fluten von Hitze überschwemmten mich: Hitzewallungen bei Tag und bei Nacht, die mich während geschäftlicher Besprechungen schweißnaß werden ließen und mich von meinen Patienten ablenkten. Es fiel mir schwer, mich zu konzentrieren und mich für irgend etwas längere Zeit zu interessieren. Ich war ohne Energie und rasch erschöpft und nahm zu, obwohl ich nicht mehr aß als sonst. Ich hatte nicht die Ausdauer, um zu trainieren. Nachts schlief ich nicht, und tagsüber war ich wie gerädert. Auch emotional ging es mit mir bergab. Wenn ich morgens aufstand, mußte ich mir erst einmal gut zureden, um den Tag in Angriff zu nehmen. Ich war launisch, und meine übliche seelische Widerstandskraft hatte mich verlassen. Zum ersten Mal in meinem Leben sprach ich die Worte: »Ich gebe auf.« Und nicht nur einmal. Ich war deprimiert, erschöpft, völlig antriebslos. Ich sah keine Hoffnung, keine Lösungen, nur Probleme. Mein früheres Wohlbehagen war dahin. Ich kannte mich selbst nicht mehr.

Nach etwa sechs Wochen, die ich wie einen Dauerzustand von PMS mitten in den Tropen empfand, beschloß ich, wieder auf Östrogen zurückzugreifen. Ich konnte mir nicht vorstellen, mich den Rest meines Lebens wie ein schweißnasser, jähzorniger Zombie zu fühlen. Die Fragen, die ich mir stellte, lauteten: Wie lange würden diese Symptome anhalten? Würden sie je besser werden? Hitzewallungen lassen irgendwann nach, aber das kann Jahre dauern, und nicht immer ver-

schwinden sie. Genauso, wie es Frauen gibt, die sie nie ver-
spüren, werden manche sie nie wieder los. Was ist mit der
Stimmung? Würde sie sich je bessern, oder mußte ich meine
Definition von Normalität neu formulieren?

Fünf Tage nach meiner ersten Östrogendosis wachte ich zum
ersten Mal wieder fröhlich auf und blieb den ganzen Tag über
ziemlich unerschütterlich. Sonst hatte sich nichts geändert.
Ich hatte dieselben Anstrengungen und Vergnügungen vor
mir wie früher. Ich habe mich entschieden, um meiner Lebensqualität willen meine Hormonersatztherapie fortzufüh-
ren. Damit will ich nicht sagen, daß ich mit dieser Entscheidung vollkommen glücklich bin. – wie denn auch? Ich habe
mich damit abgefunden, so gut es mir zu diesem Zeitpunkt
möglich ist, und bin mir der Risiken bewußt. Aber das ist meine Entscheidung, nicht ein Rat, den ich irgend jemandem geben würde, denn angesichts ständiger Furcht ist Lebensqualität nicht sehr viel wert. Und es gibt viele Frauen, die in dieser
Hinsicht große Befürchtungen hegen. Sich körperlich wohl zu
fühlen, aber emotional in Angst und Schrecken zu leben, ist
keine befriedigende Lösung.

Glücklicherweise erleben viele Frauen den Östrogenentzug
sehr viel schwächer und sind folglich auch nicht vor derart extreme Entscheidungen gestellt. Manchen gelingt es, souverän
zwischen den Klippen der Menopause hindurchzusegeln.

Ich fragte meine Mutter, wie sie die Wechseljahre erlebt
hatte. »Was meinst du damit?« fragte sie. Ich sagte: »Die Menopause, wie war das für dich?« – »Weiß ich nicht«, antwortete sie. Frustriert fragte ich sie, wie alt sie gewesen sei. Sie
sagte, sie wisse nicht mehr, wann sie in den Wechseljahren gewesen sei, weil sie nicht viel gespürt habe. Nie eine Hitzewallung. Sie wußte nicht, wie das ist. Nach der Diagnostizierung
ihres Brustkarzinoms brach sie die Östrogentherapie ab und
fühlt sich bis heute sehr wohl.

Sind Sie sicher, daß Sie keine Östrogene einnehmen können?

Frauen, die Brustkrebs haben oder in deren Familie Brustkrebs vorkommt, sollten sich, auch wenn ihr Arzt/ihre Ärztin ihnen davon abrät, dennoch über eine Hormonersatztherapie informieren, ehe sie sich möglicherweise dagegen entscheiden. Sie sollten sich nicht einfach mit einer abschlägigen Antwort zufriedengeben, solange sie das volle Ausmaß ihrer Möglichkeiten und das jeweils damit verbundene Nutzen-Risiko-Verhältnis – die seelische und körperliche Ausgewogenheit, die eine HET mit sich bringt, gegenüber den ungeminderten Auswirkungen der Wechseljahre – nicht ermessen und eine Strategie zur Herstellung des bestmöglichen Gleichgewichts zwischen den Vor- und Nachteilen entwickeln können.

Wir müssen uns bewußt sein, daß das Brustkrebsrisiko variiert, je nachdem, welche *Form* von Östrogen – synthetisches, konjugiertes oder natürliches Östrogen – eingenommen wird:

- Östron (beispielsweise Presomen) ist ein konjugiertes Östrogen; es wird aus dem Harn trächtiger Stuten gewonnen, oral eingenommen und birgt vermutlich ein geringeres Brustkrebsrisiko.
- Synthetische Östrogene (Mestranol, Äthinylöstradiol, Stilböstrol) werden im Labor hergestellt und weisen eine andere Struktur auf als unsere körpereigenen Hormone, der Körper baut sie folglich anders ab. Sie werden oral eingenommen oder mittels eines Pflasters beziehungsweise einer Depotinjektion verabreicht. Das Brustkrebsrisiko ist hier vermutlich größer.
- Natürliche Östrogene tragen diese Bezeichnung deshalb, weil sie ähnlich abgebaut werden wie die körpereigenen Hormone. Sie wirken schwächer als synthetische oder konjugierte Östrogene und haben deshalb weniger Neben-

wirkungen. Das Brustkrebsrisiko ist gering. Zu den häufig angewandten natürlichen Östrogenen zählen Östriolsuccinat (Synapause) und Östradiol-Valerat (Progynova).

Östron wird mit einem relativ niedrigeren Brustkrebsrisiko in Verbindung gebracht. Manche Studien ergaben ein höheres Krebsrisiko bei synthetischem Östradiol. Zum Teil erklärt sich dies dadurch, daß Östradiol am häufigsten in der Brust gefunden wird (häufiger als Östron), was bedeutet, daß Östron das Tumorwachstum wahrscheinlich weniger begünstigt als Östradiol. Also bringt eine Ersatztherapie mit Östradiol zwar in seelischer und sexueller Hinsicht den möglicherweise größeren Nutzen, birgt jedoch auch ein höheres Brustkrebsrisiko, denn die meisten Östrogenrezeptoren in der Brust sprechen auf Östradiol an. Leider gelangt Östron in der derzeitigen Verabreichungsform (einer Pille) nicht bis ins Gehirn, so daß Sie wohl keine Auswirkungen auf Ihre geistigen Fähigkeiten spüren werden. Das mögliche Brustkrebsrisiko von Depotinjektionen oder transdermalen Pflastern wurde bisher kaum untersucht, denn sie sind erst seit so kurzer Zeit erhältlich, daß diesbezügliche Studien nicht besonders aussagefähig sind.

Europäische Studien ergaben ein wesentlich höheres Brustkrebsrisiko bei einer Hormontherapie als amerikanische Vergleichsstudien, was vielleicht daran liegt, daß in Europa Östradiol häufiger eingesetzt wird als Östron. Eine wichtige Studie, die im *New England Journal of Medicine* veröffentlicht wurde, zeigte ein um insgesamt zehn Prozent erhöhtes Krebsrisiko bei allen Patientinnen mit Hormonersatztherapie, bei Verwendung von Östradiol stieg das Risiko auf zwanzig Prozent und nahm proportional zur Dauer der Therapie weiter zu.

Manche amerikanischen Forscher stellten bei Verwendung einer Östrogen-Gestagen-Kombination ein niedrigeres Brustkrebsrisiko fest, europäische Studien hingegen ergaben ein höheres Risiko. Vielleicht läßt sich auch hier der Unterschied durch die Bevorzugung von Östron in den USA und Östradiol in Europa erklären. Auch dies ist ein Hinweis, daß Östradiol, was das Brustkrebsrisiko anlangt, gefährlicher ist als konjugierte Östrogene. Östron kann sich jedoch in Östradiol umwandeln, sobald es in den Körper gelangt – eine Garantie gibt es also nicht, und die Forschungsergebnisse sind bisher nicht eindeutig.

Abgesehen von Brustkrebs werden in der Regel auch andere Krankheiten genannt, die gegen eine Hormonersatztherapie sprechen: Erkrankungen der Leber und der Gallenblase, verschiedene hormonabhängige Tumoren, Herzinfarkt, Schlaganfall, Thrombosen, Thrombophlebitis (Venenwandentzündungen, die mit der Bildung von Blutpfropfen einhergehen), extremes Übergewicht und so weiter. Aber auch diese Erwägungen lassen sich zum Teil entkräften: Nachdem heute östradiolhaltige Hormonpflaster und andere nichtorale Methoden zur Verabreichung von Östrogen zur Verfügung stehen, können wir Leber und Gallenblase umgehen. Wer unter einer akuten Lebererkrankung leidet, sollte wahrscheinlich kein Östrogen einnehmen, doch wenn die Funktionsfähigkeit der Leber nur leicht beeinträchtigt ist, könnte man auf das Pflaster zurückgreifen. Bei einer lange zurückliegenden, nur noch gering ausgeprägten Thrombophlebitis wird man zur Vermeidung von Pfropfenbildungen vielleicht täglich Aspirin einnehmen, was kein Grund ist, auf Östrogen, Gestagen und Testosteron zu verzichten. In diesem Fall wäre auch die Zufuhr von Testosteron allein denkbar, denn im Blutkreislauf wandelt sich eine geringe Menge davon in Östrogen um. Wie bereits erwähnt, ist die Gefahr einer Thrombose durch die heute verwendeten niedrigen Dosierungen weitgehend gebannt. Auch anderes hat sich verändert: Den Östrogenen wird heute eine schützende Wirkung gegen Herzkrankheiten zugeschrieben, und vor kurzem wurde Östrogen in Form einer Sublingualtablette sogar zur Behandlung von Angina pectoris eingesetzt.

Wenn Sie sich in der Grauzone befinden oder sich einfach nicht entscheiden können, versuchen Sie's einfach – mit einem Pflaster, das Sie ein paar Tage oder ein paar Wochen lang tragen. Dann steigen Sie für einen oder zwei Monate auf die Pille um. Stellen Sie fest, ob sich dadurch in Ihrem Leben irgend etwas ändert. Wenn Sie Nebenwirkungen bemerken, versuchen Sie es auf einem anderen Weg, bis Sie entweder mit einer Methode zufrieden sind oder sich überzeugt haben, daß die Hormonersatztherapie nichts für Sie ist.

Freilich ist auch ein kurzzeitiger Versuch nicht ohne Risiken, genausowenig wie Aspirin oder Penizillin, aber die potentiellen Schäden, die dabei angerichtet werden, sind minimal. Um ganz sicherzugehen, schützen Sie sich durch die Einnahme von Aspirin 100 vor einer etwaigen Thrombose.

Wurde bei Ihnen Krebs festgestellt, woraufhin man Ihnen nahegelegt hat, ab sofort auf weitere Hormoneinnahmen zu verzichten, wägen Sie die Vor- und Nachteile eines jähen Abbruchs gegeneinander ab – vielleicht warten Sie lieber, bis Sie sich von der Operation oder anderen Behandlung erholt haben. Besprechen Sie die Angelegenheit mit Ihrem Arzt oder Ihrer Ärztin und treffen Sie dann die in Ihrem Fall beste Entscheidung. In einigen medizinischen Publikationen wurde das Thema bereits in neuem Licht betrachtet: Vielleicht ändert auch die Ärzteschaft irgendwann ihre Meinung.

Wenn Sie auf keinen Fall Östrogen einnehmen können

Wenn Sie schon im voraus wissen, daß Sie sich aufgrund von Krebs, aus anderen medizinischen oder einfach aus persönlichen Gründen in den Wechseljahren nicht einer Östrogenersatztherapie unterziehen werden, so stehen Ihnen zur Vorbeu-

gung der dramatischsten Folgen des Östrogenentzugs eine
Reihe von Maßnahmen zur Verfügung. Es wäre falsch zu behaupten, daß diese Methoden, einzeln oder zusammengenom-
men, einer Östrogenersatztherapie gleichwertig seien, wie
häufig angedeutet wird. Es reicht nicht, gewissenhaft die tägliche Kalziumtablette zu schlucken und sich viel zu bewegen,
obwohl derlei natürlich hilft und Gesundheit, Lebensqualität
und Gemütsverfassung entscheidend verbessern kann. Nehmen Sie sich solche Ratschläge zu Herzen. Viele Maßnahmen,
wie eine gute (cholesterinarme) Ernährung, Bewegung und
Verzicht auf Alkohol und Zigaretten, sind schlicht vernünftig.

Um noch einmal die Ernährungswissenschaftlerin June
Konopka zu zitieren:

»Eine bewußte Ernährung kann bei vielen Frauen die Symptome der Wechseljahre lindern. Dazu gehören eine reiche
Auswahl an unverarbeiteten, nichtraffinierten Nahrungsmit-
teln (das heißt, möglichst wenig Produkte mit Weißmehl und
raffiniertem Zucker), grünes, gelbes und Blattgemüse (roh
oder leicht gedünstet), frisches Obst, Vollkorn, Pflanzenöle,
die reich an ungesättigten Fettsäuren sind, und mehr pflanzli-
che als tierische Eiweiße, insbesondere in Form von Nüssen,
Samen und Hülsenfrüchten. Gemüse, Hülsenfrüchte und vor
allem Bohnen (Sojabohnen) enthalten Phytoöstrogene, die
wohltuend sein können. Bei niedrigem körpereigenem Hormonspiegel sind Phytoöstrogene in der Lage, einen Teil der
Östrogenaktivität zu übernehmen; bei hohem Östrogenspiegel im Körper reduzieren die Phytoöstrogene die Aktivität insgesamt, indem sie sich an die Östrogenrezeptoren anlagern.
Sie wirken also regulierend. Dies erklärt vielleicht teilweise,
weshalb Japanerinnen unter geringeren Wechseljahrsymptomen leiden und seltener an Brustkrebs erkranken. Die Vita-
lität des Körpers ist nicht nur ein Ergebnis dessen, was wir
uns zuführen, sondern auch dessen, worauf wir verzichten.
Alkohol, Koffein und raffiniertes Mehl beziehungsweise raffi-
nierter Zucker verringern im Lauf der Zeit unsere Energie

ganz erheblich. Nützliche Nahrungsergänzungen während der Wechseljahre können Nachtkerzenöl, Leinöl, Bioflavinoide und Vitamin E sein. Denken Sie jedoch immer daran, daß Nahrungsergänzungen eine unzulängliche Ernährung niemals wettmachen können.«

Der Östrogenersatz, den gewisse Sojaprodukte und eine Form von Ginseng liefern, kann tatsächlich die Funktion körpereigener Östrogene teilweise übernehmen, doch solange nicht mehr Forschungsergebnisse vorliegen, aufgrund deren sich eine standardisierte, verläßliche Dosierung festsetzen läßt, sollte dennoch jede Frau, die sich ausschließlich auf »natürliche« Methoden verläßt, ihren Östrogenspiegel ermitteln lassen, um sicherzugehen, daß die Konzentration hoch genug ist.

Unabhängig von einer Östrogenersatztherapie wird körperliches Training – mit Gewichten, insbesondere Übungen gegen irgendeine Art von Widerstand – mit zunehmendem Alter immer wichtiger. Um gegen Osteoporose und den Verfall von Muskeln und Geweben anzukämpfen, müssen Sie Ihren Kreislauf in Gang halten und Ihren Körper bewegen. Training wirkt auch gegen Depressionen und erhöht den DHEA-Spiegel. Zehn bis fünfzehn Minuten Training jeden Morgen ist die vernünftigste Investition, die Sie machen können. Sie stärken damit nicht nur Ihre Knochen und Muskeln, sondern auch Ihr Herz; legen Sie sich also ein Fitneßprogramm für Herz und Kreislauf zu und halten Sie sich daran.

Und wenn wir schon beim Thema Training sind: Vergessen Sie nicht die Gymnastik im Bett. Häufige sexuelle Aktivität während der Perimenopause wurde mit einem höheren natürlichen Östradiolspiegel und weniger Hitzewallungen in Verbindung gebracht. Geschlechtsverkehr ist eine hervorragende Übung insbesondere für Schenkel, Po, Hüften und Arme.

Übrigens läßt sich das auffälligste genitale Symptom der Wechseljahre, die mangelnde Lubrikation, künstlich beheben. Vitamin-E-Kapseln sind eine gute Lösung: Bohren Sie mit einer Nadel ein oder zwei Löcher in die Kapsel und spritzen Sie sich den Inhalt in die Vagina. Leicht ist das nicht, aber es lohnt die Mühe: Es hält die Gewebe gesünder und verschafft Ihnen zugleich Ihre tägliche Dosis.

Sind Kalziumtabletten nicht genug? Kalziumtabletten zur Nahrungsergänzung haben sich nicht als ausreichende Maßnahmen gegen Osteoporose erwiesen, obwohl Kalzium in hoher Dosierung (1500 bis 2000 mg/Tag) eine schützende Wirkung ausübt. Kalzium steigert jedoch die Effektivität von Östrogen, deshalb können Sie bei einer HET durch Kalziumeinnahme Ihre Östrogendosis möglicherweise senken.

Der beste Schutz gegen Knochenschwund nach der Menopause ist eine kalziumreiche Ernährung von der Jugend an. Wenn es für Sie schon zu spät ist, sorgen Sie dafür, daß Ihre Töchter in jungem Alter genügend Kalzium bekommen: Nur bis Anfang dreißig kann der Körper Kalzium effizient speichern und für das Knochenwachstum verwenden.

Sprechen Sie auch mit Ihrem Arzt, um sicherzugehen, daß Sie sich keine Überdosis Kalzium zuführen: ein Zuviel kann zu Verstopfung, Blähungen, Nierensteinen und abnormen Kalziumeinlagerungen führen.

Ein paar Stunden Sonne in der Woche oder fischreiche Ernährung verschafft dem Körper in der Regel genügend Vitamin D, das wesentlich für die Knochenbildung und die Kalziumresorption ist. Eine besondere Wirkung erzielen Sie, wenn Sie Ihre Morgengymnastik draußen in der Sonne absolvieren: Bewegung und Sonnenschein (auch das frühe Morgenlicht) wirken antidepressiv und tragen dazu bei, den zirkadianen Rhythmus (die tagesrhythmischen Schwankungen der Körperfunktionen unter dem Einfluß von äußeren Faktoren, vor allem dem Tag-Nacht-Wechsel) wiederherzustellen, wodurch Sie besser schlafen können.

Kalzitonin: Das in der Schilddrüse gebildete Polypeptidhormon Kalzitonin ist eine gute Alternative, wenn Östrogen nicht empfehlenswert ist. Es hemmt den Knochenabbau und wirkt damit dem Fortschreiten von Osteoporose entgegen, bekommt Männern wie Frauen und wird in Europa häufiger eingesetzt als in den USA. Es kann auch zusammen mit Östrogen verwendet werden, so daß sich mit niedrigeren Dosierungen im wesentlichen derselbe Effekt erzielen läßt, verbunden mit einem geringeren Brustkrebsrisiko. Einige Eigenschaften hat Kalzitonin mit Östrogen gemeinsam: Es senkt den Appetit und bewirkt durch Stimulation der Beta-Endorphin-Sekretion eine gewisse Schmerzlinderung.

Außerdem besteht die Aussicht auf eine völlig neue und andere Methode: Vor kurzem wurde eine effiziente genetische Behandlungsmöglichkeit von Knochen- und Knorpelerkrankungen entdeckt, bei der Osteoporosepatienten, ähnlich wie bei einer Transfusion, Spenderzellen erhalten. Es ist wie eine Knochenmarktransplantation, jedoch unter Verwendung bestimmter Zellen, nämlich nur der im Mark vorhandenen Vorstufen von Knochen und Knorpeln. Laut einer von der Thomas-Jefferson-Universitätsklinik veröffentlichten Mitteilung ist »ein besonders positives Merkmal dieser Therapie, wie sie von den Forschern beschrieben wird, die Leichtigkeit, mit der sich die Vorstufenzellen isolieren lassen. Zwar sind die Knochen- und Knorpelvorstufen ein winziger Bruchteil des Knochenmarks, doch sie lassen sich einem Spender leicht mit Nadel und Spritze entnehmen und sind innerhalb weniger Tage bereit, sehr rasch in vitro zu wachsen. Dadurch sind sie dem erkrankten Patienten ideal zu verabreichen.« (»New Gene Treatment for Bone and Cartilage Disease Found«, *Thomas Jefferson University News Release*, 22. Mai 1995.)

Gnadenfrist: Brustkrebspatientinnen wird häufig Tamoxifen verabreicht, ein Antiöstrogenhormon. Anfangs bestand die Befürchtung, diese Behandlung würde die Osteoporose und sämtliche anderen Symptome des Östrogenentzugs verschlimmern, doch wie sich zeigte, ist dies nicht der Fall. Im Gegenteil: Tamoxifen gewährt einen gewissen Schutz vor Osteoporose, während es gleichzeitig die Progression des Brustkarzinoms hemmt. Auch auf die Vagina übt Tamoxifen den gegenteiligen Effekt aus und bewirkt eine reichliche, manchmal überreichliche Lubrikation.

Nicht zu vergessen Testosteron: Für manche Frauen, die es vorziehen, auf Östrogen zu verzichten, kann eine reine Testosterontherapie unter Umständen eine geeignete Alternative sein. So merkwürdig es klingen mag: Eine geringe Menge Testosteron wandelt sich im Körper zu Östradiol um und verschafft damit den Frauen, die Östrogen nicht vertragen, einen potentiellen Schutz gegen Osteoporose und Veränderungen der Haut. Demnach kommen Frauen, die bösartige Tumoren hatten, durch den Testosteronersatz weitgehend in den Genuß der Vorteile, die eine Testosterontherapie zu bieten hat (siehe nächster Abschnitt), ohne eine neuerliche Tumorbildung infolge hoher Östrogendosen befürchten zu müssen. (Dabei ist jedoch zu bedenken, daß sich immer eine kleine Menge Testosteron in Östrogen umwandelt; deshalb können Frauen, die Östrogen völlig ausschalten wollen, auch kein Testosteron einnehmen.) Wie erwähnt, schützt Testosteron manche Gewebe und erhält das sexuelle Verlangen. Eine Testosterontherapie kompensiert zwar nicht den Östrogenentzug – der sich allein durch Östrogenzufuhr wettmachen läßt –, doch sie vermag den schwindenden Testosteronspiegel wiederherzustellen: Die Vorteile dabei sind eine Überlegung wert.

Vielleicht wird eines Tages der Zusatz von DHEA und vielleicht Tamoxifen oder tamoxifenähnlichen Substanzen zu einer Östrogenersatztherapie eine weitere Verbesserung für die Lebensqualität und die Gesundheit der Frau bedeuten.

Ein letzter Punkt sollte im Zusammenhang mit der Östrogenersatztherapie erwähnt werden. Aus Furcht vor Krebs greifen viele Frauen zu rezeptfreien Medikamenten und Naturheilmitteln aus dem Reformhaus, freilich ohne sich darüber im klaren zu sein, daß solche Arzneien auch experimentell sind und ihre Wirkungsweise weniger verläßlich als die standardisierten, niedrig dosierten Östrogenpräparate, verschrieben von erfahrenen Ärzten, die sowohl die Risiken wie den Nutzen einschätzen können.

Unter diesem Vorbehalt stehen Frauen außerhalb der herkömmlichen Behandlungsformen natürlich zahlreiche Wege offen, um ihre Lebensqualität und Gesundheit zu verbessern. Doch müssen Sie sich klarmachen, daß diese Alternativen keinen der Östrogentherapie vergleichbaren Schutz vor Osteoporose und Herzerkrankungen bieten.

Progesteronersatz:
Vorteile, Risiken und Schutz

Ursprünglich wurde das Wechseljahrsyndrom ausschließlich mit Östrogen behandelt. Dann stellte man fest, daß bei Frauen in der natürlichen Menopause, das heißt, wenn Uterus und Eierstöcke noch vorhanden sind, die Verabreichung von Östrogen allein das Risiko eines Endometriumkarzinoms erhöht. Wie schon erwähnt, kann Östrogen ohne Einfluß von Progesteron die Gebärmutterschleimhaut zu übermäßigem Wachstum anregen, wodurch unter Umständen Krebs entsteht. Wird im Rahmen einer Östrogenersatztherapie auch Gestagen verabreicht, sinkt das Krebsrisiko. (Nach einer Hysterektomie sind Gestagene nicht erforderlich – denn die Frau hat ja keinen Uterus mehr, der geschützt werden müßte –, sie könnten jedoch von gewissem Nutzen sein.) Die Kombination von Östrogen und niedrig dosiertem Gestagen verschafft der Frau optimalen Schutz.

Wurden jedoch sowohl Uterus als auch Eierstöcke entfernt, ist zusätzlich zu Östrogen/Gestagen auch eine Testosteronersatztherapie in Betracht zu ziehen, wenn die Frau sich bestimmte Wesenszüge zu erhalten wünscht, darunter auch Selbstbewußtsein, ausgeprägte Libido und eine positive Gemütsverfassung.

Wiederkehr von PMS: Wie es sich vermeiden läßt

Trotz aller Vorteile hat auch diese moderne High-Tech-Medizin ihren Haken. Manche HET-Strategien lassen die Menstruation – und damit PMS – wiederaufleben und erhalten sie, denn wenn Sie am Ende jedes Zyklus eine hohe Gestagendosis einnehmen, stellt sich eine der natürlichen Menstruation ähnliche Blutung ein. Wird die Gestagenzufuhr sieben Tage lang jäh gestoppt, erleben Sie eine Abbruchblutung, fast genauso wie vor der Menopause.

Das Ende dieses allmonatlichen Elends ist einer der wenigen Vorteile der natürlichen Menopause, und manche Frauen lehnen Gestagene allein aus diesem Grund ab, ganz zu schweigen von der Wiederkehr des prämenstruellen Syndroms und dem nachlassenden sexuellen Verlangen, das mit relativ hohen Gestagendosen (10 mg/Tag) in Verbindung gebracht wurde. Doch es gibt Mittel und Wege, derlei zu vermeiden und dennoch die richtige Behandlung zu bekommen.

Neuere Wirkstoffkombinationen werden mit den meisten dieser Probleme fertig. Mit der täglichen Zufuhr einer Kombination aus niedrig dosiertem Östrogen (0,625 bis 1,25 mg) und niedrig dosiertem Gestagen (2,5 mg), die aus ebendiesem Grund heute sehr beliebt ist, lassen sich Menstruationsblutungen und PMS vermeiden. Die Behandlung erfolgt fortlaufend, ohne Unterbrechung, deshalb müssen Sie auch keine Tage mehr zählen. Während der ersten vier bis zwölf Monate können zwar kleine Blutungen auftreten, doch die niedrige Gestagendosierung bei fortgesetzter Behandlung (2,5 mg Medroxyprogesteron beziehungsweise 1 mg oder weniger Norethisteron) erspart Ihnen die meisten Nebenwirkungen von Progesteron und verhindert letztlich auch die Blutung, was wesentlich angenehmer ist und dennoch den Uterus schützt.

Testosteronersatztherapie
für Frauen

Eine Östrogenersatztherapie oder eine Östrogen-Gestagen-Kombination kann zwar einige sexuelle Symptome der Wechseljahre beseitigen, doch für die übrigen Symptome ist Testosteron erforderlich.

Einer jungen Frau Testosteron zu verschreiben, widerstrebt den meisten Ärzten – zu Recht; dabei übersehen sie jedoch häufig, daß eine chirurgisch bedingte Menopause eine Ausnahme von der allgemeinen Regel ist.

Auch bei der natürlichen Menopause ist ein Testosteronersatz durchaus überlegenswert, denn er kann das Sexualleben, die Stimmung, die Lebensqualität verbessern. In den USA bestehen allerdings immer noch große Vorbehalte gegenüber Testosteron für Frauen in der natürlichen Menopause, tatsächlich wird eine Ersatztherapie kaum je in Betracht gezogen.

Diverse Studien haben jedoch gezeigt, daß im Vergleich zu Patientinnen, die mit Placebos beziehungsweise ausschließlich Östradiol behandelt wurden, bei einer Kombination von Testosteron und Östradiol Depressionen, Beklemmungen und Erschöpfung seltener auftraten: Die untersuchten Frauen dachten klarer, waren selbstbewußter, zuversichtlicher und energischer. Zwar waren ähnliche Verbesserungen auch bei der Gruppe zu beobachten, der ausschließlich Östradiol verabreicht wurde, allerdings nur halb so auffällig wie bei der mit

Testosteron *und* Östradiol behandelten Gruppe. Testosteron verhält sich, ähnlich wie Östrogen, wie ein MAO-Hemmer und wirkt daher in gewisser Weise als Antidepressivum. Außerdem erhöht Testosteron, wie wir wissen, das sexuelle Verlangen. (Umgekehrt können verminderte Lust, geringe Aktivität und leichte Depressionen den Testosteronspiegel senken.)

Testosteron läßt sich mittels Injektion, sublingual, oral, vaginal oder sogar in Form von Depotinjektionen verabreichen, voraussichtlich werden demnächst auch Pflaster erhältlich sein.

Frauen wird häufig Fluoxymesteron (5 bis 20 mg täglich) oder Methyltestosteron verordnet. Auch Mesterolon ist ein oral wirksames Androgen; es wird nicht wie andere Androgene in Östrogen umgewandelt, könnte also Frauen verordnet werden, für die Östrogen nicht empfehlenswert ist. Sublingual verabreicht, ist Testosteron zwar weniger wirksam als andere oral einzunehmende Präparate, doch könnte es für Frauen, die in der Regel ja keine hohen Dosen benötigen, vorteilhafter sein.

Depotinjektionen werden durch einen winzigen Einschnitt unter die Haut gesetzt, in der Regel irgendwo am Gesäß. Von dort aus setzt das Implantat so lange Testosteron frei, bis es aufgebraucht ist. Eine Entfernung des Implantats ist nicht nötig, die nächste Injektion erfolgt meist nach zwei bis drei Monaten.

Jede Verabreichungsform hat ihre Vorteile: auf oralem Weg wird Testosteron zwar weniger gut resorbiert, doch sublinguale Tabletten, durch die das Hormon direkt in den Kreislauf gelangt, sind schmerzlos und bequem; ein Implantat hingegen erspart die tägliche Einnahme.

Mit dem Alter nimmt die Testosteronkonzentration im weiblichen Genitalbereich (große Schamlippe, Klitoris und Präputium) sehr viel stärker ab als bei Männern. Eine testosteronhaltige Salbe (2 Prozent), auf Vulva, Vagina und Genitalgewebe aufgetragen, kann die Festigkeit und Gesundheit der Gewebe erhalten. Häufig werden Kortisonsalben verschrieben, doch sie lassen die Gewebe nur noch dünner werden. Östrogen ist recht hilfreich, denn es stärkt das subkutane Gewebe, erhält Kollagen und Elastizität, eine Testosteronsalbe hingegen festigt und verdichtet das Gewebe. Die sogenannte »senile Vaginitis« läßt sich ohne lokal angewandtes Testosteron häufig nicht kurieren.

Wie in Kapitel 5 erwähnt, ist Testosteron bei Frauen auch in der Lage, den Blutdruck zu erhöhen, mitunter verursacht oder verschlimmert es Leberschäden, hebt den Cholesterinspiegel und führt einerseits durch Wasserretention und andererseits durch Muskelwachstum zu Gewichtszunahme. Auch Akne kann eine Folgeerscheinung sein. Um Prostatakrebs braucht die Frau sich freilich keine Sorgen zu machen.

Noch ein warnender Hinweis: Bei älteren Frauen kann sich Aggressivität, bedingt durch senile Demenz, unter Einfluß von Testosteron manchmal verstärken und zu destruktivem Verhalten führen.

Zusammenfassend läßt sich sagen, daß eine Testosteronersatztherapie für beide Geschlechter in den Wechseljahren nicht willkürlich empfohlen werden kann, denn es fehlt an Forschung und genügend aussagefähigen Daten. Dennoch ist Testosteron das vielversprechendste pharmakologische Mittel zur Steigerung des Sexualtriebs bei Frauen in der Menopause, insbesondere bei jenen, die gegenüber einer Östrogen- und/oder Sexualtherapie resistent sind. Bei Männern hingegen scheint es das Mittel der Wahl zu sein, um der Testopause vorzubeugen oder ihre Symptome zu beheben.

Ironischerweise wurde es von denselben Ärzten, die gegenüber einer Östrogentherapie für Frauen so große Vorbehalte hegen, bei Männern viel zu unbedenklich eingesetzt. Das heißt, daß diese beiden Hormone, die relativ vergleichbare Nebenwirkungen mit sich bringen, in einem merkwürdig gegensätzlichen Schema angewendet werden: zu selten für die Frau, die es nötig hat, zu häufig für den Mann, der es gar nicht braucht. Nachdem es heute leicht möglich ist, die Menge an freiem und gebundenem Testosteron zu messen, lohnt es sich, die Funktion von Testosteron sowohl bei Frauen wie auch bei Männern genauer zu betrachten.

Anmerkung für
die Futuristen unter uns

In der Zukunft werden im Hinblick auf die Wechseljahre wohl noch andere Hormone und Peptide, die Sie mittlerweile kennengelernt haben, aus Zotharas Blickwinkel betrachtet und neu bewertet werden. Tatsächlich haben wir schon einiges geleistet und sind in der Lage, die Hormone aus der Blütezeit der Jugend zu reproduzieren und uns bis ins hohe Alter zu bewahren, doch das ist erst der Anfang: Jetzt ist es an der Zeit, uns mit der Feineinstellung zu befassen und einige der anderen Akteure in die Standardtherapien aufzunehmen – Oxytozin, Vasopressin, Somatotropin und DHEA, das meiner Überzeugung nach im männlichen und weiblichen Klimakterium eine sehr wichtige, aber bislang noch kaum erforschte Rolle spielt.

Nachdem bei Männern und Frauen sowohl DHEA als auch das Wachstumshormon um das dreißigste Lebensjahr zu schwinden beginnen, sollten sie im Rahmen einer Ersatztherapie im Idealfall auf diesem Stand erhalten werden. Theoretisch könnte DHEA dann weiterhin Angriffe von Krebszellen abwehren, das Immunsystem stärken, das sexuelle Verlangen und die geruchsbedingte Attraktivität für das andere Geschlecht aufrechterhalten, während Somatotropin das Aussehen, Verhalten und Selbstwertgefühl der Jugend bewahren würde.

Die potentiell verjüngenden Eigenschaften des Wachstumshormons lernten wir erstmals kennen, als wir kleinwüchsige Kinder damit behandelten. Bei jungen Erwachsenen verbesserte sich das Gesamtverhältnis von Muskeln zu Fett – ein wichtiger Konditionsindex, zumal bei Athleten – im Schnitt um fast fünfundzwanzig Prozent. (Es ist nicht überraschend, daß manche Athleten dieses Hormon als Dopingmittel mißbrauchen.) Dank seiner höchst vielversprechenden Auswirkungen auf Gesundheit, Kraft und Durchhaltevermögen wird Somatotropin derzeit als möglicher Ersatz zur Vorbeugung der männlichen und weiblichen Wechseljahrsymptome erforscht – eine hochinteressante Substanz, die wir im Auge behalten müssen.

Natürlich würde Zothara Ihnen raten, sich eine LH-RH-Pumpe einsetzen zu lassen und sich, zusätzlich zu diversen anderen Verfahren, in regelmäßigen Abständen Vasopressin und Oxytozin in die Nase zu sprühen.

Sie müssen urteilen

Im ganzen betrachtet, ist Ihre wunderbare, würzige »Sexsuppe« ein wohlausgewogenes System, das die moderne Medizin zu manipulieren gelernt hat. Aber es ändert sich, wenn Sie älter werden. Wir hätten zwar gern sehr viel mehr Daten, als uns zu unseren Lebzeiten je zur Verfügung stehen werden, dennoch liegen genügend Forschungsergebnisse vor, die die Frage berechtigt scheinen lassen, ob im Zusammenhang mit den Wechseljahren ein bedeutender Aspekt der medizinischen Versorgung von Frauen – und in gewissem Maß auch der Männer – vernachlässigt oder unnötigerweise zurückgehalten wird.

Sie sind die Jury, Sie haben das Urteil zu fällen. Der einzige Haken an der Sache ist, daß Sie zugleich die Verteidigung sind – was auch immer Sie entscheiden: Ihr Urteil gilt für Ihr eigenes Leben und hat einen erheblichen Einfluß auf dessen Dauer und Qualität.

Wenn sexuelle Erwägungen wie Schmerzen beim Geschlechtsverkehr, mangelnde Lubrikation, Inkontinenz, der Wunsch, sich einen frischeren Geruch, ein feineres Empfinden für Berührungen und ein attraktiveres Äußeres zu bewahren, mehr Frauen in der Postmenopause dazu bringen, standardisierte, niedrig dosierte Östrogenpräparate einzunehmen, dann ist ein besseres Sexualleben sowohl der Katalysator als auch der Lohn in Form von körperlichem Wohlbefinden und allgemeiner Gesundheit. Aber warum warten, bis der Verfall eingesetzt hat?

Die Östrogenbehandlung kann zu jedem Zeitpunkt wertvoll sein, auch wenn sie nicht sofort zu Beginn der Wechseljahre einsetzt, und vermag einem Fortschreiten des Knochenabbaus, Herzerkrankungen und anderen Symptomen vorzubeugen. Sie können einen Teil Ihrer Vergangenheit rückgängig machen und sich eine bessere Zukunft schaffen. *Es ist nie zu spät, um anzufangen.*

Der Nutzen einer Östrogen-, Progesteron- und Testosteronersatztherapie – unabhängig von der jeweiligen Verabreichungsform – bedeutet eine Verbesserung einer ganzen Reihe von gynäkologischen und urogenitalen Symptomen, Erhalt einer gesunden Haut, Vorbeugung von seelischem Aufruhr und Schutz vor Arteriosklerose und Osteoporose. Das ist ein durchaus attraktives Paket, das Sie jedoch gegen die Risiken abwägen müssen.

Wir haben uns mit drei verschiedenen Betrachtungsweisen der Wechseljahre befaßt: dem natürlichen Gang der Dinge, der Behandlung von Symptomen im Augenblick ihres Auftretens und der zukunftsorientierten Möglichkeit, das gesamte Syndrom vollständig zu vermeiden. Für welchen Weg auch immer Sie sich entscheiden: Im Lauf der Jahre werden sich Ihnen Alternativen anbieten. Die Dauer Ihres Lebens und seine Qualität im Alter hängen nicht nur von der Zeit ab, sondern auch von Ihren Entscheidungen.

9
LEBENSLUST IM ALTER

Ich kenne eine Frau, die drei oder vier Jahrzehnte älter ist, als sie uns glauben machen möchte. Immer noch pfeifen die Männer beim Anblick ihrer Beine, was sie ungeniert ausnutzt. Sie trägt Stützstrumpfhosen und Miniröcke, hohe Pfennigabsätze und funkelnde Bifokalgläser. Ihre Fingernägel sind makellos, ihre Haut feinporig.

Sie sorgt dafür, daß jedermann weiß, welche Opfer sie bringen mußte, um fit zu bleiben — fettfreie Ernährung, tägliche Fußmärsche zu Freunden und Familienangehörigen, Verzicht auf ihre geliebten Zigaretten. Sie verschafft sich ihre täglichen Streicheleinheiten und befriedigt ihre Sehnsucht nach Berührung und Zärtlichkeit. In jeder größeren Versammlung reißt sie ohne Scheu die gesamte Aufmerksamkeit an sich.

Ja, sie flirtet unverfroren mit beiden Geschlechtern, bezaubert Frauen und Männer gleichermaßen, schlägt sie in ihren Bann und wird von allen angebetet. Wenn man ihr sagt, sie sei hübsch, tut sie erst, als habe sie das Kompliment überhört, nur um die Wiederholung auszukosten, dann winkt sie elegant ab, als wäre es eine Selbstverständlichkeit.

Vor einigen Jahren wurde bei ihr Brustkrebs diagnostiziert, aber sie steckte die Mitteilung spielend weg und ließ lediglich ihre beiden Brüste durch zwei jüngere ersetzen. Vor kurzem lehnte sie einen schmeichelhaften Heiratsantrag ab, denn, sagte sie, im alltäglichen Zusammenleben seien ihr Männer viel zu anstrengend. Einmal, nachdem sie ein, zwei Gläser Champagner getrunken hatte und wie üblich zu Fuß nach Hause ging, traf sie unterwegs einen Bauarbeiter, der ihr, halb vergraben im Laderaum seines Lieferwagens, herausfordernd den Hintern entgegenstreckte. Sie konnte der Versuchung

*nicht widerstehen und versetzte ihm im Vorübergehen einen
Klaps. Dem Mann, der vielleicht ein Drittel so alt war wie sie,
verschlug es die Sprache.*

*Sie zehrt von einem erfüllten Leben als Model, Modedesi-
gnerin, Ehefrau und Mutter und hat zwei rüstige Ehemänner
überlebt. Mit eiserner Disziplin hat sie sich ihre jugendliche
Konfektionsgröße bewahrt und schickt sich an, auch noch ihre nachlässigere Tochter zu überleben.*

*Tatsächlich behauptet sie, mir alles beigebracht zu haben,
was ich weiß.*

*Sie ist eine Frau, die ihr Leben lang instinktiv alles getan
hat, was die Wissenschaftler erst heute als richtig erkennen.
Sie sorgt für eine regelmäßige und ausreichende Vitaminzu-
fuhr und betreibt täglich Gymnastik. Ihr Gewicht liegt unterhalb des Richtwerts – mit einigem Stolz bezeichnet sie sich als
mager. Selbstverständlich stimuliert sie ihre eigenen Hormone
und die der anderen, hält sich wach und lebendig und weigert
sich, das kalendarische mit dem subjektiven Alter gleichzu-
setzen. Mit ganzem Herzen schließt sie sich Billie Burkes
Meinung an, die muntere Vierundneunzig erreichte und be-
hauptete, Alter spiele nur bei Käse eine Rolle. Mit der entsprechenden Einstellung und Seelenstärke hat sie das Schicksal
herausgefordert und das traditionelle Bild des Alterns Lügen
gestraft.*

Einer Studie zufolge sind sexuell aktive Senioren die glück-
lichsten Männer und Frauen Amerikas. Natürlich, wenn in einem in jeder anderen Hinsicht gesunden Alter auch Sex noch
eine Rolle spielt, schwingt sich die Lebensqualität zu gewaltigen Höhen empor. Aber hat Sex dem Menschen im Alter außer dem Vergnügen auch noch andere Vorteile zu bieten? Die
meisten wollen nicht einfach nur länger leben, sondern ihr Leben auch genießen. Wem läge daran, ein hohes Alter zu erreichen, wenn er sich nicht darüber freuen kann? An dieser Stelle
kommt Sex ins Spiel.

Unser letztes Kapitel befaßt sich mit der Beziehung zwischen Hormonen, Liebe, Lust und Langlebigkeit. Ich will das Verständnis, das Sie mittlerweile von der Funktionsweise der Hormone gewonnen haben, noch ein wenig erweitern. Inzwischen wissen Sie Bescheid über die neuesten Erkenntnisse bezüglich der Hormonersatztherapie – die Konsequenzen ihrer Anwendung beziehungsweise Unterlassung. Sie haben erfahren, wie unsere Hormone uns von der Geburt bis zum Tod gnadenlos manipulieren, jede Phase unseres Lebens bestimmen und unser Liebesleben beeinflussen. Wäre es nicht nett, wenn wir fähig wären, sie unsererseits zu manipulieren und die Oberhand zu gewinnen?

In diesem Kapitel will ich die verschiedenen Komponenten miteinander verknüpfen und Ihnen besondere Ratschläge erteilen, damit Sie alles, was Sie bisher erfahren haben, dazu verwenden können, Ihr Leben lang sexuell fit zu bleiben. Ich will Ihnen einen Weg zeigen, Ihre Hormone voll und ganz zu genießen, den Schaden, den sie mitunter anrichten, so gering wie möglich zu halten, deren Macht notfalls zu untergraben und Ihre sexuellen Phasen so zu steuern, daß Sie, wenn Sie das wollen, die eine oder andere überspringen und in der besten verweilen können. Außerdem beantwortet dieses Kapitel die Frage, inwieweit medizinische Eingriffe, Lebensweise und Einstellungen unser Sexualleben verändern. Und am Ende kommen wir wieder auf Zotharas Thema zurück: Ich will Sie mitnehmen in die Zukunft und Ihnen all die erstaunlichen Möglichkeiten zeigen, die dort auf uns warten ...

Wie steht es mit Höhepunkten, Zyklen, Phasen? Noch einmal werden wir untersuchen, wie sie miteinander in Verbindung stehen, und ein besonderes Augenmerk auf die dynamischen Unterschiede zwischen Männern und Frauen richten. Wir haben gesehen, daß Hormone die Macht haben, uns zusammenzuführen oder auseinanderzutreiben. Ich werde die Theorie aufstellen, daß sie auch Kräfte ausüben, die uns aufeinander angewiesen und voneinander abhängig machen. Das ist in der gesamten Tierwelt der Fall, allerdings mit einer großen Ausnahme: Die Menschen sind in der Lage, kraft ihres Wissens die Macht der Hormone entsprechend ihren Bedürfnissen zu beeinflussen. Andere Tiere können das nicht.

Aber befassen wir uns zuerst mit folgender Frage: Bewirkt Sex eine Verlängerung des Lebens um ein paar Jahre oder vielmehr dessen Verkürzung?

Sex im Alter

Es spricht viel für die Annahme, daß Sex die Lebensspanne erweitert. Wir besitzen heute genügend Daten, um mit Sicherheit sagen zu können, daß häufige Berührungen das Leben verlängern und dessen Qualität verbessern. Wie Sie wissen, werden ältere Menschen eher senil und sterben früher, wenn sie unter Berührungsmangel leiden – schon in Gesellschaft eines Haustiers ist die Überlebenschance nach einem Herzinfarkt nachweislich höher. Tatsache ist, daß Berührungen aller Art uns länger am Leben erhalten. Und Sex ist Berührung.

Die Macht der Berührung breitet sich durch den ganzen Körper aus, stimuliert die lebensverlängernden Substanzen – DHEA, Oxytozin, Endorphine, Somatotropin – und senkt jene, die es verkürzen, wie Kortisol und Adrenalin. Berührung verlangsamt den Herzschlag, lindert Streß und erhöht das Wohlbefinden. Wenn eine Beziehung ihre sexuelle Komponente verliert, dann ist es normalerweise auch mit sämtlichen Berührungen vorbei. Ist die sexuelle Begegnung aus irgendeinem Grund nicht mehr möglich, kehren die meisten Menschen auch allem anderen den Rücken zu. Es ist, als würde man sich zwingen, die Mahlzeit auszulassen, bloß weil einem der Nachtisch versagt ist – und am Ende verhungert man.

Wenn Sie in jüngerem Alter üben, alternative Formen von sexueller Intimität zu genießen, werden Sie in späteren Jahren sexuell erfindungsreicher sein. Diesen Punkt kann ich gar nicht genügend betonen. Gesundheit und Langlebigkeit sind vielleicht nicht die Hauptgründe, um auch noch im hohen Alter ein aktives Liebesleben zu genießen, doch sind sie zweifellos eine hübsche Dreingabe.

Viele ältere Paare verzichten auf Sex, weil ein oder beide Partner krank oder im weitesten Sinne behindert sind. Aber wie Sie inzwischen wissen, sollten körperliche Berührungen niemals enden, gleich, was passiert – und manchmal ergibt eine Berührung die nächste.

Will und Andrea sind wohl nicht mehr bei bester Gesundheit, doch in sexueller Hinsicht ergeht es ihnen besser als den meisten Gesunden.

Will leidet unter einem Lungenemphysem und allgemeiner Energielosigkeit, weil er den größten Teil seines Lebens ein starker Raucher war. Andreas Hände, Knie und Hüften sind arthritisch geworden – nicht gelähmt, doch es fällt ihr schwer, die Beine zu spreizen, seinen Penis in die Hand zu nehmen oder sich auf ihn zu setzen.

Wenn sie morgens erwacht, schmiegt sie sich als erstes eng an ihn.

»Dein warmer Körper weckt meine Knochen auf.«

»Laß mich in Frieden, ich will noch ein bißchen schlafen.«

»Komm schon, ein bißchen Liebe tut deinem Herzen gut.«

»Mag sein, aber wenn du mich küßt, kriege ich keine Luft. Was ist, wenn ich ersticke?«

»Zu Tode geküßt – ich könnte mir keine bessere Art zu sterben vorstellen. Nein, Spaß beiseite, ich werde dich anderswo küssen. Nimm du dir einstweilen das Sauerstoffgerät – dafür haben wir doch den Apparat mit den Nasenschläuchen. Weißt du noch, was dein Arzt für ein Gesicht gemacht hat, als wir ihm sagten: Keine Gesichtsmasken, das stört beim Küssen. Er fiel fast vom Stuhl – als wäre so etwas in unserem Alter illegal.«

»Nun ja, vielleicht ist es das auch. Ich könnte jedenfalls einen kleinen Schutz gebrauchen.«

»Weißt du, ich kann nicht mehr schwanger werden.«

»*Hey, ich dachte, du wolltest deinen Mund für was anderes benutzen!*« *witzelt Will.*

Später ... »*Das ist schon ganz hübsch hart. Halt ihn eine Weile, bis ich mich zurechtgelegt habe.*«

Seite an Seite finden sie eine vertraute Position, gegen die ihre Körper nichts einzuwenden haben.

»*Ich frag mich, was dein Arzt zu dieser Art von Körpertherapie sagen würde.*«

Andreas Endorphine fließen in Strömen und lindern ihre Schmerzen. Warmes Blut läßt ihre Gelenke beweglicher werden. Er bekommt sein Herz-Kreislauf-Training — sanfte Bewegungen, auf der Seite liegend, ohne Atembeschwerden. Solange er mit Sauerstoff versorgt wird, hat er die nötige Seelenruhe, um den Augenblick zu genießen. Nach einigen Stößen, einigen Orgasmen für sie, nimmt sie ihn in ihre mittlerweile geschmeidige Hand. Er deutet an, eine Ejakulation stehe heute nicht auf der Tagesordnung, aber er erwarte eine Revanche irgendwann im Lauf des Tages.

Sie steht auf und holt die Zeitung, während er das Frühstück herrichtet. Eine Zeitlang lesen sie im Bett.

Andrea sagt: »*Gestern war ich bei Emma im Krankenhaus. Ich brachte ihr einen Stapel* Playgirl-*Magazine zum Lesen, und sie lachte und fragte mich, was um Himmels willen sie damit anfangen sollte. Ich sagte, sie brauche mehr Blut im Gehirn, schließlich sei sie deswegen hier — wegen einem Schlaganfall.*«

»*Wo hast du denn deinen Doktor gemacht?*« *lacht Will.*

»*Ach, das ist ist doch nur gesunder Menschenverstand. Ich fand, es würde ihrem Kreislauf guttun, wenn sie ein bißchen in Wallung gerät.*«

»*Das sollte routinemäßig zur medizinischen Versorgung gehören*«, *meint Will.*

Will und Andrea haben sich ihren Sinn für Humor und ein funktionsfähiges Liebesleben bewahrt, indem sie sich an die Erfordernisse des Körpers anpassen und aus ihren Ressourcen

Kapital schlagen. Sie genießen nicht nur Sex und Intimität, sondern erhalten noch einen zusätzlichen Lohn: die Beweglichkeit, die antidepressive Wirkung, die erotische Erfrischung. Sie haben nicht aufgehört, einander zu berühren, nur weil sie auf ein paar Hindernisse gestoßen sind.

Altersloser Sex

Beim Sex verwandelt sich der Körper. »Man spürt, daß die Temperatur der eigenen Körperoberfläche und der des Sexualpartners ansteigt«, schrieb Alfred Kinsey. »Die Gleichsetzung von sexueller Erregung mit Fieber, Glut, Feuer, Hitze oder Wärme zeugt von der allgemeinen Erfahrung, daß sich die Temperatur der Hautoberfläche tatsächlich erhöht.« Gleichzeitig wechselt die Haut ihre Farbe. Was als sexuelle Röte bekannt ist, beginnt in der Regel im Oberbauch und im Gesicht, breitet sich über die Brüste, den Nacken, die Brust, die Schenkel und Arme, den Unterbauch, das Gesäß und den Rücken aus und intensiviert sich manchmal von Hell- zu Dunkelrot, ja sogar zu einem tiefen, rötlichen Purpur. Verschiedene Körperregionen überziehen sich mit einem feinen Schweißfilm. Die Augen werden weiter und glänzen feucht. Der Blutandrang zur Haut verändert die Umrisse etlicher Körperteile, läßt die Lippen schwellen, Nase und Ohrläppchen dicker werden, vergrößert die Brüste. Während das Gewebe rund um die Augen und den Mund sich wölbt, verringern sich die Falten oder verblassen ganz, und die Jahre scheinen dahinzuschwinden.

(Esquire, Mai 1989)

Alfred Kinsey hätte von Vasopressin sprechen können – ohne es zu wissen, denn damals war es noch nicht entdeckt. Hitze, Wärme, Rötung – der Temperaturanstieg ist eine Wirkung dieses Peptids. Das »Vasopressinfieber« kann unser Leben lang anhalten, bis ins hohe Alter hinein.

Hohes Alter wurde stets mit Verfallserscheinungen gleichgesetzt. Mit zunehmendem Alter steigt natürlich die Wahrscheinlichkeit degenerativer Krankheiten. Doch in Wahrheit schlägt das Pendel jetzt in die andere Richtung aus: Manche betrachten das Alter selbst als eine Krankheit, die behandelt werden kann. Aber wie unterscheidet man zwischen den normalen Alterserscheinungen und den Folgen von Krankheiten? Das ist gar nicht so leicht, obwohl wir auf diesem Gebiet große Fortschritte machen.

Viele Probleme, darunter auch geistige, die wir heute mit dem Alter in Verbindung bringen, gehen eigentlich auf Arteriosklerose und andere chronische Leiden zurück. Schwäche und Erschöpfung sind meist nicht einfach auf das Alter zu schieben, sondern häufiger eine Folge von Herzerkrankungen, Diabetes oder Medikamenten. Strategische Körper- oder Gehirnregionen werden weniger gut mit Blut versorgt und welken dahin wie eine Pflanze ohne Wasser. Sollte es uns gelingen, diesen Leiden vorzubeugen, würden wahrscheinlich auch viele Verfallserscheinungen verschwinden, die wir heute als altersbedingt ansehen, genauso, wie der Witwenbuckel nahezu ausgestorben ist, seitdem man Osteoporose wirksam behandeln kann.

Ich will nicht behaupten, wir könnten wie Zothara ewig leben, wenn wir sämtliche Krankheiten diagnostizieren und behandeln können, obwohl das theoretisch möglich ist: etliche Wissenschaftler vertreten diese Hypothese. Ich halte es jedoch für einen enormen Fortschritt, daß wir heute zwischen Krankheit und Alterungsprozeß unterscheiden und in dieser Richtung weiterforschen, so daß die Medizin sich fortan *mit der Prävention von Problemen statt mit ihrer Reparatur* befassen kann.

Allerdings wird keine dieser zukunftsorientierten Behandlungen an der Substanz unseres Lebens etwas ändern, solange wir nicht unsere altmodischen Einstellungen gegenüber Intimität, Sexualität und Körperkontakt ändern.

Die Sorge um Technik und Leistung hat bei alten genauso wie bei jungen Menschen die Bedeutung emotionaler Intimität verschleiert. In dem Streben nach genitaler Befriedigung, nach Orgasmen und noch mehr Orgasmen gehen Einfühlsamkeit und Gemeinsamkeit oft verloren. Die Folgen dieser anachronistischen Einstellung zeigen sich besonders deutlich, wenn Menschen älter werden – wenn Berührung, Gemeinschaft, Liebe und Vertrautheit noch viel wichtiger sind als zu anderen Zeiten unseres Lebens. Zwar hat sich der Testosteronschleier inzwischen gelüftet, doch alte Gewohnheiten halten sich zäh. Trotzdem müssen wir diese alten Gewohnheiten und die zielorientierte Einstellung gegenüber der Sexualität überdenken, denn der gesundheitliche Nutzen körperlicher Intimität steht außer Frage. Selbst wenn Sie keinen Partner haben, brauchen Sie nicht zu verzweifeln: Halten Sie sich Ihren liebsten Sexualpartner im Geist lebendig, holen Sie ihn oder sie in der Phantasie zurück, schwelgen Sie in Erinnerungen – Ihre Hormone werden schon reagieren.

Helfen Sie sich selbst und masturbieren Sie, solange Sie keine Schwierigkeiten damit haben. Wenn Sie weder einen Partner haben noch sich selbst befriedigen, sind die Folgen für den Mann wahrscheinlich Impotenz und für die Frau vaginale Atrophie und andere Komplikationen. Natürlich liegt die Entscheidung bei Ihnen. Es ist merkwürdig, daß so viele Männer, die als Jugendliche begeistert masturbierten, mit zunehmendem Alter immer zurückhaltender werden – aber gerade dann hätten sie es besonders nötig, um manchen irreversiblen sexuellen Veränderungen des Alters vorzubeugen. Jonathan ist eine Ausnahme. Obwohl er *psychisch* impotent ist, verzichtet er nicht auf die Masturbation:

Jonathan, der in jüngeren Jahren ein lebhaftes Sexualleben hatte, steckte schon lang vor dem Ende seiner Beziehung mit Amy tief in den Klauen des Adrenalinreflexes. Mit dem Auf-

ruhr der Viropause plagten ihn Versagensängste und alle anderen Fallen der psychischen Impotenz jedesmal, wenn er mit einer Frau zusammen war – mit irgendeiner Frau: jung, alt, schön, häßlich, erfahren oder naiv –, und nichts half ihm.

Es blieb ihm nichts anderes übrig, als sich selbst Gesellschaft zu leisten. Seine Hand war seine einzige treue Gefährtin, mit ihr versagte er nie. Unfehlbar reagierte sein Penis auf Masturbation, doch genauso unfehlbar ließ er ihn im Stich, wenn er versuchte, mit einer Frau zu schlafen.

Sollte es Jonathan gelingen, seine psychischen Schwierigkeiten zu überwinden, wird sein Körper funktionsbereit sein – aus einem einzigen Grund: Er hatte regelmäßig Sex mit jemandem, der ihn nicht nervös machte oder ihn unter Leistungsdruck setzte – mit sich selbst. Ohne sich dessen bewußt zu sein, tat er weiterhin das einzige, was er tun konnte, um sich vor organischer Impotenz zu schützen. Zufällig war es seine Hand, die ihm half, aber dieselbe wohltuende Wirkung hätte auch jede vertraute Partnerin zustande gebracht. Und das Merkwürdigste ist: Solange er sich keine Sorgen machte (Adrenalinreflex), funktionierte er so gut wie eh und je.

Sexuelle Fitneß

Männer wie Frauen, die in jungen Jahren häufig Sex haben, bewahren sich diese Fähigkeit bis ins Alter hinein. Doch wenn jenseits der Sechzig eine längere Pause eintritt – auch nur ein paar Monate –, läßt die sexuelle Fitneß rapide nach. Bedenken Sie, wie rasch die Muskeln Ihres Arms oder Beins verkümmern, wenn sie nur wenige Wochen in Gips liegen. Dasselbe trifft für den Rest des Körpers zu, das Gehirn eingeschlossen: Sie schrumpfen, wenn sie nicht gefordert werden. Um sexuell fit zu bleiben, gelten dieselben Prinzipien. Häufiger Geschlechtsverkehr oder regelmäßige Masturbation ist die beste Sexualversicherung. Aber das ist nicht alles: Es gibt ein paar grundlegende Dinge, die Sie tun können, um sexuell fit zu werden und zeit Ihres Lebens zu bleiben.

Dies alles funktioniert – aber wenn Sie, wie viele ältere Menschen, Medikamente einnehmen müssen, die Ihre Sexualität zum Erliegen bringen, fragen Sie Ihren Arzt um Rat, um die Medikation zu ändern oder so einzustellen, daß sie Ihr Liebesleben nicht sabotiert.

»Sexkiller«

Manche Medikamente bringen den Peptid- oder Hormonhaushalt durcheinander und lassen schlicht alle Freude aus dem Leben schwinden. Wenn Arzneien das Sexualleben unterminieren, richten sie mehr Schaden an, als den meisten Menschen klar ist. Fünfundzwanzig Prozent aller Fälle von Impotenz sind eine unmittelbare Folge von Medikamenten, die aus anderen Gründen verschrieben wurden: aufgrund von Herzerkrankungen, Geschwüren, Depressionen und so weiter. Ich rate Ihnen, keine Medikamente zu akzeptieren, ohne die potentiellen Nebenwirkungen zu kennen – insbesondere auf sexueller Ebene. In der Regel gibt es in jeder Kategorie Alternativen, die das medizinische Problem genausogut bekämpfen und in sexueller Hinsicht vergleichsweise harmlos sind.

Hüten Sie sich auch davor, versehentlich Medikamente zu kombinieren, die sich nicht vertragen. Manche Wechselwirkungen beeinträchtigen nicht nur Ihr Sexualleben, sondern können zusätzliche gesundheitliche Probleme nach sich ziehen. Wenn verschiedene Ärzte Ihnen Medikamente verschreiben, sorgen Sie dafür, daß der eine weiß, was der andere Ihnen angedeihen läßt. Setzen Sie ein verschriebenes Medikament nicht einfach ab und steigen Sie nur unter ärztlicher Aufsicht auf ein anderes um. Aber versuchen Sie, mit sowenig wie möglich auszukommen und unterstützen Sie die Behandlung mit anderen, natürlichen Methoden – Ernährung, Körpertraining und so weiter.

- Sexuelle Aktivität einmal pro Woche oder öfter, gleich, ob mit einem Partner/einer Partnerin oder durch Masturbation oder beides.
- Berührungen – soviel wie möglich – während des Tages, beim Sex, im Schlaf; wenn Sie keinen Partner haben, berühren Sie Ihre Freunde, legen Sie sich ein Haustier zu, liebkosen Sie Ihre Enkel. Finden Sie eine Möglichkeit, sich zu Ihrem eigenen Wohl genug Vitamin »B« zu verschaffen.
- Seien Sie nicht auf genitalen Sex fixiert. Beschränken Sie sich nicht auf Geschlechtsverkehr. Genießen Sie den ganzen Körper und das weite Spektrum an Möglichkeiten. Vergessen Sie nicht manuelle Stimulation, oralen Sex, Berührung, Streicheln, Liebkosungen, Lippen, Zunge ...
- Setzen Sie Ihre Vorstellungskraft ein, benutzen Sie Ihre Phantasie; lesen Sie Romane, die Sie erregen, sehen Sie sich Bilder oder Filme an, stimulieren Sie sich selbst. Hören Sie Musik, die romantische Erinnerungen weckt. Kleben Sie das Nacktfoto Ihres idealen Liebhabers/Ihrer Geliebten an den Kühlschrank, um sich zu motivieren, schlank und fit zu bleiben.
- Achten Sie auf Ihre Ernährung und trainieren Sie in vernünftigem Maß, um Ihre Gesundheit, sexuelle Lust und Ihre Figur zu erhalten.
- Greifen Sie auf nichtpharmakologische Methoden zurück, um Ihre Gesundheit zu erhalten – Techniken zur Streßverringerung, gute Ernährung und so weiter.
- Hören Sie auf zu rauchen.
- Reduzieren Sie Ihren Alkoholkonsum oder verzichten Sie ganz darauf.

- Meiden Sie »Sexkiller« (wie ich Medikamente zu nennen pflege, die sexuelle Funktionsstörungen verursachen).
- Halten Sie sich auf dem laufenden über die Fortschritte, die bei Hormonersatztherapien und in der Forschung zur Verlängerung des Lebens erzielt werden.

Erdwurm oder Raumforscher

Wenn Sie alles getan haben, was Sie können, um sexuell fit zu bleiben, ist es an der Zeit, sich mit den Hilfsmitteln zu befassen, die die Medizin zu bieten hat, um einen gesunden und leistungsfähigen Menschen noch fitter zu machen. Zunächst jedoch ein Dementi. »Natürlich« alt zu werden hat gewisse Vorteile. Männer und Frauen passen besser zusammen, je ähnlicher sie sich in ihrer biochemischen Beschaffenheit sind. Gewiß ist Ihnen aufgefallen, daß es praktisch unmöglich ist, das Geschlecht eines Neugeborenen an seinem Aussehen zu erkennen. Dasselbe ist bei alten Menschen in Pflegeheimen der Fall. Am Beginn und am Ende unseres Lebens sind wir kaum voneinander zu unterscheiden. Aber wieviel Ärger und Scherereien haben wir uns in der Zwischenzeit aufgehalst! Vieles davon ist das unmittelbare Ergebnis dieser lästigen Geschlechtsunterschiede. Vielleicht ist es gut, wenn die ewigen Kämpfe vorbei sind, wie Germaine Greer anschaulich darlegt: keine qualvollen Liebesaffären, keine unbestimmten Sehnsüchte, extremen Mißverständnisse oder unvereinbaren Temperamentsunterschiede mehr.

Je älter wir werden, desto mehr verschwimmen die Grenzen zwischen den Geschlechtern, sowohl biologisch als auch psychisch. Beim Mann verschiebt sich die Enzymaktivität allmählich zu dem Modus, der für Frauen charakteristisch ist (eine Rückkehr zur Urweiblichkeit, von der sich die männlichen Föten während ihres Wachstums im Mutterleib abwenden), und ohne Hormonersatztherapie ist der Hormonspiegel der Frau nach der Menopause dem des Mannes ähnlicher als je zuvor in ihrem Leben, was in erster Linie auf den dramatischen Östrogenschwund und, in Abhängigkeit davon, die verminderte Oxytozinausschüttung zurückgeht.

Wie erwähnt, ziehen manche Frauen es vor, natürlich alt zu werden, denn Sex war ihnen seit jeher eine Last, die sie jetzt gern los sind. Überraschenderweise teilen manche Männer diese Einstellung gegenüber der Sexualität, freilich aus einem ganz anderen Grund: Sie glauben, um so früher sterben zu müssen, je öfter sie ejakulieren. Vor ein paar Jahren wurde eine wissenschaftliche Abhandlung über Fadenwürmer veröffentlicht, mit denen viele Männer sich voller Sorge identifizierten: Nematoden leben um so länger, je geringer ihre sexuelle Aktivität ist, – jede Ejakulation bringt sie dem Tod näher. Dieselbe Ansicht vertreten die Taoisten und praktizieren raffinierte Methoden, um sich vor der Verschwendung des »Lebenselixiers« zu schützen (allerdings ohne deshalb auf Sex zu verzichten). Vielleicht rührt daher der Mythos, Männer würden mit einer bestimmten, festgelegten Anzahl von Ejakulationen geboren (wie Frauen mit ihren Eiern), und sobald sie aufgebraucht seien, gehe es auch mit ihnen zu Ende. Wer dieser Überzeugung anhängt, wird sich einer Testosterontherapie oder irgendeiner anderen Methode zur Förderung von Orgasmen mit Sicherheit verweigern.

»Natürlich« zu altern ist selbstverständlich eine völlig legitime Entscheidung, allerdings ist sie nicht ohne Risiko. Wie Sie wissen, kann der Verzicht auf eine Hormonersatztherapie der einen oder anderen Art Depression, Krankheit und vorzeitigen Tod bedeuten. Aber auch die Hormonersatztherapie ist bekanntlich mit Risiken verbunden. Kommen wir also auf Zotharas Thema zurück: den Jungbrunnen. Aber je mehr wir uns der Vorstellung von jungem Blut verschreiben, desto markanter bleiben die Geschlechtsunterschiede zwischen uns erhalten. Und vielleicht müssen die Männer einen versteckten Preis dafür zahlen und die Verkürzung ihrer Lebensspanne in

Kauf nehmen. Wird ihr Testosteronspiegel künstlich aufrechterhalten, haben sie unter Umständen mit zuviel Cholesterin und Herzkrankheiten zu kämpfen. DHEA hingegen
verlängert ihr Leben. Für Frauen stellt sich die große Frage:
Wird DHEA ihr Leben verlängern oder verkürzen? Manche
Studien weisen *bei Frauen* auf einen Zusammenhang zwischen höherem DHEA-Spiegel und einer kürzeren Lebensspanne hin, andere widerlegen diese Ergebnisse. Wir wissen es
einfach noch nicht. Die Hormonersatztherapie, wie sie heute
in der Regel angeboten wird – Östrogen und Gestagen für die
Frau; nichts oder allenfalls eine kleine Menge Testosteron für
den Mann –, ist zwar ein kalkuliertes Risiko, doch stehen wir
noch am Anfang des Weges. Vermutlich müssen wir irgendwann auch DHEA, Oxytozin, Wachstumshormon und etliche
andere Hormone zur Behandlung altersbedingter Defizite
heranziehen.

Sehen wir uns also an, was eine Therapie mit diesen Hormonen, Peptiden und Neurotransmittern, die Sie mittlerweile
so gut kennengelernt haben, für Sie tun kann. Sie zirkulieren
heute in Ihrem Körper, werden aber eines Tages verschwinden, es sei denn, Sie kommen ihnen zuvor. Spekulieren wir ein
bißchen.

Langlebigkeit, Sex,
Einstellung und Gewicht

Im Lauf der Jahre, in denen ich bestimmte Medikamente auf
mögliche sexuelle Nebenwirkungen untersuchte, identifizierte
ich mehr als ein Dutzend, die, wie ich fand, eine weitere Erforschung im Hinblick auf ihre sexuelle Effizienz verdienten.
In erster Linie waren dies Arzneimittel, die den Dopamin-,
Testosteron-, Östrogen- oder DHEA-Spiegel erhöhen beziehungsweise die Serotonin-, Prolaktin- oder Progesteronkonzentration senken. Wenn Sie die Hormonprofile in den frühe-

ren Kapiteln gelesen haben, ahnen Sie sicher, weshalb ich ausgerechnet diese Mechanismen ins Auge faßte.

Mir fiel immer wieder ein Zusammenhang zwischen den Medikamenten auf, die mich interessierten, und jenen, auf die sich die Aufmerksamkeit der Lebensverlängerungsforschung vor allem richtete. Tatsächlich war einem überraschend hohen Prozentsatz der Medikamente folgendes gemeinsam:

* sie steigern das sexuellen Verlangen;
* sie üben eine antidepressive Wirkung aus;
* sie erleichtern die Gewichtsabnahme;
* sie werden speziell im Hinblick auf die Verlängerung des Lebens untersucht.

Die Übereinstimmung war so augenfällig, daß ich eine Verbindung zwischen Sex und Langlebigkeit zu vermuten begann und mich fragte, ob ein ursächlicher Zusammenhang besteht. Vermag ein aktives Liebesleben das Leben selbst zu verlängern? Wir wissen es nicht mit Sicherheit, aber viele Zeichen deuten in diese Richtung. Führt ein guter Gesundheitszustand zu gutem Sex? Die Antwort darauf gibt schon allein der gesunde Menschenverstand. Liefert die Körperchemie den gemeinsamen Nenner für Sex, Zufriedenheit, Fitneß und langes Leben? Ich glaube, ja. Aber solange die Forschung sich nicht ernsthaft mit der Frage beschäftigt, sind wir auf Zufallsergebnisse angewiesen – ein ineffizientes und willkürliches System.

Die Alchemie des 21. Jahrhunderts

Werfen wir nun einen kurzen Blick auf die Hormone, Peptide und Neurotransmitter, die wir bisher aus dem sexuellen Blickwinkel betrachtet haben, um ihre zusätzliche Dimension zu würdigen: ihren Einfluß auf Langlebigkeit, Schlankheit und Glück.

Dopamin: Dopamin ist entscheidend für Glück, Zufriedenheit und unsere Fähigkeit, nach Genuß zu streben. Aus diesem Grund spielt es auch eine zentrale Rolle bei den meisten Süchten insofern, als sich der lohnende Effekt der Droge oder des Suchtmittels in Form eines Dopaminanstiegs äußert. Wie wir gesehen haben, ist Dopamin, zusammen mit der Endorphinreaktion, auch weitgehend für romantische Bindungen und Liebessucht verantwortlich und bewirkt, daß wir den anderen Menschen, mit dem Oxytozin, DHEA und andere Faktoren uns zusammengeführt haben, schließlich *brauchen*.

Dopamin bringt uns nicht nur dazu, Lust anzustreben, intensive Liebe und brennende Sehnsucht zu empfinden, sondern verschafft uns auch die nötige Zeit dafür.

Deprenyl ist ein verschreibungspflichtiges, dopaminförderndes Medikament. In der *Medical World News* berichtet der Forscher Joszef Knoll, Deprenyl könne »die Lebenszeit des Menschen von hundertfünfzehn auf hundertfünfundvierzig Jahre verlängern«. Um dies zu beweisen, führte er diverse Experimente mit alten, sexuell desinteressierten Rattenmännchen durch: Nach einer Deprenylbehandlung entwickelten seine alten Ratten wieder eine intensive sexuelle Aktivität und hielten sie bis zu ihrem Tod aufrecht, der später eintrat als bei unbehandelten Tieren. Die mit Placebos behandelten Ratten hingegen waren weiterhin sexuell träge oder wurden völlig inaktiv. Außerdem liefen die Deprenyl-Ratten nach achtmonatiger Behandlung zu sexueller Höchstform auf, während die anderen bereits im Sterben lagen. Ein ziemlich eindrucksvolles Ergebnis, würde ich sagen. Auf jeden Fall lieferte Knoll den Beweis, daß bestimmte Medikamente, die bei verschiedenen Tieren die sexuelle Aktivität fördern, auch deren Leben verlängern.

Nicht anders als wir büßt die alte Ratte mit der Zeit immer mehr Gehirnzellen ein, so daß ihre Dopaminreaktion schwächer wird. Gleichzeitig nimmt die MAO-Aktivität zu, was eine Depression verursachen oder verschlimmern kann. Knoll schließt daraus, daß die signifikante Zunahme von Depressionen bei älteren Menschen und der »altersabhängige männliche Potenzverlust« möglicherweise auf eine verringerte Empfindlichkeit für Dopamin und »Spurenamine«, die PEA-Derivative sind, zurückzuführen sei.

Die Erklärung, vermutet Knoll, besteht offenbar darin, daß Deprenyl das Enzym MAO hemmt und die Aktivität von Dopamin und PEA beschleunigt und damit »die Lebensqualität im Alter« verbessert. Übrigens waren die deprenylbehandelten Ratten auch dünner!

Andere Dopaminergika sind Levodopa (L-Dopa) und Bupropion. Auch sie wirken antidepressiv, halten das Körpergewicht niedrig und werden im Hinblick auf ihre lebensverlängernden Eigenschaften untersucht.

Angesichts dessen, was Sie in den vorhergehenden Kapiteln erfahren haben, werden Sie mir vermutlich zustimmen, wenn ich behaupte: Was sich in diesem Fall bei den Ratten als Tatsache erwiesen hat, ist eine durchaus vielversprechende Aussicht für den Menschen.

Oxytozin: Oxytozin spielt eine entscheidende Rolle für Bindung, Liebe, elterliche Fürsorge gegenüber dem Nachwuchs. Es ist am Orgasmus beteiligt und bringt uns dazu, die körperliche Nähe eines geliebten Menschen zu suchen. Es wirkt auch lebensverlängernd, jedenfalls bei männlichen Ratten: drei Oxytozininjektionen in der Woche ließen sie deutlich älter werden, wobei sich niedrige Dosierungen als effizienter erwiesen als hohe.

Anscheinend ist eine Erhöhung des Oxytozinspiegels mehrmals in der Woche – ob durch Berührung, Stimulation der Brustwarzen, Orgasmus, Geschlechtsverkehr oder durch Injektion – so wohltuend, daß der Körper länger lebt. Im Unterschied zu Vasopressin läßt Oxytozin uns jedoch vergeßlich werden – was manche Menschen überraschenderweise als angenehm empfinden. Eine meiner älteren Patientinnen ärgerte sich über ihren Neurologen, der ihr eine »Gedächtnispille« anbot, und sagte: »Einer der wenigen Vorteile des Alters ist die Vergeßlichkeit. Ich denke nicht daran, etwas einzunehmen, was mich an Dinge erinnert, die ich nicht mehr wissen will.« Außerdem vermag Oxytozin insofern die Stimmung zu heben, als es den euphorischen Zustand, der in der Umarmung eines geliebten Menschen eintritt, herstellt oder verstärkt. Wirkt es auch gewichtsreduzierend? Ich bin mir nicht sicher, aber ich möchte fast wetten. Wäre es nicht bemerkenswert, wenn der ständige Körperkontakt mit jemandem, den Sie lieben, wirkungsvoller wäre als Appetitzügler? Bedenkenswert ist es jedenfalls.

Vasopressin: Ihnen bekannt als Hormon mit der Tendenz zu Mäßigung und Vernunft, das uns vor allzu heftigen Gefühlsausbrüchen schützt, vielleicht auch als »Monogamiemolekül« wirkt (zumindest bei Steppenwühlmäusen), beim Orgasmus eine Rolle spielt, möglicherweise als dessen eigentlicher Auslöser, ist Vasopressin überdies ein beliebtes »Intelligenz«hormon, das Lernfähigkeit, Aufmerksamkeit, Gedächtnis und Erinnerung fördert.

Die genaue Funktionsweise von Vasopressin ist unbekannt, doch wie der Forscher Dr. David de Wied von der Universität Utrecht vermutet, bewirkt Vasopressin Änderungen im zentralen Nervensystem, die dazu beitragen, die elektrischen Impulse von Lernprozessen in chemisch kodierte Langzeiterinnerungen umzuwandeln. Durk Pearson, der lebensverlängernde Methoden erforscht, schreibt ihm immunitätsfördernde Fähigkeiten zu.

Derzeit ist Vasopressin am besten unter dem Namen ADH, antidiuretisches Hormon, bekannt, doch eine seiner interessantesten Eigenschaften ist sein Einfluß auf das Denken: Es lenkt unsere Aufmerksamkeit auf die pragmatische Auseinandersetzung mit dem »Hier und Jetzt«, hilft uns, sexuelle Signale zu erkennen und uns auf unser Handeln zu konzentrieren. Dank dieser besonderen Fähigkeit vermag Vasopressin störende und ablenkende Impulse, beunruhigende Gefühle (Adrenalinreflex!) und lästige Erinnerungen beim Sex von uns fernzuhalten.

Aus demselben Grund – Orientierung auf die Gegenwart statt auf Vergangenheit und Zukunft – ist es vermutlich eine besonders effiziente Substanz gegen Depressionen und Ängste. Depression ist durch zwanghafte Rückschau in die Vergangenheit gekennzeichnet, die als belastend empfundenen Ereignisse liegen mehr oder weniger weit zurück. Ängste hingegen beziehen sich auf die Zukunft: wir fürchten uns vor Ereignissen, die noch gar nicht stattgefunden haben. Dank seiner Gegenwartsorientiertheit bietet Vasopressin also einen hervorragenden therapeutischen Ansatz.

Auch dies ist eine natürlich vorkommende Substanz, die Lust, Glück und Langlebigkeit fördert. Sollte das Muster konstant sein, werden wir wohl noch feststellen, daß Vasopressin gewichtssenkend wirkt.

Melatonin: Dieses Hormon haben Sie noch nicht kennengelernt. Vor kurzem wurde es als »Wundermittel« entdeckt und verdient deshalb nähere Beachtung.

Seine Wirkungsweise ist noch kaum erforscht, und nachdem es nicht patentierbar ist, werden sich die Pharmaunternehmen auch in Zukunft wohl nicht sehr eingehend damit befassen. Ich kann Ihnen hier keine unzweifelhaften Tatsachen präsentieren, sondern lediglich vorläufige Beobachtungen und Vermutungen, die allerdings spannend und vielsagend sind. Folgendes wurde berichtet:

Verschiedene Publikationen weisen darauf hin, daß Melatonin den Sexualtrieb fördert, depressionshemmend wirkt und das Leben verlängert. Kommt Ihnen das bekannt vor? Außerdem beseitigt es Schlafstörungen, verhindert Schwangerschaft und gehört zu den Antioxidantien und sogenannten Radikalfängern, die Zellwände vor der Zerstörung durch freie Radikale schützen. Kühnere Spekulanten sehen in Melatonin das »Jugendhormon«, das den Alterungsprozeß hinauszögert, das Immunsystem stärkt und vor Tumoren aller Art (vor allem Brustkrebs), vor Herzinfarkt, PMS, Alzheimer-Krankheit, Parkinson-Syndrom und vielen anderen Krankheiten schützt oder sie sogar heilt. Es wird auch vermutet, daß Melatonin die Entwicklung des grauen Stars verlangsamt und Diabetes lindert.

Das ist bereits eine recht beeindruckende Liste. Wenn sich nur die Hälfte all dieser Vermutungen als wahr erwiese, wäre ich begeistert. Doch nachdem Melatonin eine so machtvolle Wirkung auf unsere übrigen Hormone ausübt, müssen wir erheblich mehr darüber wissen, ehe wir eine therapeutische Anwendung in Erwägung ziehen können.

Melatonin ist lichtscheu: Es wird nur bei Dunkelheit gebildet. Es entsteht in einer erbsengroßen Drüse im Gehirn, der Zirbeldrüse (Epiphyse), und ist am besten bekannt als Regulator der körpereigenen Uhr (des zirkadianen Rhythmus) und Mittel gegen Schlafstörungen: Nur eine winzige Menge (2 mg) vor dem Schlafengehen kann älteren Menschen, die bekanntlich häufig unter Schlaflosigkeit leiden, einen erholsamen Schlaf bescheren. Melatoninmangel scheint die Ursache von Schlafstörungen zu sein: Eine Melatoninzufuhr ist weitaus wirksamer als Schlaftabletten, und es besteht keine Suchtgefahr.

In der Kindheit erreicht Melatonin seinen höchsten Stand und nimmt nach der Pubertät allmählich ab. Bei Fünfzig- bis Siebzigjährigen sind nur noch Spuren davon nachzuweisen. Sobald wir mehr darüber wissen, könnte Melatonin – aus naheliegenden Gründen – durchaus zur Behandlung von Wechseljahrsymptomen herangezogen werden.

»Bei jedem größeren Hormonsystem, das erforscht wurde, stellen wir altersbedingte Veränderungen fest, die darauf hindeuten, daß sie beim Alterungsprozeß eine Rolle spielen«, sagt Dr. Marc R. Blackman, Leiter der endokrinologischen

Abteilung des Johns Hopkins Bayview Medical Center in Baltimore. (Jane Brody, »Restoring ebbing hormones may slow aging«, *New York Times*, 18. Juli 1995)

Melatonin hemmt Östrogen und fördert die Sekretion von Prolaktin und Somatotropin. Außerdem besteht ein geschlechtsabhängiger Unterschied: Aus Gründen, die wir noch nicht erklären können, reagieren Frauen empfindlicher auf die zyklischen Schwankungen von Melatonin als Männer.

Was bedeuten all diese Informationen? Melatonin ist ein mächtiges Hormon, das unsere Gesundheit, Einstellung und möglicherweise auch unser Liebesleben beeinflussen kann. Eine sichere Methode, um in den Genuß seiner Vorteile zu kommen, besteht schlicht darin, mehr zu schlafen – natürlich *bei Dunkelheit*. Signifikante Unterschiede im Melatoninspiegel wurden nach acht- beziehungsweise vierzehnstündigem Schlaf gemessen. Schlaf wirkt im wahrsten Sinn verjüngend, und in unserer heutigen Welt, die häufiger von künstlichem als von natürlichem Licht bestimmt wird, leiden die meisten von uns unter Schlafmangel.

Eine andere Möglichkeit ist die Melatoninergänzung – sofern Sie bereit sind, ein massives Selbstexperiment durchzuführen. Doch Vorsicht: Über mögliche Langzeitwirkungen wissen wir nichts, und die wünschenswerten Kurzzeiteffekte könnten auch ins Auge gehen. Das ist nicht nur die übliche Warnung, wie sie bei jedem neuen Medikament angebracht ist, sondern eine echte Sorge speziell bei dieser Substanz: sie ist stark genug, um Frauen unfruchtbar zu machen – stellen Sie sich vor, was sie in unserem fein abgestimmten, rhythmischen, zyklischen Hormonsystem sonst noch alles anrichten kann.

Wachstumshormon: Über die sexuellen Wirkungen von Somatotropin, dem menschlichen Wachstumshormon, wissen wir weniger als bei den meisten anderen hier vorgestellten

Substanzen, doch ein paar anekdotische Berichte und die wenigen vorliegenden Studien deuten darauf hin, daß auch dieses Hormon den Sexualtrieb anregt, die Einstellung und Gemütsverfassung verbessert, gewichtsreduzierend wirkt und möglicherweise das Leben verlängert – ein immer wiederkehrendes Thema. Neugeborene, die unter Berührungsmangel leiden, gedeihen schlecht, denn sie erzeugen weniger Wachstumshormone als häufig berührte Babys.

Im Rahmen einer kleinen Studie wurde zwölf älteren Männern Somatotropin verabreicht. Nach sechsmonatiger Einnahme wurde eine Verringerung des Körperfetts um durchschnittlich 14 Prozent und eine Zunahme der Muskelmasse um 9 Prozent gemessen, außerdem hatte die Dicke der Haut um durchschnittlich 7,1 Prozent zugenommen.

Diese vorläufigen Ergebnisse setzten das Gerücht in die Welt, das menschliche Wachstumshormon ließe sich eines Tages als Breitband-Medikament gegen Alterserscheinungen einsetzen. Nach Ansicht des Gerontologen Richard Cutler vom National Institute of Aging in Bethesda, Maryland, könnte »die Behandlung mit dem menschlichen Wachstumshormon uns in die Lage versetzen, uns im Alter einen jugendlicheren und kräftigeren Körper zu erhalten. Sollten wir entdecken, daß Somatotropin auch noch die Lebenszeit verlängert, wäre das die Krönung.«

Manche Versuchspersonen, die im Verlauf von sechs Monaten dreimal wöchentlich eine Somatotropininjektion erhielten, hatten das Gefühl, als bewege ihr Körper sich rückwärts durch die Zeit: Fettpolster schwanden, und es bildeten sich wieder die festen Muskeln, die sie Jahre zuvor gehabt hatten. Ein zweiundsiebzigjähriger Mann berichtete, die Falten auf seinen Händen und in seinem Gesicht seien verschwunden, er könne wieder mit Leichtigkeit Konservengläser öffnen und junge Leute auf der Straße überholen. Viele ältere Menschen, denen Somatotropin verabreicht wurde, erlebten ein merkwürdiges, aber wunderbares Gefühl von

Robustheit, das auch noch einige Zeit nach Abbruch der Behandlung anhielt.

Auf diesen Forschungen gründet die Annahme, viele der bei älteren Patienten beobachteten emotionalen und physischen Veränderungen seien auf die verringerte Fähigkeit zur Erzeugung des Wachstumshormons zurückzuführen.

Die Sensationsmeldungen aus der Forschung gaben Anlaß zu Schlagzeilen wie jener in der *New York Times*: »Menschliches Wachstumshormon macht Alterserscheinungen rückgängig.« Falls die »Verjüngungstheorie« sich als zutreffend erweist, müßten der normale Somatotropinspiegel im frühen Erwachsenenalter festgestellt, der mit dem Alter einsetzende Schwund gemessen und das Defizit ersetzt werden. Willkommen im Land Zotharas.

Das menschliche Wachstumshormon ist allerdings keine harmlose Substanz. Wie der Name schon sagt: Es fördert das Wachstum. Zum Beispiel auch von Tumoren. Nachweislich kann zuviel Wachstumshormon tödlich sein, denn es führt zu einer Herzvergrößerung und Herzversagen infolge zu hohen Blutandrangs. Eine Überproduktion des Wachstumshormons erhöht die Anfälligkeit für Diabetes, Arthritis und eine entstellende Krankheit namens Akromegalie, bei der die Knochen der Füße, Hände, Finger, der Nase, der Stirn und des Unterkiefers sowie die Gesichtsweichteile der Nase, Lippen und Zunge zu grotesker Größe wachsen, während die übrigen Körperteile unverändert bleiben.

DHEA: Sie wissen bereits, daß DHEA den Sexualtrieb fördert, das Gewicht senkt und die Stimmung hebt, und werden daher nicht überrascht sein zu hören, daß DHEA eine der vielversprechendsten Substanzen ist, deren lebensverlängerndes Potential derzeit untersucht wird. In Europa werden damit bereits die üblichen Altersbeschwerden behandelt.

DAS PROFIL VON SOMATOTROPIN

DIE WENIGSTEN WISSEN, DASS SOMATOTROPIN
- als neuer Jungbrunnen angepriesen wird
- die Knochendichte und -masse sowie die Muskelmasse erhöht und das Körperfett reduziert
- das Immunsystem stärkt
- die Dicke der Haut zunehmen läßt
- den Cholesterinspiegel senkt
- den Stoffwechsel steigert

SOMATOTROPIN:
- wird im Hypophysenvorderlappen gebildet
- ist pulsierend (sechs bis acht Schübe am Tag)
- nimmt mit dem Alter in der Dauer jedes Schubs und der dabei freigesetzten Menge ab
- stimuliert Skelett- und Muskelwachstum
- kann bei Überproduktion Riesenwuchs und Akromegalie (unverhältnismäßiges Wachstum der Schädel-, Hand- und Fußknochen) verursachen

SOMATOTROPIN IN SEXUELLER HINSICHT:
- steigert möglicherweise den Sexualtrieb
- wirkt möglicherweise potenzsteigernd
- erhöht möglicherweise die Empfänglichkeit

SOMATOTROPIN IM HINBLICK AUF DAS VERHALTEN:
- steigert Energie und Wohlbefinden
- verbessert die Wundheilung
- fördert die Milchproduktion

SOMATOTROPIN WURDE EINGESETZT:
- zur Behandlung von Kleinwüchsigkeit
- bei altersbedingten Verfallserscheinungen
- zur Verbesserung athletischer Leistungen (Anabolika)
- zur symptomatischen Behandlung bei Turner-Syndrom

- zur Verbesserung der Belastungstoleranz
- zur Verbesserung der Wundheilung, bei Transplantationen und Verbrennungen

WIE KÖNNEN WIR SOMATOTROPIN BEEINFLUSSEN?

steigernd	*senkend*
- Clonidin	- Glukose
- Desipramin	- Menopause/Alter
(Antidepressivum)	- Glukokortikoide
- anstrengende Aktivität	
- Schlaf	
- Streß	
- Östrogen, Testosteron, Schilddrüsenhormone	
- Dopamin	
- Bromocriptin	
- Opiate	
- Hypoglykämie	
- Anorexia nervosa	

Das *Time*-Magazin berichtet:

Dr. Étienne-Émile Baulieu, der die umstrittene RU-486, die sogenannte »Pille danach«, entwickelt hat, versetzte in der vergangenen Woche ganz Paris in Aufregung. In der Titelgeschichte des französischen Wochenmagazins Le Point rühmte er das Potential einer hormonellen Antialterungspille, die viele Beschwerden älterer Menschen zu lindern vermöge. [...] Die dabei verwendete Substanz ist DHEA. [...] Seit Beaulieu vor mehr als drei Jahrzehnten zum ersten Mal auf DHEA gestoßen war, ist das Hormon von vielen Forschern untersucht worden, am eingehendsten von Dr. Samuel Yen, einem Endokrinologen an der medizinischen Fakultät der University of

California in San Diego. [...] Die Ergebnisse von Yens jüngstem Versuch, bei dem er älteren Menschen täglich DHEA in geringer Dosierung verabreichte, wurden im vergangenen Juni im Journal of Clinical Endocrinology and Metabolism *veröffentlicht. Sie äußerten sich in erhöhtem Wohlbefinden, was Yen als »Anpassungsfähigkeit« bezeichnet, verbesserter Beweglichkeit, weniger Gelenkschmerzen und besserem Schlaf.*

(Jaroff Leon, »New Age Therapy«,
Time, 2. 1. 1995, S. 52)

Ferner heißt es in dem Artikel, »sowohl Befürworter als auch Skeptiker stimmen darin überein, daß DHEA das sexuelle Verlangen oder die Leistungsfähigkeit nicht erhöht«. Tierstudien jedoch, wie sie jüngst an der Crenshaw-Klinik, außerdem an der Klinik von Masters und Johnson und dem Sloan-Kettering-Krebsforschungsinstitut durchgeführt wurden, demonstrieren das Gegenteil.

DHEA trägt auf vielerlei Weise zur Lebensverlängerung bei. Bei Männern und Frauen verringert ein höherer DHEA-Spiegel die Sterbefälle aufgrund von Herzerkrankungen um achtundvierzig Prozent und die Sterbefälle insgesamt um sechsunddreißig Prozent (obwohl andere Studien zwar hinsichtlich der höheren Lebenserwartung bei Männern übereinstimmen, jedoch darauf hindeuten, daß DHEA die Lebenserwartung von Frauen verringert). Ferner senkt es den Cholesterinspiegel und fördert die schützenden Lipoproteine mit hoher Dichte (HDL). Bei Autoimmunerkrankungen wie Lupus erythematodes und rheumatoider Arthritis sinkt der DHEA-Spiegel. Außerdem läßt sich anhand des DHEA-Wertes bis zu neun Jahre im voraus feststellen, welche Frau ein Karzinom in der Brust entwickeln wird; bei Frauen mit Eierstockkrebs wurde ein um fünfzig Prozent erniedrigter DHEA-Spiegel festgestellt. Tatsächlich wirkt DHEA einer bekannten krebsverursachenden Substanz (12-0-Tetradecanoyl-Phorbol-13-Azetat) entgegen.

DHEA stärkt außerdem das Immunsystem, fördert das Knochenwachstum und schützt vor der toxischen Wirkung hoher Zucker- und Lipidkonzentrationen im Blut, was ebenfalls zur Verlängerung des Lebens beiträgt. Darüber hinaus wirkt DHEA Steroiden wie Kortisol entgegen, das in Reaktion auf Streß und Krankheit ansteigt. Ein hoher Kortisolspiegel, gleich, ob aufgrund von Streß, Anabolikamißbrauch oder Medikation, ist schädlich für den Körper. DHEA säubert das Blut und schützt vor gesundheitsschädigenden Einflüssen, in hoher Konzentration möglicherweise auch vor der Alzheimer-Krankheit. Eine Studie ergab bei achtundvierzig Prozent der untersuchten Alzheimer-Patienten einen niedrigeren DHEA-Spiegel als bei gesunden Männern und Frauen im selben Alter.

Bei dem Versuch herauszufinden, ob ein niedriger DHEA-Spiegel nachteilig ist, setzten Forscher bei Fettleibigkeit beziehungsweise Osteoporose DHEA-Ersatzpräparate ein und erzielten damit gute Ergebnisse. Indem wir einfach den DHEA-Spiegel mit Krankheiten und deren Fortschreiten in Verbindung bringen, erfahren wir freilich nicht, ob der Zusammenhang Ursache, Wirkung oder vielleicht auch beides ist; erst wenn weitere Forschungsergebnisse vorliegen, sollten wir in der Lage sein, zu entscheiden, ob ein hoher DHEA-Spiegel direkt der Gesundheit beziehungsweise der Anpassung und der Erholung von Krankheiten zugute kommt oder lediglich die Folge davon ist.

Außerdem ist die Frage offen, ob DHEA bei *beiden* Geschlechtern das Leben verlängern kann oder nur gut für Männer, für Frauen aber schlecht ist. Anscheinend wirkt es bei Männern tatsächlich lebensverlängernd, während manche Studien darauf hindeuten, daß es bei Frauen die Lebenserwartung *verringert*; andere Untersuchungen zeigen das Gegenteil, während die Ergebnisse von Tierversuchen belegen, daß die Verabreichung von DHEA bei Weibchen eine größere Wirkung zeitigt als bei Männchen und, um die Sache noch komplizierter zu machen, daß weibliche Tiere, die in der Regel länger leben, eine größere DHEA-Konzentration im Gehirn aufweisen. Eine Studie an Rhesusaffen ergab, daß dünne Weibchen doppelt soviel DHEAS besaßen wie von Natur aus dicke, während zwischen dünnen und dicken Männchen kein Unterschied im DHEAS-Spiegel bestand. Solange nicht aussagefähigere Forschungsergebnisse vorliegen, herrscht weiterhin Unsicherheit; wir sollten DHEA daher im Auge behalten.

Abgesehen von diesen Substanzen gibt es eine eigene Kategorie von Medikamenten, die durch Steigerung der zerebralen Durchblutung und des Gehirnstoffwechsels zu einer Verbesserung der Hirnleistung, des Denkvermögens und des Gedächtnisses im Alter führen sollen. Sie wirken auf verschiedene Neurotransmitter ein, darunter Dopamin und Serotonin. Diese »Neuronauten« werden uns helfen, die Geheimnisse unseres Bewußtseins zu entschlüsseln und noch stärker in die Gehirnprozesse einzugreifen, als wir es ohnehin tun. Die meisten dieser aufregenden neuen Entwicklungen haben sich aus der Suche nach Behandlungsmöglichkeiten der Alzheimer-Krankheit und des Parkinson-Syndroms ergeben, aber auch von Schlaganfällen, Gehirnverletzungen, Koma, Konzentrationsstörungen und verschiedenen psychiatrischen Syndromen, besonders Depressionen.

In Europa werden Substanzen zur Verbesserung der Hirnleistung unter der Bezeichnung Nootropika in erster Linie zur Behandlung der Symptome und Beschwerden des Alters eingesetzt, zum Beispiel Piracetam oder Meclofenoxat. Jedoch fallen auch Dopamin, DHEA, Vasopressin und Somatotropin in diese Kategorie, desgleichen LH und LH-RH, und vielleicht wird Östrogen ebenfalls bald darin aufgenommen. Sie alle scheinen in gewisser Weise die kognitiven Fähigkeiten und allgemein die Leistung des zentralen Nervensystems zu steigern. Anscheinend verbessert sich die Informationsaufnahme und -verarbeitung, wenn sich bestimmte zerrüttende Prozesse in der Gehirnfunktion, die mit dem Alter in Zusammenhang gebracht werden, normalisieren.

Geschlechtsunterschiede

Während der gesamten Lektüre haben Sie, wie ich hoffe, die medizinischen, biochemischen und sexuellen Unterschiede zwischen Mann und Frau zu würdigen gelernt. Auch im Alter spielt das Thema noch eine Rolle: Wie werden wir alt, und wie lang leben wir, je nachdem, welchem Geschlecht wir angehören? Bei nahezu allen Spezies, von den Fadenwürmern und Insekten über Vögel, Reptilien, Fische bis hin zu den Säugetieren, hat das männliche Geschlecht eine kürzere Lebenserwartung. »Ob Mensch oder Maus, Fruchtfliege oder Alligator«, sagt ein Forscher, »Frauen leben länger.« Elf von zwölf Ehefrauen überleben ihre Männer. Und weltweit leben Frauen heute im Schnitt etwa sieben Jahre länger als Männer. Unter den Babys, die im ersten Lebensjahr an plötzlichem Kindstod sterben, sind dreiunddreißig Prozent mehr Jungen. Wenn Sie sich die Statistik der zehn oder zwölf häufigsten Todesursachen ansehen, stellen Sie fest, daß jeder einzelnen mehr Männer als Frauen zum Opfer fallen.

Frauen sind für lebensbedrohliche Krankheiten weniger anfällig als Männer, dafür aber empfänglicher für chronische Krankheiten und Schmerzen – wie Arthritis, entzündete Fußballen, Menstruationsbeschwerden, Migräne. Hinsichtlich der seelischen und geistigen Gesundheit leiden Frauen leichter unter den Miseren des Alltags, Männer hingegen sind eher anfällig für verheerende Psychosen wie Schizophrenie. Frauen krümmen sich, Männer zerbrechen.

Eine längere Lebenserwartung ist nur eine der vielen weiblichen Merkmale, in denen sich die chemischen und emotionalen Unterschiede zwischen den Geschlechtern äußern. Ein weiteres Merkmal ist unser Gehirn.

Geschlechtsbestimmung des Gehirns

Nachdem sich unser Hormonhaushalt und unsere Körper unterscheiden, wäre es nicht merkwürdig, wenn unsere Gehirne gleich wären? Das sind sie natürlich nicht. Und, kein Wunder, sie altern auch unterschiedlich.

Forscher der Universität von Pennsylvania sind der Meinung, daß Männer ihre sprachlichen Fähigkeiten mit zunehmendem Alter rascher verlieren als Frauen. Anhand von Kernspinresonanz-Tomographien studierten sie die Gehirne von Männern und Frauen zwischen achtzehn und achtzig und stellten fest, daß das männliche Gehirn fast dreimal so schnell verfällt wie das weibliche und die linke Gehirnhälfte sich stärker zurückbildet als die rechte. Im weiblichen Gehirn verlaufen die Veränderungen symmetrisch, und diese Unterschiede »deuten darauf hin, daß das weibliche Geschlechtshormon möglicherweise das Gehirn vor altersbedingter Atrophie schützt«. Sie zogen den Schluß, daß »Frauen weniger anfällig für altersbedingte Veränderungen der geistigen Fähigkeiten sind, Männer hingegen besonders empfänglich für die altersabhängigen Auswirkungen auf die Funktionen der linken Gehirnhälfte«.

Die Atrophie des Gehirns gibt Anlaß zur Sorge. Manche Wissenschaftler schätzen, daß täglich an die fünfzigtausend Neuronen in den denkenden Bereichen des Gehirns absterben und nie ersetzt werden. Noch einschneidender ist vielleicht die natürliche Alterung der Neuronen, die wie alle Zellen nach und nach hinfällig werden und ihre Funktionsfähigkeit einbüßen. Manche ihre Dendriten (der 1 bis 12 kurzen Fortsätze einer Nervenzelle) verkümmern. Wichtiger noch: die Erzeugung von Neurotransmittern (Dopamin und anderen) läßt nach, genauso wie die Zahl der Rezeptoren.

Nachdem die Rezeptoren sich entweder zahlenmäßig verringern, degenerieren oder weniger aufnahmefähig werden, kann es sein, daß nicht nur der *Ersatz* von Hormonen, Neuropeptiden und Neurotransmittern erforderlich ist, um die altersbedingten Veränderungen wettzumachen, sondern eine erhöhte *Zufuhr*: Da die Rezeptoren immer weniger empfindlich werden, braucht es möglicherweise mehr als die übliche Menge, um dieselbe Reaktion zu erzielen wie in jüngeren Jahren, als die Rezeptoren noch gesund waren.

Noch einmal:
Zyklen und Höhepunkte

Wie wir bereits wissen, fluktuieren alle unsere Hormone zu bestimmten Zeiten in gewissem Maß, manche erheblich mehr als andere. Oxytozin zum Beispiel scheint für innere und äußere Einflüsse am empfänglichsten zu sein – schon ein Gedanke, eine Berührung sind ausreichend. PEA folgt ihnen auf dem Fuß: es reagiert auf einen bloßen Blick oder ein verführerisches Lächeln. DHEA hingegen hat eine gespaltene Persönlichkeit: In der einen Form verschickt und empfängt das Molekül Geruchsstoffe und unterliegt dementsprechenden Schwankungen; in der anderen Form ist es das stabilste und beständigste aller unserer Hormone, und seine Schwankungen sind gering. Auch Östrogen scheint recht stabil zu sein. Zwar folgt es einem Monats- und einem Lebenszyklus, springt aber nicht stündlich herum wie Testosteron, das bei der geringsten Provokation in die Höhe schnellt. Bei Streß sinkt Testosteron ab, dafür steigt Vasopressin an, vielleicht in seiner Rolle als Puffer oder Wächter, und hält uns davon ab, uns in den Abgrund zu stürzen. Es dient als eine Anpassungshilfe.

Je besser wir über diese Zyklen und Höhepunkte und die Folgen dieser Schwankungen – für unsere Beziehungen, unsere Sexualität und unsere Gesundheit – Bescheid wissen, desto klarer tritt ein faszinierendes Bild zutage, so dynamisch, daß es uns überwältigen würde, *sofern dieses Wissen uns nicht mit der Macht ausstattete, einzugreifen und ein Wort mitzureden.*

Menstruationszyklen und Medikation

Erst allmählich beginnen die Forscher, sich ernsthaft mit den Zyklen im Hormonhaushalt und dem rechten Zeitpunkt einer Medikation entsprechend dem zirkadianen Rhythmus zu befassen, doch der Zusammenhang zwischen körpereigenen Rhythmen, der Dosierung von Arzneien und *geschlechtsbedingten* Unterschieden wurde noch kaum beachtet. Dr. Margaret Jensvold betont die Notwendigkeit, die Dosierung von Psychopharmaka auf den weiblichen Menstruationszyklus abzustimmen, andernfalls könne die Blutkonzentration während des Prämenstruums ansteigen und für unbestimmte Zeit auf einem Niveau gehalten werden, das höher sei als erforderlich.

Auch die klinische Wechselwirkung zwischen oraler Kontrazeption, Hormonersatztherapie und psychotropen Substanzen müsse berücksichtigt werden, empfiehlt Dr. Jensvold.

E. H. Ellinwood stellte fest, daß Frauen, die während des gesamten Menstruationszyklus sowohl orale Empfängnisverhütungsmittel als auch eine gleichbleibende Dosis Diazepam (Valium) einnahmen, während der Blutung relativ stark »gedopt« waren, was beweist, daß Benzodiazepine je nach Zyklusphase eine stärkere beziehungsweise schwächere Wirkung ausüben.

Eine Gruppe der untersuchten Frauen erlebte vor der Menstruation eine verstärkte Wasserretention, was die Konzentration einer Substanz im Blut ungewöhnlich verdünnen kann. Auch sehen manche Autoren in der dopaminsenkenden Wirkung von Östrogen eine Erklärung dafür, weshalb junge Frauen in der Regel geringere Dosen psychotroper Substanzen benötigen als junge Männer. Außerdem manifestieren sich die Nebenwirkungen von Psychopharmaka je nach Geschlecht unterschiedlich.

Auch die Tatsache, daß Krankheitssymptome sich im Verlauf des weiblichen Menstruationszyklus ändern, weist darauf hin, daß der Zeitpunkt einer Medikation ein Thema ist, das von seiten der Forscher und Ärzte mehr Aufmerksamkeit verdient, als bisher der Fall war. In den letzten Jahren wurden einige umstrittene Studien veröffentlicht, die behaupteten, der jeweilige Zeitpunkt im Zyklus, zu dem sich eine Frau einer Operation unterziehe, übe einen erheblichen Einfluß auf den Erfolg des Eingriffs, die Zahl der Komplikationen und so weiter aus. Frauen wurde empfohlen, in der prämenstruellen Phase keine Operationen zu planen, insbesondere das Ergebnis einer Mastektomie könne davon beeinträchtigt werden. Diese Empfehlung löste bei den meisten Chirurgen Hohngelächter aus, auch wurden die Studien bislang nicht bestätigt. Aber erscheint es nicht logisch, daß eine Frau sich nach der Menstruation widerstandsfähiger und sehr viel besser in der Lage fühlt, sich einer körperlichen oder seelischen Herausforderung zu stellen? Einer anderen Studie zufolge empfiehlt es sich, die Einnahme hormoneller Empfängnisverhütungsmittel sicherheitshalber vier Wochen vor dem Eingriff abzubrechen – obwohl die Gefahr einer Pfropfenbildung heute gering ist –, um den Blutgerinnungsmechanismen Zeit zu geben, sich wieder zu normalisieren – eine wichtige, aber in der Regel selten beachtete Richtlinie. Wie viele Frauen unterzogen sich einer geringfügigen, vielleicht nicht einmal dringend nötigen Operation und starben anschließend an einer Thrombose, nur weil eine simple Sicherheitsmaßnahme nicht beachtet wurde?

Aus diesen Studien geht klar hervor, daß Medikamente bei Frauen unterschiedlich dosiert werden sollten, je nachdem, ob der Östrogenspiegel normal oder zu gering ist. Allerdings muß noch sehr viel mehr geforscht werden, ehe wir genau wissen, wie eine Medikation entsprechend dem Geschlecht und dem jeweiligen Zyklus angemessen zu dosieren ist.

Weniger Anhaltspunkte haben wir beim Mann, denn wir wissen nichts von den Wochen- oder Monatszyklen seiner wichtigsten Hormone (vielleicht weil wir uns nicht darum gekümmert haben). Eine bemerkenswerte Ausnahme sind indes die häufigen Fluktuationen verschiedener männlicher Hormone im Verlauf des Tages. Wie Sie in Kapitel 5 erfahren haben, können konstante Dosen einer Substanz wie LH das genaue Gegenteil bewirken wie die pulsatile Verabreichung derselben Dosis. In dieser Hinsicht wissen wir noch längst nicht genug: um Medikamente in angemessener Dosierung und zum rechten Zeitpunkt verabreichen zu können, müssen wir wahrscheinlich nicht nur die Tagesrhythmen von Mann und Frau, sondern auch die je unterschiedlichen Zyklen der Hormone, Peptide und Neurotransmitter in Betracht ziehen.

Die neuesten
Verabreichungsmethoden

Selbst wenn wir die je nach Zyklus und Höhepunkt optimalen Zeiten für die Medikation identifiziert haben, bleibt uns immer noch die Aufgabe, die beste Methode zur Verabreichung der Medikamente zu finden. Wie schon erwähnt, wäre beispielsweise eine Testosteronersatztherapie effizienter – natürlicher, wenn Sie so wollen –, wenn sie nicht durch Injektionen, sondern mittels einer Pumpe verabreicht würde. Auch die Wirksamkeit vieler anderer Substanzen hängt sehr davon ab, auf welche Weise sie in den Körper gelangen.

Mittlerweile zeichnet sich eine Vielzahl neuer Methoden zur Verabreichung von Medikamenten ab. Der Gebrauch von Pflastern nimmt bereits zu, allerdings sollten dabei die erheblichen Unterschiede im subkutanen Gewebe bei Männern und Frauen berücksichtigt werden, die sich auf die Dynamik der Substanzfreisetzung auswirken.

Wie Sie wissen, besteht bereits die Möglichkeit, Östrogen nicht nur oral, sondern auch vaginal zu verabreichen, was

eine bei diesem Hormon vorteilhafte gleichmäßige Resorption ermöglicht. Östrogen, Gestagen und Testosteron lassen
sich auch mittels Depotinjektion verabreichen: Das Depot
wird in Form von Kügelchen (Pellets) ganz einfach unter die
Haut implantiert, von wo aus es nach und nach, im Verlauf
von drei oder sechs Monaten (je nach Wirkstoff) vom Körper
aufgenommen wird. Durch Tabletten, die in die Wange gelegt
werden und sich rasch auflösen, gelangt eine Substanz direkt
ins Blut: Gestagen wird demnächst in dieser Form zur Verfügung stehen; in Großbritannien sind bereits Gestagenpflaster
erhältlich. Beide Methoden verringern das Ausmaß bestimmter Nebenwirkungen, denn sie umgehen den Magen-Darm-
Trakt und die Leber.

Die Bioadhäsionstechniken machen sich die Fähigkeit eines
spezifischen Moleküls (Polycarbophil) zunutze, sich an
Schleimhäute zu heften. Dabei wird ein Hormon, ja, nahezu jeder Wirkstoff (selbst bestimmte chemotherapeutische
Substanzen), mit dem schleimhautempfindlichen Polymer verbunden, das die in seiner Matrix enthaltene Substanz während eines exakt kontrollierten, chemisch festgelegten Zeitraums durch die Schleimhaut des Mundes oder der Vagina
direkt in den Blutkreislauf abgibt. Zur Zeit wird die Möglichkeit geprüft, Hormone und Zytostatika zur Bekämpfung von
Tumoren, genauso wie zwölf Stunden wirksame Mittel gegen
Magenübersäuerung oder Substanzen zur Behandlung von
Mundgeruch mittels Bioadhäsion zu verabreichen.

Auch ist mit einer erheblichen Ausbreitung von Nasensprays und Augentropfen als Verabreichungsformen für Medikamente zu rechnen. Bisher waren wir an Nasensprays gewöhnt, die lediglich auf die Nase oder die Nasennebenhöhlen
wirken, doch es ist bereits ein Schmerzmittel erhältlich, das
auf diesem Weg in den Körper gelangt und rasch wirksam ist,
weshalb es vorwiegend bei Migräne eingesetzt wird.

Synthetische Peptide werden im Magen-Darm-Trakt weitgehend zerstört, deshalb ist die orale Einnahme eines Medika-

ments gewiß nicht der ideale Weg, um die gewünschte Wirkung zu erzielen. Häufige Injektionen (in der Regel unverzichtbar) sind zumindest lästig, besonders für Patienten, die zur ambulanten Behandlung kommen. Alternative Verabreichungsformen wurden bereits entwickelt: Sowohl Oxytozin als auch Vasopressin sind seit einiger Zeit als Nasenspray erhältlich. Außerdem werden zur Zeit Augentropfen als Transportmittel für synthetische Peptide entwickelt, zum Beispiel Insulin, Glukagon, Vasopressin und Oxytozin. Mit diesen Techniken wird es wohl möglich sein, bestimmte Probleme zu umgehen, die bei oraler und intravenöser Verabreichung auftreten.

Zu den interessantesten neuen Methoden gehören die Medikamente, die direkt auf das Gehirn und kein anderes Organ einwirken, wie Sie in Kapitel 5 erfahren haben. Trägermoleküle befördern die Substanz, die sich solange in inaktivem Zustand befindet, bis sie die Blut-Gehirn-Schranke erreicht hat und freigesetzt wird. Auf diese Weise lassen sich viele Nebenwirkungen vermeiden, besonders dann, wenn wir in der Lage sein werden, bestimmte Gehirngegenden gezielt anzusteuern.

Natürlich sind auch bei diesen neuen und effizienteren Verabreichungsmethoden nach wie vor die Unterschiede zwischen Mann und Frau zu berücksichtigen. Laut Aussage des amerikanischen Pharmakologenverbandes können »wesentliche Unterschiede im Stoffwechsel von Männern und Frauen sich erheblich auf deren Fähigkeit auswirken, Arzneimittel zu resorbieren und zu zentralen Bereichen des Körpers zu befördern«. Solange wir nicht zugeben, daß dieses Problem existiert, sind wir kaum in der Lage, Lösungen anzubieten.

Hormone in unseren sexuellen Phasen

Sehen wir uns jetzt an, wie unsere verschiedenen sexuellen Phasen uns beeinflussen und ihrerseits durch das neue und umfassende Wissen um die Funktionsweise unserer Hormone beeinflußt werden können. Wie Sie festgestellt haben, sind manche Phasen genußreicher als andere – einige sind schlicht miserabel. In den frühen Stadien bleibt uns nichts anderes übrig, als zu lernen, mit einem Überschuß am einen oder anderen Hormon zurechtzukommen. Gegen Ende des Lebens haben wir uns mit Hormonmangel abzufinden. Es gibt jedoch ein paar einfache Richtlinien, die Ihnen helfen können, Probleme zu verringern und Ihr Verhältnis zu sich selbst und zu anderen zu verbessern:

Verlieren Sie nicht den Kontakt. Gleich, was geschieht, verzichten Sie nicht auf häufige Berührungen, halten Sie die Hand Ihres Partners, umarmen Sie einander. Dann lassen sich Schwierigkeiten leichter lösen, Sie fühlen sich wohler, und wahrscheinlich werden Sie mit ständiger Berührung länger leben als ohne.

Schlagen Sie sich nicht länger als drei Monate mit sexuellen Problemen herum, ohne professionelle Hilfe zu suchen. Manche Probleme verschwinden von selbst, aber viele Paare warten zu lange darauf, ohne einzugreifen, manchmal sogar Jahre.

Behandeln Sie den Menschen, den Sie lieben, so gut wie möglich. Wenn die sexuelle Chemie verschwunden ist, läßt sie sich – entgegen landläufiger Meinung – in der Regel zurückholen! Als erstes ist vermutlich die liebevolle Rücksichtnahme abhanden gekommen: Sorgen Sie dafür, daß sie zurückkehrt, dann wird auch die Chemie folgen.

Reservieren Sie sich die beste Zeit für Sex. Wenn Sie nicht genügend Zeit miteinander verbringen, fangen Sie an, über Zeiteinteilungstechniken für Liebende nachzudenken. Aller

Aller Wahrscheinlichkeit nach haben Sie dann Sex, wenn Sie für alles andere zu müde sind.

Lehnen Sie nicht jedesmal ab, wenn Sie nicht in Stimmung sind. Manchmal ist es wichtig, Sex zu haben, auch wenn einem wirklich nicht danach zumute ist. Zwingen Sie sich nicht, wenn Sie dabei Schmerzen haben oder Abscheu empfinden, aber wenn das Problem nicht schlimmer ist als einfach mangelnde Lust, sollten Sie wenigstens einmal in der Woche Sex haben – gleich, ob Sie den Drang dazu verspüren oder nicht. Sie werden überrascht sein, festzustellen, daß Sie es meistens dennoch genießen.

Sorgen Sie dafür, die körperliche Nähe und sexuelle Intimität aufrechtzuerhalten. Wenn Schwangerschaft, Stillzeit, Menopause oder andere hormonelle Zustände Ihnen die Lust vergehen lassen, machen Sie die emotionale Leere auf sexuellem Weg wett, indem Sie einander trotzdem berühren – zu Ihrem eigenen Wohl und der Beziehung zuliebe, auch wenn Sie mit Ihrem Partner/Ihrer Partnerin harte Zeiten durchleben. Dann ist zumindest eine Brücke zwischen Ihnen noch heil, und Sie haben bessere Aussichten, das Problem zu lösen.

Informieren Sie sich über die sexuellen Nebenwirkungen sämtlicher Medikamente und Wirkstoffkombinationen, die Sie einnehmen müssen und bitten Sie Ihren Arzt, Ihnen die in sexueller Hinsicht am wenigsten schädlichen Präparate zu verschreiben.

Treffen Sie eine kluge, wohlinformierte Entscheidung hinsichtlich einer Hormonersatztherapie und halten Sie sich über neue Entwicklungen auf dem laufenden.

Respektieren Sie die naturgemäßen Unterschiede zwischen Mann und Frau, ohne sie zu kritisieren oder sie zu mißbilligen. Versuchen Sie statt dessen, einander zuzuhören und voneinander zu lernen und die Unterschiede zum Wohl Ihrer Beziehung auszunutzen. Nachdem die beiden Geschlechter einander in ihren jeweiligen Fähigkeiten so oft ergänzen, betrachten Sie Ihren Partner/Ihre Partnerin als Aktivposten auf Gebieten,

auf denen er/sie Ihnen überlegen ist. Entwickeln Sie Ihre eigenen Fähigkeiten weiter, indem Sie ihn/sie bitten, Sie etwas zu
lehren, was er/sie besonders gut kann, vielleicht von Natur
aus, wie zum Beispiel Gefühle in Worte zu fassen oder sie hint-
anzustellen, wenn es notwendig ist. Sie werden feststellen, daß
viele Begabungen, die Ihrem eigenen Geschlecht nicht angebo-
ren sind, sich mit Hilfe des richtigen Lehrers erlernen lassen.
Natürlich kommt es auch sehr auf den Schüler an.

*Vermeiden Sie Situationen, die hormonelle Reaktionen aus-
lösen, auf die Sie nicht vorbereitet sind oder die Sie nicht wollen.* Bringen Sie sich zum Beispiel nicht in eine sexuelle Lage
mit jemandem, leben Sie nicht mit ihm/ihr zusammen, solange
Sie nicht bereit sind, die Konsequenzen Ihrer eigenen Hormone und Gefühle zu tragen. Wenn Sie mit jemandem keine Bindung eingehen wollen, nehmen Sie kein Risiko auf sich, indem Sie mit ihm/ihr zusammenziehen.

*Respektieren Sie die Macht, die Ihre Hormone über Sie
ausüben,* aber machen Sie sich auch klar, daß es – anders als
bei den niederen Tieren – Ihre eigenen Entscheidungen sind,
die bestimmen, wie Ihre Hormone letztlich Ihr Verhalten beeinflussen.

*Sprechen Sie Ihre sexuellen Bedürfnisse und Vorlieben aus,
ehe Sie verhungern.* Reden Sie mit Ihrem Partner/Ihrer Partnerin – sich beim besten Freund oder bei der Nachbarin auszu-
weinen, wird das Problem nicht lösen.

Lassen Sie die Liebe zu. Wie in Kapitel 2 erwähnt, vermag
Liebe in den meisten Beziehungen die Unebenheiten in jeder
Lebensphase zu glätten. Ich will damit nicht behaupten, Liebe
löse alle Probleme, aber einige bringt sie tatsächlich auf uner-
klärliche Weise zum Verschwinden, andere sind infolge der
guten Absichten und positiven Gefühle zwischen den Partnern
leichter zu handhaben.

*Kämpfen Sie nicht gegen die wachsende gegenseitige Ab-
hängigkeit an,* aber bewahren Sie sich Ihre Individualität und
Ihr Gleichgewicht.

Es besteht eine mächtige Beziehung zwischen sexueller Fitneß, einer erfüllten Beziehung und langem Leben, die keineswegs zufällig ist, sondern eine direkte Verbindung von Ursache und Wirkung. Über die neurochemischen Substanzen und Hormone, die sie stimulieren, stehen sie in gegenseitiger Wechselwirkung.

Wenn Sie einander täglich berühren, sexuelle Probleme zur Sprache bringen, ehe sie zur ständigen Einrichtung werden, Geschlechtsverkehr, Orgasmen oder irgendeine Form von regelmäßiger sexueller Aktivität praktizieren, liebevoll miteinander umgehen, Ihre romantischen Sehnsüchte und Phantasien ausleben, lachen und miteinander spielen, dann stimulieren Sie all die Moleküle, die Ihr Leben verlängern und Ihre sexuelle Chemie am Leben erhalten.

Gegenseitige Beeinflussung

Bei meinen Studien über Hormone, Peptide und Neurotransmitter fiel mir immer wieder ein Merkmal auf, das auch Ihnen während der Lektüre sicher nicht entgangen ist: Die intensive und tiefgreifende Wechselwirkung im Hormonhaushalt zweier Menschen. Es ist eine Sache, zu akzeptieren, daß unsere Hormone unsere Gefühle und unser Verhalten beeinflussen. Es ist eine andere, den Einfluß der Umgebung, der Jahreszeiten und vielleicht sogar der Mondphasen auf unsere hormonellen Zyklen anzuerkennen. Ein drittes ist es, sich klarzumachen, daß ein anderes Wesen die Macht hat, in unsere Körperchemie einzugreifen oder sie ohne unser Wissen – und übrigens auch ohne sein Wissen – zu steuern.

Wir alle tun es – durch Anblick, Berührung, Geruch, täglichen Kontakt, Geschlechtsverkehr und vielleicht auch Orgasmen. Das Ergebnis ist, daß wir voneinander abhängig werden und hinsichtlich Gesundheit, Glück, Wohlbefinden und möglicherweise sogar unserer Lebenserwartung aufeinander angewiesen sind. Auch das Gegenteil ist der Fall: Wir können einander extrem ungesund und elend machen und uns vielleicht sogar die Lebenszeit verkürzen. Zum Beispiel schrieb Winnifred Berg Cutler in *Rhythmus der Liebe*, um maximal fruchtbar zu sein, müsse eine Frau mindestens einmal in der Woche mit ihrem Partner schlafen. Regelmäßiger Geschlechtsverkehr hebt ihren Östrogenspiegel, verändert den gesamten Hormonhaushalt der Frau und in gewisser Weise ihre Einstellung gegenüber dem Leben. Ein Forscher vermutete, der regelmäßige Kontakt der Frau mit Prostaglandinen aus dem Ejakulat des Mannes beim Geschlechtsverkehr spiele eine Rolle für ihre Stimmung und Gemütsverfassung. Es wurde sogar die Theorie aufgestellt, daß sich bei einer Frau, die regelmäßig Geschlechtsverkehr hat, der Beginn der Wechseljahre verzögert. Trifft auch das Gegenteil zu – tritt bei Frauen, die ohne Mann leben, die Menopause früher ein?

Ein typisches Beispiel liefert eine kleine Studie:

»Bei vier heterosexuellen Paaren wurden an insgesamt elf Abenden vor und nach stattgehabtem Geschlechtsverkehr sowie an elf Abenden ohne Geschlechtsverkehr die Testosteronkonzentrationen im Speichel gemessen. An sämtlichen Abenden mit sexueller Aktivität war die Testosteronmenge erhöht und niedriger an Abenden ohne Verkehr. Dieses Muster war bei Männern und Frauen gleich. Keinen Unterschied ergaben die frühabendlichen Messungen, was darauf hindeutet, daß die sexuelle Aktivität den Testosteronspiegel stärker beeinflußt als der ursprüngliche Testosteronspiegel die sexuelle Aktivität.«

Wir brauchen mehr Forschungen dieser Art, um Antworten auf unsere Fragen zu finden: Könnte es sein, daß die emotionale und physische Bindung zwischen einem Mann und einer Frau auf irgendeine Weise ausschlaggebend für unsere geistige Gesundheit und unser körperliches Wohlbefinden ist? Daß Sex nicht einfach beliebig, daß die Häufigkeit und Kontinuität nicht nur dem Vergnügen und der Fortpflanzung dienen,

nen, sondern eine entscheidende Rolle für Immunität, Gesundheit und Langlebigkeit spielen?

Sicher haben Sie schon von Statistiken gehört, wonach verheiratete Männer länger leben und Junggesellen früher sterben, während es bei Frauen umgekehrt ist. Vielleicht kannten Sie zwei Menschen, die ein Leben lang verheiratet waren und kurz nacheinander starben, obwohl der zunächst überlebende Partner sich anscheinend guter Gesundheit erfreute. Alle diese Fragen führen zu der größeren Frage: Wie abhängig sind wir wirklich von einer Beziehung? Sind wir so autonom, wie wir gern glauben würden? Und wenn die gegenseitige Abhängigkeit sich als wahr erweisen sollte, inwieweit unterscheidet sie sich bei gleichgeschlechtlichen Paaren? Sollten Paare beziehungsweise alleinstehende Männer und Frauen eine Auswahl an menschlichen Pheromonen zur Verfügung haben, um sich in festgelegten Intervallen damit zu betupfen und sich so einen optimalen Gesundheitszustand zu erhalten?

Was immer die zukünftige Forschung uns enthüllen wird, eines steht aufgrund der vorhandenen Daten schon jetzt fest: eine funktionierende Beziehung tut uns an Leib und Seele wohl. Gute Beziehungen sind kein Zufall. Wie Sie gesehen haben, können Sie viel tun, um sie im Verlauf aller sexuellen Phasen Ihres Lebens günstig zu beeinflussen.

Der Wert der Eitelkeit

Zum Schluß will ich Ihnen noch zwei überlegenswerte Gedanken mitgeben – den Wert der Eitelkeit und die Chemie der inneren Einstellung. Doch zu dem Zweck sollten Sie alles über Bord werfen, was Ihre Eltern, Lehrer, Tanten Ihnen über Schönheit gesagt haben, die nur ein oberflächliches, frivoles Merkmal sei. Ich behaupte statt dessen, daß ein wenig Eitelkeit und »Haltung« sowohl Ihrer Gesundheit wie auch Ihrem Sexualleben hervorragend bekommen. Denken Sie an die kokette alte Frau, die ich Ihnen am Anfang dieses Kapitels beschrieben habe.

Sehen wir uns ein paar andere konkrete Beispiele an. Viele Forscher haben verschiedentlich nachgewiesen, daß schlanke Menschen länger leben als dicke. Tatsächlich gehört das Körpergewicht zu den entscheidendsten Langlebigkeitsfaktoren, die wir bisher identifizieren konnten. Das Verhältnis von Muskelmasse zu Fett unterscheidet sich bei Männern und Frauen: Männer haben etwa zehn Prozent weniger Fett, auch fällt es ihnen leichter, ihr Gewicht zu halten, denn ihr Metabolismus ist um etwa sechs Prozent schneller. Sie nehmen mehr Sauerstoff auf und geben mehr Hitze ab: Sie verbrennen etwa doppelt so viele Kalorien wie Frauen.

Schlank zu bleiben setzt in der Regel kräftiges Training voraus, das nicht allein für gutes Aussehen, sondern vor allem für körperliche Fitneß sorgt. Fitneß, Gerätetraining und fettarme Ernährung, die den Triglyzerid- und den Cholesterinspiegel senkt, erhält die Knochenstärke und beugt Herz-Kreislauf-Erkrankungen vor. Eine schmale Taille und ein geringes Gewicht zahlen sich für eine Frau auf vielfältige Weise aus, vorausgesetzt allerdings, sie verdankt ihre Figur nicht einer Eßstörung.

Auch Rauchen und Alkoholmißbrauch vertragen sich nicht mit Schönheit, es sei denn, man findet eine papierdünne Haut voller Falten und Risse, rote Nasen, fleckige Wangen, Bierbäuche und schlechten Atem erstrebenswert.

Die Chemie der Einstellung

Auch aus psychodynamischer Sicht ist Eitelkeit nichts Schlechtes. Sie ist Teil der inneren Einstellung, und diese ist die wichtigste Voraussetzung, um dem Alterungsprozeß entgegenzuwirken.

Das emotionale vom kalendarischen Alter zu trennen ist

der erste Schritt zur Befreiung. Besonders für Frauen ist es wichtig, sich von der Vorstellung freizumachen, Männer alterten gut, Frauen hingegen armselig. Sehen Sie sich Vanessa Redgrave, Sophia Loren, die Fürstin Gracia an. Geborene Schönheiten? Vielleicht. Aber mit Sicherheit haben sie gelernt, sich dieses Geschenk der Natur zu erhalten. Tatsache ist, daß auch Sie sich Ihre natürliche Schönheit und Ihre Gesundheit erhalten können, sofern Sie nicht sorglos werden und verschwenderisch damit umgehen. Und vielleicht können Sie durch Ihr Verhalten Ihr Gefühlsleben beeinflussen.

Es galt stets als unumstößliche Tatsache, daß man lächelt, wenn man Vergnügen empfindet, bei Schmerz das Gesicht verzieht und so weiter. Aber nach Ansicht einiger Psychologen und Neurologen könnte der Mechanismus auch umgekehrt funktionieren: Die Chemie des Lächelns, des Errötens, der gerunzelten Stirn und anderer Mienen könnte in der Tat unsere Empfindungen beeinflussen. In einem Artikel aus *Behavior Today* heißt es, Gesichtsausdrücke wie ein Lächeln lenkten kurzfristig den Blutstrom vom Hirn ins Gesicht um, was sich auf die Gehirntemperatur auswirke, und dies wiederum stimuliere die Ausschüttung von Endorphinen im Gehirn. Auch positive Gedanken können eine Freisetzung von Endorphinen bewirken, den wichtigsten chemischen Faktoren unter anderem zur Schmerzlinderung – vielleicht beeinflussen sie auch auf andere Weise unsere Gefühle. Wenn das stimmt, könnten Sie sich Gesundheit und Zufriedenheit sozusagen herbeilächeln.

Erinnern Sie sich an Carolyn und Don? Wir verließen sie in einem Café in St. Louis. Inzwischen sind sie seit drei Jahren zusammen und genießen immer noch die speziellen Freuden, wie die Gesellschaft eines gleichaltrigen Partners sie mit sich bringt. Carolyn, inzwischen vierundsechzig, bewahrt sich ihre jugendliche Figur, indem sie ihrer Liebe zu Rollerblades frönt. Abgesehen von einer Hysterektomie in ihren Fünfzigern hat sie sich eine ungewöhnliche Gesundheit bewahrt, wobei ihr eine Hormonersatztherapie mit Östrogen, Gestagen und Testosteron sicherlich geholfen hat.

Don, zweiundsiebzig, ist ebenfalls gut in Form, doch ein Jahr, nachdem sie sich kennenlernten, erkrankte er an einer leichten Form von Parkinson und nimmt seither Eldepryl (Deprenyl) ein. Das Medikament erwies sich als Segen: Er staunt über den gewaltigen Auftrieb, den er davon verspürt, und fühlt sich fast wieder wie ein junger Mann.

Die Pensionierung hat ihren einstigen Reichtum dahinschmelzen lassen, doch sie besitzen immer noch genügend Reserven, um ein behagliches Leben zu führen und zu reisen, solange sie auf Extravaganzen verzichten. An einem Nachmittag im Mai treffen wir sie wieder auf der Insel Capri. Während die meisten Einheimischen noch ihre Siesta genießen, beschließen Don und Carolyn, ein kleines Boot zu mieten und zur Blauen Grotte hinauszufahren. Ein paar Tage zuvor waren sie zum ersten Mal dort und sahen zu, wie junge Männer und Frauen über Bord sprangen und in dem phosphoreszierenden Wasser umhertollten. Die Jungen ließen die Alten weit hinter sich zurück und dachten allenfalls mit Bedauern, wie viele Lustbarkeiten ihnen wohl entgingen. Doch der Blick in Carolyns Augen strafte sie Lügen. Ohne daß ein Wort fiel, reifte in ihnen ein Plan und setzte sich fest.

Der Nachmittag erweist sich als perfekt. Die Touristensaison ist noch nicht in vollem Gang, doch das Wetter ist genau richtig. Das Meer ist ruhig, und sie haben die Grotte für sich allein.

Don und Carolyn ziehen ihre Schwimmwesten an und springen ins Boot. Trotz eines Außenbordmotors mit eineinhalb PS wechseln sie sich bloß um des Vergnügens willen beim Rudern ab, und erst als sie müde sind, benutzen sie den Motor. Als sie zur Grotte gelangen, schalten sie den Motor aus und gleiten lautlos in das Wunder dieses romantischen und exotischen Ortes hinein. Niemand ist in Sicht. Als hätten sie es schon tausendmal getan, lassen sie sich mit mühelosen

Bewegungen ins Wasser hinab und staunen, wie leicht das Meer sie trägt. Das Wasser ist schwarz wie Tinte, aber bei jeder Bewegung sprüht fluoreszierende Gischt auf. Wie Delphine spielen sie miteinander und toben durch die Wellen.

Don nähert sich Carolyn von hinten und schlingt seine Arme um sie, kreuzweise, in jeder Hand eine Brust. »Heißt es nicht, diese beiden hier seien Schwimmkörper? Ich möchte mich festhalten – ich hatte gerade das Gefühl, unterzugehen«, sagt er.

Sie spürt ihn zwischen ihren Beinen und sagt: »Ich hoffe, das bist du. Hier gibt's doch keine Aale, oder?«

»O doch«, sagt er, »elektrische. Sehr erregend.«

Sie hätten besser daran getan, ihre Badeanzüge im Boot zu lassen, doch sie schaffen es, sich herauszuwinden. Don dringt von hinten in sie ein und versucht, mit ihr vereint zu bleiben, während sie mit unschuldiger Miene gemeinsam durch die Grotte paddeln, nach Eindringlingen Ausschau halten und diese neue Beförderungsart genießen.

Die Rückenlage ist indes kein Erfolg. Don schafft es nicht, den Kopf über Wasser zu halten. In ihrem Überschwang schluckt Carolyn ein wenig Wasser, hustet und niest. »Ich glaube, du bist herausgefallen, Schatz.«

»Herausgefallen! Du hast mich fortgeblasen!«

»Hm, das wäre eine Idee.«

»Nein, kommt nicht in Frage, du ertrinkst.«

»Komm her, sieh mich an und benimm dich zur Abwechslung mal.«

Sie bedeckt sein Gesicht mit Küssen und sagt: »Und die Kinder dachten, sie hätten Spaß!«

Er umfaßt mit den Lippen ihre Brustwarze, während sie, bezaubert, wie in einem Nebelschleier, den Rücken wölbt. Sie schwebt. Er dringt in sie ein.

Die Sonne neigt sich zum Meer, und es wird langsam dunkel. Mit dem veränderten Licht schlägt auch die Stimmung um, was vorher spielerisch war, wird jetzt leidenschaftlich.

Carolyn schlingt ihre Beine um Dons Taille. Er sucht Halt an ihrer Schwimmweste. Das Wasser schäumt und spritzt, als ihr Tempo sich steigert. In der Ferne ertönt Motorenlärm. Carolyn hoffte, er werde kommen, ehe die Besucher eintreffen, und tatsächlich gelingt es ihm um Haaresbreite. Erleichtert schlägt sie mit Armen und Beinen, tritt um sich und jauchzt voller Freude. »Ein Feuerwerk«, sagt Don und sieht in das funkelnde Licht.

Hastig zwängen sie sich wieder in ihre Badeanzüge und hieven sich soeben mit harmloser Miene ins Boot zurück, als die Touristen eintreffen. Erst nachdem man einander gegrüßt und ein paar scherzende Worte ausgetauscht hat, merkt Don, daß er seine Badehose verkehrt herum trägt und ein Bein völlig verdreht ist. Sie lachen während des ganzen Rückwegs zum Kai.

Mensch oder Tier:
Die Entscheidung liegt bei Ihnen

Zum Schluß komme ich zu dem Punkt, den ich für den wichtigsten dieses Kapitels halte und den sämtliche Informationen des Buchs verdeutlicht haben sollten. Wie alle anderen Tiere stehen auch wir im Bann unserer Hormone, doch eines unterscheidet uns Menschen: Wir müssen nicht deren hilflose Sklaven bleiben, gebeutelt von molekularen Tyrannen. Wir haben eine Wahl.

Sie müssen nicht hingehen und jemanden erschießen, nur weil Sie einen Testosteronschub erleben und sich kriegerisch fühlen. Sie müssen nicht mit dem erstbesten Neandertaler ins Bett steigen, nur weil PEA und Pheromone fließen. Sie haben Macht und können sie ausüben, nicht absolut zwar, aber durchaus weitreichend, und das Ihr Leben lang. Es bleibt Ihnen gar nichts anderes übrig: Wenn Sie dieses Wissen nicht Tag für Tag zu Ihrem Nutzen einsetzen, haben Sie keine Chance gegen Ihre Hormone, denn sie ruhen nie.

Schließlich können Sie diese neugewonnene Macht anwenden, um die Qualität Ihrer sexuellen Phasen zu verbessern. Ihr Wissen ist Ihre Waffe. Damit können Sie das Drehbuch umschreiben, das Ihre Hormone Ihnen sonst aufzwingen würden, ein schöneres, wahrscheinlich längeres Leben führen und die Beziehung zu Ihrem Partner und allen anderen Menschen, die Sie lieben, erheblich verbessern.

Carolyn und Don lernten es schließlich in den letzten Phasen ihres Lebens. Hätten sie von ihrer Jugend an gewußt, was sie jetzt wissen, hätten sie nicht so lange warten müssen.

LITERATURHINWEISE

Ackerman, Diane. *Die schöne Macht der Sinne. Eine Kulturgeschichte.* München 1993.

Brownmiller, Susan. *Gegen unseren Willen. Vergewaltigung und Männerherrschaft.* Frankfurt am Main [10]1994.

Cohen, Sherry S. *Zärtlichkeit heilt. Berühren, Streicheln, Massieren.* München [2]1994.

Crenshaw, Theresa L. *Bedside Manners. Your Guide to Better Sex.* New York 1983.

Crenshaw, Theresa L. und J. Goldberg. *Sexual Pharmacology.* New York 1996.

Cutler, Winnifred B. *Rhythmus der Liebe. Die Zyklen der weiblichen und männlichen Hormone und ihr Einfluß auf eine erfüllte Sexualität.* München 1994.

Eibl-Eibesfeldt, Irenäus. *Liebe und Haß. Zur Naturgeschichte elementarer Verhaltensweisen.* München [2]1993.

Fisher, Helen. *Anatomie der Liebe. Warum Paare sich finden, sich binden und auseinandergehen.* München 1993.

Greer, Germaine. *Die Wechseljahre.* Düsseldorf/Wien 1991.

Kaplan, Helen S. *Sexualaversion, sexuelle Phobien und Paniksyndrome.* Stuttgart 1988.

Krieger, Dolores. *Therapeutic Touch. Die Heilkraft unserer Hände.* Freiburg 1995.

Liebowitz, Michael. *The Chemistry of Love.* Boston 1983.

Lynch, James J. *Die Sprache des Herzens.* Paderborn 1987.

Montagu, Ashly. *Körperkontakt. Die Bedeutung der Haut für die Entwicklung des Menschen.* Stuttgart [8]1995.

Moore, Thomas. *Der Seele Flügel geben. Das Geheimnis von Liebe und Freundschaft.* München 1995.

Morris, Desmond. *Bodytalk. Körpersprache, Gesten und Gebärden.* München 1995.

Morris, Desmond. *Der Mensch, mit dem wir leben. Ein Handbuch unseres Verhaltens.* München 1981.

Morris, Desmond. *Der nackte Affe.* München 1992.

Ornstein, Robert und David Sobel. *Gesundheit durch Lebensfreude.* München 1994.

Sheehy, Gail. *Wechseljahre – na und?* München 1993.

Spitz, René A. *Nein und Ja. Die Ursprünge der menschlichen Kommunikation.* Stuttgart 1992.

Spitz René A. *Vom Säugling zum Kleinkind. Naturgeschichte der Mutter-Kind-Beziehungen im ersten Lebensjahr.* Stuttgart [10]1992.

Tannen, Deborah. *Du kannst mich einfach nicht verstehen. Warum Männer und Frauen aneinander vorbeireden.* München 1994.

Zilbergeld, Bernie. *Die neue Sexualität der Männer. Was Sie schon immer über Männer, Sex und Lust wissen wollten.* Tübingen 1994.

REGISTER